U0307855

"十一五"国家重点图书

中国中医药名家经典实用文库

刘弼臣
实用中医儿科学

主　编　徐荣谦

中国中医药出版社
·北　京·

图书在版编目（CIP）数据

刘弼臣实用中医儿科学/徐荣谦主编 . —北京：中国中医药
出版社，2014.11
（中国中医药名家经典实用文库）
ISBN 978 - 7 - 5132 - 2006 - 4

Ⅰ.①刘…　Ⅱ.①徐…　Ⅲ.①中医儿科学　Ⅳ.①R272

中国版本图书馆 CIP 数据核字（2014）第 203825 号

中国中医药出版社出版
北京市朝阳区北三环东路 28 号易亨大厦 16 层
邮政编码　100013
传真　010 64405750
北京天宇万达印刷有限公司印刷
各地新华书店经销

＊

开本 787×1092　1/16　印张 25.75　彩插 1　字数 575 千字
2014 年 11 月第 1 版　2014 年 11 月第 1 次印刷
书　号　ISBN 978 - 7 - 5132 - 2006 - 4

＊

定价　98.00 元
网址　www. cptcm. com

出版者的话

　　21 世纪的今天，随着现代医学模式由生物模式向生物、心理、社会和环境相结合模式的转变，现代的医学理念由治愈疾病向预防疾病和提高健康水平方向做出调整，以中医药为代表的传统医药的理论思维和辨证论治方法的生命力正在、并将进一步凸显出来，中医药继承创新和发挥特色优势比任何时候都显得更为紧迫和重要。与此同时，党和国家更加关心和支持中医药工作，反复强调"要大力扶持中医药和民族医药发展，充分发挥祖国传统医药在防病治病中的重要作用"，并采取了一系列重大措施，中医药事业迎来了前所未有的发展战略机遇期。正是在这样的大背景下，我们不失时机地推出了《中国中医药名家经典实用文库》（简称《文库》）大型系列丛书，被国家新闻出版总署列为"十一五"国家重点图书出版项目。

　　突出传统中医特色，吸收现代研究成果，浓缩名医大家经验，贴近当前临床实际，为读者提供一套特色鲜明、质量上乘、规范实用的中医临床参考书籍，打造出具有时代特征和典范作用的中医临床学术精品，这是策划、编写此套大型《文库》的宗旨。

　　整套《文库》既有中医临床学科，也有中医临床专科疾病，第一批将出版《周仲瑛实用中医内科学》、《夏桂成实用中医妇科学》、《徐福松实用中医男科学》、《石学敏实用针灸学》、《孙桂芝实用中医肿瘤学》、《邵长荣实用中医肺病学》等。每册均以该学科或专病领域德高望重、学验俱丰、卓有建树的名医专家冠名，意在彰显专著的权威性和名医特色。主编则由该名家或本领域一流权威专家领衔担纲，以确保专著质量，做到名副其实。《文库》的编写框架，从基本体例到具体内容都力求遵从中医辨证论治规律，尽可能符合当代中医临床医师的临证思维和实际操作过程，并充分吸收现代研究成果，严谨规范，切于实用，较好地反映出当代中医临床学科水平。

名老中医药专家的临床经验是他们数十年长期临床实践、学术研究的积淀，并与中医药理论、前人宝贵经验有机结合的智慧结晶，是他们融古贯今、继承与创新的成果，在一定程度上代表着当今中医学术和临床发展的水平，是中医临床学科体系中不可或缺的重要部分，也是中医临床的特色之一。因此，《文库》尤其注重融入名医成熟的辨治经验，除在各部分内容中有机结合，很好体现外，还专设"临证经验"栏目，集中选介名医诊查辨治的心得体会、处方用药的技巧要诀以及典型验案举例等，从而更加符合中医临床实际，更好地体现中医特色，这是此套文库的一大亮点。

　　今年是新中国 60 华诞，又恰逢中国中医药出版社建社 20 周年。作为重点献礼图书，这套《文库》的出版，既是对正处于蓬勃成长期的出版社综合实力的很好检验，也是所有中医药出版人志存高远、欲成大器的具体体现。我们有信心在各位专家和广大同仁的支持和帮助下，精心制作，认真修订，使之不断充实、完善，共同打造出无愧于时代的精品、好书，充分展示新时期中医药的别样风采。

中国中医药出版社
2009 年 8 月

刘弼臣实用中医儿科学

编 委 会

主 编 徐荣谦

副主编 王俊宏 张 虹 于作洋 尹 丹

余惠平

编 委（以姓氏笔画为序）

王瑞萍 刘尚建 孙洮玉 李建保

李 燕 杨 颖 何 冰 罗斯琼

桑 勉 解 英 蔡 江

协 编 钟玉明 靳晓霞

序

　　中医药是中华民族的瑰宝，在中国各族人民长期与疾病作斗争的过程中逐步形成并不断丰富发展，为中华民族的繁衍昌盛作出了重要贡献。中医药作为中国特色医药卫生体系的重要组成部分，至今仍为维护人民健康发挥着独特作用。

　　中医儿科学源远流长，是中医药的重要组成部分。实践证明，中医在儿科治疗领域优势明显，对许多儿科常见病、多发病、疑难病等均有很好的疗效。特别是小儿按摩、敷贴、捏脊等非药物治疗方法，深受广大群众的欢迎和信赖。

　　刘弼臣教授是著名的中医儿科专家，从事中医儿科六十余载，师古不泥，博采众长，积累了丰富的临证经验，具有鲜明的学术思想。其医德高尚，医术高超，被誉为"小儿王"。最近，徐荣谦教授系统整理了刘弼臣教授生前的学术思想和临证经验，形成了《刘弼臣实用中医儿科学》一书，很有参考借鉴价值，必将为推动中医儿科工作发展发挥应有的作用。

王国强

2014 年 8 月 28 日

前　言

　　"术显咸阳扁鹊，全婴而有验，脉明晋代叔和，及幼以无讹。"中医儿科学源远流长，远古有师巫著《颅囟经》开中医儿科学之先河，继有儿科神医扁鹊名扬千古。以后历朝各代兼善儿科者，不乏其人，专业中医儿科者，亦名医辈出。例如：晋宋苏氏儿科、北齐徐氏儿科、明代万氏儿科等。中医儿科学伴随着整个中医学的发展而发展，自北宋钱乙《小儿药证直诀》问世后，中医儿科学方发展成为一门独立的学科。

　　刘弼臣教授原名刘世仁，医名"弼臣"，早年拜中医儿科名家孙谨臣先生为师，为清代"江南小儿神医"朱冠臣创立的"臣字门"第五代传人。刘弼臣教授从事中医儿科工作达 60 余年之久，是我国现代中医儿科学奠基人之一，也是我国著名中医儿科专家、儿科教育家。刘弼臣教授在继承师门学术思想的基础上，兼收并蓄历代前贤医学之长，潜心钻研，锐意进取。精研《黄帝内经》《难经》《伤寒论》《金匮要略》等经典著作，并对钱乙、万密斋、吴谦、叶天士等诸家学术思想进行了深入研讨和阐发，在继承前贤学术思想的基础上，对小儿生理特点以及五脏辨证论治体系的现代发展作出了贡献，成为近代中医儿科学四大学术流派之一——"调肺学派"的创始人。刘弼臣教授 1990 年被国家中医药管理局、卫生部（现国家卫生和计划生育委员会）、劳动人事部确定为配备继承人的全国 500 位名老中医之一。他医德高尚，医术高超，善治儿科各种病证，常独辟蹊径，巧思奇想，化生新意，每起沉疴于俄顷，挽救生命于危殆。

　　本书以刘弼臣教授倡导的"少阳学说"为理论基础的主线，统带"纯阳学说"与"稚阴稚阳学说"，贯穿于全书。在临床部分，以钱乙"五脏证治"体系为核心，结合现代常见疾病，形成以证为经，以病为纬的完整体系。

本书分为上、下两篇。上篇为中医儿科学基础，重点阐述刘弼臣教授所倡导的"少阳学说"；下篇为临床篇，按五脏证治分为肺系病证、心系病证、脾胃病证、肝系病证、肾系病证以及时行疾病、寄生虫病、小儿杂证、小儿急证、新生儿疾病十章进行编写，同时对每一入选病案进行客观的点评，以达发微明理，解惑启蒙的目的，使读者领略刘弼臣教授的学术思想与临证医疗特色。

由于编者水平有限，书中错误难免，诚望广大读者提出宝贵意见，以便再版时修订提高。

徐荣谦

2014 年 8 月 9 日

上篇　中医儿科学基础

下篇　临证辨治

上篇 中医儿科学基础

□ 第一章 □

中医儿科学发展简史

中医儿科学是中医学的一个重要组成部分，有着悠久的历史。在中华民族数千年的历史演变和时代发展中，它随着中医学的发展而不断发展、成熟、壮大，为中医学的完善作出了应有的贡献，而后又逐步分化成为一个独立的学科，并形成了自己的完整理论体系。中医儿科学是我国人民几千年来同疾病作斗争的经验总结，是历代儿科医家的心血结晶。它对中华各民族的繁衍昌盛作出了巨大而宝贵的贡献。

第一节 先秦、汉——中医儿科学孕育时期

中医儿科的发展历史源远流长，在公元前400多年前的战国时期，已有"小儿医"的记载。《史记·扁鹊仓公列传》云："扁鹊名闻天下……及入咸阳，闻秦人爱小儿，即为小儿医，随俗为变。"由此可见，小儿医始于扁鹊。但扁鹊虽精通内、外、妇、儿各科，却还不是专门的儿科医生。

1973年底在长沙马王堆三号汉墓出土的帛书中发现了《五十二病方》，这是我国迄今为止发现的最古老的医书，距今已有2000多年历史。据考证，这批出土帛书抄写于公元前2～3世纪，而《五十二病方》的成书年代大致在公元前5～6世纪，比我国现存最早的医书《黄帝内经》还早。此书中就有"婴儿索痉""婴儿病痫""婴儿瘛"等名称的记载，可见在先秦时代人们就对儿科疾病有所认识。

《黄帝内经》18卷，其内容汇集了汉代以前中医学的精华，形成了中医学的基本理论体系，成为各科疾病防治的理论基础。虽然《小儿药证直诀》中有"自六岁以下，黄帝不载其说"的提法，但《黄帝内经》中对小儿生理及小儿病证亦有一定的记录，其理论

同样对儿科临床实践具有指导意义。

《史记·扁鹊仓公列传》记载淳于意治疗小儿"气鬲病"："齐王中子诸婴儿小子病，召臣意，诊切其脉，告曰：'气鬲病，病使人烦懑，食不下，时呕沫，病得之少忧，数忔食饮。'臣意即为之作下气汤，一日气下，二日能食，三日即病愈。"这是我国古代最早有关"儿科医案"的记载。

又据陈寿《三国志·华佗传》记述，东汉名医华佗曾以"四物女宛丸"治2岁以下小儿的"下利病"。更为突出的是东汉末年张仲景（约公元2世纪中叶至3世纪初）编撰的《伤寒杂病论》，其所述理论和方药同样适用于小儿疾患。因此，仲景学说对中医儿科学的发展有着深远的影响和巨大的指导意义。又据《汉书·艺文志》记载有《妇人婴儿方》19卷，《太平御览》张仲景方序中记载有《卫汛颅囟经》3卷，惜二书已佚。但可见当时对儿科疾病的防治及理论研究都发展到了较深的程度，中医儿科学在尚未分化的中医药学这个大家族中孕育着。

第二节　晋、隋、唐——中医儿科学萌芽时期

从秦汉到晋、隋、唐时期，随着生产力和经济文化的不断发展，中医药学也得到了发展，中医儿科学开始趋向成为专业医药学科。西晋王叔和首先在《脉经》中论述了小儿脉法，认为小儿脉八至为平和之象。南北朝时期已经出现了小儿专科医家和儿科医学专著。

"徐氏小儿世医"是当时最负盛名的一支儿医流派，包括著名的儿科医家和儿科著作如徐叔响和他的《疗少小百病方》《疗少小杂方》《疗少小疹方》；徐之才和他的《小儿方》。

据《隋书·经籍志》所载，南朝医药书中有小儿科、产科、妇女科、疽科、耳眼科、伤科等分科，同时也出现了有关小儿药学的专著。如王末钞的《小儿用药本草》2卷。隋炀帝大业元年至12年（公元610年）巢元方所著《诸病源候论》中有云："中古有巫方，立小儿《颅囟经》以占夭寿，判断疾病死生，世所相传，始有小儿方焉。逮乎晋宋，推诸苏家，传袭有验，流于人间。"孙思邈《备急千金要方》中亦有相同的描述。可见《颅囟经》至少在隋代以前就已存在。现存的《颅囟经》是清代初期编撰《四库全书》时自明代编撰的《永乐大典》中辑出的。清代《四库全书》关于《颅囟经》的提要中说："《颅囟经》二卷，不著撰人名氏，世亦别无传本，独《永乐大典》内载其书。考历代史志，自唐《艺文志》以上皆无此名，至宋《艺文志》始有师巫《颅囟经》二卷。"

综上所述，《颅囟经》是我国目前现存的最早的儿科专著，而且也是世界上最早的儿科专著。书中提出的小儿"纯阳学说"为中医儿科学的形成奠定了理论基础。千余年来，"纯阳学说"一直在指导着中医儿科的临床实践。《颅囟经》中还论述了小儿脉法及惊、痫、癫、疳、痢的证治，对火丹论述尤详。内服方多数采用丸、散，有利于小儿给药，说明当时已重视小儿用药剂型。

《诸病源候论》是我国最早的一部病源与证候学专书。其中介绍儿科疾病的有6卷，论述小儿病证255候，对于"小儿证候病源"有详细的描述，为中医儿科学的形成奠定了"证候病源学"的基础。

据《唐六典》载："元嘉20年（443年），太医令秦承祖奏置医学，以广教授。"后来，在太医署内设医博士教授医学，训练生徒，其中专设"少小科"，促进了当时儿科医学的发展。唐代孙思邈（581～682年）所著的《备急千金要方》中，把"妇孺医方"列于卷首，其中从小儿初生的拭目、洗浴、哺乳和衣着、保育、护理方法到伤寒、咳嗽等常见病的治疗，共分九门小儿病，专篇加以叙述。公元752年王焘编撰的《外台秘要》40卷，其中86门均是讨论小儿疾病的防治，把唐代以前治疗小儿疾病的丰富经验和有效方剂保存了下来。

综上所述，两晋、隋、唐期间，中医儿科学已破土萌发，初现端倪，为其日后在北宋形成独立的学科奠定了坚实的基础。

第三节　宋代——中医儿科学形成时期

到了宋代，随着火药、罗盘、造纸、印刷术四大发明的出现，加上科学文化的发达，推动了医学的发展。当时，太医局以小儿科为独立分科之一。中医儿科学得到了蓬勃的发展，儿科名家辈出，儿科专著纷纷问世。钱乙（1035～1117年）是当时最享盛名的小儿医。

钱乙专业于儿科40余年，临床经验丰富，关于其临床辨证论治的经验记载于《小儿药证直诀》，共有3卷传世。该书是由其门徒阎孝忠（又作季忠）所编撰的。书中所载理、法、方、药齐备，特别是钱乙创立的"五脏证治"法则，标志着中医儿科学已经基本形成了一个完整的理论体系，以此儿科学成熟而鼎盛的时期为界，中医儿科学从中医药学中分化出来，成为一个完整的分支学科。因此可以说，中医儿科学萌芽于晋、隋、唐，形成于北宋。《小儿药证直诀》一书中提出了"肝有相火，有泻而无补；肾有真水，有补而无泻"的小儿先天禀赋相关理论；书中重视小儿面部望诊，并对几种发疹性传染病加以鉴别；还指出了惊与痫的区别，首创急、慢惊风的不同病因病机和治疗方药；阐明了疳证的病因病机——"疳皆脾胃病，亡津液之所作也"。由于钱乙在中医儿科学上的卓越贡献，被后世尊称为"儿科鼻祖""儿科之圣"。《小儿药证直诀》一书也被称为"活婴之真谛""全婴之轨范"。该书是目前现存的以原版形式流传下来的最早的儿科专著。

与钱乙同时代的儿科名医董汲精于痘疹的治疗。于大观3年（公元1093年）以自己的临证心得，并对钱乙治疗痘疹的经验加以总结，著成《小儿斑疹备急方论》一书，该书堪称天花、麻疹专书之始。书中对于麻疹的治疗，提出"应善于使用寒凉，反对滥用温热"，对启发后世医家对痘疹的深入研究具有一定的指导意义。

宋徽宗年间，由朝廷组织人员编撰的大型医书《圣济总录》200卷成书于1111～1117

年，书中涉及内、外、妇、儿各科，其中"小儿门"共收录病证113种。可见在当时，儿科在医学中占有非常重要的地位。

南宋初（1150年），刘昉等编著《幼幼新书》，全书共40卷，其中有求端探本、方书叙例、病源形色、形初保育、禀受诸病、惊风急慢、斑疹麻痘、五痔辨治、眼目耳鼻、口唇喉齿等条目。内容丰富，还保留了一些已佚失了的文献资料，实为当时世界上最完备的儿科学巨著。

自此之后，儿科专著的出版物渐多，内容也逐渐丰富和充实起来。如《小儿卫生总微论方》20卷，自婴儿初生以至成童，内外五官诸症无不悉备，所谓"保卫其生，总括精微"也。其中还明确指出新生儿脐风撮口是由于断脐不慎所致，与大人因破伤而得的破伤风是同一种疾病。其在《断脐论》中指出，切忌用冷刀断脐，主张须用烙脐饼按脐上，并烧灸脐带，再用封脐散敷脐。此方法不但有消毒预防脐风的作用，而且为后世对婴儿疾病的治疗开辟了一条新的给药途径。

天花一病，中医长期以来积累了丰富的治疗经验，晋唐时代即有关于痘疮的记载。宋代还首先发明了预防天花的方法。宋真宗时，丞相王旦诏求天下能防痘者为其子种痘，四川峨嵋山人用鼻吹痘苗法为之种痘而愈，其法遂传。我国种痘法预防天花的发明对世界医学的发展产生了巨大的影响。而随着医学上对天花认识和研究的深入，之后还有专设的痘疹科，后遂发展成为中医儿科专业的一个分支学科。

宋代陈文中《痘疹方论》（1214年）一书是我国第一部"论痘的专书"。陈文中同时也是痘疹用"温补"学派的创始人，首创用附、桂、丁香等燥热温补之剂，以治痘疹由于阴盛阳虚而出迟或倒塌者。同时，《痘疹方论》也引发了治疗痘疹使用寒凉或温热的争论，由此便引发了金元时代四大家的学术争鸣。

第四节　元、明、清——中医儿科学昌盛时期

两宋，尤其是南宋，长期与辽、金、夏犬牙交错。元朝建立后，中国才趋于统一。在这个时期，医学界百家争鸣，出现了刘完素（寒凉派）、张子和（攻下派）、李东垣（温补派）、朱丹溪（养阴派）四大学派。金元四大家的学术争鸣对于明清中医儿科的大发展无疑起到了极为重要的推动作用。各家专长的学术思想对儿科的医疗实践具有重要的指导意义，他们所创制的方剂同样可以广泛应用于儿科。这些医家不仅大多留神儿科，而且兼擅儿科，在他们的著述里，有不少关于小儿疾病诊治的论述，有的辟有小儿门，有的还撰有儿科专著。如李东垣的《保婴集》，朱丹溪的《丹溪治痘要法》《幼科全书》等。

元代曾世荣是当时的儿科名医，编撰《活幼心书》2卷，描述小儿常见病的症状及诊断方法，记录了大量处方及其用法。全书共载方255首，分膏、丹、丸、散、汤、饮、金饼七种剂型，便于小儿服用，这是一本剂型最全的儿科医书。

此外，滑寿于1359年所著《诊家枢要》为众脉学书中记述小儿脉法较详的医书。

明代，我国生产力日益发展，城市工商业和手工业的日益蓬勃促进了自然科学的进一步发展。同时，由于国际交往日趋频繁，中外医学的交流使我国中医药事业进入了全面发展的历史时期。中医儿科学也由孕育期、萌芽期、形成期，进入了昌盛期。在这个时期，中医儿科专著的数量达到空前的水平，据初步统计可达200余种。

徐用宣的《袖珍小儿方》（1413年）辑明以前小儿诸家验方，分72门，共624方，各证齐备，叙述详明。寇平的《全幼心鉴》（1468年）也是当时最完备的著名儿科全书。书中对儿科医生之守则，服药须知，小儿生理、血气、禀赋、保育、调理以及面部与手部望诊、小儿脉法、小儿诸证等均有详细的论述。

薛铠、薛己父子精于儿科方脉，著《保婴撮要》（1555年）20卷。书中附有很多验案、验方，有很宝贵的临床参考价值。在当时，新生儿破伤风的病死率很高，薛铠大声疾呼，认为预防新生儿破伤风是儿科第一要紧事，并指出此病是由于断脐不洁感染所致，发明了烧灼断脐法用以预防。薛己则精于小儿脏腑虚实辨证，尤其重视脾肾以及脾肾与各脏之间的相应关系。如"风邪所感，宜先补脾气。若中焦痞实，大肠壅滞，热气上蒸，宜先理脾气。""凡脾之得疾，必先察其肝、心二脏之虚实而治之。盖肝者脾之贼，心者脾之母也。"又云："小儿未有七情，多因形体怯弱，血气未全，故有五脏乘克之病，更当调治其母，若专治其子，多致误矣。"这些理论是薛己应用易水学说，并联系和总结其实践经验加以发挥而得出的，对于促进儿科学的发展作出了一定的贡献。

明代儿科名家万全著有《育婴家秘》（1579年）、《幼科发挥》（1579年）等书。万氏重视小儿的胎养（孕期预养）、蓐养（初生护养）以及鞠养（婴幼儿调养）。他还在钱乙"脏腑虚实辨证"的基础上，提出小儿"肝常有余，脾常不足""心常有余，肺常不足""肾常虚"的观点。并在《黄帝内经》"一水不胜二火"的启示以及丹溪学说的影响下，提出了小儿"阳常有余，阴常不足"的观点。万氏提出的"三有余，四不足"理论，补充和完善了中医儿科五脏证治的理论体系，对于后世探讨小儿生理、病理特点产生了重要影响。此外，万氏首先将推拿疗法应用于儿科，其用药处方亦甚简当；在治疗上首重保护胃气，提出"五脏以胃气为本，赖其滋养……如五脏有病，或泻或补，慎勿犯胃气"。万全这些重要的学术见解和丰富的临证经验，对中医儿科学的发展起到了积极的推动作用。

秦景明著《幼科金针》2卷（1641年），共列96编，102证，每编首列诗歌一首，以概全编内容精神，次论病因证候，再列主治方药，无论初生或成童，有关儿科诸证，无不悉备，这是明末一部简明扼要而全面完善的儿科著作。

满清采取闭关锁国政策，尽管对中医儿科学的发展有一定的影响，但是挟明代余威，清代早期仍涌现了大量的儿科著作。其中影响较大的有夏鼎的《幼科铁镜》（1695年）、沈金鳌的《幼科释迷》（1774年）、陈复正的《幼幼集成》等。

夏鼎的《幼科铁镜》一书，很多地方出自他的切身体会，语言朴实，多经验之谈。他在书中首先提出的"九恨""十三不可学""十传"，着重针对当时医家之流弊，而提倡医事道德。对于小儿疾病的诊断，他主张望面色、审苗窍和脏腑虚实辨证。书中有"望面色审苗窍从外知内""五脏各有所司从外知内"的详细论述。但对虎口三关指纹持有异议。他说："常见筋透三关，竟无病者；亦有病时透三关，而必不亡者。""予两代经过不验，不忍隐而不言。"他还创立了小儿灯火疗法，用于治疗脐风有一定的疗效。

沈金鳌治学严谨，著作审慎，自谓"必得所传授，亲习其事"，"皆确凿可据"者然后笔之于书。《幼科释谜》中每一章节之首，冠以四言韵语，以阐明其义理，便于学者诵读记忆，掌握应用，然后列举前人有关这一问题的论述，并加以论证。其目的是"要皆择其至精至当，归于一是"，从而达到能够使之"以相发明"的作用。他认为小儿脏气未全，不胜药力，故提出"勿轻易投药""用药亦不可太猛"等主张。他还指出"古人治幼儿，或专攻、或专补、或专凉、或专热，皆有偏处"。所以他治疗小儿病是"一以中和当病为归，不敢偏于攻补凉热"。

陈复正的《幼幼集成》对小儿虎口三关指纹诊法既不全部肯定，也不全盘否定，而是根据实际经验，在原有理论的基础上，去粗取精，然后归纳为："当以浮沉分表里，红紫辨寒热，淡滞定虚实。"他在书中列"惊风辟妄"一章，并引各家有关惊风之说加以批判，同时还新立"误搐、类搐、非搐分门别证"一章，将伤寒病之柔痉、刚痉列为误搐，将暑证、疟疾、咳嗽、丹毒、疮痈、疽疮、霍乱、客忤、中恶列为类搐，将慢脾风、吐泻、大惊卒恐列为非搐。他所区分的误搐、类搐、非搐各条，"即幼科之急惊、慢惊、慢脾风者，尽在于此"。

明清两代，由于温病学说的兴起和形成，对促进儿科学的发展，特别是对小儿热性病的治疗产生了深刻影响。运用温病学的卫气营血辨证和三焦辨证大大提高了临床疗效，降低了病死率，并使得中医儿科学更好地向成熟和完善阶段逐步发展。

明代吴又可的《温疫论》（1642 年）加强了对传染病的认识，并进一步认识到温热（热性病）与瘟疫（传染病）有密切的联系。

清代叶桂《幼科要略》对中医儿科学的温病诊治，具有卓越的贡献。叶氏认为：温病之邪，由口鼻而入。"温邪上受，首先犯肺，逆传心包"，在温热病的传变上，既可逆传，也可顺传。"肺主气属卫，心主血属营"，温邪既然犯肺，如不逆传心包，自应由卫而气，自上而下。传于阳明经而见壮热、汗出、烦躁、口渴引饮，脉洪大，胃家实等证；邪在气分，若高热不退，转入营分，则令烦躁加重，甚则惊厥、神昏；继续深入可传至血分；如不及时挽回危势，会形成内闭外脱。这是叶氏对温病病机的认识，后世温病学家多宗叶氏此理论。

叶天士不仅以卫气营血作为温病的辨证纲领，他还对脾胃学说进行了深入的研究，进一步阐明了脾与其他脏之间的相互关系。他认为："土旺四季之末，寒热温凉随时而为用，故脾胃有心之脾胃、肺之脾胃、肝之脾胃、肾之脾胃，认清门路，寒热温凉以治之，未可但言火能生土而用热药。"自《幼科要略》问世以来，治疗儿科杂病多宗钱氏五脏证治原则；治疗温热时气传染病则多宗叶氏卫气营血的辨证方法。此外，《温热论篇》由其门人顾景文手录而成，《临证指南医案》（1776 年）由其门人华岫云等人辑录整理而成。

吴瑭的《温病条辨》（1798 年）中，卷六为《解儿难》，专门针对儿科中的一些疑难问题，提出了自己的看法并加以解释。吴氏在总论中说：小儿"脏腑薄，藩篱疏，易于传变，肌肤嫩，神气怯，易于感触。"此观点对小儿生理病理特点的认识有了进一步的发展。吴氏对治疗温热病创立了三焦辨证。他认为："温病由口鼻而入，鼻气通于肺，口气通于胃。肺病逆传则为心包；上焦病不治，则传中焦，胃与脾也。中焦病不治，即传下焦，肝与肾也。始上焦，终下焦。"这是他关于"始太阳，终厥阴，伤寒以足经为主"，"始上焦，终下焦，温病以手经为主"，对于伤寒与温病的传变异同而作的解释，对开展小儿温病学研究颇具重要作用。

吴氏不同意"小儿纯阳"的说法。他认为"古称小儿纯阳……非盛阳之谓"，"小儿稚阳未充稚阴未长也"，故创立了小儿"稚阴稚阳"学说，从而使中医儿科基础理论又得到了进一步的完善。关于小儿用药，他认为"儿科用苦寒最伐生生之气"，所以"苦寒药为儿科之大禁"。

1830 年，王清任所著《医林改错》中描述了小儿解剖，他认为，业医诊病当先明脏腑。

明清两代，由于痘麻的危害性较大，许多儿科医家专攻痘麻，使之成为儿科的分支学科。清初俞茂鲲《痧痘集解》（1727 年）云："明隆庆年间起始种痘。"张琰总结了前人及自己的经验，编成了《种痘新书》（1741 年）。他说："余祖承聂久吾先生之教，种痘箕裘。已经数代……以'佳苗'而引胎毒，斯毒不横，而证自顺。敢曰人谋能夺造化之柄哉！"他所说的聂久吾，为明隆庆、万历年间（1572－1620 年）的儿科治痘名医。17 世纪，我国种痘术先后流传到俄罗斯、朝鲜、日本、土耳其，并远及欧非诸国，由此可见，我国的人痘接种法已有数百年之久，较英国琴纳发明牛痘接种法早 250 年左右。因此可以说，世界免疫学的发展，是由我国古代儿科医学发明的人痘接种法作为开端的。

不仅如此，明清医家还进一步认识到天花是一种流行性传染性疾病，是由"天行疫疠之气"引发，扭转了先前历代医家认为是"胎毒"的看法。

金元以前的儿科书籍，皆详于痘而略于疹，甚至言痘不言疹。此因天花的危害比麻疹更专且笃，是以重痘轻疹之故。后因天花有了预防的方法，麻疹的传染又相对猖獗，故对麻疹的研究日益重视。其中，清代谢玉琼著《麻科活人全书》（1748 年），全书共分 4 卷，卷一概述麻疹及其辨证治疗、常用药物等，卷二至卷四介绍麻疹发病每个阶段的证候及变证的具体治法，全书共 108 篇，每篇均有歌诀及论说，该书内容丰富，无不详备，可算是集麻科之大成。

小儿推拿按摩疗法，在明初有四明陈氏的《小儿按摩经》（1604 年）专著问世。以后有龚云林的《小儿推拿方脉活婴秘旨全书》（1604 年）、熊应雄的《小儿推拿广意》（1676 年）等专书。推拿在儿科治疗手段中的应用，深受病家欢迎，后逐渐发展成为中医儿科学的又一分支学科——小儿推拿专科。

中医有专科，但又不为专科所限。历代医家，内、外、妇、儿兼擅者比比皆是。在医学著作中，内科、儿科兼备者更是屡见不鲜，尤其在明清两代更是多见，在许多综合性著作中都列有儿科专著。如王肯堂《六科证治准绳》（1602 年）中即分有《幼科准绳》一册，其内容丰富，条理分明，不失为儿科专业治学所需的一本好书。又如张介宾的《景岳全书》（1624 年）也很精要，内容丰富，由博返约，"采授精华，不支不漏"，撷取诸家精要，对辨证论治进行了较系统的分析，并充分阐发"阳非有余，真阴不足"的学说和经验。书中的《小儿则》可谓是张氏所撰的一部儿科专著，其中有关小儿病理病机以及常见病的诊治基本具备，颇为扼要。其用药方面多宗薛己而采用温补，但也并不完全排斥辛凉苦寒之剂，如钱乙的泻白散、泻青丸、泻心汤等。

明清两代都进行过大规模的图书收集和编纂，使很多历史文献资料和图书得以保存和流传。最早的中医儿科著作《颅囟经》就是在明代《永乐大典》中发现的，明代最大的一部方书《普济方》中亦有"婴孩"部分册，是总结明以前有关儿科方书文献的一部巨著，也是明早期的一部中医儿科学。《古今图书集成·医部全录》（1723 年）是清初一部大型类书，辑录了从《内经》到清初医学文献 100 余种。内有大量古代儿科文献，有论有方，内容丰富。《医宗金鉴》（1742 年），是清代乾隆年间由政府组织编写的大型医学丛书，内有《幼科心法要诀》和《痘疹心法要诀》两部，对小儿疾病分门别类，叙述颇详，可谓集中医儿科之大成，对后世影响很大。

20 世纪以前，我国儿科学以传统中医为主，鸦片战争以后，西方医学开始传入我国。由于受到西洋医学的冲击及消灭中医的思潮所摧残，中医儿科事业的发展处于十分艰难的困境。但由于有一批为之奋斗的中医儿科大家，如上海著名中医儿科温补派医家徐小圃与寒凉派奚晓岚等。同时又得到广大人民群众的信任和支持，中医儿科学以其旺盛而顽强的生命力得以生存下来。

1937 年中华医学会儿科学会在上海成立。40 年代各大城市西医医院开始普遍设立西医儿科。1943 年，我国西医儿科学的奠基人诸福棠主编的《实用儿科学》问世，成为我国第一部较完整的西医儿科医学参考书，至 1996 年已出第 6 版。书中也有部分介绍中医儿科学的内容。

第五节　新中国——中医儿科学复兴时期

新中国的建立为中医儿科学的发展注入了勃勃生机，如枯木逢春般焕发了青春光彩。从此中医儿科学在继承前人经验的基础上，又吸收了现代的科学技术以及最新的科研成果，使中医儿科学进入了创新发展的新时期。

在党的中医政策鼓舞下，建国以来，中医儿科学发挥了中医中药的优势，取得了许多可喜的成果。20 世纪 50 年代即取得了治疗"流行性乙型脑炎"的成功经验，不仅提高了治愈率，而且减少了后遗症的发生。对病毒性肺炎、流行性感冒、急慢性肝炎、秋季腹泻、急慢性肾炎、肾病、哮喘、癫痫、脑积水，以及免疫性疾病、疑难杂症等都有较好的临床疗效。

在我国古代儿科医家"人痘技术"影响下发展起来的"牛痘"，在国家的"预防为主"方针指引下，得到了广泛的应用，使幅员辽阔、人口众多的我国成为世界上较早消灭天花的国家之一。

近年来，随着科学技术的发展，中医儿科也利用先进的科学技术和先进的科学仪器开展大量的科学研究工作。在各级医学杂志上发表的科研成果日益增多，开阔了中医儿科学的广度和深度，使中医儿科学向科学化、现代化更加往前迈进。

在医学教育上，中医儿科教育工作在不断发展。自20世纪50年代末期，五大中医学院建立后，大多数省份又相继建立了自己的中医学院。1993年国家又批准将北京中医学院升格为北京中医药大学，而后，南京、上海、广州、成都、黑龙江、山东中医学院也相继升格为中医药大学，各院校内都设有儿科教研室，专门负责中医儿科教学工作。从此，中医儿科教育工作步上了正规化轨道，形成了学士、硕士、博士系列学位教育。1990年中华人民共和国卫生部、劳动人事部和国家中医药管理局为了抢救中医事业，联合行动，开展师承制教育。在中医儿科界遴选了江育仁、刘弼臣、王静安、王烈等著名中医儿科学家开展师承制教育，培养了一大批高级中医儿科专家，进一步完善了中医儿科教育。截至目前，国家继承教育已经完成了四批，各个省、市地方也相继开展了师承教育。

新中国成立以后，先后编写了各种版本的中医儿科教材，教材的不断更新和提高，对培养中医儿科人才发挥了巨大的作用。各种儿科书籍也相继问世，如由王伯岳、江育仁主编的《中医儿科学》达130万字，集古今儿科之精华，是新中国成立后所编撰的一部中医儿科巨著。由刘弼臣教授主编的《中医学问答题库·儿科分册》使中医儿科学的学习考核步入规范化的程度。此外，还首次编辑了《中医儿科学辞典》和《医学百科全书·中医儿科分册》等。

近年来，全国建立了各级中医院，并都设有儿科。许多医院还建立了儿科病房，床位逐年增加。

1983年中国中医药学会儿科专业委员会成立，2001年更名为中华中医药学会儿科分会。1994年10月全国中医药高等教育学会儿科教育研究会成立。两个儿科分会每年分别召开全国性学术交流大会，促进了中医儿科学临床医疗水平和教学水平的提高。

今后，随着中医政策的深入，科学技术的发展，在全国中医儿科同仁的共同努力下，中医儿科学必将更加繁荣，获得更大的发展。

□ 第二章 □

中医儿科疾病辨证论治纲要

第一节 "五脏证治"与"从肺论治"

自清代朱冠臣创立"臣字门学派"至今，已历六代。太平天国时期，朱冠臣由江西来到江苏作为儿科医生救治患儿无数，被誉为"江南小儿神医"。继而创立了"臣字门"学派，而后姜继臣承之；再传艺于姜树臣；刘弼臣教授的姑父孙谨臣为第四代传人。刘弼臣秉承"不为良相，当为良医"的古训，14 岁便拜孙谨臣学医，成为"臣字门"的第五代传人。孙谨臣以"治世以文，弼亮之臣攸赖"之意为其取医名"弼臣"。"臣字门"学派早期主要服务于苏北地区的贫苦百姓，后发展于京畿之地，秉持原有"臣字门"特色，继承并发扬五脏证治理论，逐渐形成以"少阳学说"为理论基础，突出"从肺论治"医疗特色的"调肺学派"。

一、五脏证治

宋代钱乙观察到小儿脏腑柔弱，而又体禀"纯阳"，生机蓬勃，患病后病情十分复杂，易寒易热，易虚易实。故钱乙依据《金匮要略》脏腑辨证的理论，并结合自己的实践经验，将宋代之前的"纯阳学说"、小儿脉法、小儿证候学、小儿方药等零散资料加以梳理归纳，执简驭繁，创立了"五脏证治"之法对小儿疾病进行辨治，初步形成了中医儿科学的学科框架体系，从而使中医儿科学发展成为一个独立的学科。钱乙也被尊为"儿科学鼻祖"，代表性著作《小儿药证直诀》被奉为"活婴之真谛"。

"臣字门"学术流派以钱乙"五脏证治"与万氏"三有余，四不足"等学说为核心。

在遵从《小儿药证直诀》的"五脏证治"原则的基础上，认为"五脏证治"所选列的主证，不但适用于六淫外感，也适用于内伤杂病；既强调五脏分证，亦重视五脏间的相互影响。正如《小儿药证直诀·五脏虚实证治间的相互关系》云："肝病秋见，肝强胜肺，肺怯不能胜肝，当补脾治肝。"又云："肺病春见，肺胜肝，当补肾肝治肺。"又云："肝病见秋，木旺肝强胜肺也，宜补肺泻肝……"

二、从肺论治

刘弼臣教授学成于江浙地区，后北上来京，长期悬壶于京畿地区。在承袭了"臣字门"学术流派的临床医疗特色基础上，又经数十年临床实践的探索，受到万密斋"小儿体禀少阳"的启发，对其进行长期深入的探讨并进行阐发，使之更加完善。并用"少阳学说"指导中医儿科临床医疗实践。逐渐认识到小儿"体禀少阳"，感邪之后极易传变，波及其他脏腑引起相应脏腑的病变。而北方气候寒冷，肺系疾病居多，许多疾病的发生、发展与肺密切相关。基于此点，刘弼臣教授认为治肺不但可以治疗肺脏本身的疾病，还可以治疗肺外其他脏腑的疾病。从肺论治，调肺利窍，祛邪安内，不仅可把疾病消灭在萌芽阶段，而且常可起到清除病灶，避免滋生变证的效果。

第二节　少阳学说简述

"少阳学说"源于《内经》的"阴阳学说"。小儿"体禀少阳"学说源于明代万密斋，他在《育婴秘诀·五脏证治部论》中云："春乃少阳之气，万物之所以生发者也。小儿初生曰芽儿者，谓如草木之芽，受气初生，其气方盛，亦少阳之气方长未已。"少阳在天，象征着东方，在季节上象征着春季；在人体象征着少火，少火即是人体生命之源，维系着小儿生生之气；在脏象征着肝，在腑象征着胆；在植物则象征着茸芽。此即《素问·阴阳应象大论》所云"少火生气"之意。小儿初生如草木方萌，时刻都处于不断的生长发育中。

清代张锡纯在《医学衷中参西录》中提出"盖小儿虽为少阳之体，而少阳实为稚阳"。故此，刘弼臣教授根据万全、张锡纯等医家的学术思想，结合自身对小儿生理病理的深刻理解，提出小儿"少阳学说"，并倡导用"少阳学说"涵盖"纯阳"和"稚阴稚阳"的观点。"少阳学说"对小儿时期的生理方面既可突出生机蓬勃、发育迅速的一面，也可显示脏腑娇嫩、形气未充的一面。"少阳学说"具体包括以下五方面内容。

一、少阳学说的基础是阴阳学说

中医学认为阴阳相互依存。《素问·生气通天论》云："阴平阳秘，精神乃治。阴阳离绝，精气乃绝。"成人如此，小儿亦然。故《素问·宝命全形论》云："人生有形，不离阴阳。"小儿出生之后就存在着自身的阴阳平衡。

"少阳学说"强调小儿时期是处于一种连续的、以阳气为主导的螺旋式上升状态的阴阳平衡状态。旧的阴阳平衡被不断生发的阳气所打破，阴液随之迅速跟进，又形成新的阴阳平衡，从而使旧的阴阳平衡不断被新的阴阳平衡所取代。这种螺旋上升式阴阳平衡的不断更迭和替换构成了小儿生长发育的全过程。

小儿阴阳平衡更迭和替换不是匀速进行的。小儿时期阴阳平衡更迭的速度主要决定于阳气的生发速度。阳气旺盛，生发得快，则阴液的生长速度也快。小儿时期阴阳平衡更迭的速度时快时慢，具有一定的规律性，如此便形成了小儿生长发育的规律。即年龄越小，生长发育越快。这种特点在3岁以前的小儿表现得尤为突出。

二、"少阳学说" 理论的核心是 "少阳为枢"

《素问·阴阳离和论》云："厥阴之表曰少阳，少阳起于窍阴，名曰阴中之少阳。是故三阳之离和也，太阳为开，阳明为合，少阳为枢。"《素问·阴阳类论》云："一阳也，少阳也。"王冰明确地注曰："阳气未大，故曰少阳。"枢是枢机、枢纽之意，重点强调"动"。

少阳与少阴同样具有转枢之意。小儿为"纯阳之体"，是以阳气为主导的阴阳平衡，故此，小儿"少阳学说"更强调"少阳为枢"。根据中医学阴阳互根、相互为用、相互依存，以及独阳不存、孤阴不长的阴阳理论，小儿生后在自身阴阳平衡不断更迭和替换的过程中，其首要因素是"阳"，而"阴"相对于"阳"，始终处于从属的地位。阳气的生发、枢转、变化带动着阴液的生发、枢转和变化，亦即"少阳之枢"带动了"少阴之枢"，两者相辅相成，密切相关。

三、"少阳学说" 涵盖了 "纯阳学说" 与 "稚阴稚阳学说"

"少阳学说"强调阳气占主导地位的阴阳平衡，即体现了"纯阳学说"小儿生机蓬勃，发育迅速，生机盎然，修复能力极强的生理特点。又指出了小儿阳气虽盛，但尚稚嫩和不足，这也就包含了"稚阴稚阳学说"所谓脏腑娇嫩，形气未充的生理特点。

"少阳学说"既避免了"纯阳学说"对小儿阳气稚嫩阐述不足的缺点，也避免了"纯阳学说"易被误解为"纯阳无阴"的谬误。同时，"少阳学说"还避免了"稚阴稚阳学说"对小儿生机蓬勃，发育迅速，机体自身修复能力较强的生理特点阐述不足的缺点。

综上所述，"少阳学说"把"纯阳学说"和"稚阴稚阳学说"对立统一为一体，真实而又全面地阐述了小儿的体质特点，更加客观地反映了小儿的生理与病理特点，将中医儿科基础理论发展到一个新的高度。

四、"少阳学说" 体现了小儿生长发育的特点

《灵枢·本输》云："少阳属肾。"肾者，为真阴真阳之所在，主骨生髓。《素问·上古天真论》曰："女子七岁肾气盛，齿更发长；二七而天癸至，任脉通，太冲脉盛，月事

以时下，故有子……丈夫八岁肾气实，发长齿更；二八肾气盛，天癸至，精气溢泻，阴阳和，故能有子；三八肾气平均，筋骨劲强，故真牙生而长极。"说明少阳根于肾而与小儿生长发育密切相关。

万氏《幼科发挥·五脏虚实补泻之法令》曰："肝常有余……盖肝乃少阳之气，儿之初生，如木方萌，乃少阳生长之气，以渐而壮，故有余也。"肝者，象征着东方，象征着春天，主少阳之气，为发之始，为有余之脏，称为"肝常有余"。因此，少阳与肝密切相关，亦为小儿生长发育之主。

五、"少阳学说"客观地反映了小儿的病理特点

小儿"体禀少阳"在病理上也有其自身特点。如小儿阳证、表证、热证、实证所占的比例明显高于成人；或发病容易，传变迅速，易虚易实，易寒易热，变化多端。若治疗得当，亦可迅速好转康复。

综上所述，"少阳学说"高度概括了"纯阳学说"和"稚阴稚阳学说"，全面地体现了小儿的生理与病理特点。

□ 第三章 □

中医儿科疾病辨证论治特点

第一节　小儿体质特点

小儿为少阳之体，有其自身体质特点，随着生长发育，形成不同年龄阶段的体质特征。

一、小儿的年龄分期

小儿的生长发育是一个连续的过程，不能截然分开，不同年龄阶段的小儿在解剖、生理、病理上都有明显的差异。在小儿生长发育过程中，对年龄进行分期可以更好地指导喂养和防治疾病。据《备急千金要方》引小品方云："凡人年六岁以上为小，十六岁以上为少，三十以上为壮。"万全的《幼科发挥》认为："初生曰婴儿，三岁曰小儿，十岁曰童子。"近代中医儿科学主张分为以下七个阶段。

（一）胎儿期

从受精卵形成至小儿出生为止，共40周。《小儿药证直诀·变蒸》指出的"小儿在母腹中乃生骨气，五脏六腑成而未全"是对胎儿期生长发育特点的高度概括。对胎儿的生长发育，王焘《外台秘要》引崔氏论曰："小儿初受气，在娠一月作胚，二月作胎，三月有血脉，四月形体成，五月能动，六月筋骨立，七月毛发生，八月脏腑具，九月谷气入胃，十月百神备而生矣。"《小儿卫生总微论方》则云："一月如露，二月若桃花，三月形象成，四月男女分，五月脏腑具，六月筋骨全，七月魂生而动左，八月魄长而动右，九月三转身，十月足而生。"这种认识和现在所谓"一月初具胎形，二月头面显现，三月骨架形成，四月男女可辨，五月毛发萌生，六月呼吸运动，七月眼裂分明，八九渐趋成熟，十月跃跃欲生”是基本一致的。胎儿的生长，是由母体的气血以供养其发育所需。如《锦囊秘录》说："氤氲之气方凝，赖母气以煦之，血以濡之，渐得长养成形。"胎儿发育的好坏与母体健康与否有极大的关系。孕妇疾病往往影响胎儿的发育。

胎儿的周龄即胎龄，又称妊娠龄。

临床上将胎儿期划分为3个阶段。

1. 妊娠早期　从受精卵形成至12周。受精卵从输卵管移行到宫腔着床，细胞不断分裂增长，迅速完成各系统组织器官的形成。4周末心脏开始跳动，8～10周时胎儿已基本形成，可分辨出外生殖器。此期是胎儿发育中十分重要的时期，各组织器官处于形成阶段，若受到感染、放射线、化学物质或遗传等不利因素的影响可引起先天畸形甚至胎儿夭折。

2. 妊娠中期　自13周至28周（共16周），此期胎儿体格生长，各器官迅速发育，功能日臻成熟。至28周时，胎儿体重约有1000g，肺泡发育基本完善，已具有气体交换功能，故临床往往以妊娠28周定为胎儿娩出后有无生存能力的界限。

3. 妊娠后期　自29周至40周（共12周）。此期胎儿以肌肉和脂肪增长为主，体重迅速增加。如果孕妇在妊娠中期和后期营养不足、发生免疫反应（如溶血病等）、接触放射线和化学毒物、吸烟酗酒、心理创伤、感染、胎盘或脐带异常等均可造成胎儿生长发育障碍和疾病，严重时可引起流产、早产或死胎。

（二）新生儿期

自胎儿娩出脐带结扎时开始至满28天为新生儿期。这时期的特点是胎儿从母体内转到母体外生活，要适应新的环境，开始呼吸和调整循环，依靠自己的消化系统和泌尿系统摄取营养和排泄代谢产物。形体上体重增加迅速，身高增长较快。有些疾病与胎内环境、分娩及护理有关。新生儿期不仅发病率高，而且死亡率高，占婴儿死亡率的1/3～1/2，尤以新生儿早期为高。做好新生儿期的保暖、喂养、消毒隔离等保健工作，有助于降低新生儿期死亡率。

围生期：国内定义为胎龄满28周至出生后7足天。此期包括了妊娠后期、分娩过程和新生儿早期3个阶段。是小儿经历巨大变化、生命受到威胁的重要时期。围生期死亡率是衡量一个国家和地区的卫生水平、产科和新生儿科质量的重要指标，也是评价妇幼卫生工作的一项重要指标。做好围生期工作，降低围生期死亡率，对于降低小儿死亡率十分重要。

（三）婴儿期

从28天到1周岁为婴儿期，亦称乳儿期。这个时期的特点是生长发育特别迅速。周岁时的体重约为初生时的3倍，身长增加1.5倍。各脏腑功能日益发育和完善，但仍相对薄弱，尤其消化功能尚不完善，由于生长发育快，所以对营养物质需求量也特别多，易发生消化和营养紊乱，引起佝偻病、贫血、营养不良、腹泻等疾病。婴儿期体内来自母体的免疫抗体逐渐衰减，4个月时几乎消失殆尽，而自身免疫系统尚未完全成熟。肌肤娇嫩，卫外功能差，易受外邪侵袭。同时由于神气怯弱，易内陷厥阴而出现抽搐惊厥，因而形成发病的高峰期。

婴儿期是小儿出生后死亡率最高的时期。我国解放前一些大城市中婴儿死亡率高达150‰。新中国成立后婴儿死亡率逐年下降，至20世纪90年代中期，某些大城市已降至6.47‰。

（四）幼儿期

自1周岁至满3周岁，称为幼儿期。此期小儿体格生长速度减慢，但开始会走，活动范围增大，与周围环境接触增加，是语言、思维和适应外界环境能力迅速发展的时期。智力发育迅速，智慧增长较快，具体表现在语言、动作及思维活动上。由于与外界环境接触增多，而自身免疫功能尚很弱，对许多疾病尚缺乏免疫力，因此易患传染病。此时20个乳牙逐渐出齐，咀嚼能力增强。同时由于此期正处于由乳食为主向以饭食为主的食物种类过渡时期，若喂养不当，饮食失调则易损伤小儿的脾胃功能而产生消化道疾病，甚至影响小儿的生长发育，其身高、体重均低于同龄儿童。在这个时期内由于思维迅速发展，而接触的新鲜事物越来越多，则新鲜感、好奇心特别强。但是由于缺乏知识和自身保护意识，因此易发生意外，如误食毒物、车祸、烫伤、摔伤等。故要逐步且正确地引导其认识客观世界，加强看护和教育。并继续做好预防保健工作，增加户外活动，多晒太阳，注意培养良好的饮食习惯和生活规律。

（五）学龄前期

自3周岁至6~7岁。此期小儿与外界环境及成人接触日渐增多，智力发展迅速，求知欲望增强，智能发育增快，理解力逐渐加强，好奇多问，好模仿，愿意探索究竟。所以危险性更大，常因监护不周而发生意外，有时也可能造成破坏事件。

此时期的小儿，其语言日臻完善，可以较明确地表达自己的思维和感情，学习文字、图画及歌谣。故在此期，小儿的可塑性很强，应重视品德教育，培养他们爱劳动、讲卫生、爱集体、懂礼貌等优良的品质，做好入学前的德、智、体教育。还应特别重视书写姿式的培养，保护好视力；亦应注意口腔卫生，保护好牙齿；注意预防意外事故和中毒等。此时，免疫能力和抗病能力逐渐加强，虽仍易患传染病，但病情已较轻。此期易出现由于细菌感染所发生的过敏反应性疾病如肾炎、风湿热等。

同时，这个时期的小儿正处于贪玩的高峰期，常因贪玩影响饮食，出现胃肠道疾病如厌食、异食、食积等。同时小儿由于缺乏卫生常识，饮食不洁，易患肠道传染病，如肠炎、痢疾等。所以应加强饮食调护和饮食卫生。

（六）学龄期（小学学龄时期）

自6~7岁至青春期（女12岁，男13岁）。这个时期泛指进入小学以后到青春期发育的这段时间，男女有所不同。在此期内除了生殖系统外，其他系统、器官的发育已接近于成人。此期之末，脑的形态发育已达成人水平，智能发育更加成熟，抑制能力、综合分析能力均有进一步发展，可接受系统的科学文化知识学习。此期也是世界观形成的关键时期，小儿身体处在新的生长发育阶段，与外界环境的关系更加复杂，更加多样化，是小儿人生观及思想品德从发展到形成的关键时期。因此，加强思想品德教育十分重要。应加强教育，使其在德、智、体、美、劳各方面得到全面发展。

此时期，淋巴系统发育加速，因此扁桃体肥大及发炎屡见不鲜。乳牙全部更换，并长出除第2、3磨牙之外的全部恒牙。这个时期应注意矫正坐立的姿势，避免精神过度紧张，保证充足的营养、休息和睡眠，进行适当的体育锻炼，注意保护视力和牙齿。经常注意小儿的情绪和行为，进行及时正确的教育和引导，使之适应学习环境和生活环境。

（七）青春期（少年期）

是由童年过渡到成年的发育阶段。此时体格发育首先加速，继而生殖系统发育成熟，第二性征逐渐明显。一般女童比男童发育约早2年。女童12~18岁、男童14~20岁进入青春期。但存在着个体、地区、气候及种族的差异，可提前或推迟2~4年。此时他（她）们与社会接触日益广泛和深入，易受外界影响。而且此时正是世界观形成的时期，对各种事物都十分敏感，都力图表现自己在家庭或社会中的存在，以求一席之地。因此，应注重加强思想道德教育，使其能真正分辨清什么是善良的、美好的；什么是罪恶的、丑陋的，引导他（她）们正确认识世界，树立正确的世界观和人生观，应加强道德品质教育与心理素质的培养，加强生理卫生和性生理方面教育，使身心得到健康的发展。

此期，是从少年转变为成人的关键时期。生殖系统迅速发育成熟是本期的突出特点。由于性器官的发育成熟，女孩乳房隆起、月经来潮，男孩喉结显现、变音、长胡须、遗精等，因此，一方面要进行必要的性教育和生理卫生知识宣传，使其正确认识自己身体的正常生理变化，另一方面，还要预防女孩常见的良性甲状腺肿大、月经不规则、痛经、青春痘，男孩出现乳房增大等疾病。

二、生长发育规律与影响因素

小儿生长发育皆赖阳气的生发。小儿时期的阴阳平衡是处于以阳气为主导的螺旋式上升状态，这种阴阳平衡的不断更迭和替换不但构成了小儿生长发育的全过程，而且体现了小儿生长发育的规律。

（一）生长发育规律

1. 生长发育的阶段性 在整个小儿时期，机体的生长发育是不断进行的，但也存在着明显的阶段性。早在先秦时期我国古代儿科医家就已认识到这一点。在体格发育方面，除新生儿初期外，生后前半年是生长最快的时期，尤其是在前3个月。出生后半年生长速度减慢，到青春期又增快。

2. 生长发育由量变到质变　机体的生长发育是在量的增长过程中，发生质的改变。在生长发育中表现出自上而下，由近而远；功能由低级到高级，由简单到复杂的过程。头部的生长发育早于躯干和四肢。在平衡与运动发育方面，先抬头而后会坐、行走，也是自上而下。四肢的生长及功能的发育则先近端后远端。先会粗的动作而后会精细的动作。各个器官组织的增长和功能的分化，都是由低级的简单的到高级的复杂的。

3. 各系统发育不平衡　脑的生长发育先快后慢，生殖系统发育先慢后快，皮下脂肪的发育是先快后慢，以后再稍加快，肌肉系统到青春期才开始迅速增长。同一系统的各个器官生长发育也不一致，脑和脊髓的生长发育速度各不相同，运动和语言等的发育也不是平行的。

4. 生长发育的个体差异　生长发育的标准不是绝对的，不但有一定的范围，而且有个体差异。在正常标准范围内，体格生长变异情况随着年龄而逐渐加大，到青春期后期则差异更大。因此，标准值不是绝对的、不变的，不可生搬硬套、用数字来判断生长发育是否正常。

（二）体格发育

我国历代医家通过实际观察，积累和总结了许多有关小儿生长发育的经验。例如唐代孙思邈在《备急千金要方》中说："凡生后六十日瞳子成，能咳笑应和人；百日任脉成，能自反覆；百八十日尻骨成，能独坐；二百一十日掌骨成，能匍匐；三百日膑骨成，能独立；三百六十日膝骨成，能行。此其定法，若不能依期者，必有不平之处。"这种描述与现在的观察基本是一致的。小儿体格发育可在下面的生理常数中反应出来。

1. 体重　小儿体重对于判断生长发育情况是非常重要的。根据体重可以推测小儿的营养状态。临床治疗用药剂量，经常要根据体重来计算。体重增加是机体在量的方面增长的总和。

我国 1995 年九省市调查结果显示平均出生体重：男婴为 3.3 ± 0.4 kg；女婴为 3.2 ± 0.4 kg。2005 年，据调查显示，我国婴儿平均出生体重为 3309g，低出生体重率为 3.6%，达到发达国家水平。

在生后最初几天可有生理性体重减轻，一般在 7~10 天恢复到出生时体重。以后体重不断增加，年龄越小增长越快。一般 3~5 个月时为出生体重的 2 倍，1 周岁为出生的 3 倍，6~7 岁时为出生的 6 倍，13~14 岁为 12 倍。

各年龄组的大约体重可按下列公式推算：

小于 6 个月体重（kg）＝出生时体重（kg）＋0.7（kg）×月龄数

7~12 个月体重（kg）＝6（kg）＋0.25（kg）×月龄数

2 岁至青春期体重（kg）＝7（kg）＋2（kg）×年龄

2. 身高　3 岁以下立位测量不准确，应仰卧位测量身长。古人说小儿初生一尺五寸，和现代的 50cm 是一致的。小儿身高的增长规律是年龄越小，增长越快，但在婴儿期和青春期会分别出现两个生长高峰。生后 3 个月内增长最快，平均每月增长 3~3.5cm，共约

10cm。其中，4~6个月平均每月增长2cm，后半年平均每月增长1.0~1.5cm，生后一年身长共增长约25cm，为出生身长的50%。

1岁以后身长的增长速度逐渐下降。2岁以后平均每年增加5~7cm，到青春前期速度加快，青春期终了时，生长开始减慢。

小儿的身长，周岁时为出生时的1.5倍，4~5岁时约为2倍，14~15岁约为3倍。

2岁以后小儿身高（长）计算公式为：70cm+7（cm）×年龄

3. 头围 用软卷尺自双眉上最突出处，经过枕后结节绕头一周的长度，即为头围。头围大小和脑及颅骨的发育有关，按1995年九省市调查，新生儿平均头围：男孩34.3±1.2cm，女孩33.9±1.2cm；平均约34cm，比胸围大1~2cm。头颅的发育与其他部分比较处于领先地位，在出生时头围就已达到成人头围的60%。第一年增长最快。出生后，前3个月头围增长6cm，此后9个月增长6cm，1岁时头围为46cm。第二年全年增长2cm，2~15岁时仅增长6~7cm，达到成人头围水平。

4. 囟门 囟门有前囟和后囟。前囟由两额骨与两顶骨相交而组成，在1~1.5岁时闭合。后囟由两顶骨和枕骨交接而组成，出生时很小或已经闭合。

5. 胸围 用软卷尺由背部平肩胛骨下方，经过乳头绕一周的长度即为胸围。应取其呼气和吸气的平均值。

出生时胸围约32cm，略小于头围1~2cm。第一年增长最快，增加约12cm。1岁左右胸围约等于头围。以后胸围超过头围，约为头围+年龄−1（cm）。

6. 牙齿 人的一生有两副牙齿，即乳牙（20颗）和恒牙（32颗）。生后4~10个月乳牙开始萌出，12个月尚未出牙者为异常，最晚2.5岁乳牙出齐。6~24个月乳牙数=月龄数−4（或6）。

6岁左右开始出第一颗恒牙，即第1磨牙（故称6岁磨牙），长在全排乳牙之后。7~8岁乳牙开始按萌出顺序逐个脱落，代之以恒齿。其中1、2尖牙代替1、2乳磨牙；12岁左右萌出第2磨牙；18岁以后第3磨牙（智齿）萌出。有人终生无第3磨牙（智齿），故只有28颗牙齿。

7. 呼吸、脉搏、血压

（1）呼吸 年龄越小，呼吸越快。1~3个月每分钟45~40次，4~6个月每分钟40~35次，6~12个月每分钟35~30次，1~5岁每分钟30~25次，6~9岁每分钟25~20次，10~12岁每分钟20~18次。

（2）脉搏 年龄越小，脉搏越快。新生儿~1岁每分钟160~120次，1~3岁每分钟120~100次。3~7岁每分钟100~80次，7~12岁每分钟90~70次。

（3）血压 年龄越小，血压越低。1岁以上小儿收缩压（mmHg）=年龄数（岁数）×2+80，而舒张压约为收缩压的2/3。

（三）智力的发育

小儿的智力从生后至成年都在不断地发育，但智力的增长和发育除了与年龄有关外，与教育也有着密切的关系，所以《小儿卫生总微论方》说："凡儿生六十日，目瞳子成，能识人……乳母常须依时按节，续续教引，使儿能会，此是定法也。"又说："心气虚者而语晚，心气盛者则伶俐，早言笑；心气怯者，则性痴而语迟，心系舌之本，怯则语迟也。"但是，小儿智力发育既不能过早，也不能过迟，过早或过迟都是不正常的。如《备急千金要方》中说："梅花早发，不觊岁寒，秋菊晚成，终于年事。"又云："儿小时识悟通敏过人者，多夭。"

现代研究证明，小儿智力的发育与大脑的发育密切相关。《素问·灵兰秘典论》云："肾者作强之官，伎巧出焉。"且肾主骨、生髓，通于脑，故中医认为小儿大脑的发育与肾的关系密切。

新生儿脑的重量为 $350\sim370g$（各个小儿脑重量变化范围相当大），约为成人脑重量的 20%。生后初期大脑发育不完善；脑沟、脑回都没有成人那样明显。到出生 6 个月后，在外表上已与成人近似。

1. 感知的发育

（1）视觉　新生儿有瞳孔对光反射，但怕强光刺激。因黄斑部发育不好，并常有生理性斜视或复视，所以此时小儿看东西模糊不清，从第 2 个月开始，就能协调地将两眼注视物体片刻，并能随其转动。3 个月时，由于条件反射的多次强化，在看见母亲的脸时就有喜悦的表示。约 6 个月时开始分辨颜色，认识物体，3 岁时能正确说出基本颜色。

（2）听觉　新生儿听觉器官尚未发育完善。出生时中耳充满黏液，防碍声音传导，以后黏液吸收，鼓室充满空气，听觉敏锐性才能逐渐提高。出生时听不到声音，1～2 日后对响亮声音有反应，以后逐渐喜欢柔和声音，轻轻拍掌可使之停止哭叫。从 2 个月起听觉和视觉之间的协调慢慢建立起来，小儿能把头或眼睛转向有声音的方向。3 个月开始能向有声音的方向寻找，以后逐渐能辨别各种声音和音调。

（3）味觉　足月新生儿在生后头几日内味觉即相当灵敏，可识别喜爱和不喜爱的，甜的、苦的、酸的味道。

（4）嗅觉　出生后数月对强烈的气味就有反应，到 7～8 个月时嗅觉就比较灵敏，到 2 岁时才能很好地鉴别各种气味。

（5）皮肤感觉　新生儿就有触觉，以口唇部分最为灵敏，遇有东西接触，就出现吸吮动作。手掌、脚掌和颜面的皮肤也较敏感。温度觉发育较好，出生后如遇较冷的环境，就立刻啼哭，放在温暖环境中则安静。痛觉发育较温觉差。

2. 语言的发育　口语的发育经过叫喊、咿呀发声和说话三个阶段。

婴儿出生时只能反射性地哭，到 1～2 个月就分化为有简单含义的哭，此时饥饿、不适与疼痛的哭声在时间、音调、音量上都截然不同。微笑及放声笑也有表达感情的作用。

婴儿 1～2 个月开始发喉音，2 个月发"阿""咿""呜"等元音。辅音多在 6 个月时开始出现，以唇音为最先，故大多数婴儿 6～7 个月自然地发出"爸""妈"等拼音，或伊、阿的拼音。约 8 个月常合并两个语音，如爸爸、妈妈、爷爷等。8～9 个月喜欢学亲人口势发音。1 岁半能用几个字连成单词，如"吃饭""妈妈抱"等；能用语言表示要求；会说出身体各部位的名称如"眼""耳""鼻"等。2 岁会说简单的话。到 3 岁会用代名词。4 岁半到 6 岁是成语阶段，5 岁以后说话接近成人。但思维尚未发育完善，不能把复杂的事物表述出来。小儿语言的发展与环境、接触的人有关。如果环境单调，接触的人寡言少语，小儿说话就迟。

3. 认知的发育　现代研究表明，婴儿生后 1 个月末即有记忆能力和分辨性学习能力。1 ~ 4 个月小儿喜欢重复那些偶然发生的动作。4 ~ 8 个月似已体会到事物的属性，但不能完全探索清楚。8 个月时开始有物体存在的概念。8 ~ 12 个月似能为了达到某个目的而行动。12 ~ 18 个月开始试图了解事物的本质，不满足于一种动作的重复。此时也表现出回忆的能力。1 岁半 ~ 2 岁开始应用信号，尤其是文字信号。2 岁后开始符号的应用，掌握语言，能较好地利用记忆储存。5 ~ 7 岁小儿思想方法发生巨大变化，记忆能力有所增强，认知能力有了新的发展。至 15 岁时认知发育成熟。

一般 2 岁以内是小儿智力发育的关键时刻，这个阶段小儿智力发育概况可归纳为下列一首诗词：一月好睡二微笑，三四似识妈妈貌，五六见人欲抚抱，七八常将妈妈叫，九十学语开心窍，一岁能表憎与好，岁半模仿兴趣高，二岁会报屎与尿。

4. 动作的发育　动作的发育与神经、肌肉的发育有密切的联系。通过实际观察，其动作发育有其一定的规律。

（1）由上而下　小儿先能抬头，然后按坐、爬、站、走的顺序发展。

（2）由不协调到协调　新生儿运动是不自主的运动，是不协调的；5 ~ 6 月有眼手的协调，即有意识地伸手抓取面前的东西，6 ~ 7 月有手腰协调，即伸手取不到东西时能弯腰。

（3）由粗到细　小儿在 6 ~ 8 个月时只会用手掌握物，9 个月后能用拇指配合拈取细小物体。具体来讲，小儿 2 个月时直立位能抬头；3 ~ 4 个月时俯卧位能抬头；4 个月俯卧位时能用肘支起前半身；5 个月能抓住玩具；6 个月时能翻身；7 ~ 8 个月能独自坐；8 ~ 9 个月能爬；9 ~ 10 个月能扶物站立；12 ~ 15 个月时能独自行走；1 岁半时行走自由，能爬台阶；2 岁时会跑。民间将这个过程总结为"一听二视三抬头，四撑五抓六翻身，七坐八爬九扶站，1 岁娃娃会走路"。

（4）由简单到复杂　如小儿先画直线后画圈、图形等。

（5）由低级到高级　如小儿先学会看、听、感觉事物、认识事物，逐渐到有记忆、思维、分析、判断能力等。

（四）影响生长发育的因素

小儿生长发育受内、外两个因素的影响。大多数国家中小儿的身长、体重自 19 世纪起就有了增加。现在初入学小儿平均身高较本世纪初增高 5 ~ 10cm。

1. 内在因素

（1）遗传　父母的种族、身高、外貌特征等对小儿的生长发育影响是非常重要的，但是遗传因素不是绝对的。

（2）性别　女孩一般比男孩稍轻、稍矮。除青春期外，男孩平均身高、体重均超过女孩。女孩青春期比男孩提前约2年，所以11~12岁以后2~3年中，女孩的身高体重增长均较快，可超过男孩，但以后男孩还会赶上并超过。由于每个孩子青春期开始的时间不同，所以同龄小儿在体格上有很大的差别。性成熟期后，女孩与男孩在外形上差别很大。女孩骨盆宽，肩距较窄；男孩则肩宽，肌肉发达。

2. 外界因素　外界因素对小儿生长发育有很大的影响，常见有以下几点。

（1）母亲在妊娠早期患病毒感染性疾病、中毒等可影响胎儿的发育，可导致畸形和先天性疾患。孕期营养不良可导致早产或胎儿在宫内生长障碍。

（2）营养对小儿生长发育十分重要，而且年龄越小影响越显著。乳儿期营养不良可影响脑的发育。因此，必须保证小儿营养的供给。解放以后，我国小儿生长发育有显著的增长，尤其是近年来更加明显。这与小儿营养状况的改善有直接的关系。

（3）充足的日光、新鲜的空气、合适的生活规律、良好的教养都有利于小儿体格的生长发育。

（4）长期消耗性疾病对小儿生长发育的影响极大。例如佝偻病、贫血等均可使小儿生长发育迟缓。

三、变蒸学说

变蒸，是古代医家用来解释婴幼儿生长发育规律的一种学说，在历代的许多医学著作中都有记载。

（一）变蒸学说的起源

变蒸之说，最早见于西晋王叔和的《脉经》。以后在《诸病源候论》和《备急千金要方》中通过变蒸来解释小儿某些动作的发育，《小儿药证直诀》以及历代许多儿科专著中对"变蒸"均有专门论述。因此，"变蒸学说"在一个很长的时期内，曾是小儿生长发育的理论根据。

（二）变蒸学说的主要内容

1. 变蒸的概念　古代某些医家认为，由于乳儿生长发育旺盛，其形体、神智都在不断地变易，蒸蒸日上，逐渐向健全的方面发展，在此时期，偶或出现低热和出汗等症而无病态者，谓之"变蒸"。

变者，变其情智，发其聪明；蒸者，蒸其血脉，长其百骸。通过"变蒸"，小儿的情智就有改变，血脉与筋骨更充盈和坚实，脏腑功能也逐渐趋向完善。如《备急千金要方·少小婴孺方》中说："小儿所以变蒸者，是荣其血脉，改其五脏，故一变竟辄觉情态有异。其变蒸之候，变者上气，蒸者体热，变蒸有轻重，其轻者体热而微惊，耳冷尻冷，上唇头白泡起如鱼目珠子，微汗出。其重者体壮热而脉乱，或汗或不汗，不欲食，食辄吐。"

2. 变蒸的大小　关于变蒸的大小，历来认识并不一致，但对"小蒸"的意见比较统一，认为三十二天为一"小蒸"，共十次，即三百二十天。"小蒸"后是"大蒸"，一般"大蒸"第一次为六十四天，第二次六十四天，第三次一百二十八天，这样大、小蒸共五百七十六天。

如《小儿药证直诀·变蒸》中说："小儿在母腹中，乃生骨气，五脏六腑成而未全。自生之后，即长骨脉，五脏六腑之神智也。变者，易也。又生变蒸者，自内而长，自下而上，又身热，故以生之日后三十二日一变，变每毕，即情性有异于前，何者？长生脏腑智意故也。何谓三十二日长骨添精神？人有三百六十五骨，除手足中四十五碎骨外，有三百二十数，自生下，骨一日十段而上之，十日百段，三十二日计三百二十段为一遍，亦曰一蒸。骨之余气，自脑分入龈中，作三十二齿，而齿牙有不及三十二数者，由变不足其常也。或二十八日即至长二十八齿，以下仿此。但不过三十二之数也。凡一周遍，乃发虚热，诸病如是，十周则小蒸毕也，计三百二十日生骨气，乃全而未壮也。故初三十二日一变，生肾生志，六十四日再变生膀胱，其发耳与尻冷，肾与膀胱俱主于水。水数一，故先变。生之九十六日三变生心喜，一百二十八日四变生小肠，其发汗出而微惊。心为火，火数二。一百六十日五变生肝哭，一百九十二日六变生胆，其发目不开而赤。肝主木，木数三。二百二十四日七变生肺声，二百五十六日八变生大肠，其发肤热而汗或不汗。肺属金，金数四。二百八十八日九变生脾智，三百二十日十变生胃，其发不食、肠痛而吐乳，此后乃齿生，能言知喜怒，故之始全也。《太仓》云：'气入四肢，长碎骨于十变，后六十四日长其经脉，手足受血，故手能持物，足能行也。'经云：'变且蒸，谓蒸毕而足一岁之日也。'师曰：'不汗而热者，发其汗；大吐者，微下，不可余治。是以小儿须变蒸，蜕齿者如花之易苗，所谓不及三十二齿，由变之不及，齿当与变日相合也，年壮而视齿方明。'"

《小儿卫生总微论方》在变蒸论中也谈到，由于肾为水，水数一，故为第一变，再变且蒸属膀胱，因为肾与膀胱为表里；其次心为火，火数二，心与小肠相表里；肝为木，木数三，肝与胆相表里；肺为金，金数四，肺与大肠为表里；土数五，脾与胃为表里。补充说明了变蒸时五脏的先后顺序是以五行顺序配合脏腑表里学说类推下去的。

3. 变蒸的治疗　对变蒸中出现的轻症，古人认为不必用药，只要静卧即可。重症需要治疗，如《小儿卫生总微论方·变蒸方治》记载用黑散子（麻黄、大黄、杏仁）治"婴小身热，变蒸不解，及夹时行温病"，用紫丸（代赭石、赤石脂、巴豆、杏仁）治"小儿身热，变蒸不解，及温壮伤寒，乳哺失节，宿滞痰癖，腹满吐，便利不调等疾，亦治食痫，先寒后热"。钱乙有方为紫丸去赤石脂，名紫霜丸，治变蒸夹时行者。这实际上已经不属变蒸范畴。

（三）历代医家对变蒸学说的两种观点

1. 肯定意见　巢元方、孙思邈、钱乙、鲁伯嗣等医家对变蒸中出现的变化和症状，深信不疑。对不出现症状者，有些医家就提出暗变的理论来解释。如徐春甫在《古今医统》中说："亦有胎气禀实，当其变蒸之候，皆无形证……此为暗变蒸也。"

2. 否定意见　在元代以前，对变蒸学说是充分肯定的。自明代以后，明清一些医家如张景岳、陈飞霞等，对变蒸学说提出了尖锐的批判意见。认为小儿足月生后，形气虽未壮实，但脏腑已经长成，其生长之机，是一息不停的，且百骸齐长，绝不是一变某脏，二变某腑等此先彼后的，也没有什么三十二日一蒸等。并且认为小儿患病，不是外感，就是内伤，其发热也没有一定的时间。如《景岳全书·卷四十一变蒸》说："凡属违和，则不因外感，必以内伤，初未闻有无因而病者。"《幼幼集成·变蒸辨》说："余临证四十余载，从未见一儿依期作热而变者。有自生至长，未尝一热者；有生下十朝半月而常多作热者，岂变蒸之谓乎？凡小儿作热，总无一定，不必拘泥，后贤毋执以为实，而以正病作变蒸，迁延时日，误事不小。但依证治疗，自可生全。"

（四）目前的看法

对"变蒸学说"既不全面肯定，也不应全盘否定。在临床实践中观察到，小儿身体发育和智力的增长，虽然是一息不停的，每时每刻都有异于以前。但是，这种发展并不是匀速进行的，而是具有一定的规律性和阶段性。这种特点年龄越小就越明显。尤其1岁以内小儿更为明显，每1个月左右均有明显的变化。这十分符合乳婴儿在1岁以内蒸蒸日上，发育迅速的生长规律。小蒸之后，接着大蒸，也符合1岁以后小儿生长发育速度逐渐减慢的生理特点。因此，古代医家用"变蒸"来归纳和解释小儿的形体发育和智慧的增长规律是有一定道理的。正如《医宗金鉴·幼科心法要诀》云："变者长其百骸，生其脏腑，蒸者增其智慧，发其聪明也。"但变蒸学说把婴幼儿时期许多疾病的表现也包括进去，把病理说成是正常的规律，显然是不对的。因此，对变蒸学说应该有一个正确的评价。

第二节　小儿生理特点

一、小儿生理特点

"少阳学说"正确而全面地概括了小儿的体质特点。从小儿生理特点来讲，突出表现在以下两个方面。

（一）脏腑娇嫩，形气未充

娇是指娇气，不耐寒暑；嫩，指嫩弱；形，指形体结构；气，指生理功能活动；充，指充实。脏腑娇嫩，是指小儿机体各个器官的发育不完全且脆弱；形气未充，是指小儿形态和功能未臻完善。体现了小儿"体禀少阳"嫩弱的一面。对此，早在《灵枢·逆顺肥瘦》就指出："婴儿者，其肉脆血少气弱。"巢元方在《诸病源候论·养小儿候》亦云："小儿脏腑之气软弱。"由此可见，在隋代以前对小儿体质特点已有了明确的认识。

到了宋代，《小儿药证直诀》以"五脏六腑成而未全……全而未壮"高度概括了小儿的生理特点。南宋陈文中在《小儿病源方论·养子十法》中将小儿比喻为"草木茸芽之状，未经寒暑，娇嫩软弱，今婴孩称芽儿故也"，十分形象。他还进一步指出："小儿一周之内，皮毛、肌肉、筋骨、髓脑、五脏、六腑、荣卫、气血皆未坚固。"明代万全在《育婴家秘·发微赋》中也指出小儿："血气未充……肠胃脆薄……精神怯弱。"并且进一步明确提出小儿"三有余四不足"的特点，对后世颇具指导意义。

这些理论和论述充分说明，小儿尤其是初生儿和婴儿，脏腑娇嫩，肌肤柔弱，血少气弱，经脉未盛，神气怯弱等生理特点是极为显著的。五脏六腑、四肢百骸等物质基础虽已成形，但尚未健全，大多数虽已全形，但尚未壮实和坚固。随之而来的生理功能活动，虽已运转，但尚未成熟和完善，充分体现了"稚阴稚阳学说"的特点。小儿阴阳二气皆显不足，在小儿的阴阳平衡之中，虽然阳气偏盛，居主导地位。但是，小儿之阳气尚未强大，亦属稚嫩；相对阳气来讲，阴液则更显不足，故云"阴常不足"。

小儿五脏六腑、四肢百骸皆不足，其中尤以肺、脾、肾三脏更为明显。

肺者，其位最高，为五脏之华盖。主一身之气，外合皮毛。小儿初离母体，肌肤薄嫩，卫外不固，易感外邪，而外邪无论从口鼻而入，还是由皮毛而入，必内归于肺。五脏之中，肺最先受邪，最易受到外邪的侵犯。因此，称肺为娇脏。而小儿之肺更加娇嫩，更易受邪。

脾者，气血生化之源，为后天之本。脾居中州，担负着为五脏六腑输送水谷精气的繁重任务。由于小儿生长发育迅速，对精、血、津液等营养物质的需求比成人大得多。而脾的运化能力却比成人弱。因此，为了保证小儿能够正常生长发育，常常感到相对不足。

肾者，为真阴真阳之所在，为先天之本，是小儿生长发育之根本所在。《素问·上古天真论》云："女子七岁肾气盛，齿更发长；二七而天癸至，任脉通，太冲脉盛，月事以时下，故有子；三七肾气平均，故真牙生而长极……丈夫八岁，肾气实，发长齿更；二八肾气盛，天癸至，精气溢泻，阴阳和，故能有子；三八肾气平均，筋骨劲强，故真牙生而长极。"小儿肾气尚未强大，肾之阴阳在小儿时期均为充盛，尚未成熟，而小儿时期，身体的迅速生长发育却要靠肾气来维系，因此时时表现出肾气常虚之象。

（二）生机蓬勃，发育迅速

生机，指生命力、活力；生机蓬勃，发育迅速，指小儿在生长发育过程中，无论在机体的形态结构方面，还是各种生理功能活动方面，都是在迅速地、不断地向着成熟完善方向发展。这充分体现了小儿体禀"少阳"，阳气偏盛，蒸蒸日上，生机勃勃的生理特点。小儿初离母体，来到世上，有如旭日之初生，草木之方萌，年龄越小其生长发育速度也就越快，充分体现了"纯阳学说"的特点。这种特点好比自然界的春天，万物争荣，生机益然，洋溢着蓬蓬勃勃、欣欣向荣的气象。

小儿不同于成人的最显著的生理特点，就是处于不断的生长发育当中。小儿身体不断的生长发育必需依赖阳气的不断生发、阴液的不断补充来实现。因此，在小儿时期阳气显得尤为重要。小儿体禀少阳，阳气偏盛，有利于小儿不断生长发育的需要。小儿虽然阴阳二气皆显不足。但是，在小儿的阴阳平衡中，相对阴液而言，阳气居于主导地位。"少阳学说"所强调的小儿阳气偏盛突出表现在"阳常有余""肝常有余""心常有余"上。

肝者，象征着东方，象征着春天，主少阳之气，为发之始，为有余之脏，称为"肝常有余"。《素问·金匮真言论》曰："有东方青色入通于肝，开窍于目，藏精于肝……其味酸，其类草木……其应四时，上为岁星，是以春气在头也。"《幼科发挥·五脏虚实补泻之法》曰："云肝常有余……盖肝乃少阳之气，儿之初生，如木方萌，乃少阳生长之气，以渐而壮，故有余也。"

心者，象征着南方，象征着夏天，主君火，为阳中之阳，君火实为少火，少火生气，故亦称为"心常有余"。心为君主之官，主神志和智慧，小儿智力的发育与心之功能密切相关。《素问·金匮真言论》曰："南方赤色入通于心……其类火……其应四时，上为荧惑星。"

第三节　小儿病理特点

小儿病理特点与小儿体禀"少阳"的生理特点相关。

一、发病容易，传变迅速

小儿由于神气怯，肌肤薄，肠胃嫩，筋骨弱而又神识未发，寒暖不知自调，乳食不知自节，不懂卫生常识，不知危险，缺乏自我保护能力，所以发病率和病死率都远远高于成人时期。

小儿初离母体来到一个陌生的环境，阴阳二气皆嫌不足。生理上脏腑娇嫩，肌肤薄弱；在病理上则表现为发病容易而又传变迅速。正如《温病条辨·解儿难》所云："脏腑薄，藩篱疏，易于传变，肌肤嫩，神气怯，易于感触。"又云："邪之来也，势如奔马，其传变也，急如掣电。"《片玉心书》亦云："肠胃薄弱兮，饮食易伤；筋骨柔弱兮，风寒易袭；易虚易实兮，变为反掌。"

（一）发病容易

1. 易感六淫　小儿具有"肺常不足"的生理特点。肺常不足则卫外机能不固，对外界的适应能力较差，且寒暖不知自调，易为六淫所伤。而外邪无论由口鼻而入，或从皮毛侵袭均内侵于肺。故万密斋说："天地之寒热伤人也，感则肺先受之。"所以在临床上小儿肺系疾患多见。

2. 易染疫疬　小儿初生如嫩芽，肌肤嫩弱，身体柔弱，抗病力低下。但由于肌体有从母体中获得的抗体，故对时行疫疬尚有一定的抵抗力。半岁以后，于母体内所获得的抗体逐渐消耗殆尽，对时行疫疬失去了抵抗力，从而易感受疫疬之邪而发为疫病。

3. 易伤饮食　小儿具有"脾常不足"的生理特点。脾胃发育未臻完善，消化能力较差，而且乳食不知自节。有些家长又缺乏科学育儿知识，使小儿脾胃不能适应，或养成偏食、吃零食的不良习惯。《育婴家秘·五脏证治总论》云："胃主纳谷，脾主消谷，饥则伤胃，饱则伤脾。小儿之病，多过于饱也。"《幼科发挥·原病论》说："乳食伤胃，则为呕吐；乳食伤脾，则为泄泻。"脾胃病为小儿时期的常见病、多发病。尤其近年来，冰箱、冰柜的普及，及大量冷饮充斥市场，有些家长放纵小儿恣食生冷。小儿一方面易为乳食所伤而致积滞、吐泻等；另一方面为生冷所伤，寒冷伤脾或乳食伤脾后，又易致痰湿内生，咳痰不休。

4. 易于发热　小儿体禀"少阳"，具有阳常有余、心常有余、肝常有余的生理特点，阳气偏盛。因此，感邪之后，易于从阳化热，故临床上小儿发热较多。小儿无论感受风寒、风热，还是疫疠之邪，皆可化热；风热和疫疠之邪皆为阳邪，两阳相并，则发高热。风寒之邪闭郁肌表，而小儿阳气旺盛，为寒邪所闭，不能外达，蒸腾于内而发热。诚如《幼科要略》所云："按襁褓小儿，体属纯阳，所患热病最多。"《素问·阴阳应象大论》亦谓："阳盛则热。"

5. 易受惊恐　心藏神，肝藏魂，肺藏魄。小儿神气怯弱，一旦目触异物，耳闻异声，都易致心神不宁，魂魄不安，而易于发生惊恐等，甚则出现惊风、抽搐。

6. 易发生意外　小儿神识未发，缺乏自我保护能力。因此，易发生触电、溺水、中毒等意外伤害。

7. 易受虚损　小儿具有"肾常虚"的生理特点。若由于饮食不当、调护失宜、治疗不当等因素损伤肾气，常易导致小儿体质虚弱，疾病反复难愈，甚至导致小儿生长发育迟缓。

8. 易患先天疾病　小儿成形，由父精母血而成。若父母精血不足或质量欠佳必将使小儿禀赋不足，体质虚弱，甚至患先天性疾病；同时，由于胎儿在母腹之时，孕母失于调护，感受邪毒等也易产生先天疾患，或受产伤留下后遗症。

（二）传变迅速

由于"脏腑柔弱"，小儿一旦患病后，变化特别迅速。阎季忠在《小儿药证直诀·原序》中说小儿疾病"易虚易实，易寒易热"是对这一特点的高度概括。

1. 易于传变　小儿患病后，可迅速传变，引起其他脏腑的病变，或两脏并病。例如：感受外邪后，首先出现肺系症状。若小儿体质较差或感邪较重，则病邪可迅速传变，可传之于心、于脾、于肝、于肾等。亦可出现肺心同病、肺脾同病、肺肝同病、肺肾同病等。

2. 易虚易实　是指小儿患病后，则邪气易实而正气易虚，所谓"邪气盛则实，精气夺则虚"。实证往往可以迅速转化为虚证，或虚实并见。例如：小儿肺炎出现发热、咳嗽、气急、鼻扇等，表现出一派实热证的现象，若失治或误治，则很快出现面唇及肢端发绀、四肢厥冷、冷汗淋漓、脉微细疾数等虚脱之象。这种变化是在很短的时间内发生的。所谓"朝实暮虚"的描述并不为过。

3. 易寒易热　也可理解为易热易寒。小儿体禀"少阳"，临床表现出双重性，一方面阳气偏盛，易于化热；另一方面阳气稚嫩，易于受损而寒化。如小儿过食生冷，或寒邪直中，损伤小儿之阳气，使阴寒内盛，亦可出现寒象，正如《素问·阴阳应象大论》所云

"阴盛则寒"。同时，由于小儿阳亦未盛，阴亦未坚，阴阳之间的平衡亦不如成人稳定。因此，在病理条件下易于出现阴阳之偏盛偏衰；寒热之间的转化亦较迅速。热证可以迅速转化为寒证；反之，寒证也可以迅速转化为热证。

二、脏气清灵，易趋康复

儿科疾病在病情发展、转归过程中，虽有传变迅速、病情易于恶化的一面。但小儿为"少阳之体"，生机蓬勃，活力充沛，脏气清灵，反应敏捷。而且，病因单纯，又少七情伤害。在患病之后，经过及时恰当的治疗与护理，病情好转比成人快，容易恢复健康。即使出现危重证候，只要救治及时、正确，往往可以转危为安。正如张景岳在《景岳全书·小儿则》中所提出的"其脏气清灵，随拨随应，但能确得其本而撮取之，则一药可愈，非若男妇损伤积痼痴顽者之比"。

第四节　临证辨治特点

儿科诊断方法与内科基本相同，仍以"四诊"方法诊察疾病。但由于小儿在生理、病理上有自身的特殊性，与成人有较大的区别，常导致诊断上的困难。《景岳全书·小儿则》云："小儿之病，古人谓之哑科，以其言语不能通、病情不易测，故曰宁治十男子，莫治一妇人，宁治十妇人，莫治一小儿。此甚言小儿之难也。"小儿由于神识未发，年小不会讲话，不能自述其所苦；较大儿童，虽能讲话，往往言不达意，语不足信。小儿气血未充，脉息不定，加上在就诊之时又多躁扰啼哭，造成脉诊之难。而且，小儿由于形声未定，变态不常，患病之后多啼叫烦闹，致闻诊困难。如《小儿药证直诀·原序》所云："小儿脉微难见，医为持脉又多惊啼而不得其审……骨气未成，形声未正，悲啼喜笑变态不常……小儿多未能言，言亦未足取信。"

综上所述，小儿疾病的诊断，无论从问诊、脉诊和闻诊都较成人难，造成了临床诊断上的困难。但是，经过历代儿科医家长期的临床探索和实践，找出了以望诊为主的诊察方法，解决了儿科诊断上的难题。小儿的望诊内容极其丰富，通过望神色、观形体、察苗窍、看指纹来诊断小儿的疾病。

《灵枢·邪气脏腑病形》云："十二经脉，三百六十五络，其血气皆上于面而走空窍。"小儿由于皮肤嫩薄的特点，脏腑的病变较成人更易从面部、唇、舌等苗窍反应出来。夏禹铸在《幼科铁镜》中云："五脏不可望，惟望苗与窍，小儿病于内，必形于外，外者内之著也，望形审窍自知其病。"故此又提出："小儿惟以望为主，问继之，闻则次。"历代儿科医家都十分重视望诊。

一、望诊

(一) 望神色

神指精神状态，色是指面部气色。望神色是小儿面部望诊中的重要内容。健康小儿应神情活泼，两目有神，面色红润等。精神状态往往提示病情的轻重。若小儿精神活泼，虽发高热，亦属病轻；若精神萎靡、嗜睡或昏迷，即使低热，甚至不发热亦属病重。

1. 五色主病　五色即指青、红、黄、白、黑五种颜色，分别配属五脏。《医宗金鉴·幼科心法要诀·四诊总括》云："五色者：青为肝色，赤为心色，黄为脾色，白为肺色，黑为肾色也。"《素问·五脏生成》云："青如翠羽者生，赤如鸡冠者生。黄如蟹腹者生，白如豕膏者生，黑如乌羽者生，此五色之见生也。"又云："青如草兹者死，黄如枳实者死，黑如炲者死，赤如衃血者死，白如枯骨者死，此五色之见死也。"论及五脏正常色泽时云："生于心如以缟裹朱，生于肺如以缟裹红，生于肝如以缟裹绀，生于脾如以缟裹瓜蒌实，生于肾如以缟裹紫，此五脏所生之外荣也。"

对于五色主病之顺逆，《医宗金鉴·幼科心法要诀·四诊总括》云："五色明显为新病，其证轻；浊晦为久病，其证重。部色相生为顺者，如脾病色黄，此正色也。若见红色，乃火能生土，故为顺也。若见青色，乃木来克土，故为逆也。余病仿此，若气血充实，又遇部色相生，纵有外邪致病，亦易为治疗，若久病气血虚弱，又遇部色相克，则正气不支，每难治疗。"概括起来，五色主病可归纳为：

青色：主惊、主风、主痛、主寒、主积。

红色：主热、主痰、主惊悸。

黄色：主疳、主积、主湿、主痞、主瘕、主疟、主脾虚。

白色：主寒、主吐泻、主疳、主肺虚。

黑（紫）色：主寒、主痛、主惊、主中恶，为恶候。

2. 颜面五部之望诊　是根据面部不同部位出现各种色泽变化来推断脏腑疾病，是五部配五脏的面部望诊方法（图1）。

五部是指额上、额部、左腮、右腮、鼻部。五部分别配属五脏，如《小儿药证直诀·面上证》云："左腮为肝，右腮为肺，额上为心，鼻为脾，颏为肾。"

《证治准绳·初生门·察色》对这五个部位的色泽变化用五行学说进行了解释："左颊属肝，东方之位，春见微青者平，深青者病，白色者绝……右颊属肺，西方之位，居右，秋见微白者平，深白者病，赤色者绝……额上属心，南方之位，火性炎上，故居上，更见微赤者平，深赤者病，黑色者绝……鼻上属脾，中央之位，故居中而四季见，微黄者平，深黄者病，青色者绝……下颏属肾，北方之位，水性润下，故居下，冬见微黑者平，深黑者病，黄色者绝。"

《医宗金鉴·幼科心法要诀·四位总括》云："五部五色应五脏，诚中形外理昭然。

额心颏肾鼻脾位，右腮属肺左属肝，青肝赤心黄脾色，白为肺色黑肾颜……天庭青暗惊风至，红主内热黑难痊，太阳青惊入耳恶，印堂青色惊泻缠。风气青惊紫吐逆，两眉青吉红热烦，鼻赤脾热黑则死，唇赤脾热白脾寒。左腮赤色肝经热，右腮发赤肺热痰，承浆青惊黄呕吐，黑主抽搐病缠绵。"

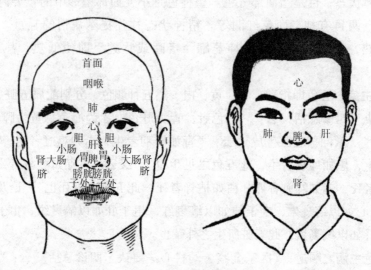

图1 颜面五部图

刘弼臣教授在总结前人面部望诊经验的基础上，结合自身实践经验提出的面部望诊要诀，更加适合当今儿科临床。其云："火光炎炎，外感风寒。红主伤寒，紫生内热。红而发紫，内热炽盛。面色萎黄，脾气虚弱。金气浮浮，中常积滞。面色惨白，寒邪所伤。面色㿠白，气虚血亏。天庭青暗，惊风将至。鼻准青色，肝气犯脾。山根色青，频生灾异。口角青气浮浮，腹痛绵绵。方广亮泽，肾气充足。方广晦暗，肾气虚弱。"

（二）观形态

形是指形体，态是姿态。望形态就是观察小儿的形体和动静姿态。

小儿形体望诊包括望头囟、躯体、四肢、肌肤、毛发、指（趾）甲。望诊时应按一定顺序进行观察。

凡发育正常、筋骨强健、肌丰肤润、毛发亮泽、神情活泼、活动正常，这是健康的表现。若筋骨软弱、肌瘦形瘠、皮肤干枯、毛发枯黄、囟门逾期不合、姿态呆滞，均为病态。如头方发稀，囟门闭迟，可见于五迟证。头大颌缩，前囟宽大，头缝开解，目珠下垂如落日状，见于解颅。肌肤松弛，皮色萎黄是脾虚气弱。前囟及眼窝凹陷、皮肤干燥，可见于婴幼儿泄泻之阴伤液脱。腹部膨大，肢体瘦弱，头皮光急，多属疳证。毛发枯黄、竖立稀疏，容易脱落，为气血亏虚之象。指甲菲薄、苍白质脆，多为营血亏虚之重证。指甲色紫或呈杵状为气滞血瘀之象。睡喜俯卧者，多为乳食内积或有肠道寄生虫。多卧懒动，为久病重证。两手捧腹，呼叫不宁，多为急性腹痛。颈项强直，四肢拘急，为惊厥抽风或颅脑疾患。呼吸气急多为肺炎、哮喘及喉梗阻之候。

（三）察苗窍

所谓"苗窍"，是指口、舌、目、鼻、耳及前后二阴。苗窍与脏腑有着密切关系，舌为心之苗，脾开窍于口，肝开窍于目，肺开窍于鼻，肾开窍于耳及前后二阴。

1. 察舌 舌为心之苗，舌与体内各脏腑有着密切的联系。

《素问·阴阳应象大论》云："心主舌……在窍为舌。"《灵枢·脉度》云："心气通于舌，心和则舌能知五味矣。"《灵枢·五阅五使》云："舌者，心之官也。"《灵枢·经脉》云："手少阴之别……循经入于心中，系舌本。"又云："肝者，筋之合也，筋者，聚于阴气，而脉络于舌本也。"《灵枢·经别》云："足太阴之正……上结于咽，贯舌中。"《素问·奇病论》云："少阴之脉，贯肾系舌本。"《灵枢·经筋》云："足太阳之筋……其支者，别入结于舌本。"又云："手少阳之筋……入系舌本。"

综上所述，心、肝、脾、肺、肾等脏腑都与舌有密切的联系。小儿患病之时，舌象的变化基本同成人，但亦有小儿特有的舌象。

（1）舌体 舌体嫩胖，舌边齿痕明显，多为脾肾阳虚，或有水饮痰湿内停；舌体肿大，色泽青紫，可见于中毒；舌体胖淡，舌起裂纹，多为气血两虚；舌体强硬，大多为热盛伤津；急性热病中出现舌体短缩，舌干绛者，则为热病伤津，经脉失养而挛缩；舌体瘦小，为气血两虚，阴虚火旺；舌体肿大，麻木板硬，转动不灵，称为木舌，为心脾积热所致；舌下红肿胀大，形如大舌下又生一小舌，称为重舌，为心脾火炽所致；舌体不能伸出口外，转动不灵，语音不清，因舌下系带过短所致的，称为连舌；舌伸出口外，口水流淌不能自止者，称为吐舌，或为心火亢盛所致，或为痴呆（先天愚型）；舌伸口外，来回翻动，称为弄舌，为心脾有热所致；舌伸口外，四周旋舐口唇，亦称弄舌，为脾胃积热所致。

（2）舌质 正常舌色淡红。若舌质淡白为气血亏虚；舌质绛红，舌有红刺，为温热病邪入营血；舌质干红为阴虚火旺；舌质紫暗或紫红，为气血瘀滞；舌起粗大红刺，状如杨梅，多为烂喉丹痧之特有舌象。

（3）舌苔 正常小儿应见舌面干湿适中的薄苔。新生儿舌红无苔和乳婴儿的乳白苔均属正常。一般舌苔色白为寒；色黄为热；白腻为寒湿内盛，或为寒痰与积食所致；黄腻为湿热内蕴，或为乳食内停；舌苔花剥为气阴两虚；光剥无苔为阴伤津亏；地图舌表示胃气阴两虚。

2. 察目 目为肝之窍，五脏之精华皆上注于目，故目除与肝关系密切外，与其他脏腑亦有较密切的关系。察目包括眼睑、目珠及瞳仁等在内。从眼各部与五脏对应关系来分，眼睑为肉轮属脾；两眦为血轮属心；白睛为气轮属肺；黑睛为风轮属肝；瞳仁为水轮属肾。故《河间六书》有"眼通五脏，气贯五轮"之说。一般眼睑浮肿是水湿上泛，凹陷则为津脱液亏；目珠色赤为风热，色黄为湿热，两眦赤烂则是心火旺盛。

刘弼臣教授进一步总结出："瞳仁明亮肾气充足，瞳仁暗淡肾气亏虚。黑睛亮泽肝血充足，黑睛晦暗肝血亏虚。白睛明亮肺气强盛，外邪难侵少生咳嗽。白睛蓝斑厌食虫生，白睛红赤肝火灼肺。白睛黄染肝经湿热，两眦红丝心火炎肺。上睑下垂脾虚气陷，下睑虚浮水来克土。"

3. 察耳 耳为肾窍。小儿耳壳丰厚而颜色红润是肾气充盈的表现。反之则是肾气不足及体质虚弱的表现。例如早产儿耳壳软而苍黄，为先天不足、肾气亏虚之证。

4. 察鼻 鼻为肺窍，为呼吸通道之外端。邪气上受，首先犯鼻。鼻流清涕为感受风寒；流黄涕为感受风热；长期流浊涕多为鼻渊。鼻翼扇动，多为哮喘或肺炎；鼻孔干燥，为肺经燥热；鼻衄为肺经郁热，迫血妄行；麻疹患儿鼻准部见疹为麻疹出齐，透发顺利之象。

5. 察口 脾开窍于口。除舌诊外，还需观察口腔、唇、齿、龈、咽喉、腭等部位。

（1）察唇 口唇属脾。唇色淡白为脾气虚寒；唇色红赤为脾火上炎；唇干少津为脾阴受损；环唇色青，为肝木乘脾；唇色发绀，为气滞血瘀。

（2）察齿 齿为骨之余，齿龈属胃。齿燥而干，主胃热伤津；干燥而枯，主肾津耗竭；齿缝出血多为胃热上攻，或为虚火上炎；睡中龄齿，多属胃有积热、消化不良或有虫积；齿龈红肿，多为胃火上炎；牙齿疼痛，多为龋齿所致。

（3）察咽喉、腭及口腔 咽喉是呼吸和饮食的共同通道，下连肺、胃。咽喉疼痛、红肿为火热上炎或毒热侵袭；喉核肿大如蛾则为乳蛾；见有脓的则为烂乳蛾；兼见皮肤丹痧的为烂喉丹痧；若上覆盖有灰白色假膜，剔之难去，蔓延迅速的，则为白喉；上腭红肿，见有点状溃疡的为疱疹性咽炎；唇内及颊黏膜见有溃疡的为口疮；满口白屑的为鹅口疮；两颊黏膜近臼齿处见有白点，周围红晕为麻疹黏膜斑。

6. 察二阴 二阴，指前后二阴，前阴为生殖器和尿道口，后阴为肛门。二阴属肾，为肾之窍。男孩阴囊不紧不弛，稍有色素沉着为正常状态。若阴囊松弛，多为体虚或发热之象；睾丸肿大透光者，多为睾丸鞘膜积液；阴囊时肿大，时复原，哭闹时肿大加重，多为疝气；阴囊水肿晶莹透明，多为肾病水肿较重之象。女孩前阴红肿而湿，多为湿热下注，亦可为蛲虫所致。新生女婴阴道流少量血性分泌物多为正常生理现象。肛门裂纹，大便时疼痛下血多为肛裂，直肠脱出者称脱肛。

（四）看指纹

《幼幼集成》指出："三岁以内小儿看指纹。"察看指纹，是儿科独有的一种诊断方法，主要用于3岁以内的小儿。看指纹又称看虎口三关（图2），即观察3岁以下小儿示指掌面靠拇指一侧的浅表静脉。

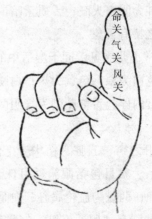

命关
气关
风关

示指：即食指
风关：示指第一节处
气关：示指第二节处
命关：示指第三节处
虎口：拇指与示指交叉处

图2 虎口三关部位指纹图

1. 察看指纹的方法 医生以示中两指夹住小儿指端，以拇指轻轻从命关推向风关，使指纹容易显露，以便于察看。

2. 正常指纹 指纹在婴幼儿阶段比较明显。正常小儿指纹应红黄相兼，隐隐可见风关以下。

3. 病理指纹 小儿若发生疾病则指纹随之发生变化。指纹的变化，可用"浮沉分表里，红紫辨寒热，淡滞定虚实，三关测轻重"这四句话来概括。

浮主表，沉主里。疾病在表，指纹浮越；久病或病邪在里，则指纹沉伏。红主寒，紫主热。指纹色泽红为寒邪所伤；紫为邪热内盛；紫暗则为气滞血瘀之象。淡主虚，滞为实。色淡是气血不足；淡红是体虚有寒；淡紫是体虚有热。指纹郁滞是邪实内郁。指纹现于风关，是病邪初入，证属轻浅。达于气关，为疾病进一步深入加重，是邪盛病重之表示。若达于命关，表示邪盛正虚，疾病危重。如果透关射甲，则表示疾病到了十分危险的阶段。

对于看指纹诊断疾病，古代儿科医家看法不一。大多数持肯定态度，但也有持否定态度的。如《幼科铁镜》云："常见透三关竟无病者亦有，病时透三关而必不亡者，此种道理，殊不知解予。"这种情况在目前儿科临床上亦可见到。同时，由于看指纹又受到年龄限制。因此，察看指纹必须和其他诊断方法结合起来使用，不能作为唯一的诊断依据。

（五）视二便

1. 粪便

（1）正常粪便 婴幼儿主要进食乳类食品，其粪便性或状不同于其他年龄小儿的粪便。新生儿最初三日内排出胎粪。胎粪黏稠，色深绿或黑绿，无臭。未加辅食的人乳喂养婴儿大便呈黄色或金黄色，稠度均匀呈膏状，或有种子样的颗粒，偶或稀薄而微带绿色，有酸味，但不臭，一般每日 2～4 次。以牛、羊乳等喂养的婴儿的大便呈淡黄色或土灰色，质较硬，有明显的臭味，每日 1～2 次。糖量增加后大便比较柔软，次数也可增加。混合喂养儿则大便量增加，硬度比单纯牛乳喂养的稍减，呈轻度暗褐色，臭味增加。若将蔬菜、水果等辅食增加，则粪便与成人相似。初加菜泥时，常有小量绿色菜泥随大便排出。

（2）病态粪便 如大便颜色和性状有明显变化时视为病态。大便燥结，或如球状则为便秘，多为阳明热盛；大便绿色，多为消化不良；大便灰白，多为胆道梗阻；大便黑色多为胃肠道上部出血，或服铁剂等药物所致；大便中带血丝，多为肛裂或直肠息肉所致；若除血液外同时含有大量黏液，而粪质极少，伴有阵发性腹痛，应考虑肠套叠；脓血便多为痢疾；大便中见有"奶瓣"或见有不消化之食物残渣且不成形，多为消化不良；泡沫样便，多为风寒所致；大便黏腻不爽，多为湿热所致；完谷不化为脾肾两虚；赤豆汤样便，多为出血性小肠炎；海水样便，多为金黄色葡萄球菌肠炎；豆腐渣样便，多为霉菌性肠炎。

2. 小便 正常小儿小便呈淡黄色。婴儿由于肾脏浓缩功能差，小便多较清淡，无臊味。若小便黄赤、短少混浊而痛，多为湿热下注；小便如洗肉水样多为肾炎；小便如浓茶可能为肝炎；小便色清而量多，伴口渴多饮，常见于消渴或夏季热；小便清长为下元虚寒；小便量少，新生儿每小时＜1mL/kg为少尿；每小时＜0.5mL/kg为无尿。学龄儿童尿量＜400mL/d，学龄前儿童＜300mL/d，婴幼儿＜200mL/d时，即为少尿；每日尿量＜30～50 mL为无尿。

（六）辨斑疹

斑和疹是儿科疾病中的常见体征。按其形态，有细疹、疱疹、斑疹、风团、白痦等不同名称。

1. 细疹　细小如麻粒，如麻疹、幼儿急疹、风疹等。麻疹的皮疹为玫瑰色丘疹，直径为2～4mm。风疹的皮疹呈浅红色，直径为2mm左右。幼儿急疹为玫瑰斑点或斑丘疹，直径为2～3mm，周围有浅色红晕，压之可消退。丹痧的皮疹是弥漫性猩红色疹点，呈鸡皮状，在皮肤皱折处成线状。

2. 疱疹　形态大小不一，晶莹清亮者多为水痘；疱疹内有脓液的多为脓疱疮。

3. 斑疹　不突出皮肤，压之不退色，其病在营血。属阳斑者斑色多鲜红；若斑色紫暗，则属阴斑。斑疹在临床上一般多见于血小板减少性紫癜、过敏性紫癜、败血症等。

4. 风团　如云团状斑丘疹，此落彼起，皮肤见有明显的条索状抓痕，又称为荨麻疹。

5. 白痦　俗称"汗疹""白痱"等。白痦为细小而表面隆起的含浆液的白色疱疹，色泽光亮。白痦以晶亮饱满为顺；枯白无液为逆。

二、闻诊

闻诊是运用听觉和嗅觉来辅助诊断疾病的方法。闻诊包括听声音与嗅气味两个方面。

（一）听声音

听声音包括闻听小儿的啼哭声、呼吸声、咳嗽声及语声。

1. 啼哭声　小的婴儿尚不会讲话，往往以啼哭来表达自己的要求。因此，可以说啼哭即是小儿的语言。医生可以从哭声来辨别是正常还是病态。《医宗金鉴·幼科心法要诀·四诊总括》云："有声有泪声长曰哭，有声无泪声短曰啼。"

健康小儿哭声洪亮而长，多伴有泪。乳儿啼哭多为尿布潮湿或饥饿思食所致。一般饥饿的哭声多绵长无力，伴有口作唲乳状。

小儿所患病痛亦可从哭声辨别。啼而不哭多为腹痛所致；哭而不啼，多为惊恐、客忤所致，或为惊风之先兆；哭声重浊为外感风寒；声音嘶哑多为喉炎所致；哭声洪亮为实证；哭声怯弱细短为虚证。

2. 呼吸声　小儿肺脏娇嫩，呼吸道疾病较多。呼吸气粗多为风邪犯肺所致；若呼吸急促而鼻扇，多为肺炎；若呼吸气急，喉间哮鸣，多为哮喘；喉中痰声辘辘，为痰涎涌盛；若气不足息，呼吸节律不整、暂停，或时快时慢、深浅不一为肺气垂绝。

3. 咳嗽声　咳声重浊不爽为外感风寒；咳声响亮多为外感风热；干咳无痰属阴虚；

咳后有鸡啼样回音为百日咳；咳声嘶哑，常为喉炎所致。

（二）嗅气味

口气臭秽，多属胃热；嗳气酸腐，多为伤食；口气腥臭，多见血证；口气如烂苹果味，多为酸中毒；小便臊臭为湿热下注；小便清长为下元虚寒；大便酸臭，多为伤食所致；大便清稀不臭，多属脾肾两虚。

三、问诊

儿科问诊多数情况下是通过询问家长、亲属及保育人员来完成的，这就降低了问诊的可靠程度。尽管如此，问诊仍不失为一种有效的诊断方法。

（一）问病情

1. 问寒热　小儿受寒时表现为依偎母怀，蜷缩而卧，喜近衣被而向暖，反之则为热象；打喷嚏，流清涕为外感风寒；流浊涕为外感风热；清浊交替则为寒热错杂。

2. 问汗　婴儿睡眠时头部微微汗出乃属正常。白天汗多为自汗，多为气虚所致；入睡汗多为盗汗，为阴虚所致；汗出如珠，面白肢冷为亡阳虚脱之表现。

3. 问头身　以手抓头或拍打头部多为头痛所致。头痛的原因较多，应问清部位。关节肿痛发热则多为风湿所致。

4. 问二便　主要问大便是否干燥，有无便血，或下利脓血，或大便是否稀薄。小便是否短赤、清长或混浊。

5. 问饮食　主要问食欲之好坏，食量之正常与否，饮水之状况。单纯食量低于同龄儿童为厌食；饮多尿多则应考虑糖尿病。

6. 问胸腹　胸部闷痛应考虑病毒性心肌炎等心肺疾患。腹部疼痛应分清部位，脐部疼痛多为肠痉挛；剑下疼痛多为胃部疾患；右上腹疼痛多为肝胆疾患等。

7. 问睡眠　小儿年龄越小，睡眠时间越长。夜啼少睡，多汗，方颅，枕秃为佝偻病；睡眠不安，一惊一乍，则为夜惊；睡中突起、哭闹、走、跑，醒后茫然不知，则为梦游；睡中龉齿，多为肠道有虫；睡中烦哭，手抓肛门，多为蛲虫所致；睡喜伏卧，多为脾胃不和。

（二）问现病史

按先后顺序，询问症状发生的时间、经过、部位和性质，以及已用过的治疗方法、药物和结果，对主要症状应详细询问。

（三）问既往史

问过去的健康情况及患病情况，对与现病有关的病史应详细询问。

（四）问个人史和家族史

个人史包括胎产、喂养、发育、预防接种四个方面。胎产史包括胎次、产次、是否足月、顺产或难产、接生方式、出生时情况等。喂养史包括喂养方式和辅食添加情况。发育史包括体格和智力发育。预防接种史主要问预防接种有无漏种，以及预防接种后的反应。家族史应重点询问是否有传染病或遗传性疾病等。

四、切诊

切诊包括切脉和按诊两个部分。

（一）脉诊

小儿3岁以后虽可切脉，但由于部位短少而不能用三指脉法，故改用一指脉法。即所谓"一指定三关"。一般可采用示指诊脉。

1. 小儿正常脉象 小儿年龄越小，脉搏越快。成人一息五至为平和之脉。《脉经·平脉视人大小长短男女逆顺法第五》云："四五岁脉呼吸八至，细数者吉。"《濒湖脉学·四言举要》云："小儿之脉，七至为平。"故小儿之脉一息七八至为平和之脉，九至为数，五至为迟。

2. 小儿常见脉象 一般用浮、沉、迟、数、无力、有力六种脉作为基本脉象，分别提示疾病的表、里、寒、热、虚、实。此外，滑脉主痰、主食积，弦脉主惊风、主腹痛，结代脉主心气不足，芤脉主失血等也较常见。

（二）按诊

1. 皮肤 主要了解寒、热、汗的情况。肤冷汗多，为阳气不足；肌肤灼热为热邪所致；手足心热为阴虚内热或食滞内热；皮肤按之凹陷，为水肿之候；皮肤干燥松弛为阴液大伤之候。

2. 头颈部 囟门晚闭，头颅骨软如乒乓球为佝偻病；颅缝开裂为脑积水；囟门凹陷为失水伤阴；囟填为火热内盛。颈项强直为惊风之候；颈部两侧触有串状肿块，常为淋巴结炎；颈前肿大多为甲状腺肿所致；双侧耳下漫肿为腮腺炎。

3. 胸胁部 胸骨高突为鸡胸，脊柱高突为龟背。虚里搏动太强，或范围广泛，节律不整为心脏病证。左胁下痞块常为脾肿大，右胁下痞块常为肝肿大。

4. 腹部 腹痛喜按属虚寒；拒按为实证。腹部胀满，叩之如鼓为气滞；腹部胀满，推之有液体波动为腹水。

5. 四肢 手足心热多属阴虚，或为食积化火；手足厥冷多属阳虚、阴寒内盛证，或为格阳证；四肢瘫软为小儿麻痹后遗症；四肢强直、痉挛多为产伤、核黄疸、脑炎后遗症等。

五、辨证概要

辨证的过程就是将四诊所获得的症状和体征信息，加以综合、归纳、整理，进行分析推理，作出判断的过程。

中医辨证的方法很多，如"八纲辨证""脏腑辨证""六经辨证""卫气营血辨证""气血津液辨证"和"三焦辨证"等。这些辨证方法，都具有各自不同的特点和内容，但又互相联系和互相补充。这些辨证方法，在儿科临床上都比较常用。儿科临床医师都应掌握和正确运用。

由于儿科辨证的主要特点是以望诊收集到的资料为主，辅以"闻、问、切"三诊收集的信息，而这些资料与成人的四诊资料有较大差异，且年龄越小，差别越大。例如六经辨证中的太阳病总纲为"太阳之为病，脉浮，头项强痛而恶寒"，若是成人则可直接对照辨证，可小儿则不然。从头项强痛而恶寒的症状上看，由于小儿不会言语，如何能问出其恶寒否、头项强痛否？其他辨证方法亦有类似的情况。

（一）小儿证候特点

小儿由于体禀"少阳"，因此在证候上有其自身特点。在阴阳、表里、寒热、虚实中，阳证、表证、热证、实证所占的比例明显高于成人。

1. 阳证多于阴证　钱乙有"小儿纯阳，无烦益火"之说。阴阳为八纲之总纲，凡病须先辨明阴阳，以便用药补偏救弊。儿科病证，每多新病，由阴阳偏盛偏衰而致。小儿患病之后往往以阳证居多。

2. 表证多于里证　由于小儿肌肤嫩薄，卫外功能较差，加之寒暖不知自调，易受外邪伤害。所以小儿表证居多。而不少儿科疾病，又多由感冒后进一步发展而来。所以又常见表证未已，里证已起的表里俱病之证。

3. 热证多于寒证　小儿具有"易寒易热"的病理特点。但由于小儿阳气偏盛，感邪之后易从火化，临床所见热证居多。所以，《河间六书》云："大概小儿病在纯阳，热多冷少也。"热多冷少，并非无寒证。目前，冷饮充斥家庭内外，小儿往往又贪凉过度。因此，寒伤阳气之寒证日渐增多。同时，由于小儿病后传变迅速，易寒易热，寒热证之间常相互转化。而且寒热错杂证临床也并不少见。所以临证之时应仔细分别寒证与热证而不应一味强调小儿"阳气偏盛，热病居多"而导致辨证失当。

4. 常虚实夹杂　小儿具有"易虚易实"的病理特点。虚实之间，易于转化。临床常见"虚中夹实""实中夹虚"之虚实夹杂证。但由于小儿感受外邪与乳食内停的情况较多，虚实之间往往以实证更为多见。临证之时应详细审察，分清虚实。

（二）五脏证治理论

"五脏证治"是在"脏腑辨证"的基础上发展形成的，首见于钱乙《小儿药证直诀》，它的出现标志着中医儿科学理论体系的形成。千余年来，经过历代中医儿科医家如万密斋《育婴家秘·五脏证治总论》《幼科发挥·五脏主病》、王肯堂《证治准绳·五脏补泻法》、李梴《医学入门·五脏形证》等的不断补充和发展，日臻完善，至今仍是中医儿科临床最基本的辨证方法。

"五脏辨证"主要是将通过"四诊"收集到的症状和体征，按五脏所主加以综合，进行分析和归纳。

1. 肺病证治　肺主喘，其色白，其脉浮。肺病，闷乱，哽气长出气，气短喘息。实则闷乱喘促，有饮水者，有不饮水者；虚则哽气长出气。

（1）肺热　手掐眉目鼻面，甘桔汤主之。壮热饮水喘闷，泻白散主之。

（2）肺脏怯　唇白色，当补肺，阿胶散主之。若闷乱气粗，喘促哽气者难治，肺虚损故也。脾病病久，则虚而唇白，脾者，肺之母也，母子皆虚，不能相营，故名曰怯。肺主唇白，白而泽者吉，白如枯骨者死。

（3）肺虚热　唇深红色，治之散肺；虚热，少服泻白散。

（4）肺盛复有风冷　胸满短气，气急咳嗽上气，当先散肺，后发散风冷，散肺泻白散、大青膏主之。肺不伤寒，则不胸满。

2. 心病证治　心主惊，为火为热，其色赤，其脉洪。心病，多叫哭惊悸，手足动摇，发热饮水，脉象为数。实则叫哭发热，饮水而摇；虚则卧而悸动不安。

（1）心热　视其睡，口中气温，或合面睡，及上窜咬牙，皆心热也，导赤散主之。心气热则心胸亦热，欲言不能而有就冷之意，故合面卧。

（2）心实　心气实则气上下行涩，合卧则气不得通，故喜仰卧，使气得上下通也，泻心汤主之。

3. 脾病证治　脾主困，常不足，其色黄，其脉缓。脾病，困睡泄泻，不思饮食。实则困睡，身热饮水；虚则吐泻生风。

（1）胃气不和　面㿠白，无精光，口中气冷，不思食，吐水，当补脾，益黄散主之。

（2）气不和　口频撮，当调气，益黄散主之。

（3）食不消　脾胃冷，故不能消化，当补脾，益黄散主之。

（4）脾热弄舌　泻黄散主之。

4. 肝病证治　肝主风，常有余，其色青，其脉弦。肝病，哭叫目直，呵欠顿闷项急。实则目直大叫，呵欠项强顿闷；虚则咬牙多欠气。热则外生气，湿则内生气。

（1）肝热　手寻衣领及乱捻物，泻青丸主之。

（2）肝有热　目直视不搐，得心热则搐，治肝泻青丸，治心导赤散主之。

（3）肝有风　目连札不搐，得心热则搐，治肝泻青丸，治心导赤散主之。

（4）肝外感生风　呵欠顿闷，口中气热，当发散，大青膏主之。若能食，饮水不止，当大黄丸微下之，余不可下。

（5）肝有风甚　身反折强直不搐，心不受热也，当补肾治肝，补肾地黄丸，治肝泻青丸主之。

凡病或新或久，皆引肝风，风动而上于头目，目属肝，风入于目，上下左右如风吹，不轻不重，儿不能任，故目连札也。若热入于目，牵其筋脉，两眦俱紧，不能转视，故目直也，若得心热则搐，以其子母俱有实热，风火相搏故也。治肝泻青丸，治心导赤散主之。

5. 肾病证治　肾主虚，常虚，其色黑，其脉沉。肾病，无精光，畏明，体骨重。肾，无实也。唯疱疹，肾实则变黑陷。

（1）肾虚　儿本虚怯，由胎气不成则神不足。目中白睛多，其颅即解（囟开也），面色㿠白，此皆难养，纵长不过八八之数，若恣意色欲，多不及四旬而亡，或有因病而至肾虚者非也。又肾气不足则下窜，盖骨重，唯欲坠于下而缩身也。肾水阴也，肾虚则畏明，皆宜补肾，地黄丸主之。

（2）肾怯　病吐泻及大病后，虽有声而不能言，又能咽药，此非失音，为肾怯，不能上接于阳故也，当补肾地黄丸主之。失音乃猝病耳。

古代医家认为心肝二脏为有余之脏，而脾、肺、肾则为不足之脏。《育婴家秘》云："人皆曰肝常有余、脾常不足，予亦曰，心常有余，肺常不足。有余为实，不足为虚。"

"五脏证治"不是中医儿科学唯一的辨证方法，不应顾此失彼，还应与其他辨证方法配合起来，灵活运用，方不失于偏颇。

六、治疗概要

小儿疾病的治疗，分内治法和外治法。内治法是指口服药物治疗疾病的方法。外治法指除口服给药外的其他途径的给药法。小儿由于肌肤嫩薄的生理特点，外治法的应用比成人广泛得多。在药物剂量、药物选择、给药方法等方面，与成人比较，有许多特点。

（一）内治法

内治法是不同剂型的中药通过口服后，再经过吸收，达到治病目的的方法。

1. 小儿内治法的特点

（1）由于小儿外感病居多，所以解表法的应用较多。有表证者，当先解表。《素问·阴阳应象大论》云："其在表者，汗而发之。"若有表证而不先解表，则生变证。故此，儿科疾病必先分清表里，及时治疗，以防生变。在表者，解表固表；在里者清里；表里同病者，则表里双解。

（2）由于小儿免疫力较差，易为疫邪所伤，出疹性疾患较多，所以透疹法在儿科占有特殊的重要地位。清热解毒法亦较常用。

（3）先天性疾患是小儿特有的疾病。所以，补肾填精益髓法在儿科应用较多。

（4）伤乳停食是小儿常见疾患，发病率高。消食导滞法应用极为广泛。

（5）由于小儿"体禀少阳"，阳气偏盛，热性病居多。所以，小儿用益火壮阳法较少，而清热法的应用则较普遍。

（6）由于小儿患病后，变化快，传变迅速。所以，要注意病情的变化，树立不治已病治未病的思想，防患于未然。例如：肺病之后，应考虑到可能会传脾、袭心、灼肝、及肾，应仔细检查，寻找欲传变的蛛丝马迹。做好应对传变的准备，以便及时用药，控制病情，提高临床疗效。

2. 常用的内治法则

（1）汗法　即解表法，是一种疏散外邪、解除表证的方法。主要适用于外邪侵袭肌表的表证。小儿水肿初起，上半身肿较显著的也可运用解表法，以达到发汗消肿的作用。

表邪有风寒、风热的区别，因此解表法又分辛温解表和辛凉解表两类。

①辛温解表：适用于外感风寒表证，常用麻黄、荆芥、防风、香薷、苏叶、淡豆豉等药。常用方剂，如麻黄汤、葱豉汤、香薷饮、杏苏散等。

②辛凉解表：适用于外感风热证，常用金银花、连翘、薄荷、桑叶、菊花、牛蒡子等药。常用方剂，如桑菊饮、银翘散、桑杏汤等。

（2）下法　亦称泻法，主要是指通下大便，以排除肠内积滞、荡涤实热的方法。主要适用于积热壅遏肠胃的里实证。由于里实证的病情不同，因此泻下法可分为泻热通下、祛寒泻下、润燥通下、峻下逐水等法。

①泻热通下：又称寒下，适用于肠中实热内结或热结旁流等证，常用大黄、芒硝、番泻叶等药。常用方剂，如承气汤类。

②祛寒泻下：又称温下，适用于肠中寒凝积滞之证。冷积内阻，非用温药不能散其寒，非用泻下药不能去其积，常用附子配伍大黄或用巴豆霜等药。常用方剂，如大黄附子汤、三物备急丸等。

③润燥通下：又称润下，适用于津枯肠燥，大便艰难等证候。常用当归、郁李仁、火麻仁等药物。常用方剂，如济川煎、五仁丸、麻仁滋脾丸等。

④峻下逐水：适用于重证水肿、胸腹积水等证。常用芫花、大戟、甘遂、商陆、牵牛子等药物。因其药力峻猛一般只用于体质壮实的实证。常用方剂，如十枣汤、舟车丸等。

（3）和法　即和解少阳，有解除寒热，调理阴阳，调整脏腑偏盛偏衰的作用。主要适用于邪在少阳的半表半里证及肠胃不和的寒热夹杂证。少阳病邪在半表半里，非发汗清热、泻下等法所能解决，只宜"和解之法"的治疗。所以古人有"伤寒在表者可汗，在里者可下，其在半表半里者，唯有和解一法"的说法。后世医家，引伸其义，把调整脏腑偏盛偏衰的某些治法，如调和肝脾、调和肠胃等法，也归属于和法，这就大大丰富了和法的内容。小儿由于脏腑娇嫩，具有三有余、四不足的生理特点，因此脏腑功能更易偏盛偏衰。故此，和法在儿科临床应用十分广泛。

①和解少阳：适用于热性病。邪在半表半里，症见寒热往来、心烦喜呕或类似疟疾症状。常用柴胡、黄芩等药物。常用方剂，如小柴胡汤。

②调和肝脾：适用于邪气郁结，横逆犯脾侵胃，导致胸胁胀痛、厌食倦怠、恶心欲吐或大便泄泻。常用柴胡、白芍、当归、陈皮、青蒿、竹茹等药。常用方剂，如逍遥丸、蒿芩清胆汤等。

③调和肠胃：适用于肠胃寒热失调，腹痛欲吐、心下痞满等症。常用黄连、黄芩、干姜、半夏等药。常用方剂，如半夏泻心汤、黄连汤之类。

临床使用和法，应注意病邪在表，或邪已入里，均不宜使用。

（4）温法 是治疗里寒证的方法。主要适用于阳气亏损或阳气暴脱的证候。里寒有因外寒直中入里，有因药物损伤阳气，或因元阳不足，寒从内生。因此温法可分为温中祛寒和回阳救逆。

①温中祛寒：适用于治疗脾胃虚寒证。脾胃居中央，职司运化，若脾胃虚寒，可出现肢体倦怠、食欲不振、腹痛吐泻、四肢不温等症。常用干姜、吴茱萸、蜀椒等温药，以及人参、白术、甘草等健脾补气药配伍组成方剂，如理中汤等。

②回阳救逆：适用于阴盛阳衰，阳气将亡之证。常用干姜、附子、肉桂等药。常用方剂，如四逆汤、参附龙牡救逆汤等。

临证之时应仔细辨别，勿为假象所惑。如小儿高热之时会出现肢端发凉的现象，为热深厥深之象。务须详辨，以免误补益疾，反泻含冤。

（5）清热法 简称清法，主要用于热邪羁留的热证。但具体应用时，既有甘寒清热、苦寒清热、咸寒清热之别；又有清气分热、清营分热、清脏腑热以及清虚热等不同的治法。

①甘寒清热：主要用于治疗热在气分、热炽津伤证。表现为口渴大热、汗出、脉数等。常用生石膏、竹叶、寒水石等药。常用方剂，如白虎汤、竹叶石膏汤等。

②苦寒清热：治疗热在气分，但津液未伤之证。如痢疾初起、阳黄湿热之证，皆可用苦寒清热法。常用白头翁、黄连、黄芩、黄柏、茵陈等药。常用方剂，如白头翁汤、茵陈蒿汤等。

③咸寒清热：主要适用于湿热深入营血的证候。如神昏谵语、斑疹隐隐等。常用犀角、生地等药。常用方剂，如清营汤、犀角地黄汤等。若温病后期阴津耗伤，或阴虚火旺而致发热者，又当滋阴清热，不可苦寒直折，以免化燥伤阴。常用鳖甲、青蒿等以清虚热。常用方剂有青蒿鳖甲汤等。小儿脾常不足，故清热法不宜久用，因寒凉之品最易损伤脾胃。

（6）消导法 简称消法。主要用于饮食不调，乳食停滞的证候，或积聚癥瘕等证。

①消食导滞：适用于小儿乳食积滞证。症见嗳腐吞酸、痞胀恶食等。常用焦三仙、鸡内金、莱菔子等药。常用方剂有保和丸等。

②消痞化积：适用于积聚癥瘕等证。常用三棱、莪术、桃仁等药。常用方剂有枳实消痞丸等。

（7）补虚法 简称补法。用于治疗虚弱的证候。临床常用的有补气、补阳、补阴、补血等方法。

①补气：适用于气虚证。小儿胎禀不足、肾气虚弱之遗尿、五迟五软等，当补肾气。常用金匮肾气丸等。若久咳肺气虚弱；则宜补益肺气，可用补肺阿胶散。

②补血：补气补血虽各有侧重，但不能截然分开。所谓"气有生血之功"，故常在补血方中配党参、黄芪益气生血，如当归补血汤。

③补阴：适用于阴虚证，常用地黄、麦冬、鳖甲等药。常用方剂有沙参麦冬汤等。

④补阳：适用于阳虚证。脾阳虚则泄泻肢冷；肾阳虚则完谷不化，小便频数。补脾阳常用党参、干姜等药，常用理中丸等。补肾阳常用附子、肉桂等药，常用右归饮等。

（8）理气法　适用于气机阻滞或气机逆乱之证。

①理气解郁法：适用于气机阻滞，症见脘腹胀满等。常用枳壳、陈皮、郁金等药物。常用越鞠丸等方剂。

②理气降逆法：主要用于气逆而致的呕逆、喘咳等。胃气上逆宜和胃降逆，可用半夏泻心汤；肺气上逆宜降气平喘，可用苏子降气汤等。

（9）调血法　为调畅血液，消散瘀血及止血的方法。血瘀者宜活血祛瘀；血溢者宜摄血止血；血虚者宜补血养血。常用方剂有桃红四物汤、归脾汤等。

（10）渗湿法　用于水湿停聚，小便短少之证。常用茯苓、猪苓等药物。常用五苓散、五皮饮等方剂。

（11）润燥法　用于津枯液燥之证。燥邪在上者宜滋阴润肺，可予清燥救肺汤；在下则润肠通便，可用麻仁丸等。

（12）祛痰法　适用于各种痰证。祛风化痰适用于风痰证，常用方剂有牵正散等；燥湿化痰适用于湿痰证，常用二陈汤等；清热化痰适用于热痰证，常用清气化痰汤等；消食化痰适用于痰食证，常用曲麦二陈汤；温化寒痰法适用于寒痰证，常用小青龙汤等方剂。

（13）逐饮法　适用于水饮证。如水饮停肺用葶苈大枣泻肺汤等。

（14）开窍法　用于神昏窍闭之证。清心开窍法属凉开，用于温邪内陷，热入心包，常用安宫牛黄丸等；辟秽开窍属温开，适用于秽浊之气上蒙清窍，常用苏合香丸。

（15）息风法　适用于风证。主要用于肝风内动。镇肝息风法用于风阳上扰，常用方剂有镇肝息风汤；凉肝息风法适用于温热之邪逆传厥阴，常用羚角钩藤汤等；滋阴息风法适用于阴虚风动，常用大定风珠等。

（16）祛虫法　用于治疗各种虫病。治蛔虫常用使君子散；治钩虫常用化虫丸；治绦虫常用南瓜子、槟榔等药。此外，安蛔止痛法适用于蛔厥证，如乌梅丸。

（二）外治法

外治法是将药物应用于体表，使药物从皮肤表面向里透入或循经络传导而发挥作用，以达到治疗目的的疗法。

1. 小儿外治法的特点　由于小儿服药比较困难，古代儿科医家便试图寻找另外的给药途径。小儿由于肌肤薄嫩，药物通过皮肤的吸收率远高于成人，因此，可以通过皮肤等外用给药，以达到治疗疾病的目的。所以儿科外治法的应用比成人多。古代儿科医家创造和发明了许多外治方法。

2. 小儿常用的外治法

（1）涂敷法　用新鲜中药捣烂或将药物研末加入水或醋调匀后，涂敷于患儿体表，以治疗内脏疾病的一种方法。涂敷部位，大多在囟门、胸部、手足心或肿胀部位等处。如用青黛粉调蛋清外敷腮部治疗腮腺炎。用吴茱萸根、生半夏等份研末，以鸡蛋清调和，敷双侧足底，治疗小儿脐风。

（2）熏洗法　用药液蒸气熏洗患儿肌表的方法，如麻疹不透用芫荽、浮萍、西河柳煎汤熏洗，以助透疹。但应用时应注意避免受凉感冒。

（3）罨包法　用药物置于局部肌肤上加以包扎的一种方法。分干、湿两种。如小儿积滞腹胀、大便不通，可用皮硝 60～90g，用布包后置于脐腹部，用绷带固定，这是干罨。用白芥子末、面粉各等量，加水调和，以纱布包好，敷于背部，治疗肺炎后期肺部湿啰音不吸收者，这是湿罨。

（4）热熨法　将药物加热后，用布包裹，以摩熨肌表，不时以手移动的一种方法。如用豆豉、生姜、葱白、食盐等一同炒热，温熨脐腹，用以治疗腹部疼痛。

（5）揩拭法　用药液揩拭局部。如用炉甘石液外揩肌表以止痒等。

（6）外贴法　用膏药加药末外贴或用潮湿药粉做成饼状贴于局部的一种方法。如用丁香、肉桂研末加少许麝香，置于普通膏药上，贴于脐部，治疗小儿慢性腹泻。

（7）吹喉法　是将药末吹入喉部的一种方法。如用锡类散、冰硼散吹喉等。

（8）搐鼻法　是用药末吹入鼻内，刺激鼻腔取嚏的一种方法，如用通关散吹鼻取嚏。

（9）滴耳法　用新鲜药物捣烂取汁滴耳的一种方法。如用鲜虎杖或地锦草捣烂取汁滴耳治疗小儿聤耳。

（10）点眼法　将药液滴入眼内的一种方法。如用黄连汁点眼治疗眼赤等。

（11）蒸气吸入法　是用雾化吸入器将药液由口鼻吸入的方法。如用白毛夏枯草、板蓝根、川芎等药液雾化吸入治疗新生儿肺炎。

（12）发疱疗法　用某些中草药敷于皮肤引起发疱的一种治法。如用鲜毛茛（去叶）3g，加大蒜头一瓣捣烂，敷于单侧列缺穴上，24 小时后去掉，可有水疱发出，以治疗急慢性黄疸性肝炎。

（三）其他疗法

1. 灯火疗法　又称灯火燋法。是用灯心蘸清油，以烧灼某些穴位的一种方法。手法必须轻快迅速，火一触及皮肤，立即离开。用于昏迷、抽搐、惊风、痫证、脐风等。

2. 拔罐疗法　以罐为工具，利用火或油气等不同方法，造成罐内负压，使罐吸附于体表，而达到治病的一种方法。

3. 刮痧疗法　利用瓷碗、贝壳等工具，蘸水后在患者一定部位的皮肤上，通过划刮达到治病效果的一种方法。所谓刮痧疗法，是因划刮后皮肤起紫红色痧点而得名。

4. 刺四缝疗法　四缝是经外奇穴，位置在示、中、无名及小指四指中节，四缝是手三阴经所过之处。针刺四缝可清热除烦、通畅百脉、调和脏腑，用于治疗积滞、厌食和疳证。具体方法是，皮肤局部消毒后，用三棱针或粗毫针进行针刺，约 1 分深，刺后用手挤出黄白色黏液。每日 1 次，直到针刺后不再有黄白色黏液挤出为止。

5. 割治疗法　具有调和气血、促进脾胃运化功能等作用。用于治疗疳证和哮喘。割治部位常取手掌大鱼际处。先进行局部皮肤消毒，用手术刀割开约半厘米创口，挤出约如黄豆大的黄白色脂状物，并迅速剪去后包扎，5 天后解除包扎。此法在使用时应注意防止感染。

6. 推拿疗法及捏脊疗法 见附篇。

第五节 选方用药特点

一、用药原则

小儿病情变化迅速，易虚易实。故治疗必须及时，用药必须果断。特别是某些危重疾病，更需争取时间，积极抢救。但是，由于小儿脏腑娇嫩，形气未充，用药更需审慎。一清一补，均要恰到好处，选方用药，剂量尤要适当。例如芩、连或参、附只要用之得当，往往效如桴鼓，稍有不当，必将损害脏腑功能，促使病情剧变，使轻病转重，重病转危。清代吴鞠通在《温病条辨·解儿难》中云："其用药也，稍呆则滞，稍重则伤，稍不对证，则莫知其乡，捉风捕影，转救转剧，转去转远。"因此，大苦、大寒、大辛、大热、攻伐和有毒之品，既能损伤小儿生生之阳气，又可耗损真阴，均须慎用。小儿脾常不足，消化能力薄弱，过用苦寒，则有伤脾败胃之虞。小儿疾病，变化最速。小儿偶患感冒，可瞬间转为肺炎。腹泻稍多，则损伤阴津，甚至朝呈实热阳证，暮则转为虚寒阴证；反之，实热内闭，可瞬间呈现虚寒外脱的危候。所以，必须当机立断，及时用药救治，切忌拖延，以免发生骤变。并注意攻补得当，不可过剂。

小儿脏气清灵，随拨随应，对药物的反应往往比成人灵敏。因此，必须结合病情，掌握好剂量。如病重药轻，则难取疗效，贻误治疗时机。若病轻药重，则反伤正气。例如逐水药，作用峻猛，且多有毒性，故不宜过量或久服，中病即止，对脾胃虚弱者，更应慎用。

此外，对无病之儿，则不宜滥服药物。朱丹溪指出："药石皆偏胜之气，虽参、芪之辈，为性亦偏。"小儿生机蓬勃，只要哺养合理，护理得当，自能正常生长发育。故健康小儿，不应滥服药物。

二、剂型特点

汤、丸、散、膏、丹这些传统的剂型，是针对不同疾病而设。一般来讲，汤剂在体内吸收较好，发挥作用亦快；丸剂作用持久；散剂与丹剂作用速度介于汤、丸剂型之间。在这些剂型中，由于汤剂能随证加减，个体性强，所以临床应用较广。近年来，为了方便患儿服药，方便携带，便于保存，增加给药途径的需要，儿科工作者不断进行剂型改革，颗粒剂、糖浆、片剂、口服液及针剂等剂型相继在临床中出现。无糖颗粒剂因其剂量少、制剂精、疗效高等优点，受到儿科临床的欢迎。相信将来会有越来越多的新剂型出现，必将进一步改善儿科临床用药的状况。

三、用药特点

（一）用药剂量

小儿用药剂量，依年龄大小、病情轻重、个体差异及医者经验而有所不同。小儿时期，由于药物排泄较快，体液占体重的比例较成人大，因此，有些药物的剂量相对较成人大。一般情况下，益气健脾、养阴补血、消食和中等药性平和的药物相对剂量大些。而辛热、苦寒、攻伐和药性峻猛的药物剂量应相对小一些。但原则上仍应选用最小的有效剂量以达到既祛病而又不伤正之目的。

在一般情况下，新生儿的用药剂量为成人的 1/6；婴儿为成人的 1/3；幼儿为成人的 1/2；学龄儿童为成人剂量的 2/3 或接近成人剂量。

（二）中药煎法

煎小儿中药汤剂，先煎、后下、包煎、烊化、冲服等法和成人基本相同。但是，煎煮时间、次数、煎出的药量等则不同于成人。在煎药前，一般需要将所要煎煮的药物用清水浸泡半小时。加水量一般在药物浸透后，水平略高于药物的平面为宜。煎药开始时用武火（旺火），煮沸腾后，改用文火（小火）。如为治疗感冒的药物，开锅后 10 分钟即可；若属于滋补性质的中药，则需煎煮 30 分钟，一般的中药在开锅后再煎煮 15～20 分钟为宜。由于小儿服药困难，煎出的药量不宜太多，但也不宜太少，以防止药量不够而影响疗效。如果确实煎出药量过多，又不属于挥发性的药物，可以开盖以武火再煎煮 3～5 分钟。但是，决不可以将煎出的药液再在火上浓缩。

（三）服药方法

小儿多苦于服药，因其不知服药的重要性，加之中草药味道又差，多数不能自觉服药。婴幼儿服药就更加困难，常常拒服或服后易吐。同时，由于小儿吸收功能较差，排泄又快，导致药物在体内停留时间过短，有效血药浓度维持时间短。因此，小儿喂药应避开进餐时间，采用少量、多次频服的方法。

下篇 临证辨治

□ 第四章 □

肺系病证

第一节 感 冒

小儿感冒是感受外邪引起的肺系疾病，以发热、恶寒、鼻塞流涕、咳嗽为特征。一年四季均可发生，尤以冬春季节和气候多变时发病率高。任何年龄皆可患病，但年幼和体质虚弱的小儿容易发病。本病有轻重不同，轻者称伤风，重者称感冒。有流行性的称为时行感冒。感冒病情较轻，一般预后良好。西医称四时感冒为急性上呼吸道感染，简称"上感"；称时行感冒为流行性感冒，简称"流感"。近年又提出两种特殊类型的上呼吸道感染，即疱疹性咽峡炎（为柯萨奇A组病毒所致）和咽结合膜热（为腺病毒所致）。

中医古代文献中对感冒临床表现的描述较多。如《幼科全书·发热》云："凡伤风发热，其证汗出身热，呵欠面赤，目涩多肿，恶风喘气，此因解脱受风所致，宜疏风解肌退热，先服柴葛解肌汤，发去风邪。"

【病因病机】

一、病因

1. 外因 以感受风邪为主，常兼杂寒、热、暑、湿、燥等，亦有感受时邪疫毒所致者。以气候骤变，外感六淫；寒温失常，疫邪流行为其主要的外因。

2. 内因 体质虚弱，调护失宜。

二、病机

感冒的病变部位主要在肺卫，可累及肝、脾。邪气的性质不同，侵入的途径也不相同。风寒之邪主要从皮毛而入；风热之邪主要从口鼻而入。侵犯肺卫，而发感冒。小儿体禀少阳，感邪之后，易于从阳化热。无论感受寒邪，还是感受热邪，皆可化热，出现发热，甚至出现高热。小儿感邪之后，易于传变。或表证未解，里证已现，可形成表里、寒热错杂之证。

1. 基本病机 邪侵肺卫。

2. 常证病机

（1）风寒感冒 小儿形气未充，腠理疏薄，表卫不固，冷暖不能自调，易感外邪。风寒之邪经皮毛而入，束于肌表，郁于腠理，致使卫阳不得宣发，而发热、恶寒、无汗；肺气失宣，则致鼻塞、流涕、咳嗽；寒邪郁于太阳经脉，气血凝滞不通，则致头痛、身痛、关节酸痛。

（2）风热感冒 风热之邪，从口鼻而入，侵犯鼻咽肺卫，而见鼻塞不通，流浊涕，打喷嚏，咽干而痒，或咽红肿痛，发热。邪在卫表，则致发热重、恶风、微有汗出；风热上扰，则头痛；肺气不宣，则咳嗽。

（3）暑湿感冒 暑为阳邪，暑多夹湿，暑湿之邪束表困脾。卫表失宣，则发热、无汗；暑邪郁遏，清阳不升，则致头晕或头痛；湿邪遏于肌表，则身重困倦；湿邪困于中焦，阻碍气机，脾胃升降失司，可见食欲不振。

（4）时邪感冒 时疫之邪属温邪，由口鼻而入，先侵肺卫，继犯于气，卫气界限，难于分清，故初即发高热，恶寒，头身皆痛，甚则化热入里，胃气上逆，则见恶心、呕吐等症。

（5）体虚感冒 小儿脏腑娇嫩，肺常不足，腠理不密，肌肤疏薄，卫外功能低下，加之小儿寒暖不能自调，若再有先天禀赋不足，后天失养，体质下降，抗病能力下降，则更易于感受外邪。甚至感冒尚未痊愈，又发第二次感冒，反复不已。

3. 兼证病机

（1）感冒夹惊 小儿具有心常有余、肝常有余、神气怯弱的生理特点。若素有客忤之证，复感外邪；或感邪之后，偶受惊吓；或由于感冒之后发热，热扰心、肝二经，导致心神不宁，魂魄不安，出现睡卧不安，一惊一乍，啼哭叫扰，此为感冒夹惊。

（2）感冒夹滞 由于小儿具有脾常不足，乳食不知自节的生理特点，若调护失宜，易致乳食积滞，体质下降。此时不但易感外邪，而且感邪之后，积滞内阻，形成感冒夹滞证；同时，感邪之后，可影响小儿脾胃的运化功能，若再失于调摄，饮食不节，易于产生乳食停积，食滞中焦，出现感冒夹滞之证。

（3）感冒夹痰 小儿肺常不足，邪侵肺卫，肺失清肃，津液凝聚为痰，或影响脾的运化而化湿生痰，以致痰停气道，咳嗽加剧，喉间痰鸣，成为感冒夹痰之证。

【临床表现】

本病临床表现轻重不一，病程长短不同。轻者仅有流涕鼻塞，喷嚏，咳嗽；重者发热不退，咳嗽加重或脘腹胀满，不思饮食，甚至发生抽搐惊厥。

【诊断与鉴别诊断】

一、诊断要点

1. 气候突变，或有感受外邪或与感冒病人密切接触史。

2. 本病起病急，以发热，恶寒，鼻塞，流涕，喷嚏，微咳为主症。

3. 感冒伴有兼夹证者，可有咳嗽加剧，喉间痰鸣，脘腹胀满，呕吐酸腐，纳呆不食，惊搐不安，大便不调等。

4. 病毒感染者血白细胞计数正常或偏低；病毒分离和血清反应可明确病原菌。近年免疫荧光、酶联免疫等方法的开展，有利于病毒的早期诊断。细菌感染者血白细胞可增高，中性粒细胞增高，咽拭子培养可有病原菌生长；链球菌引起者血中 ASO 滴度可增高。

二、鉴别诊断

1. 流行性感冒　系流感病毒、副流感病毒所致，有明显流行病史。全身症状重，如发热，头痛，咽痛，肌肉酸痛等。上呼吸道卡他症状可不明显。

2. 急性传染病早期　许多传染病早期均表现为感冒症状，应根据流行病史，并抓住每种传染病的特点及实验室资料等综合分析，观察病情演变加以鉴别。

【辨证论治】

一、辨证要点

1. 辨风寒、风热

（1）风寒　若见恶寒，鼻塞，流浊涕，为寒包热郁或寒热夹杂的证候；若咽不红，流清涕，舌淡红，苔薄白为风寒证候。

（2）风热　一般咽痒、咽红肿痛，鼻流浊涕，舌红，苔白而干或薄黄，多为风热证候。

2. 辨暑热、暑湿

（1）暑热偏盛　发热较高，无汗或少汗，口渴烦躁引饮。

（2）暑湿较盛　胸闷泛恶，体倦神萎，身热不甚，小便混浊，食少，舌苔腻。

3. 辨虚实

（1）实证　风寒证、风热证感冒均为实证。

（2）虚证　若反复感冒，每月至少 2 次以上，平时体质较差，容易出汗，畏寒，则为虚证。

二、治疗原则

1. 基本治则　疏风解表。

2. 具体治法　由于感受风寒、风热之邪不同，分别采用辛温解表、辛凉解表；感受暑邪，治以清暑解表；虚证感冒较为复杂，治以扶正解表；时行感冒，应以清热解毒为主；出现兼证，夹滞者，佐以消导；夹痰者，佐以化痰；夹惊者，佐以镇静。

三、分证论治

(一) 常证

1. 风寒感冒

证候表现：发热，恶寒，无汗，头痛，鼻塞，流清涕，喷嚏，咳嗽，口不渴，咽不红，苔薄白，脉浮紧。指纹浮红。

证候分析：外感风寒，客于腠理，邪正交争，肌表被束，故发热，恶寒，无汗，头痛。肺气失宣，故鼻塞流涕，咳嗽，喷嚏。咽不红，苔薄白，脉浮紧，为外感风寒之象。

治法：辛温散寒，疏风解表。

方剂：荆防败毒散（《摄生众妙方》）加减。

方解：方中荆芥、防风、羌活、苏叶解表散寒；前胡宣肺化痰；桔梗宣肺利咽；甘草调和诸药。

加减：头痛明显者，加葛根、白芷散寒止痛；呕吐者，加半夏、紫苏降逆和胃。时行感冒发热较高，有流行趋势者，加大青叶、板蓝根、蒲公英解毒清热。

2. 风热感冒

证候表现：发热较重，恶风，有汗热不解，头痛，鼻塞，或流黄涕，咳嗽声重，痰黏白或稠黄，咽红或痛，口干引饮，舌红，苔薄白或薄黄而干，脉浮数。

证候分析：外感风热，邪在卫表，故发热较重，有汗热不退。风热外袭，肺气失宣，故流黄涕，咳嗽痰黄，咽红。舌红，苔薄白或薄黄，脉浮数，为风热之象。

治法：辛凉清热，疏风解表。

方剂：银翘散（《温病条辨》）加减。

方解：常用金银花、连翘、大青叶解表清热；薄荷、桔梗、牛蒡子疏风散热，宣肺利咽；荆芥、豆豉辛温透表；芦根、竹叶清热生津除烦。

加减：高热加栀子、黄芩清热；咳嗽重，痰黄稠者，加桑叶、瓜蒌皮、杏仁宣肺止咳；咽红肿痛者，加蝉蜕、蒲公英、玄参清热利咽；大便秘结加枳实、生大黄通腑泄热。

3. 暑湿感冒

证候表现：高热无汗，头痛、头晕，身重困倦，胸闷泛恶，食欲不振，或有呕吐，腹泻，咳嗽，苔薄白或腻，脉数。

证候分析：外感暑邪，卫表不和，则高热无汗。暑多夹湿，故身重困倦。暑湿中阻则见恶心呕吐，食欲不振。苔腻为湿重之象。

治法：解暑清热，疏风解表。

方剂：新加香薷饮（《温病条辨》）加减。

方解：常用香薷发汗解表化湿；金银花、连翘清热解暑；厚朴行气和中，理气消痞；

扁豆健脾和中，利湿消暑。

加减：热重者加黄连、栀子清热；湿偏重加茵陈、苍术；伴恶心，苔黄腻者，加佩兰、藿香清化湿热；腹胀腹泻者，加葛根、黄芩、黄连清肠化湿；呕吐加半夏、竹茹降逆止呕。

4. 体虚感冒

证候表现：发热不高，反复发作，自汗，面色㿠白，恶风怕冷，鼻塞流清涕，肢软乏力，胃纳不香，或有咳嗽，舌淡嫩，苔薄白，脉细弱。

证候分析：本证病程较长，证情复杂。但是，其根本是体质虚弱所致。营虚卫弱，腠理不固，故自汗，恶风。邪少虚多，故发热不高，舌淡嫩，感冒反复发作。

治法：调和营卫，疏风解表。

方剂：黄芪桂枝五物汤加减。

方解：方中黄芪益气固表，扶正祛邪；桂枝汤调和营卫。

加减：畏寒鼻塞者，加荆芥、防风辛温解表；咳嗽者，加杏仁、浙贝母、前胡宣肺止咳；若病情迁延，见不规则发热，夜间盗汗，咳嗽，口干，舌红，苔少者，去桂枝，加玉竹、丹皮、沙参、百部以益气养阴，润肺止咳。

（二）兼证

1. 夹惊

证候表现：除感冒症状外，兼见惊惕哭闹，睡卧不宁，一惊一乍，舌质红，脉浮弦。

证候分析：本证兼见的惊惕哭闹，睡卧不宁，一惊一乍症状系由受惊所致。心肝热重者，舌质红，脉弦。

治法：疏风解表，清热镇惊。

方剂：银翘散合镇惊丸加减。

方解：银翘散疏风解表，清热解毒；镇惊丸镇惊安神。

加减：常加用钩藤、僵蚕、蝉蜕清热镇惊。可另服小儿回春丹或小儿金丹片。

2. 夹滞

证候表现：除感冒症状外，兼见脘腹胀满，不思饮食，呕吐酸腐，口气秽浊，大便酸臭，或腹痛泄泻，或大便秘结，小便短黄，舌苔厚腻，脉滑。

证候分析：本证兼见的脘腹胀满，不思饮食，大便不调，小便短黄，舌苔厚腻，脉滑症状系由食滞中焦所致；食积化腐，浊气上升则口气秽浊，大便酸臭。

治法：疏风解表，消食导滞。

方剂：在疏风解表的基础上，加用保和丸加减。

方解：常加用山楂、神曲、鸡内金消食化积；莱菔子、枳壳导滞消积。

加减：若大便秘结，小便短黄，壮热口渴，加大黄、枳实通腑泄热，表里双解。

3. 夹痰

证候表现：除感冒症状外，兼见咳嗽，喉间有痰。

证候分析：本证兼见的咳嗽，喉间有痰症状，属风寒夹痰者，痰白清稀，恶寒，无汗，或发热，头痛，舌淡红，苔薄白，脉浮紧或指纹浮红；属风热夹痰者，痰稠色白或黄，发热，恶风，微汗出，口渴，舌红，苔薄黄，脉浮数或指纹浮紫。

治法：疏风解表，清肺化痰。

方剂：在疏风解表的基础上，加用化痰的方药。一般风寒夹痰证可用三拗汤合二陈汤加减；风热夹痰者可用桑菊饮合清气化痰丸加减。

方解：常用麻黄、杏仁、半夏、陈皮等宣肺化痰；常用桑叶、菊花、瓜蒌皮、浙贝母等清肺化痰。

四、其他疗法

1. 中成药

（1）午时茶　每次1/2~1包，每日3次。疏风解表，消食化滞，用于轻症小儿风寒感冒夹滞者。

（2）板蓝根冲剂　每次1/2~1包，每日3次。清热解毒，用于病毒性感冒，咽喉红肿者。

（3）双黄连口服液　每次5~10mL，每日3次。辛凉解表，清热解毒，用于外感风热，引起的发热、咳嗽、咽痛。

（4）小儿回春丹　每次2~3粒，每日3次。用于感冒夹惊者。

2. 外治法

敷脐法：用退热散以蛋清调成糊状，外敷脐中。

3. 针灸疗法

（1）针法　取大椎、曲池、合谷、外关。头痛加太阳，咽痛加少商。用泻法，每日1~2次。用于风热感冒。

（2）灸法　取大椎、风池、风门、肺俞。用艾炷1~2壮，依次灸治，每穴5~10分钟，以表皮温热为宜，每日1~2次，用于风寒感冒。

【预防与调护】

一、预防

1. 平时应加强锻炼，增加户外活动，以提高抗病能力。

2. 讲究卫生，常洗澡更衣，保持清洁卫生。随气候变化增减衣被，防止受凉或过热，少到公共场所，避免接触感冒患者。

3. 食醋含漱，或用之熏蒸室内等均有预防之效。

二、调护

1. 发热高者应卧床休息，居室环境要保持安静。

2. 加强营养，多食富有营养且易消化的食物。

3. 发热时应保证水分供应，宜饮白开水，或水果汁。

【古籍选录】

[1]《幼科全书·发热》云："凡伤风发热，其证汗出身热，呵欠面赤，目涩多肿，恶风喘气，此因解脱受风所致，宜疏风解肌退热，先服柴葛解肌汤，发去风邪。"

[2]《幼科释迷·感冒》云："感冒之原，由卫气虚，元府不闭，腠理常疏，虚邪贼风，卫阳受摅。"

[3]《医宗金鉴·幼科杂病心法要诀》云："小儿伤暑，谓受暑复感风寒也。其证发热无汗，口渴饮水，面色红赤，干呕恶心，或腹中绞痛，嗜卧懒食。以二香饮治之……若伤暑夹食，大吐泻者，以加味香薷饮治之。"

第二节 反复呼吸道感染

反复呼吸道感染是指根据不同的年龄段，呼吸道感染年次数在一定次数以上，并排除肺、气管及心脏先天畸形、胃食管反流等疾病者。以感冒、乳蛾、咳嗽、肺炎喘嗽在一段时间内反复发作经久不愈为主要临床特征。一年四季均可发生，以冬春气候变化剧烈时尤易反复不已，部分病儿夏天有自然缓解的趋势。西医学称反复呼吸道感染，为上、下呼吸道的反复感染。反复呼吸道感染患儿简称"复感儿"。古代医籍的虚人感冒、体虚感冒与本病相似。

【病因病机】

一、病因

1. 外因 感受六淫之邪，亦有感受时邪疫毒所致者。

2. 内因 正气不足，卫外不固。

二、病机

反复呼吸道感染的病位主要在肺、脾、肾。邪气的性质不同，侵入的途径也不相同。小儿脏腑娇嫩，肌肤薄弱，藩篱疏松，阴阳二气均较稚弱，复感儿则肺、脾、肾三脏更为不足，卫外功能薄弱，对外邪的抵抗力差；加上寒暖不能自调，一旦偏颇，六淫之邪不论从皮毛而入，或从口鼻而受，均及于肺。正与邪的消长变化，导致小儿反复呼吸道感染的发生。

1. 基本病机 正虚邪侵。

2. 常证病机

（1）营卫失和，邪毒留恋 肺气虚弱、卫阳不足的小儿，或在首次感冒后治疗不当，余毒未尽，肌腠空虚，络脉失和，外邪极易再次乘虚而入。

（2）肺脾两虚，气血不足　后天失调，喂养不当，乏乳早断之小儿由于肺脾两虚，日久生化乏源，宗气不足，卫外不固，终成此证。

（3）肾虚骨弱，精血失充　先天禀赋不足，或后天失调，固护失宜，日照不足，骨骼生长不良，肾虚骨弱，肺卫不固，故软脆不堪风寒。

【临床表现】

本病临床表现轻重不一，病程长短不同。以感冒、乳蛾、咳嗽、肺炎喘嗽在一段时间内反复发作经久不愈为主要临床特征。若反复呼吸道感染，治疗不当，容易发生咳喘、水肿、痹证等疾病。

【诊断与鉴别诊断】

一、诊断要点

1. 0~2 岁小儿，每年呼吸道感染 10 次以上，其中下呼吸道感染 3 次以上；3~5 岁小儿，每年呼吸道感染 8 次以上，其中下呼吸道感染 2 次以上；6~12 岁小儿，每年呼吸道感染 7 次以上，其中下呼吸道感染 2 次以上。

2. 上呼吸道感染第 2 次距第 1 次至少间隔 7 天以上。

3. 若上呼吸道感染次数不足，可加下呼吸道感染次数；反之则不成立。需观察 1 年。

二、鉴别诊断

1. 过敏性咳嗽　过敏性咳嗽为痰邪内蕴，接触发物而发病，表现为刺激性咳嗽，多为阵发性白天或夜间咳嗽，常伴有咽痒，接触油烟、灰尘、冷空气等容易诱发。诱导痰细胞学检查嗜酸粒细胞增多，抗生素治疗无效。

2. 变应性鼻炎　变应性鼻炎患儿多为痰湿、寒性体质。晨起鼻痒、鼻塞、流涕、喷嚏，常因接触发物而发病。常诉咽喉异物感、口咽黏物附着、频繁清喉、咽痒不适等。通常发病前有上呼吸道感染病史。抗组胺药治疗有效。

【辨证论治】

一、辨证要点

感染期以邪实为主，迁延期正虚邪恋，恢复期则以正虚为主。

（一）邪实

1. 辨风寒、风热、外寒里热

（1）风寒　恶寒，无汗，流清涕，咽不红，舌淡，苔薄白为风寒之证。

（2）风热　若发热恶风，有汗，鼻塞，流浊涕，咽红，舌苔薄黄为风热之证。

（3）外寒里热　若恶寒，头痛，身痛，流清涕，面赤唇红，口干渴，咽红，舌质红，苔薄黄等，则为外寒里热之证。

2. 辨夹痰、夹积

（1）夹痰　兼夹咳嗽较重，喉间有痰，痰多等证。

（2）夹积　兼夹脘腹胀满，不思饮食，呕吐酸腐，口气秽浊，大便酸臭，或腹痛泄泻，或大便秘结等证。

（二）正虚

辨肺虚、脾虚、肾虚。

1. 肺虚　肺虚者气弱，表现为反复感冒，恶寒怕热，不耐寒凉，平时汗多，语声低微等。

2. 脾虚　脾虚者运艰，表现为面黄少华，厌食，或恣食肥甘生冷，肌肉松弛，或大便溏薄等。

3. 肾虚　肾虚者骨弱，表现为生长发育迟缓，立、行、齿、发、语迟，或鸡胸、龟背等。

二、治疗原则

1. 基本治则　扶正祛邪。

2. 具体治法　迁延期以扶正为主，兼以祛邪，正复邪自退。恢复期当固本为要，或补气固表，或运脾和营，或补肾壮骨。

三、分证论治

1. 营卫失和

证候表现：反复感冒，恶寒怕热，不耐寒凉，平时汗多，语声低微；或伴有低热，咽红不消退，扁桃体肿大；或肺炎喘嗽后久不康复；舌淡红，苔薄白或花剥，脉浮数无力，指纹紫滞。

证候分析：本证多见于肺气虚弱、卫阳不足的小儿，或在首次感冒后治疗不当，或服解表发汗药过剂，汗出过多，余毒未尽，肌腠空虚，络脉失和，外邪极易再次乘虚而入，则出现上述诸症。邪毒留恋则表现为咽红、扁桃体肿大不消，或肺炎喘嗽久不康复等。

治法：调和营卫，扶正祛邪。

方剂：黄芪桂枝五物汤（《金匮要略》）加减。

方解：黄芪益气固卫；桂枝通阳散寒；白芍和营敛阴；炙甘草、大枣调中。共奏扶正固本，调和营卫之功效。

加减：汗多者加煅龙骨、煅牡蛎固表止汗；兼有咳嗽者加百部、杏仁、炙款冬花宣肺止咳；身热未清加青蒿、连翘、银柴胡清宣肺热；咽红、扁桃体肿大未消加板蓝根、玄参、夏枯草、大贝母利咽化痰消肿；咽肿便秘加瓜蒌仁、枳壳、生大黄化痰解毒通腑。

2. 肺脾两虚

证候表现：屡受外邪，咳喘迁延不已，或愈后又作，面黄少华，厌食，或恣食肥甘生冷，肌肉松弛，或大便溏薄，咳嗽多汗，唇红色淡，舌质淡红，脉数无力，指纹淡。

证候分析：本证多见于后天失调，喂养不当，乏乳早断之小儿。由于小儿肺脾两虚，日久生化乏源，宗气不足，卫外不固，终成此证。其肺虚为主者，屡受外邪，咳喘迁延，多汗；脾虚为主者，面黄少华，肌肉松弛，厌食便溏。

治法：健脾益气，扶正祛邪。

方剂：玉屏风散（《丹溪心法》）合六君子汤（《医学正传》）加减。

方解：黄芪补气固表；白术、党参、茯苓、炙甘草健脾益气；陈皮、半夏健脾化痰；防风走表而祛风邪。补中有疏，散中寓补，共奏健脾益气，补土生金之功效。

加减：余邪未清者加大青叶、黄芩、连翘清其余热；汗多加稻豆衣、五味子固表止汗；纳少厌食加鸡内金、炒谷芽、生山楂开胃消食；便溏者加炒薏苡仁健脾化痰；便秘积滞者加生大黄、枳壳导滞消积。

3. 肾虚骨弱

证候表现：反复感冒，甚则咳喘，面白无华，肌肉松弛，动则自汗，寐则盗汗，睡不安宁，五心烦热，立、行、齿、发、语迟，或鸡胸龟背，舌苔薄白，脉数无力。

证候分析：本证多因先天禀赋不足，或后天失调，固护失宜，日照不足，骨骼生长不良，肾虚骨弱，肺卫不固，故软脆不堪风寒。肾虚骨弱的特征是生长发育迟缓，出现五迟证候。

治法：补肾壮骨，扶正祛邪。

方剂：补肾地黄丸（《医宗金鉴》）加减。

方解：熟地、山药、山茱萸峻补三阴；五味子敛阴益气；麦冬滋阴润肺；菟丝子温补肾气；泽泻、茯苓、丹皮泄浊平热。精血充则骨髓壮，筋骨强则卫外固，阴生阳长，元气充实，久病可愈。

加减：五迟者加鹿角霜、补骨脂、生牡蛎补肾壮骨；汗多加黄芪、煅龙骨益气固表；低热加鳖甲、地骨皮清其虚热；阳虚者加鹿茸、紫河车、肉苁蓉温阳固本。

四、其他疗法

1. 中成药

（1）黄芪颗粒　0.5~3岁每次7.5g，3~6岁每次10g，6~14岁每次15g，每日2次，开水冲服，早晚服用。用于肺脾气虚证。

（2）玉屏风口服液　1岁以下每次5mL，1~6岁每次5~10mL，7~14岁每次10~20mL，每日2次。用于肺卫不固证。

（3）童康片　1岁以下每次2~4片，1~6岁每次4~6片，7~14岁每次8片，每日2次。用于肺脾两虚证。

（4）百令胶囊　每次1/2~1颗，每日1次。连服3~6个月。用于肺气不足证。

（5）还尔金（槐杞黄）颗粒　1~3岁每次5g，3~12岁每次10g，每日2次，开水冲服，早晚服用。用于气阴两虚证。

2. 针灸疗法　耳压法：取穴咽喉、气管、肺、大肠、脾、肾、内分泌、皮质下、神门、脑干、耳尖（放血）。先将耳廓皮肤用 75% 酒精棉球消毒，取 0.4cm×0.4cm 方形胶布，中心贴 1 粒王不留行籽，对准耳穴贴压，用手轻按片刻。6 日为 1 疗程。

【预防与调护】

一、预防

1. 注意环境及个人卫生，室内空气要流通，经常进行户外活动，随时更换衣服，逐渐适应气候变化，避免过冷过热。

2. 养成良好的生活习惯，保证充足的睡眠及摄取丰富的营养物质。

3. 感冒流行期间不去公共场所。家中有感冒病人时可用食醋熏蒸室内：每立方米空间用食醋 2~5mL，加水 1~2 倍，置容器内，加热至全部气化。每日 1 次，连用 3~5 日。

4. 积极防治各种慢性病，如维生素 D 缺乏性佝偻病、营养不良、贫血等。

5. 按时预防接种各种疫苗或口服预防糖丸（如小儿麻痹症糖丸等），增强机体抗病能力。

二、调护

1. 反复呼吸道感染患儿的食欲大多下降，可少量多餐给予易消化、高营养的饮食。

2. 发热患儿体温下降后常常出汗，应及时更换干燥温暖的衣服，勤洗澡。

3. 保持呼吸道通畅，经常清除鼻道分泌物。保持合适的体位，勿使气道受压。

4. 对咳嗽、痰不易咯出者，要指导家长经常拍患儿背部；在痰液过于黏稠时，应提高室内湿度至 60%~65%，并供给充分的水分；吸入温热、湿润的气体，可使痰液稀释，以利于痰液的排出。

5. 经常用银花甘草水或生理盐水漱口，每日 2~3 次，至病情基本稳定为止。

【古籍选录】

[1]《幼科释迷·感冒》云："感冒之原，由卫气虚，元府不闭，腠理常疏，虚邪贼风，卫阳受撼。"

[2]《小儿药证直诀·伤风》云："伤风昏睡，口中气热，呵欠顿闷，当发散，与大青膏解。"

[3]《幼科全书·发热》云："凡伤风发热，其证汗出身热，呵欠面赤，目涩多肿，恶风喘气。此因解脱受风所致，宜疏风解肌退热，先服柴葛解肌汤，发去风邪，俟热之时，再服凉惊丸以防内热。"

第三节　咳　嗽

咳嗽是小儿常见的一种肺系病证。有声无痰为咳，有痰无声为嗽，有声有痰谓之咳嗽。本病一年四季均可发生，以冬春季发病率高。任何年龄儿童均可发病，尤以婴幼儿多见。预后一般较好。咳嗽一般指西医学的气管炎、支气管炎与上气道咳嗽综合征。

古代医籍中有关咳嗽的论述较多，《内经》有专篇"咳论"以论述其病机及症状。有关小儿咳嗽的记载，首见于《诸病源候论·嗽候》："嗽者，由风寒伤于肺也。肺主气，候皮毛，而俞在于背。小儿解脱，风寒伤皮毛，故因从肺俞入伤肺，肺感微寒，即嗽也。"《活幼心书·咳嗽》云："咳嗽者，因有数类，但分寒热虚实，随证疏解，初中时未有不因感冒而伤于肺。"强调了咳嗽的致病因素多由外感引起。儿童的许多外感、内伤疾病及时行疾病都可兼见咳嗽症状，若咳嗽不是其突出主症时，则不属于本病证。

【病因病机】

一、病因

1. 外因 主要为外感六淫之邪，其中又以感受风邪为主。

2. 内因 五脏六腑皆可令人咳。其中脾气虚弱是小儿内伤咳嗽的主要内因，脾气虚损，痰浊内生，上贮于肺而发痰咳。或他病日久不愈，耗伤正气，损伤阴津皆可发生内伤咳嗽。

小儿咳嗽的致病原因主要为感受外邪。

二、病机

1. 基本病机 宣肃失司。

2. 常证病机

（1）感受外邪 外邪从口鼻或皮毛而入，侵犯肺卫，肺为邪束，壅阻肺络，气机不宣，清肃失司，肺气上逆，则咳嗽。风为百病之长，其他外邪又多随风邪而侵袭人体。若风夹寒邪，风寒束肺，宣肃失司，则见咳嗽频作，咽痒声重，痰白清稀；若风夹热邪，风热犯肺，宣肃失司，则致咳嗽不爽，痰黄黏稠。

（2）痰热蕴肺 小儿脾气虚弱，痰浊内生，郁而化热，形成痰热；或素有食积内热，炼液成痰，痰热相结，形成痰热。痰热阻于气道，宣肃失司，则咳嗽痰多，痰稠色黄。

（3）痰湿蕴肺 脾气虚损，脾失健运，精微不布，水湿内停，酿为痰浊，上贮于肺；或外邪束肺，上源不利，不能输布津液，凝津成痰，痰阻气道，宣肃失司，气机不畅，则致咳嗽痰多，痰色白而稀。

（4）肺气亏虚 小儿素体虚弱，或外感咳嗽经久不愈，耗伤正气后，致使肺气亏虚，津液不布，聚津生痰，痰阻肺络，咳嗽无力，痰白清稀。

（5）肺阴亏虚 病久不愈，耗损肺津，阴津受损，阴虚生热，热伤肺络，或阴虚生燥，宣肃失司而致咳嗽不已，干咳无痰。

小儿咳嗽病因虽多，但其发病机理则一，皆为肺脏受累，病位主要在肺。由肺气宣肃失司而成。或他脏先病，累及于肺。所谓"五脏六腑，皆能令人咳，非独肺也"。

【临床表现】

本病发病较急，初起见感冒症状，如身热、咳嗽、流涕等。症以咳嗽为主，并且逐渐加重，伴有痰涎，年长儿可将痰咯出，年幼儿多将痰咽下。咳嗽重者，尚可见恶心、呕吐、乳食不振、头痛、大便不调等症状。肺部听诊呼吸音粗糙，严重者可闻及干性啰音。

【诊断与鉴别诊断】

一、诊断要点

1. 好发于冬春二季，常因气候变化而发病。

2. 病前多有感冒病史。

3. 咳嗽为主要临床症状。

4. 肺部听诊　两肺呼吸音粗糙，或闻及干啰音。

5. 血象检查　病毒感染者血白细胞总数正常或偏低；细菌感染者血白细胞总数及中性粒细胞增高。

6. X线检查　胸片显示正常，或肺纹理增粗，肺门阴影加深。

二、鉴别诊断

1. 上呼吸道感染　发热伴鼻咽部症状，干咳，双肺听诊无异常。

2. 支气管肺炎　发热、咳嗽、呼吸困难，双肺听诊吸气末可闻及固定的中细湿啰音，胸部X线检查可见斑点、斑片状阴影。

3. 支气管异物　有异物吸入史；呛咳，双肺体征不对称，局限性肺气肿及肺不张，胸部X线透视可见纵隔摆动。

4. 婴幼儿哮喘　喘息发作≥3次，肺部出现喘鸣音，有哮喘家族史或个人过敏史。

【辨证论治】

一、辨证要点

1. 辨外感、内伤

（1）外感咳嗽　发病较急，咳声高亢，病程短，伴有表证，多属实证。

（2）内伤咳嗽　发病较缓，咳声低沉，病程较长，虚证居多，多兼有不同程度的里证，且常呈由实转虚或虚中夹实的证候变化。

2. 辨痰湿、痰热

（1）痰湿　咳嗽痰白清稀，咽不红，舌质淡红，苔薄白或白腻，多属寒证。

（2）痰热　咳嗽痰黄黏稠，咽红，苔黄腻或黄厚，多属热证。

二、治疗原则

1. 基本治则　宣肃肺气。

2. 具体治法 咳嗽治疗，应分清外感、内伤。外感咳嗽以疏散外邪，宣通肺气为基本法则，根据寒、热证候的不同治以散寒宣肺或解热宣肺；内伤咳嗽应辨别病位、病性，随证施治。

三、分证论治

（一）外感咳嗽

1. 风寒咳嗽

证候表现：初起咳嗽频作，呛咳为主，或有少量稀白痰液，咽痒声重，鼻塞流涕，恶寒，无汗，或有发热，头痛等，舌淡红，苔薄白，脉浮紧或指纹浮红。

证候分析：风寒犯肺，肺气失宣，腠理闭塞，故频咳不爽，鼻流清涕，畏寒发热，头痛咽痒。风寒阻于肺络，津液凝聚为痰，故痰涎清稀。苔白，脉浮，为寒邪束肺之象。

治法：宣肃肺气，散寒止咳。

方剂：金沸草散（《南阳活人书》）加减。

方解：方中金沸草祛风化痰止咳；前胡、荆芥解散风寒；细辛温经发散；生姜、半夏散寒燥湿化痰。

加减：表寒较重加炙麻黄辛温宣肺；咳重加杏仁、桔梗、枇杷叶宣肺止咳；痰多者加陈皮、茯苓化痰理气，苏子降气化痰；胸闷气逆者，加厚朴宽胸理气。若风寒化热或寒包热郁，既有鼻塞流清涕，苔薄白等风寒证候，又见咳声嘶哑，咽痛，口渴，身热的证候，以疏散风寒与清热宣肺同用，予杏苏散加大青叶、黄芩清肺泄热。

2. 风热咳嗽

证候表现：咳嗽不爽或咳声重浊，吐痰黏稠色黄，不易咯出，口渴，咽痛，鼻流浊涕，或伴发热，头痛，恶风，微汗出，舌红，苔薄黄，脉浮数。

证候分析：风热犯肺，肺失清肃，咳嗽不爽或咳声重浊，鼻流浊涕，咽喉疼痛，身热汗出。肺热炼液成痰，故痰黏或色黄难咯出，舌红，苔薄黄或薄白而干，脉数。

治法：宣肃肺气，清肺止咳。

方剂：桑菊饮（《温病条辨》）加减。

方解：方中桑叶、菊花疏散风热；薄荷、连翘、大青叶辛凉透表，清热解毒；杏仁、桔梗宣肺止咳；芦根清热生津；甘草调和诸药。

加减：肺热重加金银花、黄芩清宣肺热；咽红肿痛加土牛膝、玄参利咽消肿；咳嗽剧烈或咳声重浊，口渴咽痛者，加枇杷叶、前胡清肺止咳；咽喉红赤者，加玄参、射干、牛蒡子清热利咽；痰多加浙贝母、瓜蒌、葶苈子清化痰热。

（二）内伤咳嗽

1. 痰热咳嗽

证候表现：咳嗽痰多色黄，黏稠难咯，甚则气息粗促，喉中痰鸣，或伴发热口渴，烦躁不宁，小便短赤，大便干结，舌红，苔黄，脉滑数。

证候分析：痰湿素盛，肺络有热，故咳痰黄稠。肺失清肃，肺气上逆，故咳嗽痰多，气息粗促或喉中痰鸣。肺与大肠相表里，肺热内盛，移热于大肠，故大便干结。热重则尿黄赤。舌红，苔黄，脉滑数，为痰热内盛之象。

治法：宣肃肺气，清热化痰。

方剂：清金化痰汤（《医学统旨》）加减。

方解：方中山栀、知母、黄芩清泄肺热；瓜蒌、浙贝母、桑白皮、橘红止咳化痰；茯苓健脾；桔梗、麦冬、甘草润肺止咳。

加减：痰多者，加葶苈子、黛蛤散、天竺黄、天南星、竹沥清肺化痰；咳甚痛引胸胁者，加枳壳、郁金、柴胡理气宽胸；大便秘结者，加全瓜蒌润肠通便；肺热较重，兼见鼻衄者，加白茅根、丹皮凉血止血；舌红少津者，加北沙参，重用麦冬滋养肺阴。

2. 痰湿咳嗽

证候表现：咳嗽痰多，色白而稀，喉间痰声辘辘，胸闷纳呆，神情困倦，舌淡红，苔白，脉滑。

证候分析：湿生于脾，脾湿盛者，酿液成痰，痰阻肺络，故咳嗽痰多。湿为阴邪，故痰白稀。痰阻气道，故喉间痰声辘辘。

治法：宣肃肺气，燥湿化痰。

方剂：二陈汤（《太平惠民和剂局方》）加减。

方解：方中炙麻黄、杏仁、白前宣肺止咳；陈皮、半夏、茯苓燥湿化痰；甘草和中。

加减：痰多者，加天南星、白附子蠲痰；胸闷气逆，苔白腻者，加厚朴、苏梗燥湿理气；有寒化倾向，吐泡沫痰兼咳喘者，用小青龙汤温肺化饮；兼有食积腹胀者，加神曲、麦芽、山楂、砂仁、莱菔子消积导滞。

3. 气虚咳嗽

证候表现：咳嗽反复不已，咳而无力，痰白清稀，面色苍白，气短懒言，语声低微，自汗畏寒，舌淡嫩，边有齿痕，脉细无力。

证候分析：本证常为久咳，尤多见于痰湿咳嗽转化而成，以咳嗽无力，痰白清稀为特征。偏肺气虚者气短懒言，语声低微，自汗畏寒；偏脾气虚者面色苍白，痰多清稀，食少纳呆，舌边齿痕。

治法：宣肃肺气，益气止咳。

方剂：人参五味子汤（《幼幼集成》）加减。

方解：常用四君子汤健脾益气；五味子、麦冬、生姜、大枣调和营卫。

加减：气虚重加黄芪、黄精益气补虚；咳重痰多加杏仁、川贝母、炙枇杷叶化痰止咳；食少纳呆加焦山楂、焦神曲和胃消食。

4. 阴虚咳嗽

证候表现：干咳无痰，或痰少而黏，或痰中带血，不易咯出，口渴咽干，喉痒，声音嘶哑，午后潮热或手足心热，舌红，少苔，脉细数。

证候分析：本证以干咳无痰，喉痒声嘶为特征，常由痰热咳嗽转化而来。阴虚重者午后潮热，手足心热，舌红，脉细数；热伤肺络者咯痰带血；阴津耗伤，无以上承者口渴咽干。

治法：宣肃肺气，滋阴止咳。

方剂：沙参麦冬汤（《温病条辨》）加减。

方解：常用南沙参清肺火，养肺阴；麦冬、生地、玉竹清热润燥；天花粉、甘草生津保肺；桑白皮、炙款冬花、炙枇杷叶宣肃肺气。

加减：阴虚重加地骨皮、石斛、阿胶养阴清热；咳嗽重加炙紫菀、川贝母、炙枇杷叶润肺止咳；咳重痰中带血加仙鹤草、白茅根、藕节炭清肺止血。

四、其他疗法

1. 中成药

（1）清宣止咳颗粒　用于咳嗽风寒外束，痰热郁肺证。<1 岁者每次 1/3 袋，1~3 岁者每次 2/3 袋，4~7 岁者每次 1 袋，8~14 岁者每次 1.5 袋，每日 3 次。

（2）急支糖浆　清热化痰，宣肺止咳，用于风热咳嗽。每次 5~10mL，每日 1~3 次。

（3）蛇胆陈皮口服液　疏肺止咳，消积止咳，用于咳嗽痰多证。每次 5~10mL，每日 3 次。

2. 经验方

（1）大青叶 15g，桔梗 7.5~10g，炒杏仁 3~5g，板蓝根 10g，连翘 10g，甘草 5g，芦根 15g，蚤休 6g，麻黄 3~6g，苏子 6g，车前子 6g，水煎服。用于治疗风邪闭肺咳嗽。

（2）川贝母研粉，温开水冲服，治疗反复咳嗽。

3. 外治疗法

（1）贴敷　麻黄 1g，猪牙皂 6g，细辛 10g，白豆蔻 6g，白芥子 16g。共研细末，过筛。取药面 0.7g，置万应膏中间铺匀，稍加热后贴于患儿背部肺俞穴处。3 天换一贴，连贴 3~5 张。

（2）热熨　白芥子 40g，苏子 40g，莱菔子 40g，生姜 5 片，食盐 250g 焙干共研细末，炒至 50℃ 左右，装入纱布袋内，在两侧胸背及腋下来回熨烫，每次 30~40 分钟，每日 2~3 次。

4. 针灸疗法　耳穴压法：取穴咽喉、气管、肺、大肠、神门、内分泌等主穴。

【预防与调护】

一、预防

1. 经常到户外活动，加强锻炼，增加小儿抗病能力。

2. 避免感受风邪，积极预防感冒。

3. 避免与煤气、烟尘等接触，减少不良刺激。

二、调护

1. 保持室内空气流通，室温以 18℃～20℃为宜，相对湿度约 60%。

2. 注意休息，咳嗽重的患儿可影响睡眠，应保持室内安静，以保证充足的睡眠。

3. 经常变换体位及拍打背部，以促进痰液的排出。

4. 饮食应给予易消化、富含营养的食品。婴幼儿尽量不改变原有的喂养方法，咳嗽时应停止喂哺或进食，以防食物呛入气管。年长儿饮食宜清淡，不进食辛辣、油腻食物，少食生冷、过甜、过咸之品。

【古籍选录】

［1］《小儿药证直诀·咳嗽》云："夫嗽者，肺感微寒，八九月间，肺气大旺，病嗽者，其病必实，非久病也。其证面赤痰盛身热，法当以葶苈丸下之。若久者，不可也下，风从背脊第三椎肺俞穴入也，当以麻黄汤下之。有热证面赤饮水，涎热，咽喉不利者，宜兼甘桔汤治之。"

［2］《医门法律·咳嗽门》云："凡邪盛咳频，断不可用劫涩药。咳久邪衰，其势不锐，方可涩之。"

［3］《证治准绳·幼科·咳嗽》云："此名乳嗽，实难调理，亦恶证也……天麻乃要药也。治未满百晬，咳嗽不止。"

［4］《幼科发挥·肺所生病》云："饮入于胃，脾为传化，水谷之精气为荣，悍气为卫，周流一身，昼夜不息。虚者不能运化精悍之气以成荣卫。其糟粕之清者为饮，浊者为痰，留于胸中，滞于咽嗌，其气相搏，浮涩作痒，介作声，而发为咳嗽也。故治痰咳，先化其痰，欲化其痰者，先理其气，陈皮枳壳以理肺中之气，半夏茯苓以理脾中之痰，此治咳之大略也。"

［5］《婴童百问·伤寒咳嗽伤风》云："小儿感于风寒，客于皮肤，入伤肺经，微者咳嗽，重者喘急。肺伤于寒，则嗽多痰涎，喉中鸣急，肺伤于暖，则嗽声不通壅滞。伤于寒，必散寒邪；伤于暖者，必泄壅滞。发散属以辛甘，即桂枝、麻黄、细辛是也。涌泄系以酸苦，即葶苈、大黄是也。更五味子、乌梅之酸，可以敛肺气，亦治咳嗽之要药也。"

［6］《小儿卫生总微论方·咳嗽论》云："治嗽大法，盛则下之，久则补之，风则散之，更量大小虚实，意以施治，是以慎护小儿，须素着夹背心，虽夏月热时，于单背心上，当背更添衬一重。盖肺俞在背上，恐风寒伤而为嗽，嗽久不止，亦令生惊。若百晬内儿病嗽者，十中一二得全，亦非小疾也。"

［7］《片玉心书·咳嗽门》云："小儿伤风咳嗽，其症身热憎寒，自汗躁烦不安然，日夜嗽声无遍，时常鼻流清涕，咽喉不利痰涎，脉浮头痛症多端，治则宜乎发汗。"

第四节　肺炎喘嗽

肺炎喘嗽是小儿时期常见的肺系疾病之一，为感受外邪，郁闭肺络所致。临床以发热，咳嗽，痰鸣，气急，鼻扇为主要症状，重者可见张口抬肩，摇身撷肚，面色苍白，口唇青紫等症状。本病一年四季均可发生，尤以冬春两季为多。好发于婴幼儿，年龄越小，发病率越高，病情越重。若治疗及时得当，一般预后良好。本病相当于西医学的小儿肺炎。

清代之前关于小儿肺炎喘嗽的症状描述多散在于肺胀、马脾风各章节中。如《小儿药证直诀·肺盛复有风冷》说："胸满短气，气急咳嗽上气。"《幼科全书》云："胸高气促肺家炎。"症状与病名皆具备。《全幼心鉴》载有"马脾风"候，症状描述详尽，治疗方法迄今仍有临床价值。肺炎喘嗽的病名首见于《麻科活人全书·气急发喘鼻扇胸高》，其在叙述麻疹合并肺炎症状时，若出现"喘而无涕，兼之鼻扇"称为"肺炎喘嗽"，并指出其病机为"多缘肺热不清所致"。

【病因病机】

一、病因

1. 外因　主要责之于客邪侵肺。引起肺炎喘嗽的外邪主要为风邪。小儿寒温失调，风邪外袭而为病，由于四时气候变化不同。风邪多夹热或夹寒为患，其中以风热最为常见。

2. 内因　责之于小儿正气虚损。又分为先天不足和后天失养。先天禀赋不足，或后天喂养失宜，久病不愈，病后失调，则致正气虚弱，易为外邪所中。

二、病机

本病病位主要在肺，常累及脾，亦可内窜心肝。肺炎的形成，主要由于外邪侵犯于肺，肺气闭塞，湿热与痰热是其主要的病理产物，反过来又作为致病因素，加重病情。若正气不足，而致邪毒内陷，更可出现各种危急的证候，或致病情缠绵不愈。

1. 基本病机　肺气郁闭。

2. 常证病机

（1）风邪闭肺　小儿感受风邪，从皮毛而受，内归于肺。风邪束肺，郁而化热，火热炎肺，肺失宣肃，因而出现发热、咳嗽、气喘、鼻扇等症状。

（2）毒热闭肺　外感风邪有夹寒夹热不同，故可产生风寒或风温的症状，其中以风温最为常见。由于小儿"体禀少阳"的特点，阳气偏亢，极易化热化火，导致毒热炽盛，熏灼于肺，肺热炎炎，宣肃失司，则壮热烦渴，咳喘气促。

（3）湿热闭肺　外邪束肺，上源不利，则水液输化无权，留滞肺络，水湿停肺，郁而化热，形成湿热；或脾虚于内，水湿内停，郁而化热，形成湿热，上侵于肺；或外感湿热，侵犯上焦。湿热闭阻肺络，肺气闭塞，宣肃失司，故咳喘不已。

（4）痰热闭肺　外邪犯肺，肺气闭郁，郁而化热，炼液生痰，形成痰热；或脾虚生痰，郁而化热，形成痰热，上贮于肺，阻塞肺络，肺气郁闭则壮热，咳喘，喉中痰声辘辘。

（5）心阳虚衰 肺主气而朝百脉，心主血而运行营阴，气为血之帅，血为气之母，气行则血行，气滞则血滞。肺气闭塞，则血流不畅，脉道壅滞，故严重病例常有颜面苍白，口唇、指甲、舌质发紫等气滞血瘀之证。如果正不胜邪，心血瘀阻加重，心失所养，造成心气不足，可导致心阳不振之变。而心血瘀阻，心气不足，心阳不振，则血脉不得温运，又会加重血瘀和肺气闭塞，往往造成病理上互为因果的恶性循环，最终导致阳气暴脱。

（6）正虚邪恋 如果治疗恰当，调护适宜，病邪渐退，正气虚弱。若肺脾之气受损明显，常致肺脾气虚证。若因高热伤阴，则形成阴虚肺热证。

【临床表现】

小儿肺炎多发生于 2 岁以内的婴儿，发病多急剧，临床症状不一。典型的小儿肺炎临床以发热、咳嗽、气促、鼻扇为主要特征；轻症肺炎可只有低热、咳嗽，而无气促、鼻扇等症状；重症肺炎临床上除见有典型肺炎的特征外，还可见呼吸困难，两胁扇动，口唇、爪甲青紫等。患有佝偻病、重度营养不良等体弱患儿可不发热或体温低于正常。变证则见脉搏疾数，肝脏增大，抽搐昏迷等。

【诊断与鉴别诊断】

一、诊断要点

1. 起病较急，有发热、咳嗽、气急、鼻扇、痰鸣等症，或有轻度发绀。

2. 病情严重时，常见喘促不安，烦躁不宁，面色苍白，口唇青紫发绀，或高热不退。

3. 新生儿患肺炎时，常以不乳、精神萎靡、口吐白沫等症状为主，而无上述典型表现。

4. 肺部听诊可闻及较固定的中细湿啰音，常伴干性啰音，如病灶融合，可闻及管状呼吸音。

5. X 线检查见肺纹理增多、紊乱，肺部透亮度降低或增强，可见小片状、斑片状阴影，也可出现不均匀的大片状阴影。

6. 实验室检查

（1）血象检查 细菌引起的肺炎，白细胞总数较高，中性粒细胞增多；若由病毒引起，白细胞总数正常或降低，有时可见异常淋巴细胞。

（2）病原学检查 细菌培养、病毒分离和鉴别，可获得相应的病原学诊断，病原特异性抗原或抗体检测常有早期诊断价值。

二、鉴别诊断

1. 急性支气管炎 以咳嗽为主，一般无发热或仅有低热，肺部呼吸音粗糙或有不固定的干湿啰音。婴幼儿全身症状重，因气管狭窄，易致呼吸困难，有时与肺炎不易区分，应按肺炎处理。

2. 肺结核 婴幼儿活动性肺结核的症状及 X 线影像学改变与支气管肺炎有相似之处，但肺部啰音常不明显。应根据结核接触史、结核菌素试验、血清结核抗体检测、X 线胸片及抗生素治疗后的反应等加以鉴别。

3. 支气管异物 吸入异物可致支气管部分或完全阻塞而导致肺气肿或肺不张，易继发感染，引起肺部炎症。但根据异物吸入史，突然出现呛咳以及胸部 X 线检查可予以鉴别，必要时可行支气管纤维镜检查。

【辨证论治】

一、辨证要点

1. 辨风寒、风热

（1）感受风寒 感邪之初多伴有恶寒发热、鼻塞、喷嚏、流清涕、口不渴、咽不红等症状。

（2）感受风热 多伴有发热、喷嚏、流浊涕、咽红、口渴、舌红、脉浮数等。

2. 审痰重、热重

（1）痰重 喉间痰鸣，呼吸喘急，甚则胸高满闷，呼吸困难，苔多厚腻，属痰重。

（2）热重 高热稽留，呼吸气粗，烦躁口渴，舌红，苔黄而糙，或干糙无津，属热重。

3. 辨别常证、变证

（1）常证 病位在肺，证候有轻重之别。轻证为风寒闭肺、风热闭肺。若高热炽盛，喘憋严重，呼吸困难者，为毒热闭肺、痰热闭肺的重证。

（2）变证 若正虚邪盛，可出现心阳虚衰，热陷厥阴之变证，为病邪猖獗，正气不足的危重证候。

二、治疗原则

1. 基本治则 开闭清肺。

2. 具体治法 若痰多壅盛者，首先降气涤痰；喘憋严重者，治以平喘利气；气滞血瘀者，治以活血化瘀；病久气阴耗伤者，治以补气养阴，助正达邪；出现变证者，观其脉证，随证施治。

三、分证论治

（一）常证

1. 风寒闭肺

证候表现：恶寒，发热，无汗，呛咳频作，痰白清稀，甚则呼吸急促，舌淡，苔薄白或白腻，脉浮紧，指纹浮红。

证候分析：此为风寒之邪外袭于肺，肺气失宣，邪郁肌表之证。多有恶寒发热，无汗之表寒证，也常有痰涎稀白，口不渴，舌不红的特征。多见于寒冷地区或寒冷季节，为肺炎喘嗽的初期或属轻证，此期一般多比较短暂。

治法：辛温开闭，祛饮化痰。

方剂：华盖散（《太平惠民和剂局方》）加减。

方解：常用麻黄、杏仁散寒宣肺；荆芥、防风解表散寒；桔梗、白前宣肺止咳；苏子、陈皮化痰平喘。

加减：恶寒，身痛重者加桂枝、白芷温散表寒；痰多，苔白腻者加半夏、莱菔子化痰止咳。如寒邪外束，内有郁热，症见呛咳痰白、发热口渴、面赤心烦、苔白、脉数者，则宜用大青龙汤表里双解。

2. 风热闭肺

证候表现：初起发热，恶风，有汗热不解，口渴引饮，咳嗽痰黏或黄，咽部红赤，舌红，苔薄黄或薄白而干，脉浮数。重证可见高热烦躁，咳嗽剧烈，痰多黏稠，气急鼻扇，涕泪俱无，大便秘结，舌红，苔黄，脉数大。

证候分析：此为风热犯肺或寒郁化热证候，临床较为常见，表邪未解，肺经有热，轻者见发热咳嗽，重者邪闭肺络则见气急，鼻扇，涕泪俱无。

治法：祛邪开闭，清肺化痰。

方剂：银翘散（《温病条辨》）合麻杏石甘汤（《伤寒论》）加减。

方解：银翘散用于发热咳嗽，气急、鼻扇不甚明显者，具有辛凉解表之功效。麻杏石甘汤适用于风热闭肺证，症见壮热，咳剧，气急，鼻扇，具有清肺化痰之功效。常用麻黄、杏仁、生石膏、甘草宣肺清热；金银花、连翘、薄荷解表清热；桑叶、桔梗、前胡宣肺止咳。

加减：咳剧痰多者，加浙贝母、竹沥、天竺黄清化痰热；热重者，加黄芩、栀子、鱼腥草清肺泄热；夹有积滞者，加莱菔子、大腹皮、全瓜蒌化痰通腑。

3. 毒热闭肺

证候表现：高热持续，咳嗽剧烈，气急鼻扇，甚至喘憋，涕泪俱无，鼻孔干燥如烟煤，面赤唇红，烦躁口渴，溲赤便秘，舌红而干，舌苔黄腻，脉滑数。

证候分析：本证邪势炽盛，毒热内闭肺气，常为痰热闭肺证发展而成。热炽肺气郁闭而见高热不退，咳嗽剧烈，气急喘憋；毒热耗灼阴津故见涕泪俱无，鼻孔干燥如烟煤。毒热闭肺证病情重笃，容易发生变证，因邪热化火内陷或正虚心阳不支，迅速转为邪陷厥阴、心阳虚衰之危证。

治法：清热解毒，开闭清肺。

方剂：三黄石膏汤（《外台秘要》）加减。

方解：常用炙麻黄、淡豆豉宣肺开闭；黄连、黄芩、黄柏、栀子清热解毒；生石膏大清肺热。

加减：加生大黄、玄明粉通腑泄热，釜底抽薪；热毒重加虎杖、蒲公英、败酱草清热解毒；口燥鼻干，涕泪俱无，加生地、玄参、麦冬润肺生津；咳重加前胡、款冬花宣肺止咳；烦躁不宁加白芍、钩藤清心宁神。

4. 湿热闭肺

证候表现：汗出热不退，午后益甚，口渴不欲饮，咳喘气促，鼻翼扇动，舌质红，舌苔黄腻，指纹紫滞，脉滑数。

证候分析：湿热熏灼于肺，肺气闭郁，宣肃失司，而发为咳喘。湿热内盛，则精神倦怠乏力，面色晦暗无华，口周青灰，汗出热不退，午后益甚，口渴不欲饮。

治法：清热化湿，开闭清肺。

方剂：五虎汤（《医宗金鉴》）合葶苈大枣泻肺汤（《金匮要略》）加减。

方解：五虎汤治疗马脾风之暴喘，葶苈大枣泻肺汤泻肺定喘。两方合用共奏清热化湿，泻肺定喘之功。

加减：热重者加寒水石、栀子、黄芩；湿重加薏苡仁、滑石、淡竹叶清利湿热。

5. 痰热闭肺

证候表现：发病较急，气喘，鼻扇，喉间痰鸣，声如拽锯，发热，烦躁不安。重证颜面口唇青紫发绀，两胁扇动，摇身撷肚，舌淡嫩或带紫色，苔白腻而厚，脉滑数。

证候分析：痰热闭肺，痰重于热，肺气不降，痰随气升，故气急，痰鸣，甚则呼吸困难。此证多见于虚胖体弱的婴儿，平素容易自汗盗汗，肺脾不足，生湿酿痰，复因外邪引动伏痰，闭滞肺络所致。

治法：清热涤痰，开闭清肺。

方剂：苏葶丸合五虎汤（《医宗金鉴》）加减。

方解：方中苏葶丸涤痰定喘；五虎汤清肺定喘。两方合用共奏清热泻肺，涤痰定喘之效。

加减：痰多者加鲜竹沥、天竺黄；热甚者加黄芩清肺；便秘，腹胀者加生大黄、芒硝，或用牛黄夺命散通腑涤痰，刘老谓之"上病下取"；发绀者加当归、红花、赤芍活血化瘀。

6. 阴虚肺热

证候表现：病程较长，低热盗汗，面色潮红，口唇樱红，干咳无痰，舌红而干，苔光或花剥，脉细数。

证候分析：本证多见于肺炎喘嗽后期，因久热久咳，耗伤肺阴，余邪留恋不去，故低热，盗汗，口唇樱红，脉细数。肺阴亏损，则干咳无痰，舌干红。

治法：养阴润燥，开闭清肺。

方剂：沙参麦冬汤（《温病条辨》）加减。

方解：常用沙参、麦冬、玉竹、天花粉养阴清肺；桑白皮、炙款冬花肃肺润燥止咳；扁豆、甘草益气和胃。

加减：余邪留恋，低热起伏者，加知母、黄芩、青蒿、鳖甲、地骨皮清虚热；久咳者，加百部、百合、诃子、枇杷叶敛肺止咳；汗多者，加龙骨、牡蛎、五味子固表敛汗。

7. 肺脾气虚

证候表现：低热起伏不定，面色苍白无华，动则汗出，咳嗽乏力，喉中有痰，纳呆，大便溏薄，舌淡，苔白滑，脉细软。

证候分析：平素脾胃不健，病程中肺气耗伤太过，正虚未复，余邪留恋，故发热起伏不定。肺气虚弱，营卫失和，卫表失固，故动则汗出。脾运不健，痰湿内生，则食少便溏，喉中痰鸣。气血生化乏源，故面色无华，肢体困乏无力。

治法：补肺健脾，开闭清肺。

方剂：人参五味子汤（《幼幼集成》）加减。

方解：方中人参、白术、茯苓、甘草健脾益气，培土生金；五味子收敛肺气。

加减：咳嗽不止者，加紫菀、百部、款冬花肃肺止咳；低热起伏，营卫不和者，加桂枝、龙骨、牡蛎、白芍调和营卫，扶正护阳；动则汗出者，加黄芪益气固表；食欲不振者，加山楂、神曲、麦芽健胃助运；久泻不止者，加扁豆、山药、煨木香、煨诃子健脾止泻。

（二）变证

1. 心阳虚衰

证候表现：突然面色苍白，口唇肢端青紫发绀，呼吸困难加重，额汗不温，四肢厥冷，烦躁不宁，右胁下肝脏肿大，舌淡紫，苔薄白，脉微弱急速。

证候分析：心阳虚衰常继发于痰热闭肺证。因肺气严重痹阻，影响心血运行，血液瘀滞，故发绀，舌淡紫。肝主藏血，血郁于肝，故肝脏肿大。心阳不能运行输布全身，故面色苍白，四肢欠温。阳气浮越，则烦躁不宁。

治法：救逆固脱，开闭清肺。

方剂：参附龙牡救逆汤（验方）加减。

方解：方中人参大补元气；附子回阳救逆；龙骨、牡蛎潜阳敛汗；白芍、甘草和营护阴。

加减：气阴两竭者，加生脉散益气养阴；面色口唇发绀，肝脏肿大者，加当归、红花、丹参活血化瘀；兼痰热实证，必须扶正祛邪，标本同治。

2. 邪陷厥阴

证候表现：壮热，神昏谵语，四肢抽动，口噤，项强，两目上视，舌红，苔黄腻，脉细数。

证候分析：邪热炽盛，内陷厥阴，入心则神明失守，可见昏迷，谵妄；入肝则引动肝风，可见抽风痉厥。

治法：息风开窍，开闭清肺。

方剂：羚角钩藤汤（《重订通俗伤寒论》）合牛黄清心丸（《痘疹世医心法》）加减。

方解：方中羚羊角、钩藤、桑叶、菊花平肝息风；竹茹、贝母清热化痰；茯神安神定志，白芍、甘草、生地滋阴柔肝，缓急止痉。牛黄清心丸清心开窍。

加减：昏迷痰多者，加郁金、胆南星、天竺黄化痰开窍；高热神昏者，加安宫牛黄丸、紫雪丹、醒脑静（静脉滴注）清热开窍。

四、其他疗法

1. 中成药

（1）小儿肺热咳喘口服液　清热解毒，宣肺止咳。用于热邪犯肺，咳嗽痰多。每次10～20mL，每日2～3次。

（2）儿童清肺口服液　清肺化痰止咳。用于小儿肺经痰热，咳嗽气促，痰多黏稠。每次5～10mL，每日2～3次。

2. 外治法

（1）拔罐疗法　取穴肩胛双侧下部，拔火罐。每次5～10分钟，每日1次，3～5日为1疗程。用于肺炎后期湿性啰音久不消失者。

（2）贴敷疗法

①双柏散：大黄、黄柏、泽兰、侧柏、薄荷各等份，茶水调药末，外敷胸部啰音密集处，每天换药1次，用于迁延性肺炎，一般1周左右啰音消失。

②三黄膏：黄芩、黄连、大黄各等份，烘干研细末，过筛后用酒调膏，敷胸背啰音密集处，有退热消炎之功。

【预防与调护】

一、预防

1. 提倡户外活动，增加小儿抗病能力。衣着要寒暖适宜，注意气候变化。
2. 冬春季节，少带小儿去公共场所，避免受凉及交叉感染而引发疾病。

二、调护

1. 保持卧室清洁，空气流通，避免直接吹风。
2. 发热时以流质、半流质饮食为宜，给予富有营养的清淡食品，忌食油腻及刺激食品，以防助热生痰。
3. 重症肺炎，加强巡视观察，密切注意体温、呼吸、神情、面色等变化。

【古籍选录】

[1]《幼科金针·肺风痰喘》云："小儿感冒风寒，入于肺经，遂发痰喘，咳嗽不得舒畅，喘急不止，面青潮热，啼哭惊乱，若不早治，则惊风立至矣，唯月内芽儿犯此，即肺风痰喘。"

[2]《证治准绳·幼科》云："无价散治风热喘促，闷乱不安，俗谓之马脾风。"

[3]《医宗金鉴·幼科杂病心法》云："暴喘俗名马脾风，胸高胀满胁作坑，鼻窍扇动神闷乱，五虎一捻服最灵。"

第五节　哮　喘

哮喘是小儿时期的常见疾病。哮指声响，喘指气息，哮必兼喘，故通称哮喘。临床以发作性喉间哮鸣气促，呼气延长，严重者不能平卧，呼吸困难，张口抬肩，摇身撷肚，口唇青紫为特征，常在清晨与夜间发作，症状可经治疗或自行缓解。本病一年四季都可发生，尤以冬春两季及气候多变时易于发作。本病有明显的遗传倾向，常发生于8岁之前，其中约一半发生于3岁之前。在青春期之前，男孩哮喘的患病率是女孩的1.5～3倍，青春期时这种差别消失。

"哮喘"病名，较早见于《丹溪心法·喘论》提出的"哮喘专主于痰"。《幼科发挥·哮喘》云："小儿素有哮喘，遇天雨而发者。""发则连绵不已，发过如常，有时复发，此为宿疾，不可除也。"本病相当于西医的支气管哮喘、咳嗽变异型哮喘等。

【病因病机】

一、病因

1. 外因　责之于感受外邪，接触异物、异味以及嗜食酸、甜、腥、辣等。

2. 内因　责之于伏痰，素体脾、肺、肾三脏失调，导致痰饮留伏，隐伏于肺窍，成为哮喘夙根。

二、病机

本病病位在肺、脾、肾，其发病是外内合邪的结果。所以，本病的发病机理，主要在于痰饮久伏，遇到诱因，一触即发，反复不已。当发作时，则痰随气升，气因痰阻，相互搏结，阻塞气道，肺管因而狭窄，气机升降不利，以致呼吸困难，气息喘促。同时，气体的出入，又引触停积之痰，是以产生哮鸣之声。

1. 基本病机　肺壅痰阻。

2. 发作期病机　小儿先天禀赋不足或后天失养、疾病影响等导致肺、脾、肾三脏虚损。肺失通调水道，津液停聚而成痰；脾不运化水湿则痰湿内生；肾虚不能蒸腾气化，水饮亦可上泛而成痰饮，此三者为哮喘伏痰内生之主因。痰饮形成，日积月累，待机而动。遇到诱因，触动伏痰，痰随气升，气因痰阻，相互搏结于气道，肺壅痰阻，气道因而狭窄，气机升降不利，则出现喘息气急、喉间痰鸣诸症，哮喘发作。

若系外感风寒，内伤生冷，则表现为寒性哮喘；若外感风热，或痰热内伏，则表现为热性哮喘。

3. 缓解期病机　哮喘缓解后，肺壅痰阻之势减缓，进入正虚阶段，尤其是肺、脾、肾三脏虚损，进一步导致痰饮留伏肺窍，进入恢复期。

（1）肺气虚　肺虚则卫外失固，腠理不密，易为外邪所侵，邪阻肺络，肺壅痰阻，气机不利，津液凝聚为痰，则呼吸不利，喉间痰鸣，易反复感冒。

（2）脾气虚　脾主运化水谷精微，脾虚不运，生湿酿痰，上贮于肺，则咳嗽、咯痰，伴纳差、倦怠乏力、大便稀溏。

（3）肾气虚　肾虚不能蒸化水液而为清津，上泛为痰，肺壅痰阻，故动则喘甚，喉间有痰，腰膝酸软，大便清冷。

【临床表现】

起病有急有缓，一般较大儿童起病多急，幼小者起病较缓。发作时呈呼气性吼鸣、气喘，伴有咳嗽、痰壅，以夜间为重，甚者不能平卧，神情紧张，面色苍白，冷汗，唇青，鼻扇等。若哮喘发作持续不缓解者，见有气急、气息短促、神疲无力、大汗淋漓、脉弱等严重征象。肺部听诊发作时两肺可闻及哮鸣音。哮喘发作休止，尚可见咳嗽、痰多、气短等征象。

【诊断与鉴别诊断】

一、诊断

1. 儿童支气管哮喘诊断标准

（参照中华医学会儿科学分会呼吸学组2008年修订的儿童支气管哮喘诊断与防治指南）

（1）反复发作喘息、咳嗽、气促、胸闷，多与接触变应原、冷空气、物理、化学刺激、呼吸道感染以及运动有关，常在夜间和（或）清晨发作或加剧。

（2）发作时双肺可闻及散在或弥漫性，以呼气相为主的哮鸣音，呼气相延长。

（3）上述症状和体征经抗哮喘治疗有效或自行缓解。

（4）除外其他疾病引起的喘息、咳嗽、气促和胸闷。

（5）临床表现不典型者（如无明显喘息或哮鸣音），应至少具备以下1项：

①支气管激发试验或运动激发试验阳性。

②证实存在可逆性气流受限，支气管舒张试验阳性或抗哮喘治疗有效。

③最大呼气流量（PEF）每日变异率（连续监测1～2周）≥20%。

符合第1～4条或第4、5条者，可以诊断为哮喘。

2. 咳嗽变异型哮喘诊断标准

（1）咳嗽持续或反复发作>4周，常在夜间和（或）清晨发作，运动后加重，痰少，临床无感染征象，或经较长期抗生素治疗无效。

（2）支气管舒张剂治疗可使咳嗽发作缓解（基本诊断条件）。

（3）有个人过敏史或家族过敏史。

（4）变应原试验阳性可作为辅助诊断。

（5）除外其他原因引起的慢性咳嗽。

二、鉴别诊断

1. 毛细支气管炎 常见于2岁以下婴幼儿，尤以2~6个月婴儿最为多见。常于上呼吸道感染后2~3天出现咳嗽，发热，呼吸困难，喘憋，来势凶猛，但中毒症状轻微。肺部听诊可闻及大量哮鸣音、呼气性喘鸣，当毛细支气管接近完全梗阻时，呼吸音可明显减弱，往往听不到湿啰音。胸部X线常见不同程度梗阻性肺气肿和支气管周围炎，有时可见小点片状阴影或肺不张。

2. 支气管肺炎 以发热，咳嗽，痰壅，气急，鼻扇为主症。肺部听诊可闻及细湿啰音，以脊柱两旁及肺底部为多。无过敏史及反复发作的病史。胸部X线可见斑点、片状阴影。

【辨证论治】

一、辨证要点

1. 辨分期、虚实

（1）发作期 发作期哮吼痰鸣，气急喘息，以邪实为主。

（2）缓解期 缓解期哮喘已平，以正虚为主，辨其肺脾肾三脏之不足：气短多汗，易感冒多为肺气虚；形寒肢冷，面白，动则喘息为肾虚；形体消瘦，倦怠乏力，纳差便溏多为脾虚。

2. 辨寒热

（1）寒证 凡咳嗽气喘，咯出白稀痰、泡沫痰，形寒，肢冷，舌淡，苔薄或白腻，属寒喘。

（2）热证 凡咯出黄黏痰，身热面赤，口渴引饮，舌红，苔黄，属热喘。

二、治疗原则

1. 基本治则 开壅祛痰。发作期攻邪以治其标，缓解期扶正以治其本。

2. 具体治法 发作期治肺为主，分辨寒热虚实、寒热夹杂而随证施治；缓解期调肺脾肾等脏腑功能，消除伏痰夙根。若虚中有实，虚实夹杂，则宜扶正祛邪，标本兼顾。

三、分证论治

（一）发作期

1. 寒性哮喘

证候表现：咳嗽气喘，喉间有哮鸣音，痰多白沫，形寒，无汗，鼻流清涕，四肢欠温，面色晦滞，舌淡红，苔白滑，脉浮滑。

证候分析：风寒外束，引动伏痰，阻滞肺络，气道受阻，故咳嗽气喘，吐白沫痰。痰气相搏，故喉间可闻及哮鸣音。风寒在表，故畏寒无汗，鼻流清涕。痰邪内郁，阳气不能宣畅，故面色晦滞。苔薄白，脉浮滑为风寒夹痰之象。

治法：开壅祛痰，温肺定喘。

方剂：小青龙汤（《伤寒论》）合三子养亲汤（《韩氏医通》）加减。

方解：常用麻黄、桂枝宣肺散寒；细辛、干姜、半夏温肺化饮；白芥子、苏子、莱菔子行气化痰；白芍配桂枝，有解表和营，缓急平喘之功；五味子与细辛相伍，共达敛肺平喘之力。

加减：痰湿者，加厚朴行气化痰；气逆者，加代赭石降气；便秘者，加全瓜蒌通腑涤痰；咳重者加紫菀、款冬花、旋覆花化痰止咳；若外寒不重，表证不著者，可用射干麻黄汤加减。

2. 热性哮喘

证候表现：咳嗽哮喘，声高息涌，吐痰黄稠，喉间哮吼痰鸣，胸膈满闷，身热，面赤，口干，咽红，便秘，苔黄腻，脉滑数。

证候分析：外感风热，引动伏痰，蕴阻肺络，肺气失肃，故咳逆气急，喉中哮吼痰鸣，胸膈满闷，呼气延长。肺内有热，故发热面赤，苔黄腻。肺实则腑气不降，见大便干燥，为痰热蕴肺的实证。痰热内盛是本证的关键。

治法：开壅祛痰，清肺定喘。

方剂：麻杏石甘汤（《伤寒论》）合苏葶丸（《医宗金鉴》）加减。

方解：常用麻黄、生石膏、黄芩宣肺清热；杏仁、前胡宣肺止咳；葶苈子、苏子、桑白皮泻肺平喘；射干、瓜蒌皮、枳壳降气化痰。

加减：热重者，加鱼腥草、栀子清肺热；痰多者，加天竺黄、葶苈子、竹沥清化痰热；便秘者，加全瓜蒌、大黄或礞石滚痰丸降逆通腑；若表证不重，喘息咳嗽，痰色微黄，可选用定喘汤。

3. 寒热夹杂

证候表现：咳喘哮吼，畏寒，发热，鼻塞，流清涕，喷嚏，吐痰黏稠色黄，口渴引饮，大便干结，舌红，苔薄白，脉滑数。

证候分析：畏寒，鼻塞，打喷嚏，为风寒在表。发热，口渴，咽红，痰黄，大便干结，为里有痰热。此属外寒里热，寒热夹杂之候。多由哮喘发作时里热未清，又感风寒所致。

治法：开壅祛痰，散寒清肺。

方剂：定喘汤（《摄生众妙方》）加减。

方解：方中炙麻黄宣肺平喘；银杏降气平喘；款冬花、半夏化痰平喘；苏子降气平喘；青礞石豁痰平喘；桑白皮、黄芩清肺平喘；炙甘草调和诸药。

加减：热重者加黄芩、鱼腥草清其肺热；咳喘哮吼甚者加射干、桑白皮泻肺清热；痰多者加半夏、陈皮、苏子辛温化痰，或用葶苈子泻肺涤痰；痰热明显者加地龙、僵蚕、黛蛤散、竹沥清化痰热。

4. 虚实夹杂

证候表现：哮喘持续不已，病程较长，面色欠华，常伴发热，咳嗽，喉间有痰，舌淡，苔薄白，或舌红，苔少，脉细弱。

证候分析：哮喘发作不止，喉间有痰，兼发热口干，此为实证。病程较长，反复发作不已，面色欠华，脉搏细弱，此为虚证。乃肺虚邪恋，肾虚失纳，水泛为痰，为虚实夹杂之候。

治法：祛邪扶正，开壅祛痰。

方剂：射干麻黄汤（《金匮要略》）合都气丸（《张氏医通》）加减。

方解：射干麻黄汤逐饮降气，止咳平喘；都气丸敛肺益肾，平喘降逆。两方合用补虚扶正，标本同治。常用山茱萸、熟地、补骨脂益肾培元；山药、茯苓健脾益气；款冬花、紫菀温润化痰；半夏、细辛、五味子化饮平喘；麻黄、射干宣肺祛痰平喘。

加减：若喘逆多汗者，重用五味子敛汗平喘；虚喘抬肩，面色青灰，阳气欲脱者，加黑锡丹温肾纳气。畏寒肢冷者，加附片、淫羊藿温肾散寒；畏寒腹满者，加川椒、厚朴温中除满；痰多者，加银杏、芡实补肾健脾化痰；发热、咯痰黄稠者，加黄芩、冬瓜子、金荞麦清泄肺热。

（二）缓解期

1. 肺气虚弱

证候表现：面色苍白，气短懒言，倦怠乏力，容易出汗，反复感冒，胃纳不香，苔薄白，脉细无力。

证候分析：肺气不足，故面色苍白，气短懒言，倦怠乏力。肺虚皮毛不固，故自汗盗汗，容易感冒及诱发哮喘。

治法：补肺固表，开壅祛痰。

方剂：玉屏风散（《丹溪心法》）加减。

方解：本方黄芪益气固表为君；白术健脾益气为臣；防风祛风固表为佐。

加减：自汗多者，加龙骨、牡蛎、浮小麦敛汗；咽红口干，手足心热，舌红，苔少或花剥者，加北沙参、麦冬、五味子滋肺阴；腹胀加木香、枳壳、槟榔理气降气。

2. 脾气虚弱

证候表现：面色萎黄，虚浮少华，倦怠无力，时有痰鸣，舌淡，苔少，脉缓无力。

证候分析：脾气虚损，化源不足，不能上荣于面则面色萎黄，虚浮少华；脾主肌肉，脾虚则肌肉失养而倦怠无力；脾虚痰浊内生，上储于肺则时有痰鸣；舌淡，苔少，脉缓无力为脾虚之象。

治法：健脾益气，开壅祛痰。

方剂：六君子汤（《医学正传》）加减。

方解：四君子汤健脾益气，陈皮、半夏燥湿化痰。

加减：痰多加桂枝、细辛温化痰饮；纳谷不香加焦神曲、谷芽消食助运；腹胀加木香、枳壳理气消胀；便溏加山药、炒扁豆健脾化湿。

3. 肾气虚弱

证候表现：畏寒肢冷，动则气短，面色㿠白，自汗，食少，遗尿或夜尿增多，舌淡，苔白，脉沉细。

证候分析：肾阳虚不能运行阳气输布全身，故畏寒，肢冷，精神疲乏；肾气失纳，故动则气短；肾气不固，故遗尿或夜尿增多；舌淡，苔白，脉沉细均为肾气受损之象。

治法：益肾固本，开壅祛痰。

方剂：金匮肾气丸（《金匮要略》）加减。

方解：附子、肉桂温补肾阳；山茱萸、熟地黄补益肝肾；山药、茯苓、泽泻健脾化痰利湿。

加减：虚喘明显加蛤蚧、红参、冬虫夏草补肾纳气；咳嗽重加款冬花、紫菀止咳化痰；夜尿多者，加益智仁、补骨脂、菟丝子补肾固摄。

四、其他疗法

1. 中成药

（1）桂龙咳喘胶囊　止咳平喘。每次 10g，每日 2 次。用于热性哮喘。

（2）固本咳喘片　固摄止喘。每次 2～3 片，每日 3 次。用于痰涎壅盛，久咳不愈者。

2. 外治法　白芥子、延胡索各 12g，甘遂、细辛各 6g。共研细末，分成 3 份，每隔 10 天使用 1 份。用时取药末一份，加生姜汁调稠如 5 分钱硬币大，将其置于纱布上，分别贴在定喘、肺俞、心俞、膈俞、膏肓、膻中等穴，并以胶布固定，2～4 小时后揭去，小儿可根据体质酌情调整贴敷时间，一般为 30 分钟至 2 小时，正午时分最佳。若贴后皮肤发红，局部出现小疱疹，或皮肤疼痛有烧灼感，可提前揭去。贴药时间为每年夏天的初伏、中伏、末伏，冬天的一九、二九、三九，连用 3 年。除用于预防和治疗哮喘外，还可以治疗肺炎、气管炎、鼻炎、反复呼吸道感染，疗效较好。

3. 经验方

（1）麻黄 3～6g，炙紫菀 5～10g，清半夏 3～6g，炙桑白皮 10～15g，苏子 3～5g，炒杏仁 3～5g，黄芩 5～10g，甘草 3～5g，蝉蜕 3～5g，地龙 3～5g，葶苈子 3～5g，莱菔子 3～6g，车前子 3～6g，水煎服。用于热性哮喘。

（2）射干 5g，麻黄 3g，细辛 1g，炙紫菀 10g，炙款冬花 10g，五味子 5g，清半夏 5g，苏子 3g，葶苈子 5g，车前子 3g，水煎服。用于寒性哮喘。

【预防与调护】

一、预防

1. 重视预防复发，避免各种诱发因素，适当进行体育锻炼，增强体质。

2. 注意气候影响，做好防寒保暖工作。尤其气候转变或换季时，要预防感冒诱发哮喘。有外感病证要及时治疗。

3. 有哮喘病史者，不易剧烈活动，以免诱发哮喘。

二、调护

1. 居室宜空气流通，阳光充足。冬季要保暖，夏季要凉爽通风。避免接触特殊气味。

2. 饮食宜清淡而富有营养，忌进食生冷油腻、辛辣酸甜以及海鲜鱼虾等容易导致过敏的食物，以免诱发哮喘。

3. 注意心率、脉象变化，防止哮喘大发作。

【古籍选录】

[1]《幼科发挥·哮喘》云："小儿素有哮喘，遇天雨而发者……或有喘疾，遇寒冷而发，发则连绵不已，发过如常，有时复发，此为宿疾，不可除也。"

[2]《婴童百问·第五十六问》云："小儿有因惊暴触心，肺气虚发喘者，有伤寒肺气壅盛发喘者，有感热风咳嗽肺虚发喘者，有因食咸酸伤肺气发虚痰作喘者，有食热物毒物冒触三焦，肺肝气逆作喘者。"

[3]《幼幼集成·哮喘证治》云："夫喘者，恶候也。肺金清肃之令不能下行，故上逆为喘……吼者，喉中如拽锯，若水鸡声者是也。喘者，气促而连属，不能以息者是也。故吼以声响言，喘以气息名。凡喉如水鸡声者为实，喉如鼾声者为虚。虽由于痰火内郁，风寒外束，而治之者不可不分虚实也。"

[4]《幼科释迷·咳嗽哮喘》云："大都幼稚，多吃咸酸，渗透气脘，一遇风寒，便窒壅道路，气息喘促，故多发于冬秋。必须淡饮食，行气化痰为主。禁凉剂，恐风邪难解也。禁热剂，恐痰火易生也。苏子、枳壳、青皮、桑皮、桔梗、半夏、前胡、杏仁、山栀，皆治哮必用之药。"

[5]《幼科发挥·肺所生病》云："小儿素有哮喘，遇天雨则发者，苏陈九宝汤主之。如吐痰多者，六味地黄丸主之。发挥云：'肾者水脏也，受五脏六腑之津液而藏之。入心为汗，入肺为涕，入脾为涎，入肾为精，入肝为泪。凡咳嗽之多吐痰，乃肾之精液不归元也，宜补肾，地黄丸主之，加巴戟、杜仲（盐水炒）、肉苁蓉（酒洗，去甲）、小茴香（炒）、破故纸（炒），研末，蜜丸，煎门冬汤下。"

[6]《片玉心书·哮喘门》云："哮喘之证有二，不离痰火。由卒感风寒而得者，有曾伤盐水而得者，有伤醋汤而得者，至天阴而发，连绵不已。轻者用五虎汤一帖，重则葶苈丸治之。此皆一时急解之法。若要断根，常服五圣丹，外用灸法。"

□ 第五章 □

心系病证

第一节　小儿病毒性心肌炎

小儿病毒性心肌炎是由病毒侵犯心肌所致，以心肌炎性病变为主要表现的疾病。典型病例以心悸、气短、长叹气、善太息、胸闷、胸痛为临床特征。预后大多良好，少数可发生心力衰竭、心源性休克，甚至猝死。部分病例因失治、误治而遗留不同程度的后遗症。本病是小儿时期常见的疾病之一。各年龄均可罹患，尤以 3 岁以上的小儿多见。

小儿病毒性心肌炎的发病机理尚未完全清楚，一般认为与病毒直接侵犯心肌细胞或引发机体免疫损害有关。本病常继发于呼吸道、消化道病毒感染之后，如流行性感冒、水痘、麻疹、风疹、流行性腮腺炎、腹泻等由病毒引起的疾病病程中或患病后可继发心肌炎。

本病可归属于中医学的"惊悸""怔忡""胸痹"等范畴。

【病因病机】

一、病因

1. 外因　感受外邪所致。其中尤以风热或湿热邪毒为主，前者多发于冬春，后者多发于夏秋。

2. 内因　小儿具有体禀少阳，脏腑娇嫩，卫外功能较差的生理特点。若由于调护失宜等因素导致体质虚弱、抵抗力下降则成为本病发病的内在因素。本病在发病前常常表现出心之气、血不足的特征。

此外，小儿情志不遂、精神紧张、运动过量、过度疲劳等因素均可成为本病发病及导致病情反复或加重的诱因。

二、病机

1. 基本病机　邪扰心脉。

2. 常证病机

（1）风热扰心　风热邪毒或由鼻而入，或由皮毛而入，皆内归于肺，风热阻肺，肺失宣肃。心与肺同居上焦，肺气贯于心脉。风热之邪郁而不解，由肺袭心，侵犯心脏，扰动心神。

（2）湿热扰心　湿热邪毒由口鼻而入，内犯于肺，由肺袭心，扰动心神；湿热之邪亦可由口而入，直犯脾胃；或由于脾胃失健，运化失司，湿热内蕴。脾统血，心主血，胃之大络，络于心脉。无论外侵之湿热或是内生之湿热，皆可由脾胃循络犯心，扰动心神。

（3）痰热扰心　无论风热之邪，还是湿热之邪，均可内犯于肺，邪热羁留，灼烁肺津，炼液成痰，痰热互结，上扰心神；或由于脾运失健，痰浊内生，停于心下，扰动心神。

（4）气滞血瘀　外邪入侵，邪气犯肺，肺气不畅，气滞不行，心血瘀滞；瘀血内停，阻滞气机，形成恶性循环。同时，亦可由于邪气由肺袭心，邪毒客于心脉，脉行不畅，瘀血内阻，形成气滞血瘀，心失所养，则心神不安。

（5）心阳不振　病程日久，心气虚弱，心阳受损，心脉失养，鼓动无力，而致悸动不安。

（6）气阴两虚　邪气犯心，若久羁不去，势必耗损心血，心阴虚损，心失所养，则心悸怔忡。同时，脾为气血生化之源，若脾气虚弱，中焦化源不足，血虚无以养心，可导致心悸怔忡。

（7）心阳虚脱　如病邪深陷，正气不支，心气衰弱，心阳不足，进一步发展则出现心阳虚损，正气衰败，心阳衰微，而危象环生。

【临床表现】

本病临床表现轻重不一，病程长短不同。临床分急性期、迁延期、慢性期三期。

主要临床表现：轻型患儿无明显临床症状，仅有心电图改变和（或）心肌酶的升高；心肌受累明显时表现为心前区不适、胸闷、心悸、长叹气、头晕、乏力等。患儿多有轻重不等的前驱期症状，主要为发热、周身不适、咽痛、肌痛、腹泻、皮疹等；心电图可见过早搏动或 T 波降低等。心脏有轻度扩大，伴心动过速、心音低钝及奔马律等。

【诊断与鉴别诊断】

一、诊断要点

病毒性心肌炎诊断标准（1999 年昆明小儿心肌炎、心肌病学术会议修订）：

1. 临床诊断依据

（1）心功能不全、心源性休克或心脑综合征。

（2）心脏扩大（X线、超声心动图检查具有表现之一）。

（3）心电图改变　以R波为主的2个或2个以上主要导联（Ⅰ、Ⅱ、aVF、V_5）的ST-T改变持续4天以上伴动态变化，窦房传导阻滞、房室传导阻滞、完全性右束支或左束支传导阻滞，成联律、多形、多源成对或并行性早搏，非房室结及房室折返引起的异位性心动过速，低电压（新生儿除外）及异常Q波。

（4）CK-MB升高或心肌肌钙蛋白（cTnI或cTnT）阳性。

2. 病原学诊断依据

（1）确诊指标　自患儿心内膜、心肌、心包（活检、病理）或心包穿刺液检查，发现以下之一者可确诊心肌炎由病毒引起：①分离到病毒。②用病毒核酸探针检测到病毒核酸。③特异性病毒抗体阳性。

（2）参考依据　有以下之一者结合临床表现可考虑心肌炎系病毒引起：①自患儿粪便、咽拭子分离出病毒，且在恢复期血清中同型病毒抗体滴度较第一份血清升高或下降4倍以上。②病程早期患儿血中特异性抗体阳性。③用病毒核酸探针自患儿血中检测到病毒核酸。

3. 确诊依据

（1）具备临床诊断依据2项，可临床诊断为心肌炎。发病的同时或发病前1～3周有病毒感染的证据支持诊断者。

（2）同时具备病原学诊断依据之一，可确诊为病毒性心肌炎。

（3）凡不具备诊断依据，应给予必要的治疗或随诊，根据病情变化，确诊或除外病毒性心肌炎。

（4）应除外风湿性心肌炎、中毒性心肌炎、先天性心脏病、结缔组织病，以及代谢性疾病的心肌损害、甲状腺功能亢进症、原发性心肌病、原发性心内膜弹力纤维增生症、先天性房室传导阻滞、心脏自主神经功能异常、β受体功能亢进及药物引起的心电图改变。

4. 分期

（1）急性期　新发病，症状及检查阳性发现明显且多变，一般病程在半年以内。

（2）迁延期　临床症状反复出现，客观检查指标迁延不愈，病程多在半年以上。

（3）慢性期　进行性心脏增大，反复心力衰竭或心律失常，病情时轻时重，病程在1年以上。

二、鉴别诊断

1. 风湿性心肌炎　本病多有近期链球菌感染史；心脏有明显的病理性杂音，最常见的是心尖区全收缩期杂音；多有心脏扩大；风湿活动期血沉增快；抗链球菌溶血素"O"＞500单位，抗链球菌激酶＞1:40，抗透明质酸酶＞1:2048；C反应蛋白在风湿活动早期呈阳性反应。

2. 原发性心肌病 小儿以充血性心肌病多见。心脏以扩大为主，左室更明显；常见呼吸困难及心动过速，活动后加重，肝大、浮肿较明显。脉搏细弱，常有奔马律。心腔扩大明显者，可出现相对二尖瓣或三尖瓣关闭不全的吹风样收缩期杂音；心电图示左室肥厚，ST段下降，T波平坦或倒置及心律紊乱。

3. 心内膜弹力纤维增生症 本病的特征为1岁以内婴儿多数于2~6个月时突然出现心力衰竭；心脏扩大以左室为主；心脏无明显杂音；心电图多表现为左室肥厚，V_5、V_6导联T波倒置及房室传导阻滞。左心导管检查，左室舒张压增高，其波形具有诊断意义。

【辨证论治】

一、辨证要点

本病辨证的要点是要抓住心悸、胸痛、胸闷、气短、长叹气、乏力、多汗、头晕、面色苍白、手足发凉等临床症状以及舌象、脉象进行辨证论治。

1. 初期辨明风热、痰热、湿热

（1）风热 多见鼻塞流涕，恶寒发热，咳嗽胸闷，心悸气短，舌质红，苔薄黄，脉浮数。

（2）痰热 多见咳嗽有痰，胸闷胸痛，烦躁不安，心悸气短，舌红苔黄腻，脉滑数。

（3）湿热 多见头晕困倦，胸闷纳呆，心悸怔忡，恶心呕吐，腹胀腹泻，舌红苔腻，脉濡。

2. 后期分清气虚、阴虚、气滞血瘀

（1）气虚 多伴面白少华，心悸气短，倦怠乏力，动则汗出，舌淡胖嫩，脉弱无力或结、代。

（2）阴虚 多见口干唇燥，渴而欲饮，心悸胸闷，五心烦热，盗汗便干，舌红少苔，脉细数或促。

（3）气滞血瘀 多见胸背疼痛，郁闷憋气，长叹气，心悸不安，口唇发绀，爪甲青紫，舌上瘀斑或瘀点，脉细涩或结、代。

3. 识别病情轻重

（1）轻证 仅有心悸气短，胸闷胸痛，倦怠乏力，善太息。

（2）重证 面色苍白，口唇发绀，爪甲青紫，汗出肢冷，脉微欲绝。

4. 辨脉象

（1）数脉 年长儿一呼一吸脉来六至以上，谓之数脉；幼儿一呼一吸脉来七至以上即为数脉。风热、湿热、痰热扰心皆可见数脉。

（2）迟脉 年长儿一呼一吸脉来三至以下，谓之迟脉；幼儿一呼一吸脉来四至即为迟脉。心气虚、气滞血瘀证常见迟脉。

（3）涩脉 三五不调，时快时慢，脉来艰难如轻刀刮竹，谓之涩脉。气滞血瘀者多见涩脉。

（4）促脉 脉来频数，时一止复来，谓之促。风热、湿热、痰热扰心证多见促脉。

（5）结脉 脉来缓慢，时一止复来，止无定数，谓之结脉。心气虚、心血虚、心阴虚、气滞血瘀等可见结脉。

（6）代脉 止有定数，不能自还，良久方来，谓之代脉。脏气衰微、心气虚、心血虚等可见代脉。

二、治疗原则

1. 基本治则 宁心复脉。

2. 具体治法 初期以祛邪宁心复脉为要，"邪去则正安"，分别施以疏风清热、清热解毒、清热化湿、化痰通脉、活血化瘀、理气通痹等法；慢性期以扶正养心复脉为主，祛邪为辅，"养正则邪自除"，采用温振心阳、益气养阴、扶正祛邪等治法。刘弼臣教授强调本病病位主要在心，但治心并非止于心，可调理他脏以治心，常用调肺养心、清胃养心、健脾养心等法。

三、分证论治

1. 邪热犯心

证候表现：头痛流涕，恶寒发热，咳嗽，咽痛，心悸气短，胸闷胸痛，肌肉酸痛，舌质红苔薄黄，脉浮数或促。

证候分析：此证多由感受外邪而发。外邪从口鼻或皮毛而入，正邪相争则恶寒发热，热毒上扰则头痛，肺失清肃则流涕、咳嗽、咽痛。热毒之邪侵犯于心，故见心悸，气机不畅则胸闷胸痛。舌红苔薄黄，脉浮数或促均为热毒之象。

治法：清热解毒，宁心复脉。

方剂：玄参板蓝根汤（刘弼臣经验方）加减。

方解：方中玄参、板蓝根清热解毒；生甘草、桔梗清利咽喉；牛蒡子、山豆根、锦灯笼解毒利咽；紫丹参、苦参、万年青、蚤休活血宁心，调律复脉。

加减：邪热炽盛者加黄芩、山栀、生石膏加强清热泻火之力；鼻塞流涕者加辛夷、苍耳子疏风通窍；胸闷重加木香、郁金、枳壳理气宽胸；胸痛重加桃仁、红花活血化瘀；脉促者加鸡血藤、丝瓜络活血通脉。

2. 湿热扰心

证候表现：面色晦暗，倦怠乏力，胸部憋闷，心悸气短，善太息，舌质暗淡，舌苔白腻或黄腻，脉滑数或结代。

证候分析：本证或由外感湿热侵犯上焦，扰动心神；或脾运失健，水湿内停，郁而化热，湿热互结，上蒙心窍，扰动心神导致诸症。

治法：清热化湿，宁心复脉。

方剂：葛根芩连汤（《伤寒论》）加味。

方解：葛根解表清热，升发清阳；黄芩、黄连清热燥湿；甘草清热解毒，调和诸药。

加减：可加藿梗、佩梗、苏梗芳香辟秽，行气化湿；厚朴、半夏燥湿和中；泽泻、滑石利湿降浊；紫丹参、苦参、万年青、蚤休活血宁心，调律复脉。

3. 痰热扰心

证候表现：心悸气短，胸闷胸痛，咳嗽有痰，舌质色红或舌质淡胖边有齿痕，舌苔白腻或黄腻，脉滑数或结代。

证候分析：外邪内侵，犯肺损脾，外邪犯肺，聚津生痰，痰阻气道，肺失清肃，则咳嗽有痰；外邪损脾，脾失健运，痰浊内生，停于心下。两者皆可使胸阳失展，气机不畅，心脉痹阻，故见心悸气短，胸闷胸痛。

治法：清热化痰，宁心复脉。

方剂：柴芩温胆汤（刘弼臣教授经验方）加减。

方解：方中柴胡解郁理气，舒畅胸宇；黄芩苦寒清热燥湿；半夏降逆和胃，燥湿化痰；竹茹清热化痰，止呕除烦；枳实、陈皮行气消痰；茯苓利湿祛痰。

加减：痰湿重者加苍术、厚朴祛湿化痰；胸闷明显者，加郁金、木香理气宽胸；脉律不整者加紫丹参、苦参、万年青、蚤休活血宁心，调律复脉；夜眠不安者加夜交藤、柏子仁养心安神。

4. 心气不足

证候表现：面色无华，头晕胸闷，心悸不安，乏力气短，动则汗出，舌淡苔薄，脉细无力或结、代。

证候分析：心气不足，心失所养，则心悸不安，乏力气短，动则汗出，脉细无力或结、代；心气虚弱，面色失容，则面色少华而头晕。

治法：益气安神，宁心复脉。

方剂：炙甘草汤（《伤寒论》）加减。

方解：方中炙甘草、人参、大枣益气养心；干地黄、麦冬、阿胶、麻仁甘润滋阴，养心补血，润肺生津；生姜、桂枝、清酒通阳复脉。

加减：心悸不安，加炒枣仁、柏子仁宁心安神；胸闷明显者，加郁金、枳壳理气宽胸；胸部刺痛、脉律不整者加丹参、万年青活血宁心，调律复脉；肢冷畏寒者，加附子、细辛温运气阳。

5. 气阴两虚

证候表现：心悸怔忡，胸闷气短，少气懒言，神疲倦怠，心烦失眠，夜寐不安，口干咽燥，盗汗或自汗，舌红少津，脉细弱或结、代。

证候分析：病程日久，气阴两虚。气虚则心悸怔忡，胸闷气短，自汗乏力；阴液受损则口干咽燥，盗汗；阴虚则生内热，虚火上炎即出现心烦失眠。舌淡红少津，脉细弱或结、代，为气阴两虚之征象。

治法：益气养阴，宁心复脉。

方剂：炙甘草汤（《伤寒论》）合生脉散（《内外伤辨惑论》）加减。

方解：炙甘草汤益气补血，养心复脉。生脉散中人参甘温补气；麦冬甘寒，养阴生津，清虚热而除烦；五味子收敛心肺，止汗宁心。

加减：若气虚明显加黄芪；阴虚明显加熟地、玉竹；心悸不安可加夜交藤、酸枣仁宁心安神；胸部刺痛、脉律不整者加丹参、万年青活血宁心，调律复脉；自汗盗汗加浮小麦、麻黄根敛汗。

6. 气滞血瘀

证候表现：心悸不安，胸闷胸痛，如针刺样疼痛，善太息，性情急躁，两胁胀痛，舌质紫暗或有瘀点，脉细涩或结、代。

证候分析：气为血帅，气行则血行，气滞则血瘀。气机不利，肝失疏泄则见气短太息，性情急躁，两胁胀痛。瘀血内停，心失所养，故心悸不安，胸痛如针刺，舌质紫暗或有瘀点，脉细涩或结、代。

治法：行气活血，宁心复脉。

方剂：血府逐瘀汤（《医林改错》）加减。

方解：方中桃仁、红花、川芎、赤芍活血化瘀；当归、丹参养血活血，养心安神；郁金、枳壳理气解郁。

加减：若瘀血明显可用三棱、莪术破血祛瘀，但不宜过用久用；四肢逆冷可加附子、桂枝温阳通脉。

7. 心阳虚弱

证候表现：头晕心悸，神疲乏力，四肢不温，形寒自汗，甚则大汗淋漓，四肢厥冷，口唇及指趾青紫，呼吸微弱，舌质淡暗，舌苔薄白，脉细数或脉微欲绝。

证候分析：心阳虚弱，鼓动无力，气血运行不畅，故头晕，心悸。阳虚则自汗。胸阳不振，心脉瘀阻，则胸闷胸痛。阳气不达于四末，则形寒肢冷。若阳气暴脱，宗气大泄，则大汗淋漓，四肢厥冷，口唇及指趾青紫，呼吸微弱，脉微欲绝。

治法：温振心阳，宁心复脉。

方剂：苓桂术甘汤（《金匮要略》）加减。

方解：茯苓健脾渗湿，祛痰化饮；桂枝温振心阳，化气利水；白术健脾祛湿；甘草益气和中。

加减：神疲乏力明显者加黄芪、人参益气复元；多汗者加煅龙骨、煅牡蛎、浮小麦、糯稻根收涩止汗；形寒肢冷者加附子、干姜温阳散寒；阳气暴脱者加人参、麦冬、五味子、附子、干姜回阳救逆，益气敛阴。

8. 正虚邪恋

证候表现：面色萎黄，神疲乏力，心悸气短，胸闷叹息，纳呆食少，自汗盗汗，反复感冒，鼻塞流涕，喷嚏频频，咽痒不适，舌淡苔白，脉缓无力或结、代。

证候分析：病程日久，邪气羁留，正气已伤。正气受损则面色萎黄，神疲乏力；心气受损则心悸气短，胸闷叹息，舌淡苔白，脉缓或结代；脾气受损则纳呆食少；正气受损，卫外功能降低则反复感冒；肺卫受邪则鼻塞流涕，喷嚏频频，咽痒不适。

治法：扶正祛邪，宁心复脉。

方剂：黄芪桂枝五物汤（《金匮要略》）加减。

方解：黄芪益气固表；桂枝、白芍调和营卫，温通心阳；生姜、大枣温中补虚；饴糖补虚健中；甘草调和诸药。

加减：心悸明显者加龙齿、琥珀安神宁心；心烦少寐者加五味子、酸枣仁养心安神；反复感冒者加黄芪、防风、炒白术益气固表；鼻塞流涕加辛夷、苍耳子宣肺通窍；咽痒不适者加板蓝根、山豆根、蝉蜕、牛蒡子清咽利喉。

四、其他疗法

1. 中成药

（1）生脉饮 益气复脉，养阴生津。用于气阴两伤证。每次 5 ~ 10mL，每日 2 ~ 3 次。

（2）玉丹荣心丸 益气养阴，活血解毒。用于气阴两伤证、气滞血瘀证。每次 2 ~ 4 丸，每日 2 ~ 3 次。

（3）血府逐瘀口服液 活血化瘀，行气止痛。用于气滞血瘀证。每次 5 ~ 10mL，每日 3 次。

（4）复方丹参片 活血化瘀，行气止痛。用于气滞血瘀证。每次 1 ~ 2 片，每日 2 ~ 3次。

（5）丹参注射液 每次 0.25 ~ 0.5mL/kg，加入 10% 葡萄糖注射液 100 ~ 250mL 中静脉滴注，每日 1 次，2 周为 1 疗程。用于气滞血瘀者。

（6）参附注射液 每次 30 ~ 60mL 加入 10% 葡萄糖注射液 250 ~ 500mL 中，静脉滴注。用于心阳虚衰，阳气欲脱者。

2. 针灸疗法 常用穴：内关、列缺、合谷、心俞、神门、足三里、三阴交、阴陵泉等。上述穴位交替使用。平补平泻。7 日为 1 疗程。用于配合较好的患儿。

【预防与调护】

一、预防

1. 加强体育锻炼，增强体质，减少发病。

2. 尽量少带儿童去公共场所，根据气候变化适当增减衣服，以避免感冒，防止心肌炎的复发或加重。

3. 体弱儿、易感儿可给予玉屏风散口服以增加抗病能力。

二、调护

1. 患儿急性期须卧床休息，减轻心脏负担，减少心肌耗氧量，以利于心肌的恢复。

慢性期可适当进行轻微体育运动，避免剧烈运动，避免病情的反复和出现意外。

2. 给予富有营养、容易消化的食物，忌食生冷、辛辣、油腻之品。

【古籍选录】

[1]《伤寒论·辨太阳病脉证并治》云："伤寒脉结代，心动悸，炙甘草汤主之。"

[2]《难经·十四难》云："损其心者，调其营卫；损其脾者，调其饮食，适其寒温。"

[3]《金匮要略》云："心下悸者，半夏麻黄丸主之。"

第二节　皮肤黏膜淋巴结综合征

皮肤黏膜淋巴结综合征又称川崎病，是一种病因未明的血管炎综合征。主要病理改变为急性全身性中、小动脉炎。其临床特征为急性发热、多形红斑、球结膜充血、杨梅舌和颈淋巴结肿大、手足硬肿。本病好发于 5 岁以内的婴幼儿，多为 1~2 岁幼儿，男女之比为 1.5∶1，病程多为 6~8 周。大多数预后良好。其冠状动脉并发症为小儿时期冠状动脉心脏病最常见的原因。急性期病死率为 1%~3%，死因多为急性心肌梗死或动脉瘤破裂。

本病以急性发热伴皮疹为主要特点，归属为中医温病范畴，与疫疹、温毒、阳毒发斑极为接近。应用温病学卫气营血理论进行辨证施治，疗效较好。

【病因病机】

一、病因

1. 外因　外感温热毒邪，蕴于肌腠，侵犯营血所致。

2. 内因　小儿脏腑娇嫩，形体多有不足，若肺、脾、心三脏素虚，或由于调护失宜，乳食失节等，使积热内蕴，进而导致机体抵抗力下降，成为本病发生的内因。

二、病机

1. 基本病机　邪侵卫气，毒瘀营血。

2. 常证病机

（1）初期卫气同病　温热毒邪其性峻烈，传变迅速，故发病初期即可由卫入气而见壮热、烦渴等卫气同病之征，单纯卫分表证并不明显。

（2）中期气营两燔　邪毒化火，由气及营，熏蒸营血，充斥内外而见本病的典型临床表现；热毒随营血走窜流注可见指、趾红肿，颈部淋巴结肿大；壮火食气且耗血动血，加之正气不支，则热毒内陷于心，既见壮热不退，又有面色苍白、口唇青紫、胸闷、心痛等心气不足、心脉瘀滞等证。

（3）后期气阴两伤　因壮火伤津耗气，营阴乃心所主，故本病热退后气阴两伤之候以心之气阴亏损、心脉瘀滞之证最为显著。

【临床表现】

1. 主要症状

（1）发热 一般持续 5 天以上，长者甚可达月余。体温多在 39℃ 以上，呈稽留热或弛张热，抗生素治疗无效。

（2）皮疹 为多形性弥漫性红斑，一般无疱疹与结痂，躯干部多见，面部、四肢也可见上述皮疹。发热 2～4 天出疹，持续 4～5 天后消退。

（3）双眼球结膜充血 无脓性分泌物，一般无糜烂。

（4）杨梅舌 唇红、干燥、皲裂，口咽部黏膜弥漫性充血，舌乳头隆起似杨梅。充血症状持续于整个发热期。

（5）手足硬肿 手足掌呈现弥漫性红斑，指、趾末端硬肿突出，伴疼痛和僵直，9～14 天开始出现特征性的指、趾末端沿甲床膜状或薄片状脱皮。

（6）非化脓性颈淋巴结炎 一过性颈淋巴结肿大，直径为 0.5～1.5cm，多为单侧，不化脓。发热 3 天后出现此症，1 周后逐渐缩小。

2. 其他症状

心脏损害并不少见，可因冠状动脉炎伴动脉瘤和血栓梗塞而引起猝死。可出现不同程度的心肌炎、心包炎、心内膜炎和心律失常，偶可闻奔马律、心音低钝、心音分裂，可发生心肌梗死、心力衰竭、高血压、心源性休克等。上述症状多于病程 1～6 周出现，也可在急性期数月或数年后出现。肺部偶见间质性肺炎的症状体征。少数患儿有无菌性脑膜炎，中枢性、外周性神经麻痹以及精神、情绪异常。部分患儿有脓尿、尿道炎及腹痛、腹泻、呕吐、肠梗阻、肝大、黄疸等消化系统症状体征。

3. 辅助检查

（1）血液学检查 周围血白细胞增高，中性粒细胞增多，核左移。轻度贫血。血小板早期正常，第 2～3 周显著增高，血液呈高凝状态，血浆黏度增高，血浆纤维蛋白原增加。血沉增快，C 反应蛋白阳性。急性期免疫球蛋白增高，补体正常。部分患儿 ALT 和 AST 升高，球蛋白升高。

（2）尿检查 可出现蛋白尿，尿沉渣中白细胞增多，细菌培养阴性。

（3）心脏检查 病程第 1 周常见各类心电图异常，如心动过速、ST－T 改变，各种房室传导阻滞、T 波改变及心律紊乱。病程第 2 周若无有效治疗，10%～40% 患儿通过冠状动脉造影或二维超声心动图可发现各种冠状动脉病变（动脉扩张、动脉瘤），多侵犯左冠状动脉。

【诊断与鉴别诊断】

一、诊断要点

本病多采用日本 MCLS 研究会或第三次国际川崎病研讨会提出的诊断标准。满足以下 6 项中之 5 项者即可考虑诊断本病。

1. 不明原因发热 5 天以上，抗菌素治疗无效。

2. 双侧球结膜弥漫性充血。

3. 口唇潮红、皲裂，口咽黏膜充血，杨梅舌。

4. 病初（1~9天）手指足趾肿胀，掌跖潮红。恢复期（9~21天）出现指趾末端膜状脱屑。

5. 躯干、四肢多形性红斑。

6. 颈淋巴结非化脓性肿大，直径达1.5cm或更大。

二、鉴别诊断

1. 猩红热 皮疹发生早（1~2天），粟粒样均匀皮疹，疹间皮肤潮红，指趾肿胀及口唇皲裂不明显，发病年龄通常在3岁以上，青霉素治疗有效。

2. 幼年类风湿性关节炎 多为低热，反复出现各形皮疹（热退疹隐），热程反复、迁延，非手指、足趾末端红肿（为关节中心肿痛），无掌跖潮红、口唇潮红、皲裂、口咽黏膜充血、杨梅舌，无冠脉损害等特征。

3. 渗出性红斑 口唇、眼角糜烂，常有脓性渗出，假膜形成。皮疹广泛、大片，有水疱和结痂，无指趾端硬肿。

4. 系统性红斑狼疮 面部蝶形、盘状红斑，脱发，关节炎，白细胞减少，血小板减少，抗核抗体阳性等在川崎病中少见，且红斑狼疮病程长，病情易于反复。

【辨证论治】

一、辨证要点

1. 辨传变 本病初发多为卫气同病，中期则为气营两燔，后期多为气阴两伤之正虚或正虚邪恋。

2. 辨顺逆 顺证多循卫气营血传变规律，虽后期伤津耗气，但经调治可渐复元气，以达痊愈；逆证则在初期或后期，毒热侵心，心脉受损，或出现危候，或遗有心悸、胸闷等后遗症。

二、治疗原则

1. 基本治则 清气凉营，解毒化瘀。

2. 具体治法 本病由温热毒邪致病，故治疗以清热解毒、活血化瘀为主。初期佐以辛凉透表，中期则配凉血透气，后期热退则宜益气养阴。

三、分证论治

1. 卫气同病

证候表现：起病急骤，发热，不恶寒或微恶风，口渴喜饮，无汗，微咳，目赤，咽红，手掌足底潮红，面部、躯干部初现皮疹，或见颈部淋巴结肿大，纳呆，二便尚调或有轻度腹泻，舌质红，苔薄白，指纹紫或脉浮数。

证候分析：本证见于病之初起，温毒之邪化热迅速，起病急，传变快，故病初即见卫气同病，或卫分表证不显，而仅见气分热炽之候。

治法：透表清气，解热化毒。

方剂：柴葛解肌汤（《医学心悟》）加减。

方解：方中柴胡、葛根解肌透邪；知母、黄芩、贝母清气分之热，化痰散结；丹皮、生地、赤芍清热凉血，防邪入血；甘草解毒和中。

加减：高热烦躁口渴者加生石膏、栀子清气分热；腹泻加黄连、车前子清热利湿；目赤甚者，加菊花、木贼草清热明目；颈部淋巴结肿大明显加僵蚕、瓜蒌、山慈菇、海藻、昆布化痰散结。

2. 气营两燔

证候表现：壮热不退，昼轻夜重，烦躁不宁或嗜睡，斑疹鲜红，布于全身以躯干部最多，偶有瘙痒，咽红目赤，唇干裂鲜红，单侧或双侧颈部淋巴结肿大，坚硬触痛，表面不红，不化脓，手足呈坚实性肿胀，掌跖及指趾端潮红，杨梅舌，指纹紫或脉细数。或可见患儿面色苍白，乏力，口唇青紫，胸闷，剑突下痛，指纹青紫，脉数或结代。

证候分析：此型见于本病的极期，毒热炽烈，营血受累，热毒随营血上可攻头面，下可达手足，外可及皮肤，甚可内陷于心，故有以上诸症显现。

治法：清气凉营，解毒化瘀。

方剂：清瘟败毒饮（《疫疹一得》）加减。

方解：方中石膏、知母大清气分之热；黄芩、黄连、栀子泻火解毒；水牛角、丹皮、生地、赤芍清泄营分之毒，凉血散毒；玄参、连翘解散浮游之火；桔梗、竹叶解毒利咽，清热除烦。

加减：腹痛泄泻加黄连、木香、苍术、焦山楂清肠燥湿；阴液已耗，口干渴者，加天花粉、鲜石斛以生津润燥；兼有腑实者，用生大黄以通腑泻热；颈部瘰核明显加用夏枯草、蒲公英、山慈菇清热软坚化瘀；若见面色苍白，乏力，口唇青紫，脉结代等症时，可与生脉散加红花、丹参配合应用。

3. 气阴两伤

证候表现：身热已退（或有低热留恋），疲乏少力，自汗盗汗，手足硬肿及红斑消退，而在指趾末端沿指（趾）甲与皮肤交界处出现薄片或膜样脱屑，口渴喜饮，舌红少津，苔薄白，指纹紫，脉细数。有的患儿可见心悸，脉结代等。

证候分析：极期之后，热势已去而气伤津耗阴损，故见一派气阴不足之象。若见心悸、脉结代，则为心之气阴亏耗之征象。

治法：益气养阴，解毒化瘀。

方剂：沙参麦冬汤（《温病条辨》）合竹叶石膏汤（《伤寒论》）加减。

方解：方中沙参、麦冬、玉竹、天花粉、生地清润滋养，生津止渴；太子参气阴双补；白术、扁豆益气和胃；竹叶、石膏清热除烦；半夏降逆和胃；甘草、粳米和中。

加减：若低热缠绵可加地骨皮、银柴胡等；纳呆者加生谷芽、生麦芽、乌梅等；若有心悸、脉结代可予生脉散加红花、丹参、黄芪益气活血化瘀。

四、其他疗法

1. 中成药

（1）蒲地蓝消炎口服液　清热解毒，抗炎消肿。用于卫气同病、气营两燔证。每次5~10mL，每日3次。

（2）血府逐瘀口服液　活血化瘀，行气止痛。用于气营两燔瘀象明显者。每次5~10mL，每日3次。

（3）生脉饮　益气复脉，养阴生津。用于气阴两伤证。每次5~10mL，每日2~3次。

（4）双黄连口服液　用于气营两燔证。每次5~10mL，每日2~3次。

（5）清开灵口服液　用于气营两燔证。每次5~10mL，每日2~3次。

（6）丹参口服液　用于气营两燔瘀象明显者。每次5~10mL，每日2~3次。

2. 针灸疗法

（1）邪在卫气　取大椎、曲池、合谷、鱼际、外关，针用泻法，不留针。咽喉肿痛，加少商；高热不解，加十宣；口渴引饮，加尺泽、金津、玉液。

（2）邪入营血　取曲泽、中冲、少冲、委中、曲池，针用泻法，不留针。烦躁谵语者，加人中、十宣；斑疹多者，加血海。

（3）阴虚热恋　取太溪、照海、鱼际、扶突。低热持续，加间使、大椎；咽干口燥，加廉泉；手足心热，加少府、太溪、照海，用补法。

【预防与调护】

一、预防

提倡母乳喂养，培养婴幼儿良好的饮食和生活习惯，增强体质，减少疾病。

二、调护

1. 注意休息，保持口腔清洁，密切观察、监测病情变化。

2. 发热期多饮水，饮食宜新鲜、清淡、易消化而富有营养。

3. 热退后患儿应每隔3~6个月复查心脏超声，2年后仍宜每年复查1次。

【古籍选录】

[1]《诸病源候论·小儿杂病诸候·患斑毒病候》云："斑毒之病，是热气入胃。而胃主肌肉，其热夹毒蕴积于胃，毒气熏发于肌肉，状如蚊蚤所啮，赤斑起，周匝遍体。此病或是伤寒，或时气，或温病，皆由热不时歇，故热入胃，变成毒，乃发斑也。凡发赤斑者，十生一死，黑者，十死一生。"

［2］《诸病源候论·小儿杂病诸候·壮热候》云："小儿壮热者，是小儿血气盛，五脏生热熏发于外，故令身体壮热。"

［3］《痘疹心法·斑疹论》云："疹为心者，语其本也；谓疹为脾者，语其标也。语心脾而肺在其中矣。"

□ 第六章 □

脾胃病证

第一节　口　疮

　　口疮以口颊、舌体、上腭、齿龈等处发生黄白色溃疡为特征，如发于口唇两侧者，称为燕口疮；满口糜烂、色红作痛者，称为口糜。本病可单独发生，也可伴发于其他疾病当中。发病无明显季节性，一年四季均可发生，婴幼儿时期多见。轻证仅有流涎、拒食、烦躁、哭啼等，个别有发热；重证可见精神萎靡，手足不温，吐舌弄舌，痰涎涌盛。经适当诊疗和调护，一般预后良好，部分患儿可反复发作，严重者可致邪热内陷，神昏抽搐。

　　有关本病的记载，最早见于《内经》。《素问·气交变大论》曰："岁金不及，炎火乃行，民病口疮。"《诸病源候论·唇口病诸候》言："手少阴，心之经也，心气通于舌，足少阴，脾之经也，脾气通于口。脏腑热盛，热乘心脾，气冲于口与舌，故令口舌生疮也。诊其脉，浮则为阳，阳数者，口生疮。"指出心脾热盛为口疮的病机。南宋《小儿卫生总微论方·唇口病论》曰："风毒湿热，随其虚处所著，搏于血气，则生疮疡……若发于唇里，连两颊生疮者，名曰口疮……若发于口吻两角生疮者，名曰嚼口疮。"指出因其发病部位不同，有口疮与嚼口疮之别，但都可因感受风毒湿热之邪而致。本病属西医疱疹性口腔炎、溃疡性口腔炎、口角炎等范畴。

【病因病机】

一、病因

　　1. 外因　感受风热湿毒，六淫之邪侵入，搏于血气，发于口舌则口臭，红肿溃烂。

或热病火盛，血气壅盛，火性向上，熏于上焦，故口舌疼痛生疮。

2. 内因 母食厚味，遗热于胎，或调护失宜，将养过温，致心脾积热，热毒随经上通于口舌而生疮；疳证、久病致阴虚火盛，水不制火，虚火上炎，而致口舌生疮。

二、病机

本病病位在心、脾、胃、肾，因病位不同，病程长短不同，故病情轻重不一。风热夹毒上攻或邪热乘于心脾，临床表现重，病程短，属实证；若阴液耗损，久而肾阴内亏，临床表现轻，病程长，属虚证。重者阴津大伤，阴液耗损，致口疮反复出现，迁延难愈。

1. 基本病机 火蕴心脾。

2. 常证病机

（1）心脾积热 婴儿胎禀有热，或脾胃素蕴湿热，或风热湿毒乘虚侵入，热郁化火，邪热内积心脾，盖手少阴之经通于舌，足太阴之经通于口，故心脾二经有热，则邪毒熏灼口腔，而致口舌黏膜破溃、糜烂。亦有因口腔不洁和破损，秽毒内侵，导致口舌生疮者。

（2）虚火上炎 因小儿禀赋虚弱，气阴两虚；或久患热病，火盛阴伤；或久泻不止，脾肾虚损，阴液亏耗，以致水不制火，虚火上炎，熏灼口舌而成口疮。

【临床表现】

齿龈、舌体、两颊、上颚等处出现疱疹、黄白色溃疡点，大小不等，甚至满口糜烂，患处常见红肿热痛，轻则溃疡较少，周围淡红或淡白，疼痛较轻，兼见神疲、颧红、妨碍哺乳；重则发热、溃疡周围鲜红，疼痛较甚，口臭流涎，甚或发热、口渴、烦躁、啼哭不安、拒乳，或见呕吐、腹泻。严重者可致邪热内陷，神昏抽搐。

【诊断与鉴别诊断】

一、诊断要点

1. 齿龈、舌体、两颊、上颚等处出现黄白色溃疡点，大小不等，甚至满口糜烂，疼痛流涎、拒乳拒食。

2. 外感引起者，初起有时可见口腔疱疹，继则破溃成溃疡，常伴发热，颌下淋巴结肿大。

二、鉴别诊断

1. 鹅口疮 多发生于初生儿或体弱多病的婴幼儿，口腔黏膜、舌上有雪片状白屑，可蔓延至咽喉、软腭或鼻腔，周围有红晕，疼痛不明显。

2. 手足口病 是由多种肠道病毒（包括柯萨奇病毒、肠道病毒 EV71）引起的急性传染病，多见于 4 岁以内小儿，夏秋季节流行，以发热，口腔黏膜疱疹、溃疡，伴手、足、臀部皮肤出现斑丘疹、疱疹为特征。

【辨证论治】

一、辨证要点

1. 辨颜色 心脾积热者，口疮周围颜色鲜红、肿胀，溃疡面数目较多。虚火上炎者，口疮周围颜色淡红，稀疏散发。

2. 辨发热 心脾积热为实证，患儿面红，唇红，流涎口臭，甚者可发热，口渴，小便短少，大便干结或几日不解。虚火上炎者，少见发热或有低热，可伴有颧红体倦，虚烦不寐。

3. 辨疼痛 实证者，疼痛灼热，年幼者表现为啼哭，拒食。阴虚口疮者，疼痛较轻。

二、治疗原则

1. 基本治则 祛火清疮。

2. 具体治法 实证治宜清热解毒，泻火通便；虚证治宜滋阴降火潜阳，引火归原。另外可配合外治法。

三、分证论治

1. 风热乘脾

证候表现：口腔溃疡较多，或满口糜烂、周围红赤，疼痛拒食，烦躁多啼，口臭涎多，小便短黄，大便干结，或发热面赤，舌红苔黄，指纹紫，脉滑数。

证候分析：婴儿外感热邪，或饮食积滞，热蕴脾胃，上熏口舌，发为口疮；火热熏灼，故疼痛拒食，烦躁多啼，口臭涎多；肠胃积热，津液受劫，故大便干结，小便短黄，舌红苔黄，脉滑数。如因外感热邪，热毒炽盛，则见发热面赤。

治法：疏风泻脾，祛火清疮。

方剂：凉膈散（《太平惠民和剂局方》）加减。

方解：凉膈散以黄芩、连翘、栀子清热解毒；大黄、芒硝通腑泻火；竹叶清心除烦；薄荷升散郁火；甘草、白蜜缓中解毒。此证必使大便畅通，里热下达，口疮始得缓解，是为"上病下取"之意。

加减：发热口渴加生石膏、麦冬；小便短赤加生地；若大便不实者，亦可选用清热泻脾散，以清泻心脾积热。

2. 心火上炎

证候表现：舌上糜烂或溃疡，色红疼痛，饮食困难，心烦不安，口干欲饮，小便短赤，舌红尖赤，苔薄黄，指纹紫，脉数。

证候分析：舌乃心之苗，手少阴之经通于舌。心火炽盛，邪热循经上炎，故发为口疮，色赤疼痛，饮食困难；心火内盛，津液受劫，故心烦不安，口干欲饮，小便短赤；脉细数，舌红尖赤，苔薄黄，亦为心火炽盛之候。

治法：清心泻热，祛火清疮。

方剂：泻心导赤汤（《小儿药证直诀》）加减。

方解：泻心导赤汤以黄连泻心火；生地凉心血；竹叶清心气；通草导热下行；甘草调和诸药。

加减：心烦不安加连翘、灯心草；口干欲饮加生石膏、芦根、天花粉；小便短黄加车前子、茯苓、滑石。

3. 虚火上浮

证候表现：口舌溃疡或糜烂，稀散色淡，不甚疼痛，口流清涎，神疲颧红，口干不渴，舌红苔少，指纹淡紫，脉细数。

证候分析：婴儿体禀虚弱，肝肾不足，水不制火，虚火上浮，故见口舌溃疡或糜烂，不甚疼痛；虚火内炽，故神疲颧红，口干不渴；舌红苔少，脉细数为阴虚火旺之象。

治法：滋阴降火，祛火清疮。

方剂：六味地黄丸（《小儿药证直诀》）加肉桂。

方解：熟地、山茱萸滋阴补肾；茯苓、山药健脾补肺；泽泻、丹皮泻肝肾之虚火；加少量肉桂引火归原。

加减：阴亏火旺者可加肉苁蓉、女贞子、菟丝子。脾肾大虚，无根之火上浮而见口舌生疮，神疲面白，大便溏薄，舌淡苔白者，可用理中汤加肉桂以温补脾肾，引火归原。

四、其他疗法

1. 中成药

（1）小儿化毒散　每次0.6g，每日2次，3岁以内小儿酌减。用于心火上炎证。

（2）牛黄解毒片　每次1~2片，每日3次。用于风热乘脾证。

（3）知柏地黄丸　每次3g，每日3次。用于虚火上浮证。

2. 外治法

（1）冰硼散　少许，涂敷患处，每日3次。用于风热乘脾证、心火上炎证。

（2）锡类散　少许，涂敷患处，每日3次。用于心火上炎证、虚火上浮证。

（3）双料喉风散　少许，用吹药器喷入，或涂敷患处，每日3次。用于风热乘脾证、心火上炎证。

【预防与调护】

一、预防

1. 保持口腔清洁，注意饮食卫生，餐具应经常消毒。

2. 食物宜新鲜、干净，多食新鲜蔬菜和水果，不宜过食肥甘厚腻之品。

3. 给初生儿、小婴儿清洁口腔时，动作宜轻，避免损伤口腔黏膜。

二、调护

1. 饮食宜清淡，忌辛辣刺激、粗硬及过咸食品，忌饮食过烫。
2. 补充水分，保持大便通畅。

【古籍选录】

[1]《素问·气交变大论》云："岁金不及，炎火乃行，民病口疮。"

[2]《诸病源候论·唇口病诸候》云："手少阴，心之经也，心气通于舌，足少阴，脾之经也，脾气通于口。脏腑热盛，热乘心脾，气冲于口与舌，故令口舌生疮也。诊其脉，浮则为阳，阳数者，口生疮。"

[3]《小儿卫生总微论方·唇口病论》云："风毒湿热，随其虚处所著，搏于血气，则生疮疡……若发于唇里，连两颊生疮者，名曰口疮……若发于口吻两角生疮者，名曰㖞口疮。"

第二节　鹅口疮

鹅口疮是以口腔、舌上满布白屑，状如鹅口为特征的一种口腔疾患。因其色白如雪片，又称"雪口"。本病一年四季均可发生，多见于初生儿、体弱多病婴幼儿，长期使用广谱抗生素及激素的患儿也易继发。轻证一般预后良好，个别重证患儿，白屑可蔓延至鼻腔、咽喉及气道，影响吮乳或呼吸，预后较差。本病形态特殊，历代都以其病状立名。隋代《诸病源候论·鹅口候》说："小儿初生，口里白屑起，乃至舌上生疮，如鹅口里，世谓之鹅口。此由在胎时，受谷气盛，心脾热气熏发于口故也。"明代《外科正宗·鹅口疮》说："鹅口疮，皆心脾二经胎热上攻，致满口皆生白斑雪片；甚则咽间叠叠肿起，致难乳哺，多生啼叫……随以冰硼散搽之，内服凉膈之药。"本病现代医学亦称为"鹅口疮"，乃白色念珠菌感染所致。

【病因病机】

一、病因

1. 外因　护理不当，口腔不洁，黏膜破损，感受秽毒之邪。

2. 内因　先天胎热内蕴；或生后失调，养育过温，致使热毒积于心脾；或胎禀不足，或病后失调、久病体虚，或久泻久痢。

二、病机

本病主要病位在心脾，因其感邪轻重不同，病情轻重不一，病程长短不同，体虚邪盛者，鹅口疮白屑蔓延，阻碍气道，也可影响呼吸，甚至危及生命，属实证；虚火上浮者，鹅口疮白屑较少，周围不红，疼痛不著，但病程较长，迁延难愈，属虚证。

1. 基本病机　火热上炎。

2. 常证病机

（1）心脾积热　脾开窍于口，舌为心之苗，脾经又络于舌。小儿胎热内蕴，或养育过温，心脾积热，循经上行，复感邪毒，熏灼口舌而致病。

（2）虚火上浮　小儿素体阴虚，或病后伤阴，肾阴亏虚，水不制火，虚火上浮，邪毒乘虚入侵，蕴结口舌而为病。

【临床表现】

本病初起，先在口腔舌上或两颊内侧出现白屑，渐次蔓延至牙龈、口唇、软硬腭等处，可融合成片，状如凝固的乳块，随拭随生，不易清除。若强行剥离后局部黏膜潮红、粗糙，可有溢血。

临床证候的表现轻重不一。轻者，仅口腔舌上出现白屑，不痛，不流涎，一般不影响哺乳；重者，白屑可蔓延至鼻道、咽喉、食道，甚至白屑叠叠，壅塞气道，妨碍哺乳，患儿可表现出拒食、吞咽困难、啼哭不止。如见脸色苍白，呼吸急促，啼声不出，吞咽困难者为危重证候。

【诊断与鉴别诊断】

一、诊断要点

1. 舌上、颊内、牙龈或上腭散布白屑，可融合成片。重者可向咽喉处蔓延，影响吮乳，偶可累及食管、气管等。

2. 多见于初生儿、久病体弱者，或长期使用抗生素及激素患儿。

3. 取白屑少许放玻片上加10%氢氧化钠一滴，在显微镜下可见真菌的菌丝和孢子。

二、鉴别诊断

1. 白喉　本病是一种传染病。白喉假膜多起于扁桃体，渐次蔓延至咽或鼻腔等处，色灰白，不易擦去，若强行擦去则易出血，多伴有发热、喉痛等症状，病情严重。

2. 残留奶块　婴儿吐乳后，口腔内残留奶块，状与鹅口疮相似，但以温开水或棉签轻拭，即可除去。

【辨证论治】

一、辨证要点

1. 辨虚实

（1）实证　一般病程短，口腔白屑堆积，周围焮红，疼痛哭闹，尿赤便秘。

（2）虚证　多病程较长，口腔白屑较少，周围不红，疼痛不著，大便溏，食欲不振，或形体消瘦等。

（二）辨轻重

（1）轻证　凡发热不高，纳食稍差，呼吸平顺，鹅口疮范围局限者为轻证。

（2）重证　若发热高或体温不升，神色萎靡，白屑范围广泛，层层叠叠，壅塞气道，呼吸困难，影响吮乳进食为重证。

二、治疗原则

1. 基本治则　泻火清疮。

2. 具体治法　本病辨证有实火和虚火之不同，应分别采用清热泻火和滋阴降火的治疗原则。并要注意内外合治，配合使用外用药。

三、分证论治

1. 心脾积热

证候表现：口腔舌面满布白屑，周围焮红较甚，面赤唇红，烦躁不宁，叫扰啼哭，口干或渴，或流出口涎，或伴发热，大便干结，小便短黄。舌尖红赤，苔薄白，指纹青紫，脉滑。

证候分析：积热内蕴，或感受邪毒，或久病余热未清，蕴积心脾，热毒循经上行，熏灼口舌，故见口腔舌面白屑堆积，状如鹅口；热盛则白屑厚叠满布；心火内炽，故烦躁多啼，面赤唇红，舌尖红赤；心移热于小肠，则小便短黄；火盛伤津，则口干或渴，大便干结。此为鹅口疮实证。

治法：清心泻脾，泻火清疮。

方剂：清热泻脾散（《医宗金鉴》）加减。

方解：黄连、山栀清心经火邪；黄芩、石膏散脾经郁热；生地凉血滋阴；茯苓、灯心草导热下行。

加减：若大便干结，加大黄、玄明粉通腑泄热；口干喜饮，加石斛、玉竹养阴生津。亦可选用凉膈散加减。

2. 虚火上浮

证候表现：口舌上白屑稀散，周围红晕不著，形体瘦弱，面白颧红，手足心热，口干不渴，舌嫩红，少苔，指纹紫，脉细。

证候分析：先天禀赋不足，后天调护失宜，或久病久泻，致肾阴亏损，水不制火，虚火上浮，故见面白颧红，手足心热，口干不渴，白屑散在，红晕不著；肾阴亏损，真元不足，故形体瘦弱，舌红少苔，脉细。

治法：滋阴降火，泻火清疮。

方剂：知柏地黄丸（《医方考》）加减。

方解：方中知母、黄柏滋阴降火；熟地、山茱萸滋阴补肾；山药、茯苓健脾养阴；丹皮、泽泻清肝肾虚火。

加减：食欲不振者，加乌梅、木瓜、炒谷麦芽滋养脾胃；便秘者，加火麻仁润肠通便。

四、其他疗法

1. 中成药

（1）小儿化毒散　每次 0.3～0.6g，每日 2 次。用于心脾积热证。

（2）小儿清热解毒口服液　每次 5～10mL，每日 2～3 次。用于心脾积热证。

（3）知柏地黄丸　每次 3g，每日 3 次。用于虚火上浮证。

2. 外治法　冰硼散或青黛散，每次适量，涂敷患处，每日 3 次。用于心脾积热证。

【预防与调护】

一、预防

1. 孕妇应注意个人卫生，患阴道霉菌病者要及时治愈。

2. 注意口腔清洁卫生，婴儿奶具要消毒。

3. 避免过烫、过硬或刺激性食物，防止损伤口腔黏膜。

4. 注意患儿营养，积极治疗原发病。长期使用抗生素或肾上腺皮质激素者，尽可能暂停使用。

二、调护

1. 母乳喂养时，用冷开水清洗奶头，喂奶后给服少量温开水，清洁患儿口腔。

2. 用银花甘草水轻轻擦拭患儿口腔，每日 3 次。

3. 注意观察口腔黏膜白屑变化，如发现患儿吞咽或呼吸困难，应立即处理。

【古籍选录】

[1]《诸病源候论·鹅口候》云："小儿初生，口里白屑起，乃至舌上生疮，如鹅口里，世谓之鹅口。此由在胎时，受谷气盛，心脾热气熏发于口故也。"

[2]《外科正宗·鹅口疮》云："鹅口疮，皆心脾二经胎热上攻，致满口皆生白斑雪片；甚则咽间叠叠肿起，致难乳哺，多生啼叫……随以冰硼散搽之，内服凉膈之药。"

第三节　呕　吐

呕吐是因胃失和降，气逆于上，以致以食物经口而出为主证的一种小儿常见疾病。本病在很多疾病中都可以出现，外邪犯胃、内伤饮食、蛔虫侵扰等因素，均可导致脾胃功能失调而发生呕吐。本证发病无年龄和季节限制，但夏秋季节易于罹患。如能及时治疗，预后良好。

古代医籍对呕吐的认识，大多责之于寒、热、积、滞。早在《内经》中就曾有多处论述，如《素问·举痛论》曰："寒气客于肠胃，厥逆上出，故痛而呕也。"《诸病源候论·呕吐逆候》对小儿呕吐的原因提出："儿啼未定，气息未调，乳母忽遽以乳饮之，其气尚逆，乳不得下，停滞胸膈，则胸满气急，令儿呕逆变吐；乳母将息取冷，冷气入乳，乳变坏，不念除之，仍以饮儿，冷乳入腹，与胃气相逆，则腹胀痛，气息喘急，亦令呕吐；解脱换易衣裳及洗浴露儿身体，不避风冷，风冷因客肤腠，搏血气则冷，入于胃则腹胀痛，而呕吐也。"明确指出了小儿呕吐由哺乳不当、冷乳入胃和感受风寒等多种原因所致，为后世儿科著作对小儿呕吐的辨证论治打下了基础。宋代《小儿卫生总微论方》将小儿呕吐分为七类：即热吐、伤风吐、伤食吐、惊吐、胃气不和吐、胃虚冷吐和呃吐，论治较详，切合实际。清代《幼幼集成·呕吐证治》指出："盖小儿呕吐未与不因伤食者，其病总属于胃。"说明伤食为小儿呕吐的主要因素，病位在胃。此外，小儿哺乳后，乳汁自口角溢出者，称为"溢乳""漾乳""呗乳"，多为哺乳过量或过急所致，为喂养方法不当，并非病态。其他如因高热抽风而频繁呕吐，或腹胀如鼓、矢气不通、腹部突然疼痛而产生呕吐，多为急性热病、肝风内动或外科急腹症之候，不属于本证论述范围。呕吐还可见于西医的许多疾病，常是某些急性传染病如流脑、乙脑，和某些急腹症如肠梗阻、肠套叠的症状，临床必须注意鉴别。

【病因病机】

一、病因

1. 外因　乳食不节，喂养不当，乳食过量，恣食生冷肥腻及难以消化的食物，令乳食积滞胃中；乳母喜嗜辛辣香燥之品，或较大儿童过食辛热之品，可致乳汁蕴热或热积于胃，或感受暑湿、湿热之邪，蕴伏肠胃；乳母喜食寒凉生冷，或小儿过食生冷瓜果，或病中过服苦寒攻伐之剂，均可导致脾胃虚寒；环境改变，或所欲不遂，或遭受斥责打骂，使小儿肝气不畅，横逆犯胃；骤见异物，偶然跌仆，暴受惊恐等以上原因都可导致呕吐。

2. 内因　小儿脏腑娇嫩，"脾常不足"，胃小且弱，功能亦不足，易为饮食所伤，脾胃受损，以致胃不受纳，脾失健运，升降气机失调，其气上逆而发生呕吐；或先天禀赋不足，脾胃素虚，易受客寒；或神气怯弱，易受感触。

二、病机

本病的病位在胃，与肝脾关系密切。因其病因不同，表现及病情亦不同。感受外邪、乳食伤胃、肝气犯胃者临床表现重，但病程短，属实证；素体脾胃虚寒或后天喂养不当者，临床表现轻，但一般病程长，属虚证。若久病不愈，伤及气阴，影响生长发育，重者危及生命。

1. 基本病机　胃气上逆。

2. 常证病机

（1）乳食积滞　小儿"脾常不足"，饮食不节，喂养不当，积滞中脘，损伤脾胃，胃不受纳，脾失健运，升降失司，胃气上逆，发生呕吐。

（2）胃有积热　乳食之热积于胃中，外感湿热之邪，蕴伏肠胃，皆可致脾胃升降失职，导致胃气上逆而发生呕吐。

（3）脾胃虚寒　乳食寒凉，外感风寒，苦寒攻伐药物损伤，素体不足，均可使寒凝中脘，中阳不运，胃失和降，寒邪上逆而发生呕吐。

（4）肝气犯胃　环境不适，所欲不遂，遭受打骂，使情志怫郁，肝气不畅，横逆犯胃，气随上逆而呕吐；亦可因肝胆热盛，火热犯胃，而致突然呕吐。

（5）惊恐气逆　小儿神气怯弱，易受感触，暴受惊恐，惊则气乱，恐则气下，以致气机逆乱，肝胆不宁，横逆犯胃，发生呕吐。如小儿素蕴痰热，偶然跌仆惊恐，一时气血逆乱，痰热上涌，亦可发为夹惊吐。

【临床表现】

呕吐以乳食经口而出为临床表现，不难诊断。

【诊断与鉴别诊断】

一、诊断要点

根据乳食水液等经口而出的临床表现不难诊断。

二、鉴别诊断

1. 溢乳　又称漾乳，为小婴儿哺乳后乳汁自口角溢出，但别无所苦。溢乳由于婴儿贲门括约肌松弛，或哺乳过量、过急，吞咽过多空气所致，并非病态。

2. 其他疾病　本节所讨论的小儿呕吐是除外先天畸形、各种急腹症、颅脑疾病、药物、食物中毒等疾病所致的呕吐。对此应加以鉴别。

【辨证施治】

一、辨证要点

1. 辨呕吐物　呕吐清水，为胃寒或虫证；呕吐苦水黄水，多为胆热犯胃；呕吐宿食腐臭，多为食滞。

2. 辨寒热及惊吐　寒吐多发于饮食过后，移时方吐，呕吐物清冷淡白，多为不消化乳片、食物；热吐则食入即吐，随食随吐，呕吐物酸败腐臭，气热喷人。惊吐则多见频吐清涎，心烦不安，睡中惊惕，腹痛多啼。嗳气泛酸，呕吐清水，烦躁易怒，则为肝气犯胃。

3. 辨外感与内伤　外感六淫之呕吐，多发病突然，伴有表证；内伤呕吐，起病缓慢，多见里证。

二、治疗原则

1. 基本治则 降逆止呕。

2. 具体治法 治疗总则宜先祛除病因，和胃降逆。即遵照标本同治，治病求本的原则，根据病因分别采用消食和中、清胃降逆、温中散寒、滋养胃阴、平肝镇惊等方法。

三、分证论治

1. 乳食积滞

证候表现：吐出物多呈酸臭乳块或不消化乳食，不思乳食，口气臭秽，脘腹胀满，夜卧不安，大便秘结或泻下酸臭，舌苔多厚腻，指纹紫滞，脉滑有力。

证候分析：乳食不节，停滞中脘，胃失和降，浊气上逆而呕吐不消化食物。胃不腐熟，脾失运化，宿食停积，故口气臭秽，呕吐酸馊乳食，或泻下酸臭粪便。脾为食困，则不思乳食。有形之食，阻滞于中，气机不畅，则脘腹胀满，大便秘结。食伤于胃，胃不和则眠不安。乳食内停，故舌苔厚腻，指纹紫滞，脉滑有力。

治法：和胃导滞，降逆止呕。

方剂：消乳丸（《证治准绳》）加减；若伤食为主者用保和丸（《丹溪心法》）加减。

方解：消乳丸中山楂消乳化积，为主药；香附、砂仁、陈皮理气止吐；谷芽、甘草和中。保和丸中山楂为君药；神曲、莱菔子、麦芽共为臣药；半夏、陈皮行气化滞，和胃止呕；茯苓健脾利湿，和中止泻；连翘清热而散结，化食积，为佐药。

加减：呕吐频繁加竹茹、生姜以降逆止呕；矢气臭秽加枳实、大黄、槟榔等导滞通腑。

2. 胃热气逆

证候表现：食入即吐，呕吐酸臭，口渴喜饮，身热烦躁，唇干面赤，大便臭秽或秘结，小便短黄，舌红苔黄，脉滑数。

证候分析：热结胃中，化火上冲，故食入即吐。热蕴物腐，故呕吐物酸臭。胃热伤津，呕吐伤液，故口渴喜饮。热郁于胃，蒸迫于外则身热，面赤唇红，内扰神明则烦躁。胃热燥津，肠腑失于濡润，见大便秘结。热及膀胱，伤及津液则小便短黄。舌红苔黄，脉滑数，为胃中实热之证。

治法：清热和胃，降逆止呕。

方剂：黄连温胆汤（《六因条辨》）加减。

方解：方中黄连清胃泻火，为君药；陈皮、枳实理气导滞，为臣药；半夏、竹茹降逆止呕，为佐药；茯苓、甘草和胃，为使药。

加减：若兼食滞加山楂、麦芽以消食；口干燥渴、舌红乏津者系热燥伤津，可加石斛、麦冬益胃护津；呕吐不止加代赭石降逆止呕；大便秘结加大黄通腑降逆止呕。

3. 脾胃虚寒

证候表现：起病较缓，病程较长，食久方吐，或朝食暮吐，吐出多为清稀痰水，或不消化残余乳食，不酸不臭，时作时止，面色㿠白，精神疲倦，四肢欠温，或腹痛绵绵，大便溏薄，小便清长，舌苔淡白，指纹淡，脉细少力。

证候分析：本证的发生，多属禀赋不足，脾胃虚寒，或感受寒邪，寒凝中脘，以致脾阳失展，运化失职，乳食内停，痰水潴留，久而上逆，发为呕吐，故食久方吐，多吐痰水和不消化乳食。寒居中焦，阳气不敷，故神疲，四肢欠温。寒凝腹部，气滞不通，则腹痛绵绵。脾虚不健，故大便溏薄。舌淡苔薄，指纹淡，脉细少力均为脾胃虚寒之证。

治法：温中散寒，降逆止呕。

方剂：丁萸理中汤（《医宗金鉴》）加减。

方解：方中党参、白术、甘草扶脾益胃，补益中气；干姜、丁香、吴茱萸温中散寒，降逆止呕。

加减：若呕吐清水，腹痛绵绵，四肢欠温者，加附子、肉桂以温阳散寒。

4. 肝气犯胃

证候表现：呕吐酸水，或嗳气频频，胸胁胀痛，精神郁闷，易怒多啼，舌红，苔多薄腻，脉弦。

证候分析：小儿所欲不遂，情志为之不舒，肝气因而郁结，所以精神抑郁，易怒多啼，肝逆犯胃，胃失和降，则上逆呕吐。肝气犯胃，气逆则嗳气频频，酸味入肝，故吐酸水。肝经循行胸胁，肝气郁结，络道失和，故有胸胁胀痛。舌红，苔薄腻，脉弦，均为肝气郁结之象。

治法：疏肝理气，降逆止呕。

方剂：解肝煎（《景岳全书》）加减。

方解：方中白芍缓肝急；苏叶、苏梗疏肝气；砂仁、厚朴调理脾胃气机；陈皮、法半夏降逆止呕。

加减：若见烦躁口苦，舌红苔黄，加左金丸苦辛通降，泻肝清火。

5. 感受外邪

证候表现：猝然呕吐，伴流涕喷嚏，恶寒发热，头身不适，大便未解或便稀不化，舌或红或淡，苔或白或腻，指纹紫红，脉浮。

证候分析：感受外邪，外邪犯肺，则流涕喷嚏，恶寒发热，头身不适。外邪犯胃，胃失和降，气逆于上，则猝然呕吐。

治法：疏风解表，降逆止呕。

方剂：藿香正气散（《太平惠民和剂局方》）加减。

方解：方中藿香芳香化湿，理气和中兼以解表，为君药；苏叶、白芷、桔梗散寒利膈，佐之以发表邪，厚朴、大腹皮行水消满，共为臣药；半夏、橘皮散逆除痰，佐之以疏里滞，为佐药；甘草、白术、茯苓健脾祛湿，以扶正气，为使药。

加减：腹胀加木香、枳壳；腹痛加白芍。

四、其他疗法

1. 单方验方

（1）炒焦米或锅巴手掌大小一块，煎服或焙焦研末，姜汤送下，适用于伤食呕吐。

（2）黄芩、竹茹各9g，水煎频服，适用于胃热呕吐。

（3）青皮、陈皮各4.5g，干姜3g，水煎服，适用于肝气犯胃的呕吐。

（4）红糖2匙，生姜汁1匙，炖温服，适用于胃寒呕吐。

2. 针灸疗法

（1）针刺　主穴：内关、中脘、足三里。配穴：太冲、内庭。

（2）艾灸　主穴：天枢、关元、气海。

3. 按摩疗法

（1）寒吐　补脾经，横纹推向板门，揉外劳宫，推三关，推天柱骨，揉中脘。

（2）热吐　清胃，补脾土，清大肠，退六腑，运内八卦，挤揉天突，推下七脊骨。

（3）食吐　清板门，逆运内八卦，清补脾土，分腹阴阳，揉小天心，摩腹（顺时针方向）。

4. 外治法

（1）大黄、胡椒、枯矾共捣烂，炒热敷脐。

（2）吴茱萸、盐共研细末，与葱姜共捣烂敷脐上，以艾灸之，每次10壮，每日1次。

【预防与调护】

一、预防

1. 哺乳时不宜过急，以防吞入空气；哺乳后，将小儿竖抱，轻拍背部，使吸入的空气排出，然后再让其平卧。

2. 饮食清洁卫生，不吃腐败变质食品，不恣食生冷。防止食物及药物中毒。

二、调护

1. 呕吐较轻者，可进少量易消化流质或半流质食物，较重者应暂时禁食，然后用生姜汁少许滴入口中，再予米汤内服。必要时补液。

2. 服用中药时少量多次频服。药液应冷热适中。

【古籍选录】

［1］《素问·举痛论》云："寒气客于肠胃，厥逆上出，故痛而呕也。"

［2］《诸病源候论·呕吐逆候》云："儿啼未定，气息未调，乳母忽遽以乳饮之，其气尚逆，乳不得下，停滞胸膈，则胸满气急，令儿呕逆变吐；乳母将息取冷，冷气入乳，乳变坏，不念除之，仍以饮儿，冷乳入腹，与胃气相逆，则腹胀痛，气息喘急，亦令呕

吐；解脱换易衣裳及洗浴露儿身体，不避风冷，风冷因客肤腠，搏血气则冷，入于胃则腹胀痛，而呕吐也。"

第四节 厌 食

厌食是指小儿较长时间食欲不振，食量减少，厌恶进食，甚则拒食的一种常见脾胃病证。病程较长，症状一般连续 2 个月以上。本病各年龄段均可发生，以 1~6 岁为多见，城市儿童发病率较高。常因喂养不当，饮食失节而致脾胃运化失健所致。发病无明显季节性，但夏季暑湿当令，可使症状加重。患儿除食欲不振外，其他症状不明显，预后良好。但病程长者，可造成气血生化不足，抵抗力差，容易罹患他病，甚则转为疳证，也可成为其他疾病发生发展的诱因。现代研究证实小儿厌食多与微量元素缺乏有关，尤其与锌元素缺乏关系密切。

厌食一症，古代虽无专门论述，但医籍中提到的"恶食""不思饮食""不嗜食"颇似本病。厌食为独立病证，也可出现在其他疾病之后，但外感时邪及某些慢性疾病过程中出现的食欲不振症状，则不属于本证范畴。

【病因病机】

一、病因

1. 喂养不当 饮食失节，过饮过食，超越脾胃正常运化功能，损伤脾胃之气，而致不思进食，甚至拒食；或过分强调喂以高营养的食物；或因过分溺爱，养成偏食习惯，饥饱不均；或贪食瓜果生冷。

2. 他病失调，脾胃受损 多病久病，病后失调，元气大伤，尤其温热病后，津液耗伤，脾胃气阴俱虚，受纳运化失常，而致厌恶进食。

3. 先天不足，后天失养 胎禀怯弱，元气不足，五脏皆虚，脾胃尤显薄弱，出生之后即食欲欠振，不思乳食。

4. 感染诸虫 虫体繁殖过多，扰乱脾胃受纳运化功能，引起厌食。

5. 暴受惊恐或情志不畅 患儿被突发事件所惊吓或经常情绪抑郁均能引起厌食。

二、病机

本病虽然病因不同，但病位主要在脾胃。脾为阴土，得阳则运，胃为阳土，得阴则和。若饮食不当，停积受寒，食滞内阻则纳差；久病多病，或先天禀赋不足，都可导致脾运失常，纳食不佳。本病迁延不愈，水谷精微摄取不足，无以化生气血，可导致全身消瘦，转为疳证。

1. 基本病机 纳运失司。

2. 常证病机

（1）脾失健运　小儿脾常不足，由于饮食不节、喂养不当或病后脾气未复，以及其他原因均可导致脾之运化失健，从而口不能食。这类患儿一般病情未久或病情未重。

（2）脾胃气虚　久病耗伤，或先天不足而致脾胃之气虚损，胃失受纳腐熟之功，脾虚无力运化，故出现厌食。

（3）胃阴不足　素体阴分不足，或热病耗伤阴津，或过食香燥之物，胃津受灼，皆可致胃阴不足，不能行其受纳腐熟之职，因而产生厌食。

（4）肝气失和　小儿本神气怯弱、肝常有余，若暴受惊恐或情志不遂则可导致肝气郁结，肝失疏泄，横逆犯脾伤胃而致脾胃失和，出现厌食。

【临床表现】

长期不思饮食，厌恶摄食，食量明显少于同龄正常儿童。可有嗳气、恶心、脘腹胀满、大便不调等症，或伴面色少华、形体偏瘦、口干喜饮，但精神尚好，活动如常。

【诊断与鉴别诊断】

一、诊断要点

本病的诊断主要根据病史和症状，临床上主要表现为以下几点：

1. 长期食欲不振而无其他疾病者。
2. 面色少华，形体偏瘦，但精神尚好，活动如常。
3. 有喂养不当史，如进食无定时定量，过食生冷、甘甜之物，吃零食及偏食等。
4. 能除外急慢性疾病过程中出现的食欲不振。

二、鉴别诊断

1. 积滞　为乳食停积中脘，积而不消，气滞不行所致，除食欲不振，不思乳食外，伴见嗳气酸腐，大便酸臭，脘腹胀痛，有伤食病史。

2. 疳证　亦是由于饮食不节、喂养不当、脾胃损伤而致。在饮食方面的表现，轻证可有食欲不振、食欲亢进或嗜食异物，同时伴有形体消瘦，面色不华，烦躁易怒，腹膨作胀等症；重证则杳不思食，面黄肌瘦，毛发焦枯，腹大青筋，甚至病及五脏，出现舌疳、眼疳、疳肿胀等兼证。

3. 疰夏　是发病于春夏之交的一种以全身倦怠，食欲不振，大便不调，身热为特征的病证。其特点为发病有严格的季节性，"春夏剧，秋冬瘥"。秋凉后会自行好转。厌食虽可起病于夏，但秋后不会马上恢复正常，且一般无便溏、身热等症状。

【辨证论治】

一、辨证要点

1. 辨主证　长期食欲低下，进食量少，甚至对进食反感。

2. 辨病位病机

（1）脾运失健　不思纳食，食而无味，面色少华。

（2）胃阴不足　以多饮少食为特点。

（3）脾胃气虚　面色萎黄，乏力，食欲不振，大便稀溏。

（4）肝气失和　面青色暗，急躁或抑郁，腹部时痛，食欲下降。

3. 辨轻重

（1）轻证　病程相对较短，仅有食欲不振或食量减少。

（2）重证　病程较长，身高、体重增长减慢或停滞。

二、治疗原则

1. 基本治则　开胃进食。

2. 具体治法　在祛除病因的基础上，分别采用运脾、养胃、健脾和平肝的方法。其中以调脾助运最为重要，宗"脾不在补而贵在运"的原则。

三、分证论治

1. 脾运失健

证候表现：食欲不振，甚则厌恶进食，食少而无味，多食或强迫进食可见脘腹饱胀，形体略瘦，面色少华，精神良好，苔薄白或薄白腻。

证候分析：此由胃失和降，脾失健运引起，为厌食中常见证候，除不思食外，其他症状不明显，若强迫进食可见脘腹饱胀。脾运失健，气血生化不足，故形体略瘦，面色欠华。

治法：益气助运，开胃进食。

方剂：益黄散（《小儿药证直诀》）加减。

方解：丁香健运脾气；青皮破气消胀，有引食入太阴之仓的功效；诃子健脾；甘草和中。

加减：若大便秘结或正常者，应去诃子；兼有食滞，加焦神曲、焦麦芽、焦山楂以消食化滞；伴有腹痛、腹胀者，加枳壳、莱菔子以理气止痛。

2. 脾胃阴虚

证候表现：不欲进食，口舌干燥，食少饮多，面色不华，皮肤失润，大便偏干，小便黄赤，舌红少津，苔少或花剥，脉细。

证候分析：多由患儿素体阴虚或热病伤阴，致脾胃阴液受损而成。阴虚则胃火偏亢，故口干舌燥，食少，饮多；阴津不足，故大便偏干，小便黄赤；舌红，苔少，脉细为阴虚之象。

治法：滋阴生津，开胃进食。

方剂：养胃增液汤（验方）加减。

方解：本方石斛、乌梅、北沙参、玉竹、白芍、生甘草具有酸甘化阴之意，此方具有滋养胃阴，清而不腻的特点。

加减：饮食不化者，加谷芽、麦芽；脾气虚者，加山药、扁豆补气健运；大便秘结者，加火麻仁、瓜蒌仁润肠通便；手足心热者加胡黄连、丹皮、莲子心。

3. 脾胃气虚

证候表现：不思饮食，少食，甚则拒食，面色萎黄，精神萎靡，大便溏薄，夹不消化食物残渣，舌质淡，苔薄白。

证候分析：脾胃虚弱，中气不足，故纳呆，少食；气血精微化生不足，不能滋养全身，故面色萎黄，精神萎靡；脾胃气虚，运化失健，故大便溏薄，夹不消化食物残渣。

治法：健脾益气，开胃进食。

方剂：参苓白术散（《太平惠民和剂局方》）加减。

方解：本方由四君子汤加味而成。方中人参、山药益气健脾；白术、茯苓、薏苡仁、扁豆健脾渗湿；砂仁理气醒脾；桔梗升清载药上行。

加减：腹胀者，去甘草，加木香、香附理气宽中；口吐清涎，大便稀溏者，加高良姜、肉豆蔻温运脾阳；易于出汗者，加黄芪、防风、牡蛎固表护卫；苔腻者，加苍术运脾燥湿。

4. 肝气不和

证候表现：面色泛青，情绪不稳，易激惹或抑郁，时有腹痛，食欲低下，便溏，溲少，舌尖边红，舌苔薄白，脉弦滑。

证候分析：小儿所求不得，故令肝气郁结。肝失疏泄，则面色泛青；肝木乘脾，故见食欲不振，便溏，溲少；肝气郁结，郁而化火，故见急躁易怒，好动多啼，脉弦滑。

治法：平肝运脾，开胃进食。

方剂：逍遥散（《太平惠民和剂局方》）加减。

方解：方中柴胡疏肝解郁；当归、白芍养血柔肝；白术、甘草、茯苓健脾养心；薄荷助柴胡以散肝郁；煨生姜温胃和中。诸药合用，可肝脾并治，气血兼顾。

加减：饮食不化者，加炒谷芽、炒麦芽；情绪抑郁重者，加郁金、川楝子；烦躁易怒者，加钩藤、天麻、石决明。

四、其他疗法

1. 中成药

（1）参苓白术丸　适用于脾胃气虚，运化无力所致的厌食。

（2）鹧鸪菜散　适用于虫积伤脾之厌食。

（3）健儿消食口服液　适用于厌食兼见食积者。

2. 针灸疗法　取四缝穴，用三棱针点刺，放出白色黏液，隔日1次，5次为1疗程。

3. 贴敷疗法

（1）大黄、白豆蔻、焦三仙、高良姜、陈皮研碎过筛，加凡士林调成膏敷脐，每次

8～12小时，每日1次，10天为1疗程。用于厌食症。

（2）炒神曲、炒麦芽、焦山楂各10g，炒莱菔子6g，炒鸡内金5g，共研末，加淀粉1～3g，用开水调成糊状，临睡前敷患儿脐上，绷带固定，次晨取下，每日1次，5次为1疗程。不愈者，隔1周，再进行第2个疗程。适用于厌食症。

（3）穿山甲、鳖甲、鸡内金、使君子、槟榔、麝香、枳壳、甘草、红榆虫粉加蓖麻油调和，制成黄豆大药丸，为化食丹。敷脐，每3天换1次，2次为1疗程。用于食积伤脾之厌食。

（4）中药香袋佩戴疗法　将藿香、苍术、砂仁、冰片、茯苓、薄荷、陈皮研细末，装入布袋，白天佩戴在胸前，夜里放在枕边。10天换药1次。

4. 推拿疗法

（1）清补脾土，清大肠，揉板门，掐四横纹，摩腹，揉中脘，按揉足三里，揉擦肩井，每日1次，5次为1疗程，适用于厌食属饮食积滞证；补脾土，揉板门，清肝经，补肾经，揉二人上马，运内劳宫，推三关，摩腹，揉脐，捏脊，揉擦肩井，每日1次，5次为1疗程，适用于厌食属脾胃虚弱证。

（2）先清脾经、大肠各200次，揉板门、推四横纹各100次，逆运内八卦、揉合谷各50次，退六腑300次，揉天枢100次，摩腹5分钟，适用于乳食积滞证。

（3）先补脾土、肾水各300次，揉一窝风、外劳宫各50次，推四横纹100次，运内八卦50次，清天河水100次，分推腕阴阳30次；捏挤神阙以微红为度，适用于痰湿困脾证。

（4）先补脾经、大肠、肾经各300次，推四横纹100次，揉一窝风、合谷各50次，推三关300次，揉中脘50次，揉丹田5分钟，按揉足三里50次，适用于脾胃虚弱证。

（5）点穴配捏脊疗法　患儿俯卧，脊背放平，拇、示指自患儿长强穴向上捏拿至大椎穴，要求将皮下脂肪层捏起，随推随捏随搓。第二遍起在肾俞、脾俞、胃俞部位加重法，连捏10次，然后再从命门向肾俞左右推捏数次。医者捏脊后选取双内关、双足三里、天枢、中脘、气海、肾俞等穴，用右手拇纹面按压上述有效点。

【预防与调护】

一、预防

1. 正确喂养，纠正不良饮食习惯。

2. 注意精神调理，让小儿保持良好的情绪，以增进食欲。

二、调护

1. 禁止采用强迫手段迫使患儿进食，防止产生逆反心理和不良刺激，反而加重厌食。

2. 从患儿喜好的食品入手，待食量增加后，再逐渐扩大和增加饮食品种。

3. 餐前避免大量饮水、吃零食，防止胃液稀释和产生饱胀感，进而影响食欲和食量。

【古籍选录】

[1]《张氏医通·恶食》云："恶食有虚实之分，实则心下闷痛，恶心口苦，二陈加黄连、枳实；虚则倦怠，色萎黄，先下软，异功散加砂仁、木香；有痰恶心，六君子加香砂。"

[2]《类证治裁·脾胃论治》云："治胃阴虚不饥不纳，用清补，如麦冬、沙参、玉竹、杏仁、白芍、石斛、茯神、粳米、麻仁、扁豆子。"

第五节 积 滞

积滞是由于小儿内伤乳食，停积脾胃，积而不化，气滞不行引起的一种脾胃病证。以不思乳食，腹胀嗳腐，大便酸臭或便秘为特征。本病一年四季皆可发病，夏秋季节发病率略高。小儿各年龄组皆可发病，但婴幼儿多见。脾胃虚弱，先天不足，以及人工喂养的婴幼儿容易反复发病。

积滞病名始见于《婴童百问·第四十九问》，曰："小儿有积滞，面目黄肿，肚热胀痛，复睡多困，哭啼不食，或大便闭涩，小便如油，或便利无禁，粪白酸臭，此皆积滞也。"《诸病源候论·小儿杂病诸候》记载的"食不消候""伤饱候"，概括本病为脾受寒凉，饱食伤脾而引起的脾胃疾患。积滞的治疗，《万氏家藏育婴秘诀·伤食证治》提出："伤之轻者，损谷自愈也。损之不减，则用胃苓丸以调之。调之者，调其脾胃，使乳谷自消化也。调之不减，则用保和丸以导之。导之者，谓腐化乳食，导之使去，勿留胃中也。"指出"损之""调之""导之"均为治疗积滞的基本法则。

积滞与西医学中消化不良症相似。

【病因病机】

一、病因

1. 正虚因素 小儿素体脾阳不足，或因病后失调，脾气虚损，或过用寒凉攻伐之品，损伤脾胃，导致中焦运化力弱，乳食易于停蓄不消，形成积滞。

2. 食伤因素 小儿脾常不足，乳食不知自节，饥饱不均，喂养不当，损伤脾胃，受纳失调，积而不消，乃成积滞。

二、病机

本病主要病位在脾胃。饮食不节，滞而不消，病情进展，可变成积；积久不消，迁延失治，影响小儿营养和生长发育，形体日渐羸瘦，可转化成疳，所以有"积为疳之母，无积不成疳"的病机特点。

1. 基本病机 乳食停滞。

2. 常证病机

（1）乳食不化 小儿脾常不足，如喂养不当，乳食不节，或较大儿童饱食无度，杂食乱投，生冷不节，食物坚硬不化，或恣食肥甘厚腻，不易消化，皆能停积胃中，胃失和降，则呕吐，脾不运化，中焦气滞，则脘腹胀痛，大便不调，臭如败卵，此为实证。

（2）脾虚夹积　如小儿素体脾阳不足，或因病后失调，脾气虚损，或过用寒凉攻伐之品，损伤脾胃导致脾胃虚弱，运化失职，加之乳食不节，更易停蓄不消，形成脾虚夹积之候。

【临床表现】

患儿多有不食或少食，脘腹胀痛，呕吐酸馊，大便稀臭如败卵或便秘。部分伴有烦躁不安，夜间哭闹或发热等症。多有伤乳、伤食史。

【诊断与鉴别诊断】

一、诊断要点

1. 不思乳食，口气臭秽，脘腹胀满。
2. 嗳气酸腐，呕吐酸馊，肚腹胀满，腹痛欲便，便后痛减，大便不调，气味酸臭。
3. 烦躁不安，睡卧不宁。
4. 有伤乳、伤食史。
5. 大便化验检查，可见不消化食物残渣及脂肪滴，没有白细胞。

二、鉴别诊断

1. 厌食　厌食与积滞虽然都有不思饮食的表现，但是积滞伴有嗳气酸腐，呕吐酸馊，肚腹胀满，腹痛欲便等表现，而厌食则腹部坦然无苦。

2. 疳积　疳证之疳积虽也有积，但其是在脾胃虚弱致全身气血亏损的基础上形成的。主要特征为明显消瘦，肚腹膨胀，甚则青筋暴露，面色萎黄无华，毛发稀疏，烦躁激动。而食积虽有腹部胀满之症，但绝无明显虚羸之象。

【辨证论治】

一、辨证要点

1. 辨轻重

（1）轻证　不思乳食，时有呕吐，大便酸臭，夹有食物残渣。
（2）重证　除有上述症状外，伴有脘腹胀满，胸胁苦满，面黄恶食，手足心及腹部灼热，或午后发热，心烦易怒，夜寐不安等症。

2. 辨虚实

（1）实证　病程短，脘腹胀痛，拒按，或伴低热，哭闹不安，为实证。
（2）虚证　病程较长，脘腹胀满，喜按，神倦乏力，形体消瘦，多为虚中夹实。

二、治疗原则

1. 基本治则 消食导滞。

2. 具体治法 本证的治疗，实证以消导为主，虚中夹实者宜消补兼施。常用的治疗方法有：①消食导滞法：适用于乳食内积，而脾胃不甚虚弱者。②攻下积滞法：适用于积滞较重，腹胀痛拒按，大便秘结者。③消中兼补法：是消中带补，使消导积滞不致损伤脾胃，适用于食滞兼脾虚者。④补中兼消法：是扶正为主，消积为辅，达到养正而积自除的目的，适用于脾胃虚弱而有积滞者。

三、分证论治

1. 乳食内积

证候表现：乳食少思或不思，脘腹胀满，疼痛拒按，或有嗳腐吞酸，恶心呕吐，烦躁哭闹，或有低热，肚腹热甚，大便秽臭，舌红，苔腻，指纹紫滞，脉滑数。

证候分析：乳食内积，中焦气滞，故脘腹胀满，疼痛拒按；胃气上逆，则恶心呕吐；胃肠不适，则夜卧不安，烦躁哭闹；积滞中脘，故食欲不振；积滞中焦，化湿化热，则大便秽臭；舌红，苔腻，指纹紫滞，脉滑数为乳食内积，化湿化热之象。

治法：消食导滞，和中化积。

方剂：消乳丸（《证治准绳》）或保和丸（《丹溪心法》）加减。

方解：乳积选消乳丸。方中神曲、麦芽消积化滞；陈皮、香附、砂仁理气消滞；甘草和中。食积选保和丸。

加减：脘腹胀满甚者，加厚朴、青皮行气消滞；呕吐甚者，加姜竹茹止呕降逆。若积滞较重，化湿化热，而症状表现为腹胀满拒按，大便秘结，舌红苔厚腻，脉滑数者，可选用枳实导滞丸。

2. 脾虚夹积

证候表现：不思乳食，食则饱胀，腹满，神倦乏力，面色萎黄，形体消瘦，喜伏卧，呕吐酸馊，夜寐不安，大便溏薄酸臭，夹有乳瓣或食物残渣，舌淡红，苔白腻，脉细弱或细滑。

证候分析：本证因虚致积，其脾气虚弱，气血不充，故神倦乏力，面色萎黄，形体消瘦。脾不健运，乳食不能正常消化而停积，致气机失畅，故脘胀腹满而喜伏卧，大便溏泄，夹不消化食物残渣。舌淡，苔白腻，脉细滑，为虚中夹实之象。

治法：健脾益气，消食导滞。

方剂：健脾丸（《医方集解》）加减。

方解：本方党参、白术健脾益气；山楂、神曲、麦芽消食导滞；枳实、陈皮理气消胀。

加减：无发热而苔厚腻者，加藿香、佩兰以化湿醒脾；寒凝腹痛，加木香、干姜、白芍以温中理气止痛；小便短少者，加炒薏苡仁、茯苓以淡渗利湿。

四、其他疗法

1. 中成药

（1）小儿化积丸 消食化滞，适用于乳食内积型食积。

（2）保和丸 健脾行气消积，适用于任何类型的食积。

（3）香连化滞丸 理气化滞，清热燥湿，适用于湿热积滞证者。

2. 热熨疗法

（1）连须葱白一把，莱菔子10g，生姜2块，共捣烂，用酒炒后，布包熨脐腹部。治疗受寒后出现的食积。每日1次。

（2）酒糟100g，入锅内炒热，分2次装袋，交替放腹部热熨，每日1次，每次2~3小时，适用于脾虚夹积者。

3. 捏脊疗法 患儿俯卧，医者两手半握拳，两示指抵于背脊上，再以两手拇指伸向示指前方，合力夹住肌肉提起，而后示指向前，拇指向后退，作翻卷动作，两手同时向前移动，自长强穴起，一直捏到大椎穴，如此反复5次，但捏第3次时，在肾俞、脾俞、胃俞穴处将皮肤提起。每日1次，连续6日为1疗程，如病情未完全好转，则进行第二疗程。适用于任何类型的食积。

【预防与调护】

一、预防

1. 控制饮食，定时定量进食，饮食应易消化并含丰富营养。

2. 添加辅食要注意由一种到多种，由少到多，由稀到稠，使婴儿逐步适应。

二、调护

1. 适当减少食量，减轻肠胃负担，促进积食早日消化。

2. 忌食生冷油腻等难消化之物。

3. 适当增加活动量，以促进肠胃蠕动。

4. 有呕吐者，给予生姜汁数滴，加少许糖水饮服。腹胀痛时，可揉摩脐部。

【古籍选录】

［1］《证治准绳》云："按之痛者为积滞，不痛者为里虚。积滞者消之，虚者补之。"

［2］《幼幼集成·食积证治》云："夫饮食之积，必用消导。消者，散其积也。导者，行其气也。脾虚不运则气不流行，气不流行则停滞而为积。或作泻痢，或作癥痞，以致饮食减少，五脏无所资禀，血气日益虚衰，因致危困者多矣，故必而导之……若积因脾虚，不能健运药力者，或消补并行，或补多消少，或先补后消。洁古所谓养正而积自除。故前人破滞消坚之药，必假参术赞助成功。"

第六节 疳 证

疳证，是由于多种疾病的影响，使脾胃受损、津液损伤而引起的一种慢性病证。以形体消瘦，面黄发枯，精神萎靡或烦躁，饮食异常为特征。疳证发病无明显季节性，5岁以下小儿多见。病久则易合并其他疾病而危及生命。古人视为恶候，列为儿科四大要证之一。

疳的含义有两种：其一为"疳者甘也"，言其病因，是指小儿恣食肥甘厚腻，损伤脾胃，日久形成疳证；其二为"疳者干也"，言其病机和症状，是指小儿气液干涸，形体羸瘦。本证西医学泛指小儿营养不良及多种维生素缺乏症，以及由此而引起的合并症。有研究表明疳证与微量元素缺乏有关。我国古代文献最早出现疳之病名的是《诸病源候论·虚劳骨蒸候》，其中指出："蒸盛过伤，内则变为疳，食入五脏，久蒸不除，多变成疳。"《小儿药证直诀·脉证治法》指出："疳皆脾胃病，亡津液之所作也。"认识到疳证的病位、病机变化主要在脾胃。历代医家的不同学术观点和临证经验，使本证的理论和治法不断得到充实和提高。

【病因病机】

一、病因

疳证最常见的原因，一为太过，二为不及。

1. 积滞日久。

2. 厌食、久吐、久泻或过用苦寒攻伐、峻下等药物。

二、病机

本病的病变脏腑主要在脾胃，日久可波及五脏。脾虚影响及肝，肝阴不足，肝火上炎可兼见眼疳；脾病影响及心，心火循经上炎，出现口疳；脾气虚加重，进一步发展转化成脾阳虚，阳虚不能制水，水湿泛溢肌肤，引起疳肿胀；脾虚导致气不摄血，皮肤可见紫斑瘀点；脾虚影响及肾，元气大伤，可致阴阳离决之危候。

疳证病变程度有轻有重，性质虚实悬殊，津液受损较轻者称为疳气；由积滞日久所引发者称为疳积；若日久不愈，气血双亏，出现干枯羸瘦的证候，则称为干疳。

1. 基本病机 津伤生热。因病情轻重不一，脾胃受损程度不同，疳证可由单纯的脾胃损伤而旁及四脏，影响到心、肝、肺、肾诸脏。其病位主要在脾胃，可涉及他脏。

2. 常证病机

（1）积滞日久生内热，耗损阴液形成疳证。所谓"积为疳之母，无积不做疳"是也。

（2）厌食、久吐、久泻或过用苦寒攻伐、峻下药物，损伤津液，变生内热导致疳证。

（3）疳证迁延日久，脾胃日渐衰败，气血津液化源欲绝，气血两亏，津液大亏，因而出现一派虚象，也可因阴竭阳脱而卒然虚脱。

3. 兼证病机　脾为中土，执中央而运四旁，津液虚损，气血亏乏，诸脏失养，缠绵日久，累及其他脏腑而出现各种兼证。

【临床表现】

有积滞、厌食、久吐、久泻或过用苦寒攻伐、峻下等疾病的病史；形体消瘦，面色无华，毛发稀疏枯黄，严重者出现干枯羸瘦等症状；体重低于正常平均值的 15% 以上。属于营养性水肿者，血清总蛋白大多在 45g/L 以下，血清白蛋白约在 20g/L 以下。

【诊断与鉴别诊断】

一、诊断要点

1. 体重不增或减轻，皮下脂肪减少，渐至形体消瘦。全身各部皮下脂肪消减顺序为：最先是腹部，逐渐为躯干、臀部、四肢，最后是面部。甚者皮肤松弛，状如老人。

2. 毛发干枯细脆、稀疏，颜色黄灰，易折断；指甲变薄易断。

3. 体重低于正常平均值的 15% 以上。

4. 可有凹陷性水肿，水肿多自下肢开始，渐及外阴部、腹壁、上肢及面部，严重者可全身水肿。

5. 可有夜盲、角膜溃疡穿孔、口角炎、舌炎、贫血及佝偻病表现。

6. 实验室检查　早期可因蛋白摄入不足而出现血尿素氮下降，继而可有白蛋白下降，最后血清总蛋白下降。

二、鉴别诊断

1. 厌食　厌食是以较长时期不思饮食，食欲不振，甚至拒食为主要临床特征的疾病。无明显形体消瘦，精神状态尚好，一般病在脾胃，不涉及他脏，预后良好。

2. 积滞　积滞、疳证都属于小儿常见的脾胃病证，伤乳、伤食是其轻浅阶段，可因失于调治，而成积滞。积久不消，可转化成疳，《证治准绳·幼科·疳》曰："积是疳之母，所以有积不治乃成疳候。"两者名虽异，而源则一，唯病情轻重深浅有所不同。积滞与疳证相比，积滞病情轻浅，以实证为主。临床以不思乳食，食而不化，呕吐酸腐乳食，大便不调，腹部胀满为特征，与疳证以虚为主，形体消瘦为特征有明显区别。

【辨证论治】

一、辨证要点

1. 辨病因　疳证临床上多种原因互相掺杂，应注意掌握重点。

2. 辨轻重

（1）疳气　多见厌食，形体消瘦，症状较轻。

（2）疳积　形体明显消瘦，肚腹膨胀，烦躁易怒，嗜食异物或多食多便。

（3）干疳　可见极度消瘦，皮肤干瘪，大肉已脱，甚则突然虚脱，病情危重。

3. 辨兼证　兼证主要出现眼疳、心疳、疳肿胀等。皮肤出现紫癜为疳证恶候，提示气血皆干，络脉不固。疳证后期干疳阶段，若出现神志恍惚，杳不思食，是胃气全无，脾气将败的危候，必须引起重视。

二、治疗原则

1. 基本治则　消疳理脾。

2. 具体治法　疳证病情复杂，虚实有别，治疗时应当详审。初期以生胃中津液为要，润则胃生。疳积者，则消积为先；若虚实夹杂，则宗"壮者先去其积而后扶胃气，衰者先扶胃气而后消之"的原则。在疾病的不同阶段，应针对各自的主要病机采取相应的治疗，主要以"疳气以润为主，疳积以消为主，干疳以补为主"为治疗原则。

三、分证论治

（一）常证

1. 疳气

证候表现：形体略瘦，面色少华，毛发稀疏，不思饮食，精神欠佳，性急易怒，大便干稀不调。舌瘦略淡，苔薄白或花剥，脉细，指纹青淡。

证候分析：厌食日久、久吐久泻等耗伤脾胃阴津，气血不能濡养肌肉筋骨，则见形体消瘦，面色少华，毛发稀疏，食欲不振，精神欠佳。脾虚肝木亢盛，故见心烦性急，易发脾气。舌瘦而淡，苔薄白或花剥，脉细，指纹青淡均为脾虚、津液受损之象。

治法：养胃生津，消疳理脾。

方剂：白术散（《小儿药证直诀》）加减。

方解：人参、白术、茯苓、炙甘草为四君子汤，运脾生津为君药；葛根生津止渴为臣药；藿香叶、木香芳香理气，补而不腻。诸药合用，共奏运脾生津之功。

加减：纳差明显者，加香稻芽开胃进食；阴津受损明显者，加沙参、麦冬清养胃阴；有虚热者，可加银柴胡、胡黄连清虚热。

2. 疳积

证候表现：形体明显消瘦，面色萎黄，肚腹膨胀，甚则青筋暴露，毛发稀疏结穗，精神烦躁，夜卧不宁，或见动作异常，食欲不振或多食多便，或嗜食异物。舌淡苔腻，脉细数。

证候分析：本证多由积滞发展而来，积滞内停，壅塞气机，阻滞肠胃，或夹有虫积，导致脾胃为病，属于虚实夹杂证候。病久脾胃虚弱，气血生化乏源，故食欲不振，发稀结穗，形瘦，面色无华。心肝之火内扰，故夜寐不安，易烦躁激动；积滞中阻，脉络瘀阻，故腹部膨隆如鼓，青筋暴露。舌淡苔薄腻，脉细数为夹积之象。

治法：导滞祛积，消疳理脾。

方剂：消疳理脾汤（《医宗金鉴》）加减。

方解：方中麦芽、神曲消食导滞为君药；三棱、莪术消积祛瘀为臣药；青皮、陈皮理气祛滞为佐药；芜荑、槟榔、使君子杀虫消积为佐药；芦荟清肝热，黄连消积热，胡黄连退虚热均为佐药；甘草调和诸药，引药直达脾胃为使药。诸药合用，使积滞得祛，郁热得清，脾胃负担减轻，功能渐复，津液日丰，达理脾消疳之目的。

加减：脾虚甚者加苍术、白术、茯苓健脾燥湿消积；阴虚明显加麦冬、沙参、石斛养胃阴；烦躁不安，揉眉挖鼻者，加牡蛎、决明子平肝抑木。

3. 干疳

证候表现：形体极度消瘦，皮肤干瘪起皱，大肉已脱，皮包骨头，貌似老人，毛发干枯，精神萎靡，啼哭无力，腹凹如舟，杳不思食，大便稀薄或便秘。舌质红嫩，苔少，脉沉细弱。

证候分析：干疳为疳证之重证，多进入疾病后期，为气血俱虚，脾胃衰败阶段。气阳衰竭，气血化源欲绝，无以滋养四肢百骸，故形体极度消瘦，大肉已脱，呈老人貌。脾气衰败，故精神萎靡，目无光彩。脾虚运化失司，故大便不调。脉沉细弱，舌红嫩均为气血衰败之象。

治法：补益气血，理脾消疳。

方剂：八珍汤（《正体类要》）加减。

方解：方中用党参、黄芪、白术、茯苓、甘草补脾益气；熟地、当归、白芍、川芎养血补血。

加减：脾肾阳衰，加附片、炮姜温补脾肾；口舌干燥，汗多气短加乌梅、石斛酸甘化阴；面色㿠白，四肢厥冷，呈厥脱之象者给予独参汤或参附龙牡救逆汤合生脉散救逆固脱，并及时配合西医抢救。

（二）兼证

1. 眼疳

证候表现：初起夜盲，两目干涩，畏光羞明，眼角赤烂，眼痒涩赤，甚则黑睛混浊，白膜遮睛等。

证候分析：本证常见于因维生素 A 缺乏症导致的干眼症。脾病及肝，耗损精血，致肝阴不足，不能上荣于目，故眼角干涩，白睛生翳，视物不清。肝阴不足，虚火上攻，则眼痒涩赤。

治法：养肝明目，消疳理脾。

方剂：石斛夜光丸（《原机启微》）加减。

方解：方中石斛、天冬、生地黄滋补肝肾；羚羊角、青葙子、黄连清热泻火明目；菟丝子、肉苁蓉养肝益肾；党参健脾；川芎、枳壳行气活血。

加减：脾虚明显者，加白术、茯苓；眼睛干涩明显，视物不清，加枸杞子；白睛生翳加菊花、木贼草、密蒙花；夜盲重者者，加服羊肝丸。

2. 口疮

证候表现：口舌生疮，甚或满口糜烂，秽臭难闻，面赤唇红，烦躁易哭，夜卧不宁，小便短黄。舌质红，苔薄黄或少苔，脉细数，指纹淡紫。

证候分析：脾病及心，心阴不足，心火上炎，熏蒸口舌，故口舌生疮，口腔糜烂。热扰心神，故烦躁易哭，夜卧不宁。舌红，苔薄黄或少苔，脉细数，指纹淡紫均为心阴不足，心火上炎之象。

治法：清心泻火，消疳理脾。

方剂：泻心导赤散（《医宗金鉴》）加减。

方解：方中生地养阴凉血为君药；黄连泻心火为臣药；木通泻火通淋，灯心草利小便泻心火，共为佐药；生甘草梢利尿泻火，调和诸药为使药。

加减：心烦不安加连翘；心火亢盛，口干欲饮，加生石膏、芦根、天花粉；小便黄少，加车前草、茯苓、滑石。

3. 疳肿胀

证候表现：颜面及全身浮肿，面色无华，神疲乏力，四肢欠温，小便短少。舌淡胖，苔薄白，脉沉缓，指纹隐伏不显。

证候分析：本证多由疳证日久，脾病及肾所致。脾肾阳虚，气化失常，气不化水，水湿泛溢于肌肤，故颜面四肢浮肿。脾肾阳虚，故面色少华，四肢欠温，脉沉缓，舌淡胖。

治法：温阳利水，消疳理脾。

方剂：真武汤（《伤寒论》）加减。

方解：方中用附子温补肾阳，为君药；白术、茯苓健脾渗湿，利水消肿，为臣药；白芍养阴柔肝，为佐药；生姜温中宣散水气，为佐使药。

加减：水肿明显者，加五苓散合五皮饮；水肿明显伴小便少，夜尿多者，加金匮肾气丸。

四、其他疗法

1. 中成药

（1）肥儿丸　用于脾虚肝旺，食滞虫积患儿。

（2）木香槟榔丸　用于疳积患儿。

（3）十全大补丸　用于干疳气血两虚患儿。

2. 外治疗法

（1）猪肉100g，首乌30g，浓煎去渣，以干净纱布或棉花蘸汤擦洗全身皮肤，每日1～2次，连用7～10日。用于皮肤干皱粗糙者。

（2）无花果叶3～5片，加水500mL，煎成200mL，倾入盆内，待温时洗两脚心，熏洗15分钟即可。用于疳证并发泄泻。

3. 针灸疗法

（1）艾灸

①主穴：脾俞、足三里、中脘、天枢、四缝。配穴：公孙、百虫窝（血海穴上1寸）。

②方法：每次取4穴，以艾条悬灸各穴，每穴灸5~10分钟，灸至穴区皮肤发红为度。5次为1疗程。

（2）点刺

①取穴：四缝、阿是穴（中指掌侧第1节中点）。

②方法：穴位常规消毒，取小号三棱针，在穴位上快速点刺，挤压出黄色黏液或血数滴，每日1次，5次为1疗程。

4. 按摩疗法

（1）推三关，退六腑，分阴阳，推脾土；运土入水，推板门，揉阴陵泉、足三里，揉腹摩脐。用于疳气。

（2）常规捏脊，重提大椎、脾俞、胃俞。如烦躁不安，眼眵多时，重提肝俞；如口舌生疮，加重提心俞；伴五迟者，加重提肾俞。

5. 割治疗法 取鱼际穴，穴位消毒后以2%普鲁卡因局麻，医者持手术刀在鱼际纵行切开，切口长0.5cm，深0.3cm，用止血钳取出绿豆大黄白色脂肪，压迫止血，盖消毒敷料，再用胶布固定，5天后揭去敷料，先割治左手，隔1周后割治右手，2次为1疗程。

【预防与调护】

一、预防

1. 饮食有节，定时、定量、定质喂养，勿暴饮暴食，恣食肥甘生冷等。

2. 合理安排生活起居，保证小儿充足的睡眠，经常参加户外活动，以增强体质，增加食欲，提高消化能力。

3. 积极预防各种急、慢性疾病，以防日久化疳。

二、调护

1. 调理饮食，补充营养，给予易消化、富有营养的食物，根据消化力的强弱，逐渐增加，不可操之过急。

2. 注意居室阳光充足、空气新鲜，适当增加户外活动，注意清洁卫生，衣着柔软，注意保暖，防止各种感染，预防并发症。

3. 密切注意病情变化，定期测量患儿的身高、体重，以了解和分析病情。加强皮肤及口腔护理，防止发生褥疮及口腔感染。对嗜食异物、腹痛腹胀患儿，应考虑是否合并肠道寄生虫，应详细询问病史并检查大便找虫卵。对重证患儿要注意观察面色、精神、饮食、二便、哭声等情况，做好病情记录。

【古籍选录】

[1]《幼幼集成》云："疳之为病，皆虚所致，即热者亦虚中之热，寒者亦虚中之寒，积者亦虚中之积，故治积不可骤攻，治寒不宜峻温，治热不可过凉，虽积为疳母，而治疳必先去积，然遇极虚者而迅攻之，则积未去而疳危矣。故壮者先去积而后扶胃气，衰者先扶胃气而后消之。书曰：壮人不积，虚则有之。可见虚为积之本，积反为虚之标也。"

[2]《保婴撮要》云："肝疳，用地黄丸以生肾。心疳，用安神丸以治心；异功散以补脾。脾疳，用四味肥儿丸以治疳；五味异功散以生土。肺疳，用清肺饮以治肺；益气汤以生金。"

第七节 腹 痛

腹痛是指胃脘以下，脐的四周及耻骨以上部位发生的疼痛，是小儿常见的临床证候之一。腹痛可见于任何年龄与季节。腹痛涉及的疾病范围很广，许多内、外科疾病均可出现腹痛症状。本节讨论的内容是指无外科急腹症指征的小儿腹痛。

腹痛的名称，始见于《素问·举痛论》。但将小儿腹痛作为病证论述者，则见于《诸病源候论·小儿杂病诸候·腹痛候》，曰："小儿腹痛，多由冷热不调，冷热之气与脏腑相击，故痛也，其热而痛者，则面赤，或壮热，四肢烦，手足心热是也。冷而痛者，面色或青或白，甚者乃至面黑，唇口爪皆青是也。"此后历代医家多有论述，如《小儿药证直诀·脉证治法》将腹痛分为积痛、虫痛、胃冷虚之证；《证治准绳·幼科·腹痛》列有寒痛、积痛、虫痛、锁肚痛、盘肠内钓痛、癥瘕痛等，对小儿腹痛的病因、症状、分类等论述都较前人更为完善。

后世医家，归纳各家学说，将腹痛分为寒、热、虚、实四大类。

【病因病机】

一、病因

许多病因均可引起腹痛，常见的有外感、饮食不当、正虚、情志内伤等。

1. 外感因素 外感风、寒、暑、湿之邪均可引起腹痛。

（1）调护不当 衣被单薄，风寒之邪侵及腹部，或因过食生冷瓜果，中阳受戕，寒凝气滞，经络不畅，气血不通则腹痛。

（2）暑湿内侵 夏令之季，外感暑湿，内犯胃肠，暑湿秽浊之气与肠胃水谷相互交结，气机阻滞，升降失调，导致腹痛。

2. 饮食因素 饮食不节，过饮过食，或误食变质不洁之物，或过食辛辣之品，胃肠积滞，气机不利，传导之令不行而致腹痛。

3. 虫积肠道 进食不洁之物，使虫卵进入肠道，多见于蛔虫，发生蛔虫性腹痛。

4. 正虚因素 先天禀赋不足，素体阳虚，或病后体弱，脾胃虚弱，中阳不足，失于温养，引起腹部绵绵作痛。

5. 情志失调或跌仆损伤 小儿情志不畅，肝失条达，气机不利，导致气血运行不畅，引起腹痛；或跌仆损伤，或手术后腹部络脉瘀滞，气滞血瘀，导致腹痛。

二、病机

1. 基本病机 气滞不通。

2. 常证病机

（1）外感风寒 因调护不当，衣被单薄，风寒之邪侵入脐腹；或因过食生冷瓜果，肠胃伤冷，中阳受戕，复感外寒，寒凝气滞，气滞则经络不通，气血阻滞而腹痛。小儿稚阳未充，腹痛由于寒凝气滞者居多。

（2）暑湿内侵 常于夏令之时，外感暑湿，内伤胃肠，暑湿秽浊之气与肠胃水谷互相交结，使气机窒塞，升降失调，形成上不能运化，下不能传导，而为吐泻不得，腹部绞痛之症。

（3）乳食积滞 因乳食不节，过食油腻厚味，过饮过食，或误食不洁之物，以致食积停滞，郁积胃肠，气机壅塞，痞满胀闷而腹痛。

（4）燥热内结 平素过食辛辣香燥、膏粱厚味，胃肠积热，或积滞日久化热，肠中津液不足，形成燥热内结；或因外感热病，热邪入里，热结阳明，灼伤津液，使气机不利，传导之令不行而致腹痛。

（5）气滞血瘀 因跌仆损伤，或手术后腹内络脉受损；或久病不愈，邪入脉络，血瘀气滞，腹中有癥瘕，使脏腑气机不畅，气血运行受阻而引起腹痛。

（6）蛔虫内扰 喜食生冷瓜果，或进食不洁之物，使虫卵进入肠道，脏腑不和，扰乱胃肠气机，引起腹痛。

（7）脏腑虚寒 由于素体阳虚，或病后体弱，脾胃虚寒，脾阳不能运展，以致寒湿内停，气机不畅，中阳不足，失于温养，引起腹部绵绵作痛。

【临床表现】

腹痛的部位与性质主要靠患儿自诉。体检时要使患儿合作以便查出是否有压痛及肌紧张。年龄小者往往不能合作，依靠突然发生哭闹、面色苍白、精神差及特殊固定体位等来判断。并且要了解患儿的饮食、呕吐及大便情况等消化系统症状以帮助判断病因。必要时可以给镇静药（如口服水合氯醛），待患儿入睡后再复查。

检查腹部时，应强调三层检查法：①浅层检查时，轻触腹部注意痛觉过敏（轻触引起剧痛）及肠型或肿物引起的腹壁不平感；②中层检查时，轻按腹壁，注意压痛及肌紧张；③深层检查时，慢慢压至后腹壁，注意肿物的存在与性状。肾区要求腹前腹后两手同时按压，互相接触。盆腔下腹要与肛门指检之手互相接触。常需反复检查以观察体征的变化。

一、诊断要点

1. 部位

（1）右上腹痛　腹内疾病多为肝、胆、膈下病变；腹外疾病多为右膈胸膜炎、肋间神经炎等。

（2）上中腹痛　主要为胃炎与胃溃疡。

（3）左上腹痛　主要见于急性胰腺炎、脾肿大、左膈胸膜炎、左肋间神经炎等。

（4）脐周痛　见于肠蛔虫、肠炎、肠痉挛、食物过敏、急性出血性坏死性肠炎、结核性腹膜炎、肠系膜淋巴结炎、回肠远端憩室病、局限性肠炎、溃疡性结肠炎等。

（5）右下腹痛　主要见于阑尾炎及疝等。

（6）左下腹痛　主要见于肠炎、顽固性便秘等。

（7）弥漫性及不定位腹痛　可见于腹膜、肠（穿孔、梗阻）、大网膜病变；腹外疾病如中毒性、代谢性、过敏性疾病，结缔组织病、功能性疾病和癫痫等。

2. 应排除的器质性疾病　有以下情况者多考虑外科性疾病：

（1）急骤起病，多无前驱症状，腹痛由轻渐重，由局限到弥漫，呈剧痛。

（2）先有腹痛，后有发热。

（3）先有腹痛，然后有全身症状，如频繁呕吐、便秘、肛门不排气、腹胀等提示梗阻性疾病的可能。

（4）有压痛及腹肌紧张等腹膜刺激征，或能扪及肿块，或体征局限于腹部，可有放射痛。

3. 机能性腹痛　由于肠管蠕动异常或肠管壁痉挛引起的腹痛，如婴儿阵发性腹痛、功能性再发性腹痛。前者与饮食不当、胃肠胀气有关，后者多见于儿童，周期性发作，其发病原因与精神因素或自主神经功能紊乱有关。

二、鉴别诊断

1. 全身性疾病及腹部以外器官疾病产生的腹痛

（1）呼吸系统疾病引起的腹痛常伴有咳嗽、扁桃体红肿、肺部有啰音等。

（2）心血管系统疾病引起的腹痛常伴有心悸、心脏杂音、心电图异常等。

（3）神经系统疾病引起的腹痛常反复发作，脑电图异常。

（4）血液系统疾病引起的腹痛常有贫血，血象及骨髓象异常。

（5）代谢性疾病引起的腹痛如糖尿病有血糖、尿糖增高，铅中毒有指甲、牙齿染黑色，卟啉病有尿呈红色，曝光后色更深等表现，可助诊断。

2. 腹部器官的器质性病变

（1）胃肠道感染，如急性阑尾炎、肠结核、腹泻病、急性坏死性肠炎、肠寄生虫病，除有腹痛外，还有饮食不调史及感染病史，大便及血象检查有助诊断。

（2）胃肠道梗阻、肠套叠、嵌顿性腹股沟斜疝有腹痛及腹胀和梗阻现象，全腹压痛，腹肌紧张，肠鸣音消失，X线检查可助诊断。

（3）肝胆疾病如胆道蛔虫、肝炎、胆囊炎、胆石症，常有右上腹阵痛和压痛，肝功能及B超检查可助诊断。

（4）泌尿系疾病如急性肾炎、尿道畸形、结石、感染，常有腰痛、下腹痛、尿道刺激症状，尿液、X线、B超、静脉肾盂造影等检查有助于诊断。

（5）下腹痛对少女要注意有无卵巢囊肿扭转、痛经。

（6）内脏肝脾破裂有外伤史等，配合实验室及医学影像诊断技术检查，可以作出诊断。

3. 再发性腹痛

（1）腹痛突然发作，持续时间不太长，能自行缓解。

（2）腹痛以脐周为主，疼痛可轻可重，但腹部均无明显体征。

（3）无伴随的病灶器官症状，如发热、呕吐、腹泻、咳嗽、气喘、尿频尿急尿痛等。

（4）有反复发作的特点，每次发作时症状相似。

【辨证论治】

一、辨证要点

1. 辨病情病位 小儿腹痛，大孩子能自述其痛苦，婴幼儿不能言或言不足信，此时应细心观察，详细询问家属及陪伴者。一般来讲，腹痛难忍，小儿必啼哭；弯腰捧腹，呻吟不已者，多为腹痛。再结合病史，腹痛的部位、剧烈程度，伴随症状分析。若中上腹痛者病在脾胃、大肠、小肠；小腹痛者其病多在膀胱和大肠；脐腹痛多为大、小肠；肝胆病多为右上腹痛；虫积痛多呈脐周阵痛；右下腹痛多为肠痈；少腹痛多属足厥阴肝经腹痛及疝气腹痛。

2. 辨虚实 急性腹痛多属实证，其痛有定处，拒按，痛剧而有形，饱而痛甚，兼有胀满，苔黄厚腻，脉大有力，服攻下药有效；慢性腹痛多虚，痛无定处，喜按，痛缓而无形，饥则痛作，兼有闷胀，舌淡少苔，脉弱无力，服补药痛减。

3. 辨寒热 如热邪内结，疼痛阵作，得寒痛减，兼有口渴引饮，大便秘结，小便黄赤，舌红苔黄少津，指纹紫，脉洪大而数者属热；暴痛而无间断，得热痛减，兼有不渴，下利清谷，小便清利，舌淡苔白滑润，指纹色红，脉紧或迟者属寒。

4. 辨轻重 腹痛轻证，病程短，精神尚好；腹痛重证，病程较长，正气不足，精神欠佳。单纯性腹痛治疗较易，兼有他症者治疗较难。急性腹痛猝然起病，疼痛剧，变化迅速，多为新病，急性腹痛也可因各种因素诱发而成，证情复杂，若经久不愈，正气暗耗，可转为慢性腹痛，而慢性腹痛若失治、误治可转为急性腹痛。若腹痛骤作，伴有腹胀、便血、高热，甚则大汗淋漓、四肢厥冷、脉微欲绝等虚脱征象，为危重证候。

二、治疗原则

1. 基本治则 理气止痛。

2. 具体治法 根据腹痛的不同性质，分别采用温中、泄热、攻下、消导、行气、活血、镇痛、运脾、补虚缓急等法。

三、分证论治

1. 寒积腹痛

证候表现：腹部疼痛，阵阵发作，得温较舒，遇寒痛甚，面色苍白，痛甚则额冷汗出，甚则唇色紫暗，肢冷，或伴呕吐，腹泻，小便清长，舌淡红，舌苔白滑，指纹色红，脉沉弦紧。

证候分析：寒为阴邪，主凝滞、收引，腹部中寒，寒邪搏结肠间，阻滞气机，不通则痛，故腹痛；寒得温则解，阳气暂通，腹痛亦得稍缓；脾阳不振，升降失常，故见呕吐，腹泻；气血运行不畅，故面色苍白，甚则唇色紫暗；寒邪内盛，阳气不伸，卫气不行，故腹痛甚则额冷汗出；阳气不能温达四肢，营血不得畅达于四末，故肢冷；小便清长，舌苔白滑，为里寒之候。

治法：温中散寒，理气止痛。

方剂：养脏散（《医宗金鉴》）加减。

方解：本方木香、丁香、沉香芳香散寒，调理气机；当归、川芎温通血脉；肉桂温阳补肾，使寒邪得温则散。气血畅行，阳气敷布，脏腑得以温养，则腹痛可得缓解。

加减：腹胀加砂仁、枳壳；恶心、呕吐加半夏、藿香；腹泻加炮姜、煨肉豆蔻。

2. 食积腹痛

证候表现：腹部胀满疼痛，按之痛甚，嗳腐吞酸，口气酸臭，不思乳食，矢气频作，粪便秽臭，腹痛欲泻，泻后痛减，时有呕吐，吐物酸馊，夜卧不安，时时啼哭，舌苔厚腻，指纹紫滞，脉沉滑。

证候分析：乳食乃有形之物，停滞肠胃，阻塞气机，故见腹部胀满疼痛；食停中焦，"胃不和则卧不安"，故夜卧不安，时时啼哭；宿食腐化，浊气壅塞肠胃，其气上逆，则呕吐，嗳腐吞酸，口气酸臭，不思乳食；其气下泄，则矢气频作；得泻则食积下行，肠胃窒塞暂减，气机稍畅，故腹痛亦得减轻；舌苔厚腻为积滞不化之象。

治法：消食导滞，理气止痛。

方剂：香砂平胃散（《医宗金鉴》）加减。

方解：本方以苍术、陈皮、厚朴、砂仁、香附、枳壳理气行滞；山楂、神曲、麦芽消食化积；芍药、甘草调中和营。全方有消食导滞，理气止痛之功。

加减：若大便不通，或泻下不畅，泻后痛减者，可加槟榔、莱菔子攻下食积；食滞化热，面赤唇红，烦躁不安，口渴欲饮，大便秘结，舌苔黄糙者，可用本方去苍术、砂仁，加大黄、玄明粉，以清热通腑，荡涤肠胃之积热。

3. 虫积腹痛

证候表现：脐周腹痛，时作时止，痛处有条索块，痛喜揉按，按之痛减，疼痛时泛吐清涎，不思饮食，精神不振，不痛时饮食嬉戏如常，或突然右上腹钻顶样绞痛，弯腰曲背，辗转不安，恶心吐蛔，肢冷汗出，舌红苔黄腻，指纹紫滞，脉沉滑。

证候分析：脐周为小肠盘踞之处，蛔虫寄生于小肠，故脐周腹痛，时作时止；蛔虫为有形之物，蛔虫扰动，则痛处有条索块，痛喜揉按，按之痛减；蛔虫扰乱气机，胃气上逆，故疼痛时泛吐清涎；蛔虫钻入胆道，则突然右上腹钻顶样绞痛，弯腰曲背，辗转不安；蛔虫入胃，故恶心吐蛔。

治法：安蛔驱虫，理气止痛。

方剂：下虫丸（《直指小儿方》）加减。

方解：方中苦楝根皮、芜荑、使君子、鹤虱、槟榔杀虫；当归养血；大黄通腑泻下。

加减：若发生蛔厥，应安蛔止痛，用乌梅丸。常用药：乌梅、黄连、黄柏、蜀椒、干姜、细辛、当归、附子、桂枝、党参。此方辛苦酸并用，使蛔虫得酸则安，得辛则伏，得苦则下。

4. 实热腹痛

证候表现：腹痛胀满，疼痛拒按，大便秘结，烦躁口渴，手足心热，唇红舌红，苔黄燥，指纹紫滞，脉滑数或沉实。

证候分析：里实热证，故大便秘结，烦躁口渴；腑实不通，故腹痛胀满，疼痛拒按；里热津伤，故手足心热，唇红舌红，苔黄燥。

治法：通腑泄热，理气止痛。

方剂：大承气汤（《伤寒论》）加减。

方解：方中大黄、芒硝通里攻下；枳实、厚朴理气宽中。

加减：若口干、舌红伤津者，予以增液承气汤；若肝胆疏泄失常导致肝热犯胃，可用大柴胡汤。

5. 血瘀腹痛

证候表现：腹痛经久不愈，痛有定处，痛如锥刺，或腹部有积块拒按，肚腹硬胀，青筋显露，面无光泽，口唇色晦，舌质紫暗或有瘀点，指纹紫滞，脉涩。

证候分析：小儿腹部受伤，有形瘀血停积一处，或久病入络，结为癥块，皆可使络脉瘀阻，气血运行受阻，不通则痛，故腹部痛如针刺；瘀血乃有形之物，凝聚一处，难于消散，故痛有定处，固定不移，或触之有包块，推之不动，按之痛剧；面无光泽，口唇色晦，舌紫暗或有瘀点，亦为血行不畅，气滞血瘀之象。

治法：活血化瘀，理气止痛。

方剂：少腹逐瘀汤（《医林改错》）加减。

方解：方中以肉桂、干姜、小茴香温通经脉；蒲黄、五灵脂、赤芍、当归、川芎活血散瘀；延胡索、没药理气活血，软坚止痛。全方有理气活血，散瘀止痛之效。

加减：若气滞胀痛者，加川楝子、乌药以理气止痛；若有包块者，加三棱、莪术、穿山甲以散瘀化癥；因血蓄下焦，小腹拘急硬痛，大便秘结不通者，用桃仁承气汤。

6. 虚寒腹痛

证候表现：腹痛绵绵，时作时止，痛处喜温喜按，面色㿠白，精神倦怠，手足清冷，饮食较少，或食后作胀，大便稀溏，唇舌淡白，指纹淡红，脉沉缓。

证候分析：脾胃虚弱，中阳不足，气血不充，失于温养，脏腑拘急故腹痛；得温则寒气稍散，故腹痛绵绵，喜温喜按；脾阳不振，运化力弱，故饮食较少，或食后作胀，大便稀溏；气血亏虚，故面色㿠白，精神倦怠，手足清冷；唇舌淡白，指纹淡红，脉沉缓亦为中阳不足，气血亏虚之象。

治法：温中补虚，理气止痛。

方剂：小建中汤（《伤寒论》）合理中丸（《伤寒论》）加减。

方解：以桂枝温经和营；芍药、甘草缓急止痛；饴糖、大枣、生姜、党参、白术甘温补中；干姜温中祛寒。诸药合用，有温中补虚，散寒止痛的作用。

加减：气血不足明显者，加黄芪、当归；肾阳不足，虚寒内盛明显者，加附子、肉桂；痛而呕吐清涎者，加丁香、吴茱萸；脾虚兼气滞者，用香砂六君子汤加厚朴、山楂。

四、其他疗法

1. 中成药

（1）藿香正气丸（水）　用于外感风寒、内伤饮冷引起的腹痛。

（2）越鞠丸　用于气滞腹痛。

（3）附子理中丸　用于脾胃虚寒腹痛。

（4）元胡止痛片　用于气滞血瘀腹痛。

（5）木香槟榔丸　用于食滞腹痛。

2. 单方验方

（1）炮莪术研细末，每次 3g，或鸡内金、枳实各 9g，水煎服。用于寒实腹痛。

（2）丁香、川椒、干姜各等份，研末，每次 1g，开水送服。用于虚寒腹痛。

3. 外治法

（1）生葱头 250g，捣烂炒熟敷肚脐。用于虚寒腹痛。

（2）公丁香、白豆蔻各 3g，肉桂 2g，白胡椒 4g，共研细末，过 100 目筛，用时取药末 1~5g，填敷脐中，再外贴万应膏。用于肠痉挛。

4. 针灸疗法

（1）体针　取穴：足三里、合谷、中脘。用 30 号毫针，快速进针，行平补平泻手法，捻转或提插。年龄较大儿童可留至腹痛消失。

（2）耳穴　取穴：胃、脾、肝、胆。虚证加肾，实证加三焦、大肠；便秘加肛门、直肠。热证用绿豆，寒证用王不留行籽置于胶布中贴压耳穴，穴区越胀痛，效果越好，每天按压 3~5 次，每周换贴 2~3 次，6 次为 1 疗程。多用于慢性腹痛。

5. 推拿疗法

（1）食积腹痛　清脾胃，顺运八卦，推四横纹，清板门，清大肠。

（2）寒积腹痛　揉一窝风，揉外劳宫。

（3）虚寒腹痛　揉外劳宫，清补脾，顺运八卦。

（4）热结腹痛　顺运八卦，清胃，退六腑，推四横纹。

（5）虫积腹痛　揉外劳宫，平肝，清胃，清大肠，摩腹（自右下腹沿升结肠、横结肠的解剖部位，自右向左运摩）。

【预防与调护】

一、预防

1. 避免感受风寒，注意腹部保暖，以免寒邪入腹而引起腹痛。

2. 注意饮食卫生，不宜过食生冷瓜果，禁食油腻变质食物。

二、调护

1. 每餐后稍事休息，勿剧烈运动。

2. 剧烈腹痛或持续不止者应卧床休息，密切观察，随时检查腹部体征，并做必要的其他辅助检查，明确诊断，及时处理。

3. 消除恐惧心理，尤其是气滞腹痛小儿，应避免情绪激动和精神刺激。

4. 根据病因给予相应的饮食调护。

【古籍选录】

［1］《素问·举痛论》云："寒气客于脉外，则脉寒，脉寒则缩蜷，缩蜷则脉细急，细急则外引小络，故卒然而痛，得炅则痛立止。"

［2］《诸病源候论·小儿杂病诸候·腹痛候》云："小儿腹痛，多由冷热不调，冷热之气与脏腑相击，故痛也，其热而痛者，则面赤，或壮热，四肢烦，手足心热是也。冷而痛者，面色或青或白，甚者乃至面黑，唇口爪皆青是也。"

［3］《症因脉治·腹痛论》云："痛在胃之下，脐之四旁，毛际之上，名曰腹痛；若痛在胁肋，曰胁痛；痛在脐上，则曰胃痛，而非腹痛。"

第八节　泄　泻

小儿泄泻是以大便次数增多，粪质稀薄或如水样为主症的病证。由外感六淫，内伤乳食，脾胃虚弱，导致运化失常所致。本病常年都可发生，夏秋两季更为多见。因夏秋暑湿当令，其邪最易内侵脾胃而发病。泄泻为小儿最常见的疾病之一，婴幼儿发病率较高。轻证一般预后良好，处理及时，常很快痊愈；重证起病急骤，泄下过度，易见气阴两伤，甚则阴竭阳脱。若久泻迁延不愈，可转为疳证或慢脾风。

古代医籍对泄泻论述较多，《素问·阴阳应象大论》已有"春伤于风，夏生飧泄""湿盛则濡泄"等记载。《小儿药证直诀·五脏病》中"脾病，困睡，泄泻，不思饮食"已有"泄泻"病名的记载。历代儿科专著也都从病因病理、证候分类、转归预后等方面对泄泻进行了详细论述。较为系统而又切合实用的分类证治，则见于《医宗金鉴·幼科心法要诀》，其中概括地指出："小儿泄泻认须清，伤乳停食冷热惊，脏寒脾虚飧水泻，分消温补治宜精。"其分类证治法则至今仍有临床指导意义。

本病证属西医学的小儿腹泻病。包括感染性（如病毒、细菌、真菌、寄生虫等）腹泻病和非感染性腹泻病（食饵性、症状性、过敏性及其他因素引起的腹泻）。

【病因病机】

一、病因

主要发病原因为感受外邪、内伤饮食及脾胃虚弱。主要病位在脾胃，因脾主运化精微，胃主腐熟水谷，脾胃受病，则饮食入胃，水谷不化，精微不布，清浊不分，合污而下，而成泄泻。

二、病机

1. 基本病机 清浊不分。

2. 常证病机

（1）感受外邪 小儿脏腑娇嫩，藩篱不密，易感外邪；且脾胃薄弱，不耐受邪，若脾受邪困，运化失职，升降失调，清浊不分，合污下泄，而成泄泻。外感风、寒、暑、热诸邪均可致泻，但常与湿邪相合，盖脾喜燥而恶湿，湿易伤脾，湿盛则濡泻，所以有"无湿不成泻""湿多成五泻"之说。故泄泻虽有多种不同因素，但未有不源于湿者。

（2）内伤饮食 小儿饮食不知自节，若调护失宜，哺乳不当，饮食不洁或失节，过食生冷瓜果或难以消化之物，皆能损伤脾胃。脾伤则运化功能失职，胃伤则不能消磨水谷，宿食内停，清浊不分，并走大肠，合污下泄，而成泄泻。故《素问·痹论》说："饮食自倍，肠胃乃伤。"

（3）脾胃虚弱 先天禀赋不足，后天调护失宜，或久病迁延不愈，皆可致脾胃虚弱。脾虚则健运失司，胃弱则腐熟无能，因而水反为湿，谷反为滞，清浊不分，合污下泄，而为脾虚泄泻。

（4）脾肾阳虚 脾虚致泻者，病程迁延，一般先耗脾气，继伤脾阳，日久脾损及肾，致脾肾阳虚。命门火衰，火不暖土，脾失温煦，阴寒内盛，水谷不化，清浊不分，并走大肠，合污下泄，而致大便澄澈清冷，洞泄而下的脾肾阳虚泻。

3. 变证病机

由于小儿为"稚阴稚阳"之体，患病后易于传变，故重证泄泻患儿，泻下无度，易于伤阴耗气，出现气阴两伤，甚至阴伤及阳，导致阴竭阳脱的危重变证。若久泻不止，脾虚木旺，肝风内动，可成慢惊风；脾运失健，生化乏源，气血不足，脏腑肌腠无以濡养，久延失治可致疳证。

【临床表现】

本病病程长短不一，可分为急性腹泻（病程＜2周）、迁延性腹泻（病程2周~2个月）和慢性腹泻（病程＞2个月）。

临床表现亦轻重不一。轻型起病可急可缓，以胃肠道症状为主，食欲不振，或有呕吐，大便次数增多及性状改变，无脱水及全身中毒症状，常由饮食因素及肠道外感染引起。重型常急性起病，也可由轻型逐渐加重、转变而来，除有较重的胃肠道症状外，还有较明显的脱水、电解质紊乱和全身中毒症状（发热、烦躁、精神萎靡、嗜睡甚至昏迷、休克），多由肠道内感染引起。

【诊断与鉴别诊断】

一、诊断要点

1. 大便次数增多，每日3~5次或多达10次以上；大便性状有改变，呈稀便、水样便或溏便，可含奶瓣、食物残渣或少量黏液。可伴有恶心、呕吐、腹痛、发热、口渴等症。

2. 多有乳食不节、饮食不洁或感受时邪病史。

3. 重证泄泻及呕吐较严重者，可见小便短少、体温升高、烦渴神靡、皮肤干瘪、囟门凹陷、目眶下陷、啼哭无泪等脱水征，以及口唇樱红、呼吸深长、腹胀等酸碱平衡失调和电解质紊乱的表现。

4. 大便镜检可有脂肪球或少量白细胞、红细胞。

5. 大便病原学检查可有轮状病毒等病毒检测阳性，或致病性大肠杆菌等细菌培养阳性。

二、鉴别诊断

细菌性痢疾　痢疾急性起病，便次频多，大便稀，有黏冻、脓血，腹痛明显，里急后重，可伴有发热。大便常规检查脓细胞、红细胞增多；大便培养有痢疾杆菌生长。

【辨证论治】

一、辨证要点

1. 辨病因　大便稀烂夹有乳凝块或食物残渣，气味酸臭，腹胀纳呆，多为伤食伤乳；大便清稀多泡沫，臭气不甚，肠鸣腹痛，多为风寒所致；泻下急迫，水样或蛋花汤样便，便次多，色黄秽臭，或见少许黏液，多属湿热。

2. 辨轻重 轻者病程短暂，便次不多，精神尚好；重者泻下急暴，量多次频，神萎思睡，面色苍白或灰白。

3. 辨虚实 暴泻量多，腹胀痛拒按者多为实证；泻下缓慢，腹虚胀喜按者多为虚证；病程迁延难愈，或急或缓，腹胀拒按者多为虚中夹实。

二、治疗原则

1. 基本治则 升清降浊。

2. 具体治法 实证以祛邪为主，伤食泻当消食化积，风寒泻当疏风散寒，湿热泻当清热利湿；虚证以扶正为主，脾胃虚弱应健脾益气，脾肾阳虚当温补脾肾；虚中夹实宜扶正祛邪，消补兼施。泄泻变证，因正气大伤，当急以益气养阴、酸甘敛阴，或护阴回阳、救逆固脱。

三、分证论治

（一）常证

1. 伤食泻

证候表现：大便稀烂，夹有乳凝块或食物残渣，气味酸臭，或如败卵；脘腹胀满拒按，肚腹作痛，痛则欲泻，泻后痛减，嗳气酸馊，或有呕吐，不思乳食，夜卧不安，舌苔厚腻，或微黄，指纹滞，脉滑实。

证候分析：乳食不节，食积中焦，损伤脾胃，健运失常，故泻下稀烂，夹有乳凝块或食物残渣；食滞肠胃，气机不畅，故脘腹胀痛；胃失和降，乳食内腐，气秽上冲，故嗳气酸馊，或有呕吐；食积化热，上扰心神，故夜寐不安；舌苔厚腻，或微黄，指纹滞，脉滑实为乳食停积之象。

治法：升清降浊，消食止泻。

方剂：保和丸（《丹溪心法》）加减。

方解：方中以山楂、神曲、莱菔子消食化积；陈皮、半夏理气降逆；茯苓渗湿和脾；连翘清解积滞郁热。全方有调理气机，消导积滞，渗湿和胃之功。

加减：腹胀加厚朴、莱菔子消积除胀；腹痛明显加木香、槟榔理气止痛；呕吐加藿香、生姜止吐。

2. 风寒泻

证候表现：大便清稀，中多泡沫，臭气不甚，肠鸣腹痛；或伴恶寒发热，鼻流清涕，或咳嗽，舌质淡，苔薄白或白腻，指纹淡红，脉浮紧。

证候分析：风寒邪气客于脾胃，运化失常，故大便清稀，夹有泡沫；寒湿内阻，寒凝气滞，气机不利则肠鸣腹痛；风寒外袭，邪在卫表，可见恶寒发热，咳嗽流涕；舌淡苔白，指纹淡红，脉浮紧均为风寒之象。

治法：疏风散寒，升清降浊。

方剂：藿香正气散（《太平惠民和剂局方》）加减。

方解：方中藿香、苏叶、白芷、生姜疏风散寒，理气化湿；大腹皮、厚朴、陈皮、半夏、桔梗调理气机，消散积滞；白术、茯苓、甘草、大枣健脾和胃，化湿调中。诸药共用，有疏风散寒，理气和中，化湿导滞，健脾和胃之功。

加减：腹痛甚，里寒重者，加干姜、木香、砂仁温中散寒，理气止痛；腹胀明显者，加大腹皮、厚朴顺气消胀；兼有食滞者，去甘草、大枣，加神曲、山楂、鸡内金消食导滞。

3. 湿热泻

证候表现：大便稀薄如水样，或如蛋花汤样，泻下急迫，量多次频，色黄秽臭，或见少许黏液；腹痛时作，食欲不振，或伴呕恶，神疲乏力，或见发热，口渴，小便短黄，舌质红，苔黄腻，指纹紫，脉滑数。

证候分析：湿热之邪，蕴结脾胃，下注大肠，传化失司，故见泻下稀薄或如水注；热性急迫，湿热交蒸，故泻下急迫，色黄秽臭，或见少许黏液；湿热困脾，壅遏肠胃气机，故见神疲腹痛，食欲不振；若伴有外感或热重于湿者，则见发热，口渴；湿热在下则小便短黄。

治法：清热化湿，升清降浊。

方剂：葛根黄芩黄连汤（《伤寒论》）加味。

方解：方中葛根升阳生津，解肌达邪；黄芩、黄连清内蕴之湿热。三药共奏清肠解肌，表里双解之效。

加减：腹痛甚者加白芍、木香理气止痛；呕吐者加半夏、竹茹降逆止呕；发热口渴加生石膏、芦根清热生津；湿邪偏重，舌苔厚腻，口不甚渴，加藿香、厚朴以芳香化湿；湿重水泻加车前子、苍术、茯苓燥湿利湿。

4. 脾虚泻

证候表现：大便稀溏，色淡不臭，多于食后作泻，时轻时重，面色萎黄，形体消瘦，神疲倦怠，舌质淡有齿痕，苔白，指纹淡，脉缓弱。

证候分析：脾胃虚弱，清阳不升，纳运无权，故见食后作泻，大便稀溏，色淡不臭；脾虚不运，精微不布，生化无源，气血不足，故见面色萎黄，形体消瘦，神疲倦怠。

治法：健脾益气，升清降浊。

方剂：参苓白术散（《太平惠民和剂局方》）加减。

方解：党参、白术、茯苓、甘草补脾益气；山药、莲子肉、薏苡仁、扁豆健脾化湿；陈皮、砂仁、桔梗理气和胃。全方有健脾益气，渗湿止泻之效。

加减：脾湿甚，苔腻者，加藿香、佩兰、苍术芳香化湿；纳呆者，加陈皮、焦三仙消食助运；腹胀不舒者，加木香、厚朴行气消胀；腹冷，大便有不消化物，舌淡者，加炮姜温脾止泻；若久泻不止，内无积滞者，加煨益智仁、赤石脂、肉豆蔻温脾固涩之邪。

5. 脾肾阳虚泻

证候表现：久泻不愈，大便清稀，完谷不化，或见脱肛，形寒肢冷，面色㿠白，精神萎靡，睡时露睛，舌淡苔白，指纹色淡，脉细弱。

证候分析：久泻不止，脾肾阳虚，命火不足，不能温煦脾土，故见大便清稀，完谷不化；脾虚气陷，则见脱肛；命门火衰，阳不温布，阴寒内生，故形寒肢冷，面色㿠白，精神萎靡，睡时露睛。

治法：健脾温肾，固涩止泻。

方剂：附子理中汤（《太平惠民和剂局方》合四神丸（《内科摘要》）加减。

方解：方中人参、白术、甘草健脾益气；附子、补骨脂温补肾阳；吴茱萸、干姜、肉豆蔻暖脾散寒；五味子敛肠止泻。两方配合，具有温补脾肾，壮火散寒，固涩止泻之功。

加减：脱肛加炙黄芪、升麻升提中气；久泻不止加诃子、赤石脂、石榴皮收敛固涩止泻。

（二）变证

1. 气阴两伤

证候表现：泻下无度，质稀如水，神萎不振或心烦不安，四肢乏力，目眶及囟门凹陷，皮肤干燥或枯瘪，啼哭无泪，口渴引饮，小便短少，甚则无尿，唇红而干，舌红少津，苔少或无苔，脉细数。

证候分析：本证多起于湿热泄泻，由于暴泻、泻下无度，耗伤气阴而致津亏气虚。津伤液脱，肌肤失养，故见皮肤干燥或枯瘪，目眶及囟门凹陷；无津上承，故口渴引饮，唇红而干，舌红少津，啼哭无泪；水液不足则小便短少；气阴耗伤，故神萎不振，四肢乏力；心失所养则心烦不安。

治法：升清降浊，酸甘敛阴。

方剂：人参乌梅汤（《金匮要略》）加减。

方解：方中人参补气；乌梅、甘草酸甘化阴；木瓜祛湿和胃；莲子、山药健脾止泻。诸药共奏益气养阴之功。

加减：泻下不止加诃子、赤石脂、禹余粮固涩止泻；口渴引饮加石斛、玉竹、天花粉养阴生津；大便热臭、肛门灼热加黄连、辣蓼清解湿热。

2. 阴竭阳脱

证候表现：泻下不止，次频量多，精神萎靡，表情淡漠，面色青灰或苍白，气息低微，哭声微弱，啼哭无泪，尿少或无，四肢厥冷，自汗出，舌淡苔薄白，脉沉细欲绝。

证候分析：本证多见于暴泻或久泻不止，耗伤津液，阴损及阳，气随津脱。阴伤于内，阳脱于外，故精神萎靡，表情淡漠，啼哭无泪，尿少；阳气将亡，不能充养，故面色青灰或苍白，气息低微，四肢厥冷，自汗出；舌淡苔薄白，脉沉细欲绝，为阳气欲脱之象。

治法：益阴回阳，救逆固脱。

方剂：生脉散（《内外伤辨惑论》）合参附龙牡救逆汤（验方）加减。

方解：方中人参大补元气；附子回阳固脱；龙骨、牡蛎潜阳救逆；麦冬、五味子益阴敛阴。

四、其他疗法

1. 中成药

（1）葛根芩连微丸　每次1～2g，每日3～4次。用于湿热泻。

（2）藿香正气软胶囊（液）　每次2～4粒（或5～10mL），每日3次。用于风寒泻。

（3）参苓白术丸　每次6～9g，每日3次。用于脾虚泻。

（4）保和丸　每次6～9g，每日3次。用于伤食泻。

（5）附子理中丸　每次6～9g，每日3次。用于脾肾阳虚泻。

2. 外治法

（1）丁香2g，吴茱萸30g，胡椒30粒，共研细末。每次1.5～3g，黄酒或醋调成糊状，敷贴脐部，每日1次。用于风寒泻、脾虚泻。

（2）艾绒30g，肉桂、小茴香各5g，公丁香、桂丁香、广木香各3g，草果、炒苍术各6g，炒白术15g。共研粗末，纳入肚兜口袋内，围于脐部。用于脾虚及脾肾阳虚泻。

3. 经验方

（1）神曲、茯苓、焦山楂、焦麦芽各9g，炙鸡内金3g，加水100mL，煎成30mL。每日1剂，分3次服。用于小儿伤食泻。

（2）苍术粉、山楂粉各等份，研细末。每次1～1.5g，每日3次。用于伤食泻。若久泻可加炮姜粉半份混合。

（3）山药研粉，每次6～9g，开水调成奶糊样服用，每日3次，用于脾虚泻。

4. 推拿疗法

（1）伤食泻　推板门，清大肠，补脾土，摩腹，点揉足三里。

（2）风寒泻　揉外劳宫，推三关，摩腹，揉脐，灸龟尾。

（3）湿热泻　清补脾土，清大肠，清小肠，退六腑，揉小天心。

（4）脾虚泻　推三关，补脾土，补大肠，摩腹，推上七节骨，捏脊，重按肺俞、脾俞、胃俞、大肠俞。

5. 针灸疗法

（1）针刺法　主穴：足三里、天枢、中脘、脾俞。配穴：长强、气海。呕吐加内关、上脘；腹胀加下脘；发热加曲池。实证用泻法，虚证用补法，每日1次。

（2）灸法　取足三里、中脘、神阙。艾条温和灸。每日2～3次，用于脾虚泻、脾肾阳虚泻。

【预防与调护】

一、预防

1. 注意饮食卫生。食品应新鲜、清洁，不吃变质食物。饮食宜定时定量，不要暴饮暴食。食品、餐具要卫生，教育小儿饭前便后要洗手。

2. 合理喂养。提倡母乳喂养，不宜在夏季及小儿生病时断奶。添加辅食应遵循原则，品种不宜过多，变换不宜过频。饮食营养搭配要合理。

3. 加强户外活动，注意气候变化，注意增减衣物，避免腹部受凉。

二、调护

1. 调整饮食，减轻胃肠负担，忌食生冷、油腻及不易消化之物。食欲不振时不宜强制进食，病情好转后可逐渐增加饮食量。

2. 注意前后二阴的清洁卫生，勤换尿布，保持皮肤干燥。每次大便后，宜用温水清洗臀部，并扑上爽身粉，防止发生臀红。

3. 密切观察病情变化，及时用药，防止发生变证。

【古籍选录】

[1]《素问·阴阳应象大论》云："春伤于风，夏生飧泄……湿盛则濡泄。"

[2]《小儿药证直诀·五脏病》云："脾病，困睡，泄泻，不思饮食。"

[3]《医宗金鉴·幼科心法要诀》云："小儿泄泻认须清，伤乳停食冷热惊，脏寒脾虚飧水泻，分消温补治宜精。"

[4]《景岳全书·泄泻》云："泄泻之病，多见小水不利，水谷分则泻自止，故曰：治泻不利小水，非其治也。"

[5]《时病论·食泻》云："食泻者，即胃泻也。缘于脾为湿困，不能健运，阳明胃腑，失其消化，是以食积太仓，遂成便泻。"

第九节　便　秘

便秘是指大便秘结不通，排便时间延长而言。是儿科临床常见的一个证候，任何年龄均可发病，有时单独出现，有时继发于其他疾病过程中。

便秘在《伤寒论》中又有"阳结""阴结"和"脾约"之称。古方书中又有"实秘""虚秘""热秘""冷秘""风秘""气秘""风燥""血燥"之别称。张景岳主张按《伤寒论》的分类法，把便秘分为阳结、阴结两类：有火的是阳结，无火的是阴结。有关小儿便秘的论述以《诸病源候论·小儿杂病诸候》为早，指出："小儿大便不通者，脏腑有热，乘于大肠故也。脾胃为水谷之海，水谷之精微化为血气，其糟粕行于大肠。"

【病因病机】

一、病因

饮食入胃，通过脾的运化、吸收其精微之后，最后由大肠将糟粕传送而出。如果胃肠功能正常，则大便通畅；若胃肠受病，或因燥热内结，津液干涸；或因肝脾郁结，气滞不行；或因乳食积滞，传导失常；或中焦湿郁，升降失调；或因血虚，肠失濡润，或因气虚，传送无力；或因阳虚寒凝，通降失职，凡此种种，均可导致便秘。小儿便秘，属阳结者，多因燥热内结和乳食积滞所致；属阴结者，多因病后气血两虚而成。

二、病机

1. 基本病机 燥屎内结。

2. 常证病机

（1）燥热内结 过食辛辣香燥之品，肠道积热；或过用辛温药物，常可伤津耗液；或热病之后，余热留恋，燥热内结肠道，津液不足，肠道干涩，传导失常，致大便秘结。

（2）乳食积滞 由于婴幼儿乳食不知自节，喂养不当，乳食不节，或过食肥甘生冷和难以消化之物，损伤肠胃，运化失常，停滞中焦，久而成积，积久化热，积热蕴结而致传化失常，引起大便秘结不通。

（3）气血两虚 小儿脏腑娇嫩，形气未充，若禀赋不足或后天失调；或吐衄便血，或壮热大汗，或妄施攻下，使津液耗竭，均使身体虚弱，气血两衰。气虚则大肠传导无力；血虚则津液不能滋润大肠。若病及于肾，真阴一亏，则肠道更为干涸；真阳一损，则不能蒸化津液，温润肠道，亦成便秘。

【临床表现】

临床主要表现为排便次数减少，排便周期延长；或粪质坚硬，便下困难；或排便无力，出而不畅。临床常兼见腹胀、腹痛、脘闷嗳气、食欲不振、夜眠不安、心烦易怒等症。

【辨证论治】

一、辨证要点

1. 实证便秘 多有小便黄赤，身热心烦，舌红苔黄或腹胀满而痛，得温反甚等实热之兼证。

2. 虚证便秘 常见小便清长，畏寒肢冷，舌淡苔白或腹痛绵绵，喜按，得温则减等虚寒之兼证。

二、治疗原则

1. 基本治则 开秘通便。

2. 具体治法 临床上根据病因和兼证的不同，分别应用清热通下、行气通下、消导通下、养血通下、益气通下、补阴通下、温阳通下等法。下法的应用，应注意病之标本缓急，实证便秘者，当下则下，但须中病即止。虚证虽有可下之证，但宜缓图。总之虚实之辨，最宜详审。

三、分证论治

（一）实证便秘

1. 燥热便秘

证候表现：大便干结，排出困难，甚至便秘不通，腹胀不适，或兼呕吐，口臭口疮，面赤身热，小便短黄，苔黄燥，指纹紫滞，脉滑实。

证候分析：肠胃积热，津液耗伤，热结津伤，故排便困难，甚至便闭不通；气滞便结于腹，故腹胀不适；腑气不通，胃气上逆则呕吐；燥热秽浊熏蒸于上，则口臭口疮；身热面赤为阳明里热之候；热移膀胱则小便短黄；苔黄燥，指纹紫滞，脉滑实皆为燥热内结之征象。

治法：清热润肠，开秘通便。

方剂：麻子仁丸（《伤寒论》）加减。

方解：方中用麻子仁味甘性平，入脾胃大肠经，益脾胃之阴，为君药。杏仁甘平润燥，入肺与大肠经，上肃肺气，下润大肠；芍药苦酸微寒，入肝脾经，养血敛阴缓急，共为臣药。大黄泻热，枳实破结，厚朴除满，此三味为小承气汤，轻下热结，除胃肠燥热，共为佐药。蜂蜜甘润，助麻仁润肠，缓小承气之攻下，使下而不伤正，为佐使药。诸药相合，使热去、阴复、燥除，而大便自调。

加减：服用以丸剂为佳，若作煎剂则大黄后下，加郁李仁、瓜蒌仁更能增强润下功能；口干舌燥可与增液汤合用；腹胀痛加广木香、槟榔行气通便。

2. 气滞便秘

证候表现：胸胁痞满，嗳气频作，胃纳减少，欲便不便，甚则腹胀疼痛，舌质红，苔白或腻，指纹紫，脉弦。

证候分析：由于情志不遂，肝郁气滞，气机壅滞，故胸胁痞满；胃气上逆，则嗳气频作；脾气不运则胃纳减少；气机郁滞，传导失司，糟粕内停则欲便不便，甚则腹胀疼痛。苔白或腻，指纹紫，脉弦为肝脾之气不和，内有湿蕴气滞之征。

治法：理气导滞，开秘通便。

方剂：六磨汤（《世医得效方》）加减。

方解：方中木香、乌药行气，沉香降气，三药气味相通，能入肝脾以解郁调气，疏肝和胃。大黄、枳实、槟榔破气行滞。诸药共奏通下导滞之功。

加减：服后便通去大黄；胸胁痞满甚加桔梗、瓜蒌、香附行气开结；嗳气不除，加旋覆花、苏子或苏梗顺气降逆；气郁化火，口干咽燥，加黄芩、天花粉清热解郁。

3. 食积便秘

证候表现：大便闭结，脘腹胀痛，不思乳食，手足心热，小便黄少，舌苔黄腻，指纹紫滞，脉象沉实。

证候分析：乳食停滞，生热蕴湿，湿热郁遏，气化不行，传导失职，而使大便闭结不通；有形之邪积于胃肠，故脘腹胀痛，不思乳食；脾为至阴而主四肢，手掌心属阴，脾有积热，故手掌心发热；小便黄少，苔黄腻为湿热蕴结之象；指纹紫滞，脉沉实为食积化热之征。

治法：消积导滞，开秘通便。

方剂：枳实导滞丸（《内外伤辨惑论》）加减。

方解：方中大黄为君，攻积泻热；枳实为臣，行气消积，君臣相伍，共奏下积热而除胀满之功。黄芩、黄连清热燥湿；茯苓、泽泻利水渗湿；白术健脾燥湿，并防黄芩、黄连苦寒败胃；神曲消食健脾，共为佐药。全方共奏消积导滞，清肠通便之功。本方以攻下湿热积滞为主，适用于湿热积滞互结肠胃。服后便通即停药，以免攻伐太过，损伤正气。

加减：若胀满较重，可酌加木香、槟榔以理气导滞；肠阻胃逆，呕吐较甚，可加干姜、半夏以温中止呕。

（二）虚证便秘

1. 血虚便秘

证候表现：面唇爪甲皖白无华，自觉目眩心悸，大便干结，努挣难下，舌质淡嫩，舌苔薄白，指纹色淡，脉细弱。

证候分析：心主血脉，其华在面，其荣在爪，面唇爪甲皖白无华为血虚之征；血虚心失所养则心悸；头目失养则目眩；血虚津少，不能润滑肠道，故大便干燥，努挣难下。舌质淡嫩，舌苔薄白，指纹色淡，脉细弱皆为血虚之征象。

治法：养血润燥，开秘通便。

方剂：四物汤（《太平惠民和剂局方》）加火麻仁、何首乌、枳壳。

方解：四物汤补血养阴；火麻仁润肠通便；何首乌清热生津养阴；枳壳破气下行。诸药共奏养血润燥通便之功。

加减：亦可加郁李仁、柏子仁、淡苁蓉等润下之品；心悸加酸枣仁、柏子仁；若血虚有热，兼见口干心烦，舌苔剥蚀，脉细数者，可加玄参、麦冬、丹皮、栀子；兼气虚加人参、黄芪以益气养血。

2. 气虚便秘

证候表现：神疲乏力，面色皖白，时有便意，大便并不干硬，但努挣乏力，用力则汗出气短，便后疲乏，舌淡苔薄，指纹色淡，脉虚。

证候分析：肺主气，与大肠相表里，肺气虚则大便传送无力，尽管大便并不干硬，但仍需努挣；努挣则汗出气短，是卫气虚之故；气虚不能化生精微，故面色皖白，舌淡苔薄，指纹色淡，脉虚。

治法：益气润肠，开秘通便。

方剂：黄芪汤（《金匮翼》）加减。

方解：方中黄芪峻补肺脾之气为君；麻仁、白蜜润肠通便为臣；陈皮理气为佐。

加减：汗多气短，脉细者，与生脉散同用；若气虚下陷，肛门窘迫，欲便而不能出者，宜加人参、升麻、柴胡之类。

四、其他疗法

1. 单方验方

（1）莱菔子散　莱菔子炒黄研末，每晚用开水送服（可酌加糖或蜂蜜调味），每次10～30g，视年龄大小而定。

（2）番泻叶　1～3g，煎水成100mL左右。每次服30mL，隔4小时服1次，以通为度，不必尽剂。

（3）苏麻粥　用苏子、火麻仁适量，水浸捣汁，和大米一同煮粥食用。

（4）三仁粥　用桃仁、松子仁、郁李仁各适量，水浸捣泥，与大米一同煮粥食用。

2. 外导法　从肛门入药以导滞通便。蜜煎导法：用蜂蜜适量，微火煎，手捻作锭，纳入肛门中。如欲简便，也可用肥皂条寸许塞入肛门以通便。

3. 按摩疗法

（1）部位　龟尾、七节、板门、大肠等。

（2）手法　由第四腰椎至尾骶骨（七节）自上而下用推法推200～500次；尾骶骨处（龟尾）用揉法逆时针揉300～600次；自示指桡侧边缘至虎口（板门）离心推100～300次，大鱼际隆起处（板门）逆时针揉50～200次。

【预防与调护】

一、预防

1. 注意合理的膳食，以清淡为主，多饮水，勿过食辛辣厚味。
2. 嘱患者每日按时蹲厕，养成定时大便的习惯。

二、调护

1. 注意起居有常，合理搭配饮食，适当添加蔬菜、水果、坚果及粗纤维类食物。
2. 积极锻炼身体，防治胃肠疾患。

【古籍选录】

［1］《诸病源候论·小儿杂病诸候》云："小儿大便不通者，脏腑有热，乘于大肠故也。脾胃为水谷之海，水谷之精微化为血气，其糟粕行于大肠。"

［2］《伤寒论·辨脉法》云："问曰：脉有阴结、阳结者，何以别之？答曰：其脉浮而数，能食不大便者，此为实，名曰阳结也，期十七日当剧；其脉沉而迟，不能食，身体重，大便反硬，名曰阴结也，期十四日当剧。"

第十节　儿童单纯性肥胖症

　　肥胖症是由于长期能量摄入超过人体消耗，使体内脂肪过度堆积，体重超过一定范围的一种营养障碍性疾病。近年来，随着人民生活水平的提高及膳食结构的改变，小儿肥胖症的发病率呈明显上升趋势。小儿肥胖症有 10% ~ 30% 可发展为成人肥胖症，发生率随肥胖发生的年龄及严重程度而增加，而后者与心血管疾病、高脂血症、肝脏疾病、胆石症、糖尿病等严重危害人类健康的疾病有关。95% ~ 97% 的肥胖症患儿不伴有明显的神经、内分泌及遗传代谢性疾病，称之为单纯性肥胖；由各种内分泌、遗传、代谢性疾病所致的肥胖，称之为继发性肥胖。继发性肥胖不仅体脂的分布不均，而且常有智能障碍和特殊的外表体征。本节主要讨论单纯性肥胖。

　　中医古代文献中虽无"肥胖症"的病名，但在中医文献中可见到相关的记载。如《灵枢·营卫生会》中说："中焦之气，蒸津液，化其精微……溢于外则皮肉膏肥，余于内则膏脂丰满。"其指出，肥胖症的发生与食物摄入过量有关。

【病因病机】

一、病因

　　本病的病因主要是饮食不节，过食肥甘；或先天禀赋不足，脾肾虚弱，痰湿阻滞中焦。

二、病机

　　脾胃运化失常，痰湿、脂膏内停。痰湿、脂膏为其主要病理产物。病变部位主要在脾、胃，涉及肝、肺、肾，属本虚标实之证。

1. 基本病机　脾虚积脂。

2. 常证病机

　　（1）脾虚痰阻　小儿脾常不足，若饮食不节，嗜食肥甘厚味，损伤脾气，脾不能为胃行其津液，湿郁内盛，而发为肥胖。

　　（2）胃热湿阻　痰湿内蕴而化热，导致胃中积热；胃强脾弱，消谷善饥，摄食过量，导致脾虚运化无力，湿郁内盛，而发为肥胖。

　　（3）脾肾两虚　小儿过于安逸，伤及一身之气，或先天禀赋不足，脾肾两虚，或肝之疏泄功能、肺之输布功能失调等，都可引起津液及脂膏的生成、输布失常，导致痰湿、脂膏停于体内，外至四肢百骸，内至脏腑，湿郁内盛，而发为肥胖。

【临床表现】

　　小儿常表现出食欲旺盛，喜食甜食和高脂食物。明显肥胖儿常有疲乏感，活动时有心慌、气短、易疲劳的外部表现和不爱参加体力活动的行为习惯。严重肥胖者可造成缺氧、气急、发绀、红细胞增多、心脏增大或出现充血性心力衰竭，甚至死亡，称肥胖性心肺功能不全。

【诊断与鉴别诊断】

一、诊断标准

1. 体重大于参照人群（同年龄、同性别、同身高人群）体重的20%。

2. 有过度营养、运动不足、行为偏差的特征。

3. 除外某些内分泌、代谢、遗传、中枢神经系统疾病引起的继发性肥胖或药物引起的肥胖。

4. 脂肪分布均匀，以腹部、肩部、面颊部、乳房等处尤为明显。

5. 体格检查可见患儿皮下脂肪丰满，分布均匀，腹部膨隆下垂，严重肥胖者胸腹、臀部及大腿皮肤可出现白纹或紫纹。男性患儿因大腿内侧和会阴部脂肪过多，阴茎隐匿在脂肪组织中而被误诊为阴茎发育不良。女性患儿胸部脂肪过多应与乳房发育相鉴别。由于体重过重，行走时下肢负荷过重，可致膝外翻和扁平足。

6. 实验室检查血清甘油三酯、总胆固醇大多增高，严重患者血清 β 白蛋白也增高，常有高胰岛素血症及胰岛素抵抗，血生长激素水平偏低，生长激素兴奋试验的峰值较正常小儿为低，雌激素水平增高。

二、鉴别诊断

1. 性幼稚－低肌张力综合征　本病为常染色体显性遗传。1～3岁开始发病，周围型肥胖体态，身材矮小，智力低下，手脚小，肌张力低，外生殖器发育不良，到青春期常并发糖尿病。

2. Bardet Biedl 综合征　本病为常染色体隐性遗传。1～2岁即开始肥胖，周围型肥胖体态，伴智能轻度低下，视网膜退行性病变，性功能降低。

3. Alstrom 综合征　本病为常染色体隐性遗传。2～5岁即开始肥胖，呈中央型，伴视网膜色素变性，神经性耳聋，糖尿病，智商正常。

4. 肥胖性生殖无能综合征　继发于下丘脑及垂体病变，其脂肪主要分布在颈、颊下、乳房、下肢、会阴及臀部，手指、足趾纤细，身材矮小，低血压、低体温，第二性征延迟或不出现。

5. 其他内分泌疾病　肾上腺皮质增生症、甲状腺功能减退症、生长激素缺乏症等都伴有皮脂增多的表现，但各有其疾病特点，不难鉴别。

【辨证论治】

一、辨证要点

1. 辨虚实

（1）实证　肥胖臃肿，口渴喜饮，或大便秘结，舌苔黄腻，脉滑数。

（2）虚证　虚胖，乏力，舌质淡红，苔白腻，脉沉缓。

2. 辨脏腑

（1）病位在脾　虚胖，困重，疲乏无力，少气懒言，纳差。

（2）病位在肾　腰膝酸软，甚者畏寒肢冷，懒言少动。

（3）病位在胃　消谷善饥。

二、治疗原则

1. 基本治则　健脾消脂。

2. 具体治法　临证时根据虚实、脏腑的不同，分别给予运脾化湿、清胃泻热、运脾补肾，加以消雍减肥等法治之。

三、分证论治

1. 脾虚痰阻

证候表现：肢体虚胖、困重，疲乏无力，少气懒言，纳差，腹满，小便少，舌质淡红，苔白腻，脉沉缓。

证候分析：脾主肌肉，脾胃虚弱，运化失司，形成痰湿，阻于中焦，蕴于肌腠则纳差，腹胀，肢体虚胖、困重，疲乏无力，少气懒言，小便少；舌质淡红，苔白腻，脉沉缓皆为脾虚痰阻之象。

治法：健脾消脂，祛雍减肥。

方剂：胃苓汤（《丹溪心法》）加减。

方解：胃苓汤是平胃散与五苓散合方，平胃散燥湿运脾，行气和胃；五苓散利水渗湿，温阳化气。

加减：若腹满明显，加槟榔、木香、香附行气除胀；湿盛，加车前子、薏苡仁、冬瓜仁淡渗利湿；脾肾气虚明显，加党参、黄芪益气健脾；脾阳不足，加砂仁、干姜、附子温中运脾。

2. 胃热湿阻

证候表现：肥胖雍肿，消谷善饥，肢体困倦，头胀眩晕，懒言少动，或口渴喜饮，或大便秘结，舌苔黄腻，脉滑数。

证候分析：过食辛甘炙煿厚味，阻滞中焦，运化失常，水湿内停，郁而化热，形成胃热湿阻，湿阻于内则肥胖雍肿，肢体困倦，头胀眩晕，懒言少动；胃热则消谷善饥，口渴喜饮；大便秘结，舌苔黄腻，脉滑数皆为胃热湿阻之象。

治法：清胃泻热，健脾消脂。

方剂：泻黄散（《小儿药证直诀》）加减。

方解：方中石膏辛寒清热为君；山栀子苦寒泻火，防风升散脾中伏火为臣药；藿香芳香醒脾为佐药；甘草清热和中为使药。

加减：胃热甚，口渴，加芦根、石斛、天花粉、黄连清热生津；湿盛，加薏苡仁、车前子、滑石清热除湿，或加藿香、佩兰、砂仁芳香化浊；便秘，加草决明、大黄清热通便。

3. 脾肾两虚

证候表现：肥胖虚浮，疲乏无力，腰膝酸软，甚者畏寒肢冷，懒言少动，舌质淡红，苔白，脉沉缓无力。

证候分析：脾主运化，脾胃虚弱，运化失司形成痰湿，阻于中焦，蕴于肌腠，则肥胖虚浮，疲乏无力，懒言少动；腰为肾之府，内藏元阳，若肾气亏虚，元阳受损则腰膝酸软，畏寒肢冷；舌质淡红，苔白，脉沉缓无力皆为脾肾两虚之象。

治法：健脾消脂，补肾减肥。

方剂：苓桂术甘汤（《金匮要略》）合真武汤（《伤寒论》）加减。

方解：苓桂术甘汤温化痰饮，健脾利湿；真武汤温阳利水，补益脾肾。

加减：寒象明显，加肉桂、制附片；浮肿兼气虚气短，重加黄芪；腰膝酸软，加杜仲、女贞子。

四、其他疗法

1. 针灸疗法

（1）脾虚湿阻证　取穴：内关、水分、天枢、丰隆、三阴交。平补平泻手法。每日1次，10次为1疗程。

（2）胃热湿阻证　取穴：曲池、支沟、三阴交、内庭。平补平泻手法，中等刺激。每日1次，10次为1个疗程。

（3）脾肾两虚证　取穴：脾俞、肾俞、足三里、天枢、三阴交、太溪。用补法。每日1次，10次为1疗程。

2. 推拿疗法　推擦肩背，按揉及拿捏腹部，揉臀部，拿捏手足三阳经、三阴经，并顺经推擦四肢。加减：脾虚痰阻者加补脾经，按揉丰隆、足三里；胃热湿阻者加按揉中脘，掐揉四横纹；脾肾两虚者加捏脊，补脾经，补肾经，推上七节骨，推上三关。

【预防与调护】

一、预防

1. 注意合理饮食。母孕后3个月避免营养过度，以减少肥胖儿的出生；婴幼儿期强调母乳喂养，按照婴幼儿实际需要量进行适度喂养；学龄期及学龄前期养成良好的进食习惯，不偏食糖类、高脂等高热量食物，并鼓励多进行运动；青春早期及青春期加强对营养知识的正确教育。

2. 养成良好的生活习惯，保持身心健康的正常发展。

二、调护

1. 定期到儿科保健门诊接受系统的营养监测及指导。
2. 建立良好的饮食行为，不吃零食，能量摄入适量，多参加户外活动。
3. 对于严重肥胖，并发气促、低氧血症等情况，给予及时处理。

【古籍选录】

[1]《石室秘录》云："肥人多痰，乃气虚也，虚则气不能运行，故痰生之。"

[2]《灵枢·卫气失常》云："人有肥、有膏、有肉……䐃肉坚，皮满者肥。䐃肉不坚，皮缓者膏。皮肉不相离者肉。"

[3]《格致余论》云："肥白人多痰湿。"

第十一节　重症肌无力

重症肌无力主要是免疫介导的神经肌肉接头处传递障碍的慢性疾病。临床以骨骼肌极易疲劳，活动后加重，但经休息或经胆碱酯酶抑制剂治疗后症状减轻为特征，表现为上眼睑下垂，眼球活动受限，复视、斜视，或四肢无力，甚则吞咽困难，呼吸困难，严重者可危及生命。重症肌无力病程缓慢，而且自发缓解和急性发作可交替出现，反复多次。急性呼吸道感染或其他原因可诱发本病或使病情加重。

中医古代文献中无重症肌无力之病名，根据其临床特征，有类似重症肌无力症状的记载。如《素问·生气通天论》云："湿热不攘，大筋软短，小筋弛长，软短为拘，弛长为痿。"与本病中出现的四肢无力，痿弱不用之症相似，故可将本病归于痿证范畴。对于上胞下垂之候，《圣济总录·卷第一百一十》称"眼睑垂缓"，清代黄庭镜《目经大成》谓之"睑废"，而《灵枢·大惑论》将重症肌无力之复视、斜视名曰"斜其睛""视歧"。历代医家对本病病因病机的论述多围绕脾与肌肉之间的关系加以讨论，如《素问·五脏生成》曰："脾之合肌肉也。"《素问·平人气象论》云："脏真濡于脾，脾藏肌肉之气也。"说明脾气之盛衰，与全身肌肉功能正常与否有密切关系，揭示出肌肉无力的主要矛盾所在。对于本病的治疗，后世医家多遵循"虚则补之"的原则。

【病因病机】

一、病因

本病多由于先天禀赋不足，或后天失于调养，或疾病失治、误治，而致脾气虚弱，生化乏源。此外，感受外邪、饮食失节等因素也可成为本病发病的诱因，导致病情反复或加重。

二、病机

重症肌无力病变脏腑多在脾、肾、肝。因肺主一身之气，又主卫外，故肺气不足常为发病的诱因。气、血、阴、阳不足是本病发病过程中不同阶段的主要病理变化，且它们之间可相互影响与转化。

1. 基本病机　脏虚肌弱。

2. 常证病机

（1）脾气虚弱　由于先天禀赋不足，或后天失于调养，导致脾气虚弱，脾虚则运化失司，气血乏源，肌肉筋脉失养，机体痿弱不用而致痿证。

（2）脾肾阳虚　久病耗气伤阳，以致脾阳虚不能充养肾阳，肾阳不足又无以温煦脾阳，最终导致脾肾阳虚。脾肾阳气不足，气血无以化生，肌肉筋脉失于濡养，机体痿弱不用而致痿证。

（3）肝肾阴虚　由气虚日久，耗伤肝肾之阴血所致，因此多数小儿已有脾虚肌肉失养之候。

3. 变证病机　脾胃虚衰，全身脏腑、筋骨、气血失养可导致严重呼吸困难，吞咽困难，语气低微，痰涎壅盛，无力咯出，舌淡苔白，脉微弱或脉大无根等危象。

【临床表现】

患儿表现为上眼睑下垂，眼球活动受限，复视、斜视，或四肢无力，甚则卧床难起，吞咽困难，呼吸困难，严重者可危及生命。

【诊断与鉴别诊断】

一、诊断要点

1. 有典型的横纹肌无力及易疲劳表现，休息后症状减轻或朝轻暮重。
2. 药物诊断性试验，可采用甲基硫酸新斯的明药物试验或腾喜龙试验为阳性。
3. 肌电图检查，出现低频重复电刺激反应电位波幅快速降低。
4. 血清抗 Ach-R 抗体阳性有诊断价值，但阳性率因检测方法的不同而有差异。

二、鉴别诊断

进行性肌营养不良　本病是以进行性肌肉无力和萎缩为主要表现，最终完全丧失运动功能。其眼肌型肌营养不良与眼肌型重症肌无力临床症状相似，但重症肌无力甲基硫酸新斯的明药物试验阳性，低频重复电刺激示波幅递减。

【辨证论治】

一、辨证要点

1. 辨气血阴阳

（1）偏于气虚　周身乏力，面色萎黄，食欲不振，大便溏薄。

（2）偏于阳虚　形寒肢冷，面色㿠白，腰膝酸软，大便时溏，完谷不化。

（3）偏于阴血虚　斜视，复视，形疲神乏，面色潮红，口干耳鸣，手足心热。

2. 辨病情轻重

（1）轻证　眼睑下垂，面色少华，舌淡苔白，脉象无力。

（2）重证　全身疲乏无力，活动后症状明显加重，舌淡，体胖，苔白，脉沉细无力。

3. 辨常证与变证

（1）常证　表现为不同证型的症状，但无生命危险。

（2）变证　重症肌无力发病急骤、危重，以吞咽困难、构音不清、呼吸困难、痰涎壅盛、全身肌肉重度无力，脉细数或脉大无根为主症。

二、治疗原则

1. 基本治则　补脏益肌。

2. 具体治法　根据病情轻重，辨别气血、阴阳虚损之不同，分别给予补中益气，健脾升提；益气温阳，培补脾肾；滋补肝肾，益气通络等治法。对重症肌无力危象应以峻补脾气，升阳举陷，豁痰通窍为大法，根据病势，遵循"急则治其标，缓则治其本"，或"标本兼顾"的治则积极抢救。

三、分证论治

（一）常证

1. 脾气虚弱

证候表现：一侧或双侧上眼睑下垂，晨轻暮重，眼肌不耐疲劳，或见全身肌肉疲乏无力，面色萎黄，食欲不振，大便溏薄，舌质淡，舌体胖，边有齿痕，舌苔薄白，脉弱而缓。

证候分析：此证多由先天禀赋不足，或后天失于调养，导致脾气虚弱。脾虚气血生化不足，四肢肌肉无以充养，故见周身疲乏无力；气血不能上荣，则面色萎黄；眼睑为肉轮，内应于脾，脾气不足，抬睑无力，故眼睑下垂；脾胃气虚，受纳与运化无权，故食少纳呆，大便溏薄；舌淡体胖苔白，脉弱而缓均为脾气虚弱之象。

治法：补脏益肌，健脾升提。

方剂：补中益气汤（《脾胃论》）加减。

方解：方中黄芪补肺脾之气；人参、炙甘草、白术益气健脾；当归养血和营；陈皮理气和胃，使补而不滞；柴胡、升麻升阳举陷。

加减：眼睑下垂明显者可加葛根鼓舞胃气上行，以助提肌；气虚甚者加黄精、山药增强益气之功。

2. 脾肾阳虚

证候表现：眼睑下垂，全身肌肉乏力，活动后明显加重，少气胸闷，或构音不清，或吞咽困难，畏寒肢冷，面色㿠白，腰膝酸软，大便时溏，完谷不化，小便不利，舌质淡，苔白滑，脉沉细无力。

证候分析：本证多因久病耗气伤阳，以致脾阳虚不能充养肾阳，肾阳不足又无以温煦脾阳，最终导致脾肾阳虚。脾肾阳气不足，气血无以化生，肌肉筋脉失于濡养，故见眼睑及全身肌肉乏力；动则耗气，故活动后症状加重；阳虚不能温煦，而见面白肢冷；肾为声音之末，气海不足，气少不足以言，轻则构音不清，重则损及声音之根，可致内夺而瘖；脾阳虚伤及胃，受纳水谷失司，故吞咽困难不利；舌淡苔白滑，脉沉细无力皆为脾肾阳虚所致。

治法：培补脾肾，温中益肌。

方剂：右归饮（《景岳全书》）加减。

方解：方中肉桂补肾中元阳，温里散寒，为君药；熟地、山药、枸杞子、山茱萸滋阴益肾，养肝补肾，填精补髓，取"阴中求阳"，为臣药；杜仲补肝肾，强腰膝，为佐药。

加减：若兼有气虚者加黄芪、升麻以升提中气；肾阳虚甚者加补骨脂、肉豆蔻以温补肾阳。

3. 肝肾阴虚

证候表现：常具备脾气虚弱的主症，又见凝视、斜视、复视，或眼球震颤，睁眼不能，视物易倦，形倦神疲或面色潮红，手足心热，时而盗汗，舌质微红，苔薄白或少苔，脉细数无力。

证候分析：本证大多发生在脾气虚弱的基础上，由于气虚日久，耗伤肝肾之阴血，因此，多数小儿已有脾虚肌肉失养之候。脾虚则气血生化之源不足，且肝乃藏血之脏，开窍于目，化源匮乏，肝之阴血不足，肝窍失养，故除眼睑下垂外，还可见斜视、凝视；肝阴不足，阳亢风动，可见眼球震颤不已；肾主藏精，"五脏六腑之精皆上注于目而为之精"（《灵枢·大惑论》），今脾胃虚弱，水谷不化，导致肾精不足，精明失养，则"视歧"，视物易倦；肝肾阴虚，虚火上扰，故口干耳鸣；阴虚生内热，故面色潮红，手足心热，盗汗；舌红少苔，脉细数无力皆是肝肾阴亏，虚热内生之象。

治法：滋补肝肾，益肌升提。

方剂：杞菊地黄丸（《医级》）加减。

方解：方中熟地、枸杞子、山茱萸滋肾养肝为君；菊花、丹皮、泽泻清肝肾之虚火为臣；山药、茯苓健脾养心为佐；生龙齿、龟板清肝泻火，宁神益智为使。

加减：脾虚著者加黄精、白术补益中气；阴虚风动，眼球震颤、斜视，可加牵正散以平肝息风。

（二）变证（重症肌无力危象）

脾胃虚衰

证候表现：重度肌无力，严重呼吸困难，吞咽困难，语气低微，痰涎壅盛，无力咯出，舌淡，苔白，脉微弱或脉大无根。

证候分析：变证多因脾胃之气虚极，肺气亦虚，复感外邪或突然中断治疗，致胸中大气下陷，气短不足以息，故气息将停，肌无力严重，呼吸困难；脾气虚极，胃气将绝，故吞咽不能；气虚损及声音之根，故语音低微；脾为生痰之源，肺为贮痰之器，脾虚聚湿生痰，肺虚豁痰无权，导致痰涎壅盛，气息不畅；脉微弱或脉大无根是气陷欲绝之象。

治法：补脏益肌，升阳举陷。

方剂：升陷汤（《医学衷中参西录》）加味。

方解：黄芪补脾气，升阳举陷为君药；知母生津润燥，柴胡、升麻升举阳气，为臣药；桔梗为药中之舟楫，载药上行，为使药。

加减：痰壅胸中，肾不纳气者加黑锡丹以镇纳浮阳；若阳气暴脱加用参附龙牡救逆汤以扶正固脱。救治时，多配合西医药的共同作用。

四、其他疗法

1. 中成药

（1）参苓白术丸　每次6g，每日2次。用于脾胃气虚而夹湿之证。

（2）金匮肾气丸　每次1丸，每日2次。用于肾阳不足之腰膝酸软，形寒肢冷者。

（3）杞菊地黄丸　每次9g，每日2次。用于肝肾不足所致的视物不清，眼睛涩痛等症。

2. 针灸疗法　针灸治疗多用于单纯眼睑下垂之重症肌无力。主穴：攒竹、阳白、丝竹空、鱼腰。配穴：四白、太冲、太溪、百会、三阴交。复视加睛明、肾俞；斜视加风池、肝俞。

【预防与调护】

一、预防

1. 应保持足够的睡眠，不可过度劳累，不可长时间用眼（读书或看电视）。

2. 多食富有营养而易消化的食物，少食性味寒凉之品。全身型重症肌无力患儿不宜进食坚硬或易呛的食物，以免误吸入气道。

3. 避免呼吸道感染。一旦在本病治疗过程中出现呼吸道感染，应对感染进行彻底积极地治疗，以防止病情加重或复发。

4. 不应滥用抗生素，尤其是氨基糖苷类抗生素；对呼吸有抑制作用的药物也尽可能不用，如安定、非那根、鲁米那等。

二、调护

1. 增强小儿体质，预防各种感染性疾患，是预防重症肌无力的重要环节。让小儿多接触新鲜空气，锻炼身体。

2. 对长期卧床，不能变动体位，或变动不易者，应勤翻身、勤按摩，避免局部受压时间较长，发生褥疮。

【古籍选录】

[1]《素问·痿论》云："肺热叶焦，则皮毛虚弱急薄，著则生痿躄也。心气热，则下脉厥而上，上则下脉虚，虚则生脉痿，枢折挈，胫纵而不任地也。肝气热，则胆泄口苦筋膜干，筋膜干而筋脉急而挛，发为筋痿。脾气热，则胃干而渴，肌肉不仁，发为肉痿。肾气热，则腰脊不举，骨枯而髓减，发为骨痿……论言治痿者，独取阳明何也。"

[2]《罗氏会约医镜》云："痿由内脏不足所致，但不任用，亦无痛处，此气血之虚也。"

[3]《幼科发挥》云："羸瘦痿弱，嗜卧不能起者，宜脾肾兼补，补肾宜地黄丸，补脾宜养脾丸。"

□ 第七章 □

肝系病证

第一节 客 忤

客忤是小儿生长发育过程中较为常见的疾病。小儿突然受外界异物、巨响，或陌生人的惊吓后，出现啼哭不安、面色发青、口吐青黄白色涎沫、喘息腹痛、躯体反张、肢体抽搐、状如惊痫等临床症状，称为"客忤"。

【病因病机】

一、病因

小儿神气未定、智慧未充，突见异物，骤闻异声而致突然惊骇，引发客忤。

1. 外因 包括各种外界不良刺激，例如兽马、生人、异物、巨响等。

2. 内因 小儿神气怯弱，易受外界不良刺激影响而引发客忤。

二、病机

客忤是由外界客气忤犯主气，影响心神所致。如《万氏家藏育婴秘诀》记载："人物之气，自鼻而入，上冲巅顶……邪中之即病矣。"外界不良刺激包括巨响、不良气味等多个方面，通过影响小儿脏腑神志功能而发病。如《万氏家传幼科发挥》记载："五气之邪，自鼻而入，则忤其心肝；五味之邪，自口而入，则忤其脾胃；有所惊恐，则忤其神；有所怫逆，则忤其意，当博求之。"

1. 基本病机 心惊神乱。

2. 常证病机

（1）轻证　客忤症状不典型，主要以患儿神气偏弱，喜睡不醒，醒后复睡为特征。

（2）典型证　啼哭不安，面色发青，口吐青黄白色涎沫，喘息腹痛，躯体反张，肢体抽搐，状如惊痫等。

（3）虚证　具有部分典型症状，但患儿体质偏虚弱。

【临床表现】

患儿有惊恐面貌、惊叫啼哭、面色发青等神志变化。甚则出现口吐青黄白色涎沫，呼吸气促，腹痛，躯体反张，肢体抽搐等典型的临床症状。

【诊断与鉴别诊断】

一、诊断要点

1. 患儿有受惊吓的病史。

2. 患儿有面色发青、口吐青黄白色涎沫、喘息腹痛、躯体反张、肢体抽搐等典型的临床症状。

3. 指纹色红，脉象弦急而数。

二、鉴别诊断

痫证　发病时神志不清、意识丧失，多伴有眼珠上窜，发病后困顿欲眠。而客忤与受惊吓有关，表现为口吐青黄白沫，面色变异，喘息腹痛，反侧瘛疭等临床特征，一般无眼珠上窜，意识正常，发病后神志清醒。

【辨证论治】

一、辨证要点

1. 辨是否典型

（1）轻证　客忤症状不典型，以患儿神气偏弱，喜睡不醒，醒后复睡为特征。

（2）典型证　啼哭不安，面色发青，口吐青黄白色涎沫，喘息腹痛，躯体反张，肢体抽搐等。

2. 辨虚实

（1）虚证　具有部分典型症状，但患儿体质偏虚弱。

（2）实证　客忤典型症状较齐全。

二、治疗原则

1. 基本治则　定惊安神。

2. 具体治法　辨别证候之轻重、脏腑之不同，分别给予健脾祛痰、涤痰祛邪、养心祛痰而定惊安神。

三、分证论治

1. 轻证

证候表现：患儿神气偏弱，喜睡，醒后复睡，客忤症状不典型。

证候分析：患儿受忤之客气轻微，故客忤症状不典型，表现为喜睡。气旺则神足，气虚则神怯。

治法：健脾祛痰，定惊安神。

方剂：惺惺散（《育婴秘诀》）加减。

方解：人参、茯苓、白术、炙甘草健脾扶正气；天花粉、桔梗清肺利痰气；细辛化痰祛邪气。全方扶正祛邪，祛痰定惊安神。

2. 典型证

证候表现：患儿神情惊恐，躲藏于母亲怀中，啼哭不安，并伴有面色发青，口吐青黄白色涎沫，喘息腹痛，躯体反张，肢体抽搐等典型症状，指纹色红，脉象弦急而数。

证候分析：神情惊恐，躲藏于母亲怀中，啼哭不安乃惊则气乱之象；气乱则痰生，风痰上扰则神志亢奋不安。

治法：涤痰祛邪，定惊安神。

方剂：摄生饮（《育婴秘诀》）加减。

方解：胆南星、半夏、生姜化痰祛邪为君药；木香、苍术、细辛行气醒脾，以绝生痰之源，为臣药；石菖蒲豁痰醒神，为佐药；炙甘草调和诸药。全方共奏涤痰安神之功。亦可选用苏合香丸、至圣保命丹。

3. 虚证

证候表现：患儿睡眠惊惕不安，时而哭闹，然声低气弱，时吐涎沫。

证候分析：患儿平素体质虚弱，心神失养，复被邪忤，故睡卧不安，时吐涎沫。

治法：养心祛痰，定惊安神。

方剂：安魂汤（《丹台玉案》）加减。

方解：炒枣仁、茯神、当归养血安神；远志安神定志；胆南星、灯心草泻心祛痰。全方共奏涤痰养心安神之效。

四、其他疗法

1. 搐鼻法　川芎、藿香、藜芦各 3g，延胡索、丹皮、朱砂各 2g，研细末，以少许吹鼻取嚏。适用于客忤伴头目不清者。

2. 浴体法　川芎、苍术、白芷、藁本、灵香草各等份，长流水煎后去渣，沐浴后让患儿睡片刻。适用于客忤伴下痢者。

3. 涂囟法　伏龙肝 3g，雄黄 1.5g，麝香少许，共为末，枣肉和匀，作药饼贴于患儿前囟处。适用于客忤证。

4. 按摩小天心 小天心穴在患儿大小鱼际之间的沟纹处，用拇指探查并按摩其间的小结节，每次 5～10 分钟。具有安神止啼之效。

【预防与调护】

一、预防

1. 给小儿创造舒适和谐的生活环境，保持空气清新，减少噪音刺激。

2. 注意孩子的心理卫生，正确疏导其情志。

3. 不可人为吓唬小儿，令其惊恐。

二、调护

1. 查找并积极解除引起客忤的原因。

2. 给患儿足够的安慰，积极进行心理疏导，配合药物治疗。

【古籍选录】

[1]《万氏家藏育婴秘诀·鞠养以慎其疾》云："小儿神气衰弱，忽见非常之物，或见未识之人，或闻鸡鸣犬吠，或见牛马禽兽，嬉戏惊吓，或闻人之叫呼，雷霆铳炮之声，未有不惊动者也，皆成客忤惊痫之病。盖心藏神，惊则伤神，肾藏志，恐则志失，大人皆然，小儿为甚也。凡小儿嬉戏，不可妄指他物，作虫作蛇，小儿啼哭，不可令人装扮欺诈，以止其啼，使神志昏乱，心小胆怯成客忤也，不可不慎。"

[2]《幼科发挥》云："心主惊，心藏神。小儿心气怯弱，或闻大声，见异物异人，未有不动其神也，谓之客忤。"

[3]《仁斋小儿方论·客忤》云："客忤者，小儿神气嫩弱，外邪客气，兽畜异物，暴触而忤之。其候口吐青黄白沫，水谷鲜杂，面色变异，喘息腹痛，反侧瘛疭状似惊痫，但眼不上窜耳，脉来弦急而数。视其口中，悬雍左右，若有小小肿核，即以竹针刺溃之，或以爪摘之。治法辟邪正气，散惊定心。"

[4]《诸病源候论·中客忤候》云："小儿中客忤者，是小儿神气软弱，忽有非常之物，或未经识见之人触之……谓之客忤也，亦名中客，又名中人。其状吐下青黄白色，水谷解离，腹痛反倒夭矫，面色易五色，其状似痫，但眼不上摇耳，其脉弦急数者是也。若失时不治，久则难治。"

[5]《万氏秘传片玉心书·惊风门》云："如小儿口吐黄白沫，面色变易，喘急腹痛，反侧挛搐，其状似惊，但眼不上窜，此由精神虚弱，外感客气，卒暴触忤，名客忤症。"

第二节 癫 痫

癫痫又称为癫疾、痫证、"羊痫风"，是一种发作性神志异常的病证。发作时以突然仆倒，昏不知人，口吐涎沫，两目上视，四肢抽搐，喉中发出异声，片刻即醒，复如常人为临床特点。本病任何年龄均可发生，尤以 4 岁以上年长儿较多见。本病发作间期可无异常，但易反复发作。且发病年龄愈小，预后愈差，持续发作者预后尤差。长期反复发作，可影响精神和智力发育。

中医对本病认识较早，《素问·奇病论》记载婴儿生后得癫疾，是由于孕母有所大惊，气上而不下，精气并居而发。《灵枢·寒热病》也对痫证进行了简单描述，如"暴挛痫眩足不任身"。《诸病源候论》按发病原因把痫证分为风痫、惊痫和食痫。宋代以前惊证、痫证混称，宋以后惊证、痫证始有区分。元代《活幼心书》有"惊风三发便成痫"之说，不仅认为惊风、痫证是不同的疾病，而且指出惊风发作多次可以转变成痫证。"癫痫"的病名首见于《医学纲目》，如"癫痫证者孔窍不通"。在治疗方面，古人多采用治风、治痰、治火等攻邪方法，清代《幼幼集成·痫证》始提出扶正为主的治疗方法，为癫痫的治疗开辟了新途径，如运用健脾补中的"集成定痫丸"和补益肝肾的"河车八味丸"等治疗癫痫疗效良好。

【病因病机】

一、病因

1. 外因　多与感受六淫之邪、声光刺激、紧张疲倦、情志过极、情志失调等因素有关。

2. 内因　与先天元阴不足，胎中受惊等有关。

二、病机

1. 基本病机　神气逆乱。

2. 常证病机

（1）惊痫　婴儿胎禀元阴不足，神气怯弱，突受惊恐，神气逆乱，血并于上，心神不安，发作惊痫，出现四肢抽搐，并伴见惊叫，急啼，惊惕不安，吐舌，如人将捕状，神志恍惚等症状。

（2）风痫　若婴儿胎禀不足，肝气偏亢，有所感触，肝气乖张，神气逆乱，发作风痫，可见手指抽动或屈伸，颈项强直，两目窜视或斜视等肝风内动之象。

（3）痰痫　小儿脾运不健，水谷精微不能化生气血，凝聚为痰，痰在膈间，阻塞经络，上逆窍道，脏腑气机升降失常，神气逆乱，阴阳不相顺接，一时清阳蒙蔽而发作痰痫。可见喉间痰鸣，口角流涎，瞪目直视，仆倒于地，手足抽搐等症状，常伴有神志恍惚，骤发骤止等特点。

（4）瘀血痫　若小儿产时手术损伤，或跌仆后脑部受伤，血络受损，瘀血停积，筋脉失养，神气逆乱，出现抽搐而发病。血滞脑络，心神失养，则元神失守，神志昏乱，不省人事，发作瘀痫。

（5）脾虚痰盛　患儿素体脾胃虚弱，气血亏虚，精神失养，神气逆乱则神疲乏力，眩晕纳呆，面色无华，食欲欠佳，大便稀薄。脾虚生痰，痰随气逆，故痰多泛恶，时发癫痫。

（6）脾肾两虚　患儿癫痫发病年久，多由于脾肾两虚。脾虚气弱，神气逆乱，故神疲乏力，少食懒言。腰为肾府，肾虚则腰膝酸软。肾主脑髓，脑髓失养，故智力迟钝。阴血亏虚，屡发不止，则眩晕时作，睡眠不宁。

【临床表现】

典型的癫痫大发作表现为突然仆倒，昏不知人，口吐涎沫，两目直视，四肢抽搐，惊掣啼叫，喉中发出异声，片刻即醒，醒后一如常人。不典型的癫痫发作可表现为反复头痛、腹痛、凝视、单侧肢体抽动等。

【诊断与鉴别诊断】

一、诊断要点

诊断小儿癫痫时，医生必须详细询问病史、全面查体，并做必要的辅助检查，从而确定发作类型以及病因等。

1. 详细的病史　病史包括癫痫发作的详细经过、治疗情况，围生期等既往情况，家族史等相关问题。

2. 体格检查　详细的神经系统检查有助于病灶定位，小儿智力发育、社会适应能力等检查对判断病情有一定的意义。

3. 辅助检查

（1）脑电图　脑电图是诊断癫痫的重要客观手段之一。如果出现棘波、尖波、棘慢波、尖慢波、多棘慢波或阵发性的高幅慢波，对癫痫的诊断有重要意义。但是癫痫发作间期患儿脑电图近40%正常，因此1次脑电图正常并不能排除癫痫，必要时可做24小时长程脑电图或录像脑电图。

（2）影像学检查　CT和MRI可发现脑结构异常。凡有局灶性症状体征、抗癫痫治疗效果不好或进行性恶化，或有颅内压增高者均应及时做CT或MRI检查，以明确病因。单光子发射断层扫描（SPECT）和正电子发射断层扫描（PET）可检测脑血流量和代谢率，有利于确定癫痫病灶。

（3）其他实验室检查　根据需要可做遗传代谢病筛查、基因分析、染色体检查、血生化检查、脑脊液检查等。

二、鉴别诊断

1. 晕厥　常见于年长儿，易发生在站立时，大多有晕厥家族史。发作前常有精神刺激等诱因，发作时先有面色苍白、出汗，然后肌肉无力，跌倒于地，可有摔伤，严重时可伴四肢抽动。一般无遗尿，数秒钟或数分钟后恢复。神经系统检查正常，脑电图检查无异常。

2. 癔病性发作　无先兆发作，但有明显的精神刺激，发作时意识不完全丧失，慢慢倒下，无摔伤，抽搐动作杂乱无规律，面色正常，无神经系统阳性体征，脑电图正常。

3. 婴儿手足搐搦症　多见于 1 岁以内婴儿，抽搐多突然发作，持续数秒或十余分钟不等，发作频繁。脑电图检查正常。血钙降低，血磷正常或略高。

【辨证论治】

一、辨证要点

1. 辨轻重

（1）轻证　仅有眨眼、点头、愣神、凝视、咀嚼等动作，而无叫声、吐涎沫，瞬息发作即可恢复，事后对发作情况全然不知。

（2）重证　起病急骤，猝然仆倒，口吐涎沫，四肢抽搐，神志不清，喉中异声，二便自遗，数分钟或十余分钟方可恢复，发作后乏力嗜睡。

（3）癫痫持续状态　反复发作不止，或抽搐后昏睡未醒，又接着发生下一次抽搐，连续超过 30 分钟，应及时抢救。

2. 辨常证　癫痫常证有惊痫、风痫、痰痫和瘀血痫，应根据病史、发病诱因、症状特点以及脑电图、脑 CT 检查区别之。

（1）惊痫　发病前常有惊吓史，发作时常伴惊叫、恐惧等精神症状。

（2）风痫　多由外感发热所诱发，发作时抽搐明显，或伴发热等症。

（3）痰痫　发作以神识异常为主，常有一过性失神、摔倒，手中持物坠落及智力低下、痴呆等。

（4）瘀血痫　通常有明显的颅脑外伤史，头部疼痛位置较为固定。

二、治疗原则

1. 基本治则　安神定痫。

2. 具体治法　发作期宜祛邪治标，惊痫则镇惊安神，顺气定痫；风痫则解表息风，顺气定痫；痰痫则豁痰开窍，顺气定痫；瘀血痫则化瘀通窍，顺气定痫。癫痫持续状态应用中西药配合抢救。发作间期宜扶正治本，脾虚痰盛则健脾化痰，顺气定痫；脾肾两虚则健脾补肾，顺气定痫。反复发作者，可中药配合针灸等综合治疗。本病治疗周期较长，癫痫发作基本控制后，仍应坚持治疗 2～3 年。可将汤剂改为丸剂或散剂，便于长期服用。切忌骤停抗癫痫药物，以防引起反跳，加重癫痫发作。

三、分证论治

（一）发作期

1. 惊痫

证候表现：常因受惊吓而发，表现为四肢抽搐，伴见惊叫，急啼，惊惕不安，吐舌，如人将捕状，神志恍惚，面色时红时白，大便黏稠，舌淡红苔薄白，脉弦滑。

证候分析：心者神之舍，智意之源，安静则精神内守。小儿神气怯弱，若突遭惊吓，以致精神损伤，神气愦乱，则惊叫急啼，惊惕不安，神志恍惚，面色时红时白；舌为心之苗，心经有热则吐舌。

治法：宁心镇惊，安神定痫。

方剂：镇惊丸（《证治准绳》）加减。

方解：茯神、酸枣仁、珍珠、朱砂宁心安神；石菖蒲、远志芳香开窍；钩藤息风定痫；胆南星、天竺黄涤痰镇惊；水牛角、牛黄、麦冬、黄连清火解毒；甘草调和诸药。

加减：四肢抽搐者，加全蝎、蜈蚣、僵蚕息风止痉；心神不宁者，加磁石、琥珀镇惊安神；痰多胸闷者，加川贝母、砂仁化痰宽胸；头痛甚者，加天麻、菊花、白芍平肝潜阳；口干舌红者，加生地、龟板养阴清热。

2. 风痫

证候表现：手指抽动，屈伸如数物状，颈项强直，两目窜视或斜视，伴有神志昏迷，面色红赤，苔白腻，脉弦滑。

证候分析：肝风内动，走窜筋脉，故手指抽搐，颈项强直，两目窜视；肝风内动，心神被蒙，故神志昏迷；肝火炽盛，故面色红赤；风痰上壅，故脉弦滑，苔白腻。

治法：平肝息风，安神定痫。

方剂：定痫丸（《医学心悟》）加减。

方解：天麻、全蝎息风止痉；石菖蒲、远志芳香开窍；竹沥、川贝母清热豁痰；胆南星、姜汁、半夏祛风涤痰；陈皮、茯苓健脾燥湿；茯神、朱砂、琥珀镇心安神；麦冬、丹参清热活血；甘草调和诸药。

加减：表证明显者，酌加解表祛风之品。心火偏旺而烦躁不安者，加黄连、山栀、竹叶清心降火；肝火偏旺，头痛剧烈者，加龙胆草、菊花清肝泻火；频繁抽搐者，加蜈蚣、僵蚕搜风镇痉；颈项强直者，加钩藤、石决明平肝息风。

3. 痰痫

证候表现：喉间痰鸣，口角流涎，瞪目直视，仆倒于地，手足抽搐，神志恍惚，骤发骤止，或伴头痛、腹痛、呕吐、肢体疼痛，舌苔白腻，脉弦滑。

证候分析：脾为生痰之源，脾虚则停湿成痰；肝风夹痰，则喉间痰鸣；肝开窍于目，肝风上窜，则瞪目直视；气郁痰结，阻闭心窍，则神识模糊；苔白腻，脉弦滑，亦是痰湿内盛之象。

治法：豁痰开窍，安神定痫。

方剂：涤痰汤（《严氏简易归一方》）加减。

方解：橘红、半夏、胆南星化痰利气；石菖蒲涤痰开窍；枳实豁痰宽胸；竹茹清化痰热；人参、茯苓、甘草健脾益气和中。

加减：抽搐频繁者，加全蝎、蜈蚣息风止痉；痰涎壅盛者，加白金丸祛痰解郁；纳呆、腹胀者，加神曲、莱菔子消食导滞。

4. 瘀血痫

证候表现：有外伤史或产伤史，可见四肢抽搐，抽搐部位及动态较为固定，伴头晕眩仆，神昏头痛，大便干硬如羊屎，舌红或有瘀点，少苔，脉涩。

证候分析：外伤或产伤后络脉受损，肝风上扰，则突然眩仆，四肢抽搐；瘀停脑内，心神失养，则神昏，头晕头痛；血瘀不行，肠失润泽，故大便坚如羊屎；舌有瘀斑，脉涩亦是瘀血内停之象。

治法：化瘀通窍，安神定痫。

方剂：通窍活血汤（《医林改错》）加减。

方解：桃仁、红花、川芎、赤芍活血化瘀；老葱、麝香通关宣窍；生姜、红枣调和营卫；黄酒温中活血。

加减：抽搐较重者，加全蝎、地龙息风通络止痉；血瘀较重者，加当归、三七、丹参活血散瘀；频发不止者，加失笑散行瘀散结。瘀血伤阴者加生地、玄参、白芍、当归。

（二）休止期

1. 脾虚痰盛

证候表现：癫痫发作日久，面色萎黄，神疲乏力，时作眩晕，痰多泛恶，食欲欠佳，大便稀薄，舌淡苔薄白，脉细软。

证候分析：脾胃虚弱，水谷无以化生气血，故神疲乏力，眩晕纳呆，面色无华，大便稀薄；脾虚生痰，痰随气逆，故痰多泛恶，时发癫痫。

治法：健脾化痰，安神定痫。

方剂：六君子汤（《妇人良方》）加减。

方解：方中人参益气健脾；白术苦温，健脾燥湿；茯苓甘淡，健脾化痰；陈皮、半夏理气燥湿化痰；甘草调和诸药。

加减：大便稀薄者，加山药、扁豆健脾益气；眩晕，舌淡者，加黄芪、龙眼肉、大枣补益气血；为防止癫痫时作，加钩藤、天麻、天竺黄、胆南星平肝息风，化痰定痫。

2. 脾肾两虚

证候表现：发病年久，屡发不止，时有眩晕，智力低下，腰膝酸软，神疲乏力，少食懒言，四肢不温，睡眠不宁，大便稀溏，舌淡红，苔白，脉沉细无力。

证候分析：脾虚气弱，故神疲乏力，少食懒言；腰为肾府，肾虚则腰膝酸软；肾主脑髓，脑髓失养，故智力低下；阴血亏虚，故眩晕时作，睡眠不宁；脾运失健，故大便稀溏。

治法：健脾补肾，安神定痫。

方剂：河车八味丸（《幼幼集成》）加减。

方解：紫河车培补肾元；生地、大枣、茯苓、山药、泽泻补气健脾利湿；五味子、麦冬、丹皮清热养阴生津；肉桂、附片、鹿茸温补肾阳。

加减：时作眩晕者，加当归、白芍滋养阴血；睡眠不宁者，加夜交藤、合欢皮养心安神；智力低下者，加人参、石菖蒲补气开窍；大便稀溏者，加扁豆、炮姜温中健脾。

四、其他疗法

1. 中成药

（1）医痫丸　散风化痰，安神定搐，适用于经络蕴热、痰涎壅盛之癫痫。

（2）羊痫风丸　豁痰开窍，息风定痫。适用于痰热内蕴、引动肝风之癫痫。

（3）牛黄镇惊丸　祛风化痰，镇惊安神。适用于心火炽盛、风邪闭窍者。

（4）金黄抱龙丸　清热镇惊，化痰宁心。适用于痰热壅盛、上蒙清窍之癫痫。

2. 针灸疗法

（1）体针　发作期取人中、合谷、十宣、内关、涌泉针刺，用泻法；休止期取大椎、神门、心俞、合谷、丰隆针刺，平补平泻法，隔日1次。百会、足三里、手三里灸治，各3壮，隔日1次。

（2）耳针　选穴：胃、皮质下、神门、枕、心。每次选用3~5穴，留针20~30分钟，间歇捻针。或埋针3~7天。

（3）穴位注射　选穴：足三里、内关、大椎、风池。采用维生素B_1注射液100mg或维生素B_{12}注射液0.5~1mg，每穴注射0.5mL，每次选用2~3穴。

3. 推拿疗法　分阴阳，推三关，退六腑，推补脾土，推肺经，天门入虎口，运八卦，赤风摇头，揉中清，捏总筋，捏揉行间，掐揉昆仑。

4. 外治法

（1）敷脐法　吴茱萸适量，研成细末，用时取少量填入患儿脐窝内，外用胶布固定，5~8日换药1次。适用于癫痫猝然抽搐，不省人事，发作频繁者。

（2）敷穴法　熟附子9g，研为细末，用面粉少许合成饼，把饼放在气海穴上。并可用艾绒团灸数次，适用于癫痫发作期。

5. 急重症处理

（1）一般处理　保持呼吸道通畅，氧气吸入，防止窒息和吸入性肺炎，避免外伤和咬伤舌体。

（2）控制抽搐　①针刺人中、合谷、内关、涌泉等穴。②西药：可按顺序选地西泮（安定）、苯巴比妥、10%水合氯醛、苯妥英钠等。③其他：使用脱水剂、利尿剂及肾上腺皮质激素防治脑水肿；纠正电解质紊乱；及时处理低血糖、酸中毒等。

【预防与调护】

一、预防

1. 孕期保健　孕妇宜保持心情舒畅，避免精神刺激，注意营养，减少疾病，避免跌仆或撞击腹部，确保胎儿正常生长。

2. 慎防产伤、外伤 孕妇应定期进行产前检查，临产时注意保护胎儿，及时处理难产，使用产钳或胎头吸引器时要特别慎重，避免窒息，注意防止颅脑外伤。

3. 防受惊恐 禁止观看恐怖性影视剧，避免受惊吓。

4. 防治后遗症 对于急惊风、小儿暑温、疫毒痢等病证的治疗必须彻底，务必除尽痰液，慎防留有痰湿阻络扰心等后遗症。

二、调护

1. 控制发作诱因，如高热、惊吓、紧张、劳累、情绪激动等。在发作期少让患儿看电视，禁止玩电子游戏机等。

2. 注意饮食的调摄，不可过食，忌食牛羊肉、无鳞鱼及生冷油腻等。

3. 嘱咐患儿不要到水边、火边玩耍，或持用刀剪锐器，以免发生意外。

4. 抽搐时，切勿强力制止，以免扭伤筋骨，应使患儿保持侧卧位，用纱布包裹压舌板放在上下牙齿之间，保持呼吸通畅，使痰涎流出，以免咬伤舌头或发生窒息。

5. 抽搐后，往往疲乏昏睡，应保证患儿的休息，避免噪音，不宜急于呼叫，使其正气得以恢复。

【古籍选录】

[1]《素问·奇病论》云："帝曰：'人生而有病巅疾者，病名曰何？安所得之？'岐伯曰：'病名为胎病，此得之在母腹中时，其母有所大惊，气上而不下，精气并居，故令子发为巅疾也。'"

[2]《东医宝鉴·癫痫》云："痰在膈间则眩微不仆，痰溢膈上，则眩甚仆倒于地而不知人，名之曰癫痫。大人曰癫，小儿曰痫，其实一也，又曰仆倒不省，皆由邪气逆上阳分而乱于头中。癫痫者痰邪逆上也，痰邪逆上则头中气乱，头中气乱则脉道闭塞，孔窍不通，故耳不闻声，目不识人，而昏眩倒仆也。"

[3]《证治准绳·幼科》云："痫，小儿之恶候也……大概血滞心窍，邪气在心，积惊成痫。通行心经，调平血脉，顺气豁痰乃其要也。"

[4]《幼科折衷》云："痫证皆因神气未固，惊则神不守舍。或饮食失节，脾胃受伤，积为痰饮，以致痰迷心窍而作。治法当寻火寻痰而治，宜服镇惊清心之剂。"

[5]《幼幼集成·痫证》云："亦由于初病时误作惊治，轻于镇坠，以致蔽固其邪，不能外散，所以留连于膈膜之间，一遇风寒冷饮，引动其痰，倏然而起，堵塞脾之大络，绝其升降之隧，致阴阳不相顺接，故卒然而倒。"

第三节 多发性抽动症

多发性抽动症，又称为 Tourette 综合征或抽动－秽语综合征等，简称 TS。其临床特征为慢性、波动性和多发性的运动肌不自主抽动，伴不自主的发声性抽动及猥秽语言、模仿言语，呈复杂的慢性神经精神疾病的表现。90％的患儿起病于 10 岁以前，病程持续时间长，男孩发病率较女孩约高 3 倍，无明显季节性。其病程在 1 年以上，常有起伏波动的特点。

多发性抽动症的确切病因尚未完全明了，可能是遗传因素、神经生化代谢及环境因素在发育过程中相互作用的结果。中医古代文献中虽无"多发性抽动症"的病名，但有关临床表现的描述则较多。多属于"瘈疭""筋惕肉瞤""痉病""慢惊风"等病证范畴。如《素问·阴阳应象大论》云："风胜则动。"《小儿药证直诀》云："凡病或新或久，皆引肝风。风动则上干头目，目属肝，肝风入于目，上下左右如风吹，不轻不重，儿不能任，故目连眨也。"

【病因病机】

一、病因

1. 外因　多与饮食所伤、感受六淫之邪、疾病影响或久看电视、紧张疲倦等因素导致五志过极、情志失调有关。

2. 内因　先天禀赋不足，素体虚弱，尤以脾气虚常见；久病失治、误治及热病伤阴也会导致本病的发生。

二、病机

本病的主要病位在肝，亦可波及肺与其他脏腑。抽动责之于风；秽语责之于痰。病机复杂，病初多实，与风、痰、气、火密切相关，风痰鼓动为主；迁延日久易虚，又有阴虚、血虚之不同。病程变化可由实致虚，或由虚转实，出现虚实夹杂之候。

1. 基本病机　风动痰扰。

2. 常证病机

（1）邪袭肺肝　小儿肺常不足，易于感触外邪。外邪从皮毛或从口鼻而入，皆内归于肺，肺脏受邪，则鼻窍、咽喉不利；外风引动内风，肝气旺盛，肝阳上亢，风胜则动，则见摇头、耸肩、皱眉、眨眼、撅嘴、踢腿等不自主动作。

（2）肝亢风动　肝体阴而用阳，主疏泄，主藏血，主筋，开窍于目。肝气以冲和条达为顺。小儿肝常有余，易被六淫所感，情志所伤，导致木失调达，郁结不疏，化火生风，而见摇动、耸肩、眨眼等抽动之象，即"风胜则动"。

（3）痰火扰神　小儿脾常不足，若过食肥甘厚味，损伤脾胃，纳化失司，湿热痰浊内生，痰热互结，形成痰火。火性属阳，阳性主动，痰火内扰，气机动乱，故肌肉抽动不已；痰火扰动神智，则怪声、秽语不止。所谓"怪病多由痰作祟"。

（4）脾虚肝亢　小儿先天禀赋不足，或久病体弱均可导致脾胃气虚。五行中脾属土，肝属木，今中焦气虚，土虚木旺，肝木乘脾土，虚风内动，故抽动频作，抽动无力。脾失健运，痰浊内生，气道不利，清窍被蒙，则见诸多痰饮之象。脾开窍于口，其华在唇，脾虚肝旺动风，则撅嘴，口唇蠕动。

（5）阴虚风动　抽动日久，或热病伤阴，阴血内耗，导致虚风内动。经云："阴平阳秘，精神乃治。"肝肾之阴亏耗，阳气失制，亢而生风，即水不涵木，阴虚阳亢而风动。此外，肝藏血，主筋，肝之阴血不足，筋脉失养，血不营筋，则出现血虚生风。

【临床表现】

本病病程进展缓慢，症状往往起伏波动，时好时坏。新的症状可替代旧的症状，或在原有症状的基础上又出现某种新的症状。在发病初期，少数病例可有短暂的症状缓解。

1. 临床特征典型，易受众人关注　多发性抽动症表现为突然的、快速的、不自主的、重复的多发性肌肉抽动和发声抽动。

2. 首发症状多样，病情轻重不同　或同时出现多发性运动性抽动和发声抽动，或在运动性抽动发作后 1~2 年出现发声抽动，或呈单一发声抽动，即无音节的喊叫、清嗓声、咳嗽声等。

3. 病程进展缓慢，症状由简到繁　起始抽动症状比较轻，呈一过性。通常从眼、面肌开始，而后抽动症状逐渐加重，累及部位变广，从头部发展至颈、肩、上肢、躯干及下肢，形成多部位抽动，逐渐出现种种形态奇特的复杂的复合性运动抽动，表现为不可克制的冲动性触摸动作、模仿动作、模仿言语、重复言语、强迫动作或猥亵行为。具体表现为频繁挤眼、皱眉、耸鼻、撅嘴、抖肩、摇头、扭颈、喉中不自主发出异常声音。少数患儿有控制不住的骂人说脏话。

4. 症状起伏波动，情绪影响病情　症状起伏波动表现在新症状与旧症状起伏交替，或在旧症状基础上出现新症状，也有发病初期症状短暂缓解。情绪变化对本病有一定的影响，往往在情绪紧张或过度疲劳时加重，睡眠时消失。

5. 精神症状多样，鉴别诊断困难　本病患儿常常伴有情绪障碍、学习困难、行为问题和社会适应困难。约有半数患儿伴有多动症，表现为活动过度、注意力涣散、任性冲动和学习困难。少数病例出现无法克制的严重的反复的自伤行为。由于本病伴有各种轻重不一的精神症状，因而造成早期诊断的困难。

【诊断与鉴别诊断】

一、诊断要点

本病的诊断主要根据病史和症状，临床表现除多部位运动抽动和发声抽动之外，还可先后表现出程度轻重不一的精神症状，因而造成早期诊断的困难。临床参照美国精神病学会出版的精神神经病诊断统计手册第 4 版（简称 DSM–Ⅳ）Tourette 综合征（TS）诊断标准。

1. 在疾病过程中出现多种运动性抽动及一种或多种发声性抽动，但不一定同时出现。抽动表现为突然的、快速的、反复的、非节律性的、刻板的动作或发声。

2. 抽动 1 天发作多次，通常为阵发性发作，病情持续或间断发作已超过 1 年，其间歇期连续不超过 3 个月。

3. 上述症状引起明显的不安，明显影响社交、就业和其他重要领域的活动。

4. 发病于 18 岁之前。

5. 上述症状不是直接由某些药物（如兴奋剂）或全身性疾病（如亨廷顿舞蹈症、病毒性脑炎后）引起。

二、鉴别诊断

因儿童时期出现不自主运动的症状较为常见，而且原因复杂多样，因此，诊断时需与下列疾病相鉴别。

1. 风湿性舞蹈症（小舞蹈症） 风湿性舞蹈症儿童较为多见，是由于风湿感染所致，具有相应的体征和阳性化验结果（如 ESR、ASO、CRP 等），肢体大关节呈舞蹈样运动，不能随意克制，但非重复刻板的不自主运动，肌张力减弱。舞蹈症一般可自行缓解或采用抗风湿治疗有效，舞蹈症很少有发声抽动或秽语、强迫障碍等。

2. 亨廷顿（huntington）舞蹈症 亨廷顿舞蹈症是一种神经系统家族遗传病，多起病于成年，但也有少年型。临床以进行性不自主舞蹈样运动和智力障碍为特征，肌力和肌张力减弱，各关节过度伸直，腱反射亢进或减弱。

3. 肝豆状核变性（wilson 病） 肝豆状核变性是一种先天性铜代谢障碍，临床有肝脏损害、精神障碍、神经系统损害（锥体外系体征），其不自主运动为锥体外系损害的表现，可为细微震颤伴肌张力增高，亦可为手足徐动症或舞蹈指划样动作。角膜有 K－F 色素环、血浆铜蓝蛋白减低等特征。

【辨证论治】

一、辨证要点

1. 辨实证与虚实夹杂

（1）实证 起病较急，病程较短，抽动强劲有力，频频发作，脉象有力。

（2）虚实夹杂 起病缓慢，病程较长，或由实证转来，抽动无力，时发时止，脉象无力。

2. 辨肝亢风动与痰火扰神

（1）肝亢风动 抽动频繁有力，烦躁易怒，胁下胀满，面红目赤，脉弦实有力。

（2）痰火扰神 抽动频作，甚或骂人，喉中痰鸣，脉滑数。

3. 辨脾虚肝旺与阴虚风动

（1）脾虚肝旺 抽动无力，时发时止，精神倦怠，面色萎黄，舌淡，苔薄，脉细弱无力。

（2）阴虚风动 抽动时发，肢体震颤，口渴唇红，五心烦热，舌红少津，脉细数。

二、治疗原则

1. 基本治则 止动除秽。

2. 具体治法 多发性抽动症有邪实和正虚邪实之不同类型。其标在风、火、痰，其本在肝、脾、肾三脏，尤与肝关系最为密切，往往三脏合病，虚实并存，故治疗原则为先标后本，或标本兼顾为要。对肝亢风动者治以清肝泻火，息风镇静；对痰火扰神者宜清火涤痰，镇静安神；对脾虚肝旺者扶土抑木，以平肝亢；对阴虚风动者需滋水涵木，平肝潜阳。

三、分证论治

1. 邪袭肺肝

证候表现：鼻腔不利，鼻腔黏膜发红，鼻塞痛痒，鼻流浊涕及咽喉不利，咽干咽痛，咽部红肿，伴有不同程度摇头、耸肩、皱眉、眨眼、撅嘴、踢腿等不自主动作，频繁有力，而且往往于感受外邪后症状加重。舌质红，苔薄黄，脉弦浮。

证候分析：小儿肺常不足，易于感触外邪。风为百病之长，夹杂热邪，从口鼻皮毛而入，内犯于肺，肺失宣肃，则鼻窍不利，鼻塞痛痒，鼻流浊涕；热邪上熏咽喉，则咽干咽痛，咽部红肿等；外风引动内风，肝气旺盛，肝阳上亢，风胜则动，则见摇头、耸肩、皱眉、眨眼、撅嘴、踢腿等不自主动作；舌质红，苔薄黄，脉弦浮亦为风邪所致。

治法：清肺平肝，止动除秽。

方剂：清肺息风制动汤（验方）加减。

方解：辛夷、苍耳子祛风通窍；玄参、板蓝根、山豆根、白附子、半夏清利咽喉，清肺化痰；钩藤、菊花平肝息风。

加减：肝亢风动证，抽动重者加全蝎、蜈蚣、僵蚕、天麻；脾虚肝亢证，加茯苓、陈皮、白芍、炙甘草；痰火扰神证，秽语明显者，加青礞石、石菖蒲、郁金；阴虚风动证，加龟板、鳖甲、生牡蛎、生龙骨。

2. 肝亢风动

证候表现：摇头、耸肩、皱眉、眨眼、撅嘴、喊叫、踢腿等不自主动作，频繁有力，伴有烦躁易怒，面红目赤，头痛头晕，咽喉不利，红赤作痒，或胁下胀满，大便干结，小便短赤，舌红，苔黄或白，脉弦实有力。

证候分析：小儿肝常有余，易被六淫所感，情志所伤，引发风阳暴张，肝失调达，木郁不疏，化火生风，风胜则动，故见多处肌肉抽动不已，频繁有力；肝火上炎，攻于头目，则头晕头痛，烦躁易怒，面红目赤；火郁肝经，故胁下胀满；舌红，苔黄或白，脉弦实有力均为肝亢风动之象。

治法：平肝息风，止动祛秽。

方剂：泻青丸（《小儿药证直诀》）加减。

方解：方中羌活、防风散火于外；当归、川芎养血润燥，疏之于内；山栀、大黄泻三焦火，通利二便，导热下行。

加减：加钩藤、菊花、全蝎、蜈蚣息风通络，平肝镇惊；加大苦大寒龙胆草直泻肝火，以平肝亢；加白芍增强柔肝息风之力。

3. 痰火扰神

证候表现：起病急骤，头面、躯干、四肢不同部位的肌肉抽动，甚则詈骂不避亲疏，喉中痰鸣，烦躁口渴，睡卧不安，舌红，苔黄或腻，脉弦滑数。

证候分析：小儿脾常不足，若过食肥甘厚味，损伤脾胃，中焦不化水谷，反生湿热痰浊，痰热互结，阻于气道，气机不畅，气郁化火，痰火扰动，故发病急骤，头面肢体动摇不休，烦躁口渴；痰火上扰心神，蒙蔽清窍，故詈骂不避亲疏，睡眠不安；痰热上攻咽喉，故喉中痰鸣；舌红，苔黄或腻，脉弦滑数均为痰火内扰之象。

治法：清火涤痰，止动祛秽。

方剂：礞石滚痰丸（《丹溪心法》）加减。

方解：方中礞石镳逐顽痰为君；大黄、黄芩苦寒降火泻热为臣；沉香降气，气降则痰化，为佐使。

加减：痰热蔽窍，加石菖蒲、郁金、天竺黄清热豁痰开窍；喉间痰鸣甚，加陈皮、半夏、竹沥以增强化痰之功。

4. 脾虚肝亢

证候表现：肌肉抽动无力，时发时止，时轻时重，精神倦怠，面色萎黄，胸闷气短，叹息胁胀，食欲不振，睡卧露睛，形瘦性急，喉中时有吭吭作响，声低力弱，大便稀溏，舌质淡，苔薄白，脉沉无力。

证候分析：素体脾虚或久病体弱，肝木乘脾土而致风动痰生，出现挤眉眨眼、摇头耸肩等肌肉抽动之症，因其为虚风扰动，故抽动无力，声低力弱，时发时止；脾为生痰之源，故见喉中痰声；脾胃气虚，气血生化乏源，土色上泛，故精神倦怠，面色萎黄，食欲不振；土虚肝旺，虚风内动，而见睡卧露睛，形瘦性急；肝木乘脾土，水走大肠，故大便稀溏；舌质淡，苔薄白，脉沉无力均为脾虚之象。

治法：扶土抑木，止动祛秽。

方剂：白术芍药散（《丹溪心法》）加减。

方解：方中白术健脾益气为君；芍药缓急制动为臣；陈皮和中健脾，防风祛风止痉，共为佐药。

加减：抽动频，加天麻、僵蚕平肝息风止动；纳差，加焦三仙、鸡内金助中焦运化。

5. 阴虚风动

证候表现：形体憔悴，精神疲惫，五心烦热，挤眉眨眼，耸肩摇头，肢体震颤，头晕眼花，口渴唇红，时有喉中吭吭作响，大便干结，舌光少津，脉细数。

证候分析：此证由于热久阴伤或抽动日久，阴血内耗，水不涵木，阴虚风动，故见肌肉抽动，肢体震颤等肝肾阴亏，筋失所养，筋脉挛急之症；久病阴虚阳亢，水不制火，虚火上扰，故五心烦热，头晕眼花，口渴唇红；阴血亏损，形神失养，故精神疲惫，形体憔悴；津枯液燥，肠失濡润，故大便干结；舌红少津，脉细数为肝肾阴亏之象。

治法：滋水涵木，止动祛秽。

方剂：大定风珠（《温病条辨》）加减。

方解：方中白芍、生地、麦冬滋水涵木为君药；龟板、鳖甲、牡蛎滋阴潜阳，镇肝息风为臣药；阿胶、鸡子黄为血肉有情之品，可滋阴填精，五味子、火麻仁滋阴增液，共为佐药；炙甘草调和诸药。

加减：潮热，加青蒿、地骨皮、银柴胡；口干欲饮，加石斛、玉竹养阴生津止渴。

四、其他疗法

1. 中成药 礞石滚痰丸每次半丸至 1 丸，每天 2 次。降火逐痰，用于因实热顽痰上扰所致抽动、痰鸣等症。

2. 针灸疗法

（1）取穴 ①太阳、合谷、太冲、风池；②百会、人中、间使、太溪、鸠尾；③大椎、筋缩、肝俞、肾俞。

（2）方法 每日 1 组，交替使用，得气后以平补平泻手法，用于本病各证型。

3. 按摩疗法

（1）部位 沿督脉由百会穴向下经风府穴至长强穴，主要穴位为百会、风府、大椎、哑门、身柱、神道、灵台、脊中、命门、腰阳关、腰俞、长强等。

（2）方法 以推、揉、按、摩 4 种手法交替配合，自上而下反复按摩，每日中午、晚间睡前各 1 次，每次半小时。其中风府穴、长强穴按摩时间相对长一些。

【预防与调护】

一、预防

1. 积极预防和治疗呼吸道感染。

2. 保证足够的睡眠，避免持续较长时间用眼，如看电视、阅读等。

3. 合理教育，给小儿一个轻松愉快的生活环境。

二、调护

1. 保证充足的休息。本病与情绪有关，情绪紧张或过度疲劳均可使病情加重，故应注意休息。

2. 正确的教育与管理。对患儿要关怀与爱护，多启发和鼓励，不可在精神上施加压力。

【古籍选录】

[1]《素问·阴阳应象大论》云："风胜则动。"

[2]《小儿药证直诀》云："凡病或新或久，皆引肝风，风动则上干头目。目属肝，肝风入于目，上下左右如风吹，不轻不重，儿不能任，故目连眨也。"

[3]《证治准绳》云："水生肝木，木为风化，木克脾土，胃为脾之腑，故胃中有风，瘛渐生。其瘛症状，两肩微耸，两手下垂，时腹摇动不已。"

[4]《万病回春》云："若眼牵嘴扯，手摇足战伸缩者，是风痰痉。"

[5]《审视瑶函》云："目眨者，肝有风也……此恙有四：两目连眨，或色赤，或时拭眉，此胆经风热，欲作肝疳也，用四味肥儿丸加胆草而瘥。有雀目眼眨，服煮肝饮，兼四味肥儿丸，而明目不眨也。有发搐目眨，属肝胆经风热，先用柴胡清肝散结，兼六味地黄丸补其肾而愈。因受惊眼眨或搐，先用加味小柴胡汤，加芜荑、黄连以清肝热，兼六味地黄丸以滋肾生肝而痊。"

[6]《幼幼集成》云："目连眨者，肝有风也。凡病或新或久，肝风入目，上下左右如风吹，儿不能任，故连眨也，泻青丸。"

第四节　儿童多动综合征

儿童多动综合征又名注意缺陷多动障碍（Attention – deficit hyperactivity disorder, ADHD），是儿童和青少年期常见的行为障碍性疾病，患儿常既有兴奋不宁、多动不安、烦躁易怒等阳躁表现，又有神志涣散、健忘失聪、动作迟滞笨拙等体虚表现。临床以注意障碍、多动和冲动为突出特征。

本病在不同的文化背景、不同地域患病率为 3% ~ 6%，男女性别比为 4∶1。本病预后受患儿家庭环境、遗传、父母文化素养等因素的影响。本病若及早发现，改善环境，加强教育，适当治疗（包括心理治疗与药物治疗），随着年龄增长，注意力涣散、情绪不稳、多动可逐渐减少，不致影响生活和学习。症状较重的患儿，需综合治疗。部分患儿治疗后，多动虽可减轻，但注意力涣散和冲动行为可持续至成年，仅 1/3 的病例会随着发育成长而完全趋于正常。儿童多动综合征在中医学中未见记载，根据临床表现似属于"躁动""失聪""健忘"等病证范畴。

【病因病机】

一、病因

1. 禀赋不足　父母身体欠佳，或母亲孕期多病，常致患儿先天禀赋不足，脑髓失养，稍有感触即阴阳偏颇，引发疾病。

2. 营养不当　过食肥甘厚味，损伤脾胃，则厚味化为痰热，阻滞气机，扰乱心神，多动不安。

3. 教育不良 少成若天性，习惯成自然。父母若溺爱子女，疏于教育引导，易养成孩子任性冲动的习惯，稍有不顺，即急躁发脾气，自制力差。

4. 外伤因素 分娩时产伤或窒息，头部外伤，则气血瘀滞，心肝失养，神魂不安。

5. 其他因素 感染、中毒、家庭学校环境不良、父母离异、单亲或双亲病故、精神刺激等是本病的常见诱因。

二、病机

本病以注意障碍和多动不安为特征。注意障碍责之于心神散乱，多动不安责之于阳亢妄动。虚证者多由心神失养，阴虚阳亢所致。实证者无外乎肝风痰热，扰乱心神。

1. 基本病机 神乱不宁。

2. 常证病机

（1）精血亏虚 若父母体虚，导致小儿先天不足，或由久病损伤肝肾，则见精血亏虚，脑失所养，出现精神不振，反应迟钝，记忆力欠佳，注意力涣散，自控能力差，多动而不暴戾；肝肾不足则形体羸瘦，面色萎黄，腰酸，遗尿；心主语言，精血亏虚，故多语而语声低微，梦多。

（2）阴虚肝亢 若患儿多动常遭师长训斥，烦劳则伤肾，或久病伤肾，导致肾阴亏虚。肾阴亏虚，水火不济，则注意力不集中，难以安静；肾为先天之本，乃作强之官，技巧出焉，肾虚则动作笨拙；水不涵木，肝阳偏亢，故多动多语，急躁易怒，冲动任性；阴虚火旺，则两颧潮红，五心烦热，盗汗，大便秘结。

（3）心脾不足 部分患儿有形体消瘦，食欲差，厌食等脾虚表现。脾为后天之本，气血生化之源。脾虚则气血生化不足，心失所养。心脾两虚，则神思涣散，注意力不集中，记忆力差，做事有头无尾，自汗出，睡眠不熟，神疲乏力；脾虚肝旺，则小动作多而杂乱，无目的性，暴躁。

（4）痰火扰心 部分患儿平素即冲动任性，易激惹，尿赤，口渴，大便燥结，此是痰火内盛之象。痰热扰神，则神思涣散，注意力不能集中，多动难安，烦躁不宁，懊恼不眠；舌红，苔黄厚腻，脉浮滑数亦痰热内阻之象。

【临床表现】

1. 注意力不集中 患儿注意力减弱，易被无关刺激吸引。精力分散，上课不能专心听讲。做事虎头蛇尾，不能善始善终。

2. 活动过多 患儿幼时睡眠不安，喂养困难。学龄前期多动不宁，不受成人教育，惹人生气。上课常有玩铅笔、咬指甲、钻课桌等小动作。很难独立完成作业。

3. 情绪不稳，冲动任性 患儿自制力差，易激惹，对外界刺激，表现出过度兴奋或异常愤怒。没有耐心，做事急躁。常干扰他人谈话或工作，或无故叫喊或哄闹。

4. 学习困难 大多患儿智力正常或接近正常，但因多动和注意力不集中而给学习带来困难。

5. 其他行为问题 不少患儿合并抽动症，甚至其他行为问题，认知功能障碍等。

【诊断与鉴别诊断】

一、诊断要点

本病在 7 岁以前起病，包括注意障碍和多动不安两个方面的特点，须根据父母及幼儿园、学校老师的连续性观察记录、患儿的体格检查和心理测试综合诊断。按世界卫生组织（WHO）提供的国际疾病及相关健康问题统计分类第十版（ICD－10）的研究用诊断标准中文版，儿童多动综合征诊断标准如下：

ICD－10 原注：对多动综合征作研究用诊断需肯定存在异常水平的注意障碍、多动与不安，而且发生于各种场合，持续存在，且并非由其他障碍如孤独症或情感障碍等所致。

1. 注意障碍 下列注意障碍症状至少有 6 条，持续至少 6 个月，达到适应不良的程度，并与患儿的发育水平不一致。

（1）常常不能仔细地注意细节，或在做功课、工作或其他活动中出现漫不经心的错误。

（2）在完成任务或做游戏时常常无法保持注意。

（3）别人对他（她）讲话时常常显得似听非听。

（4）常常无法始终遵守指令，无法完成功课、日常杂务或工作中的任务（并不是因为违抗行为或不理解指令）。

（5）组织任务和活动的能力常常受损。

（6）常常回避或极其厌恶需要保持注意去努力完成的任务，如家庭作业。

（7）常常遗失某种任务或活动的必需品，如学校的作业本、铅笔、书、玩具或工具。

（8）常常易被外界刺激吸引过去。

（9）在日常活动过程中常常忘事。

2. 多动 下列多动性症状至少有 3 条，持续至少 6 个月，达到适应不良的程度，并与患儿的发育水平不一致。

（1）双手或双足常不安稳，或坐着时身体蠕动。

（2）在课堂上或其他要求保持坐位的场合离开位置。

（3）常常在不适当的场合奔跑或登高爬梯（在少年或成年可能只存在不安感）。

（4）游戏时常不适当地喧哗，或难以安静地参与娱乐活动。

（5）表现出持久的运动过分，社会环境或别人的要求无法使患儿显著改变。

3. 冲动性 下列冲动性症状至少有 1 条，持续至少 6 个月，达到适应不良的程度，并与患儿的发育水平不一致。

（1）常在提问未完时其答案即脱口而出。

（2）在游戏或有组织的场合常不能排队或按顺序等候。

（3）经常打扰或干涉他人。

（4）常说话过多，不能对社会规划做出恰当的反应。

4. 发病年龄 障碍的发生不晚于 7 岁。

5. 弥漫性 应在一种以上的场合符合上述标准。例如，注意障碍与多动应在家和在学校都有，或同时存在于学校和另一种对患儿进行观察的场合，如门诊（通常这种跨场合的证据需要一种以上来源的信息；比如，父母对患儿在教室中行为的报告似乎并不充足）。

6. 后果 前 3 条症状导致具有临床意义的苦恼，或损害其社会、学业或职业功能。

7. 排除标准 不符合广泛性发育障碍、躁狂发作、抑郁发作或智力低下的诊断标准。

二、鉴别诊断

本病诊断主要源于行为观察、心理测试等方式，因此，应从症状特征上与正常儿童及其他行为疾病相鉴别。

1. 正常顽皮儿童 虽有时出现注意力不集中，但大部分时间仍能正常学习，功课作业完成迅速。能遵守纪律，上课一旦出现小动作，经指出即能自我制约而停止。

2. 精神发育迟滞 可有动作过多现象，但突出症状是智力低下。

3. 多发性抽动症 常有频繁眨眼、甩头、耸肩等运动性抽动及发声性抽动，与儿童多动综合征不同。

4. 孤独症 也有多动、冲动和注意障碍症状，但该病突出表现为社交障碍与语言功能障碍。

5. 儿童精神分裂症 可有活动过多和行为冲动，但还有个性改变、情感淡漠、行为怪异、思维离奇等表现。

【辨证论治】

一、辨证要点

1. 辨虚实

（1）虚证 多缓慢起病，病程较长。症见神思涣散，多动而不暴戾，动作不灵活，记忆力差，并多伴有形体瘦弱，面色少华，脉象偏弱等形神不足之征。

（2）实证 多动而精力不衰，动作难以制约，伴见胸闷纳呆，舌红苔黄腻，脉滑数等症。

2. 辨脏腑

（1）心气不足 注意力不集中，情绪不稳定，多梦烦躁。

（2）肝阳亢盛 易于冲动，好动不静，容易发怒，常不能自控。

（3）脾失濡养 兴趣多变，做事有头无尾，脾虚肝旺又可导致多动与冲动的发生。

（4）肾精不足 脑髓不充，学习成绩低下，记忆力欠佳，或有遗尿，腰酸，乏力等。

二、治疗原则

1. 基本治则 摄神止动。

2. 具体治法 本病因阴阳失衡，脏腑失调所致。精血亏虚者，填补精血，摄神止动；阴虚肝亢者，滋阴平肝，摄神止动；心脾不足者，养心健脾，摄神止动；痰火扰心者，清热化痰，摄神止动。

三、分证论治

1. 精血亏虚

证候表现：精神不振，反应迟钝，注意力涣散，多语而语声低微，多动而不暴戾，形体羸瘦，面色萎黄，记忆力欠佳，自控能力差，遗尿，梦多，舌淡苔薄润，脉沉弱。

证候分析：肾为先天之本，生髓充脑，肾虚脑失所养，则精神不振，反应迟钝，记忆力欠佳，注意力涣散，自控能力差，多动而不暴戾；心主语言，精血亏虚，故多语而语声低微；形体羸瘦，面色萎黄，腰酸，遗尿，舌淡苔薄润，脉沉弱，亦是肝肾精血亏虚之象。

治法：填补精血，摄神止动。

方剂：左归丸（《景岳全书》）加减。

方解：熟地、枸杞子、山茱萸、菟丝子、鹿角珠、龟板胶填补精血；山药健脾开胃。

加减：学习困难者，加石菖蒲、远志开窍宁神益智；睡卧不宁，加生龙骨、生牡蛎、琥珀粉、柏子仁重镇潜阳，养心安神；梦多者，加酸枣仁、何首乌养血安神；遗尿者，加益智仁、乌药、桑螵蛸益肾固涩；烦躁好动者，加珍珠母、钩藤平肝潜阳。

2. 阴虚肝亢

证候表现：多动多语，急躁易怒，冲动任性，注意力不集中，难以静坐，动作笨拙，并可有两颧潮红，五心烦热，盗汗，大便秘结，舌红，少苔或无苔，脉细弦。

证候分析：肾者作强之官，技巧出焉。肾阴亏虚，水火不济，则注意力不集中，难以安静，动作笨拙；水不涵木，肝阳偏亢，故多动多语，急躁易怒，冲动任性；阴虚火旺，则两颧潮红，五心烦热，盗汗，大便秘结；舌红，少苔或无苔，脉细弦等亦是阴虚肝亢之象。

治法：滋阴平肝，摄神止动。

方剂：杞菊地黄丸（《医级》）加减。

方解：熟地、枸杞子、山茱萸滋肾养肝；菊花、茯苓清肝明目，宁神益智。

加减：夜寐不安者，加酸枣仁、五味子养心安神；盗汗者，加浮小麦、龙骨、牡蛎敛汗固涩；易怒急躁者，加石决明、钩藤平肝息风；大便秘结者，加麻仁润肠通便；学习困难者，加石菖蒲、丹参、远志开窍。

3. 心脾不足

证候表现：神思涣散，注意力不集中，小活动多而杂乱，无目的性，不暴躁，常自汗出，喜忘心悸，神疲乏力，偏食纳少，形瘦，面色少华，舌淡红，苔薄白，脉虚弱。

证候分析：心主神明，脾主思，心脾两虚，故思想不集中，记忆力差，做事有头无尾，睡眠不熟；脾虚肝旺，故多动不静，动作杂乱而无目的性；脾虚运化不健，故纳呆食少；脾虚生化乏源，则形瘦，面色不华，舌淡红，苔薄白，脉虚弱。

治法：养心健脾，摄神止动。

方剂：归脾汤（《正体类要》）合甘麦大枣汤（《金匮要略》）加减。

方解：归脾汤健脾益气，补血养心；甘麦大枣汤养心安神，和中缓急，补脾益气。两方合用养心健脾，益气安神。

加减：思想不集中者，加益智仁、龙骨养心敛神；睡眠不熟者，加五味子、夜交藤养血安神；记忆力差，动作笨拙，苔厚腻者，加半夏、陈皮、石菖蒲化痰开窍。

4. 痰火扰心

证候表现：多动不安，冲动任性，易激惹，神思涣散，注意力不能集中，烦躁不宁，懊恼不眠，纳少，尿赤，口渴，大便燥结，舌质红，苔黄厚腻，脉浮滑数。

证候分析：患儿平素痰热内盛，冲动任性，易激惹，痰热内扰神明，则神思涣散，注意力不能集中，多动难安，烦躁不宁，懊恼不眠；纳少，尿赤，口渴，大便燥结，舌红，苔黄厚腻，脉浮滑数，亦痰热内阻之象。

治法：清热化痰，摄神止动。

方剂：黄连温胆汤（《六因条辨》）加减。

方解：陈皮、半夏、茯苓、竹茹、胆南星、瓜蒌、枳实、黄连清热利湿化痰；石菖蒲、珍珠母宁心安神。实热顽痰内阻清窍者，可用礞石滚痰丸加减。

加减：积滞中阻者，加炒麦芽、鸡内金、莱菔子；大便秘结者，可加生大黄（后下）；口苦尿赤、外阴痒湿者可加龙胆草、焦山栀。

四、其他疗法

1. 中成药

（1）静灵口服液 适用于肾阴不足，肝阳偏旺者。

（2）天王补心丹 适用于阴虚火旺，烦躁不宁者。

（3）柏子养心丸 适用于心气虚之健忘、多梦、易动者。

2. 单方验方

（1）女贞子15g，夜交藤、枸杞子、生牡蛎各12g，白芍、珍珠母各10g，水煎服，每日1剂。

（2）龙胆草、茯苓、远志、珍珠母、神曲、甘草等，共研细末，水泛为丸，每次10～15g，每日2次，2个月为1疗程。

3. 针灸疗法

（1）耳针 取心、神门、交感、脑干。浅刺不留针，每日1次。或用王不留行籽压穴，主穴取脑干、枕穴、神门。肝肾阴虚配肝、肾耳穴；心脾不足配心、脾耳穴。方法是将王不留行籽用胶布贴于一侧耳穴，按压刺激，每日不少于3次，每次半分钟至1分钟，连续 5 天换另一耳，左右耳如此交替，20 天为 1 疗程，休息 1 周，重复治疗 1~6 个月。

（2）体针 主穴取内关、太冲、大椎、曲池。注意力不集中者，配百会、四神聪、大陵；活动过多者，配定神、安眠、心俞；情绪烦躁者，配神庭、照海、膻中。用泻法，隔日 1 次，10 次为 1 疗程。每次针刺后即用梅花针叩背部夹脊穴、膀胱经、督脉，以叩至皮肤潮红为度。重点叩刺心俞、肾俞、大椎等穴。

【预防与调护】

一、预防

1. 孕妇应保持心情愉快，精神安宁，饮食清淡而富有营养，谨摄寒温，劳逸适度，避免七情刺激，慎用药物，禁烟酒。

2. 妊娠期应定期做产前检查，及时纠正胎位，争取顺利分娩，减少新生儿大脑受损的机会。

3. 提高双亲的文化修养，创造安静和谐的家庭环境，及时纠正孩子的不良习惯。

4. 保证充足的睡眠，合理喂养，避免精神创伤及意外事故的发生。

5. 限制进食膨化食品及含有添加剂的食物，预防铅中毒。

二、调护

1. 体谅关心患儿，稍有进步应予表扬，切勿伤害孩子的自尊心。教育切忌简单粗暴，不惩罚、打骂孩子，但也不要溺爱与迁就、纵其任性不羁，以免加重精神创伤，抑或不能自制。

2. 帮助患儿树立信心，磨练意志，明确学习目的，抓紧学业辅导，培养学习兴趣，给孩子以良好的教育和正确的心理指导。

3. 加强管理，及时疏导，谨防攻击性、破坏性、危险性行为的发生。

【古籍选录】

[1]《素问·灵兰秘典论》云："心者君主之官，神明出焉……肝者将军之官，谋虑出焉……肾者作强之官，伎巧出焉。"

[2]《灵枢·本神》云："所以任物者谓之心，心有所忆谓之意，意之所存谓之志，因志而存变谓之思，因思而远慕谓之虑，因虑而处物谓之智。"

[3]《证治汇补·惊悸怔忡》云："人之所生者心，心之所养者血，心血一虚，神气失守。"

[4]《圣济总录·心脏门》云："健忘之病，本于心虚。血气衰少，精神昏愦，故志动乱而多忘也。"

□ 第八章 □

肾系病证

第一节 尿血性水肿

小儿水肿可由多种病证引起，其中尿血性水肿较为常见。尿血是指小便中混有血液或伴有血块，小便镜检必见红细胞，但排尿无疼痛为特征的一种病证，为肾系疾病最常见的症状之一。尿血由于出血量多少不同，小便可呈淡红色、鲜红色、茶褐色或伴血块夹杂而下，若同时伴有水肿者，称为"尿血性水肿"。"尿血性水肿"是由于外感风邪或湿热内侵，损伤肾络，或正气虚损，不能统摄血液在脉中运行，血溢于脉外而形成尿血；同时，外邪内侵，肺失通调，脾失转输，水液潴留三焦，泛滥肌肤，则引起面目、四肢、甚则全身浮肿及小便短少，可伴有胸水、腹水。"尿血性水肿"好发于3～12岁小儿，一年四季均可发病。经过及时治疗，多数预后良好。

中医古代文献中对水肿的论述很多，如《灵枢·论疾诊尺》说："视人之目窠上微肿，如新卧起状，其颈脉动，时咳，按其手足上，窅而不起者，风水肤胀也。"汉代张仲景在《金匮要略》中把水肿分为风水、皮水、真水、石水。宋代钱乙在《小儿药证直诀》中根据儿科的特点，强调了脾土不能制约肾水在水肿发病中的机理，并初步描述了水肿水气凌心射肺而致喘促的变证。元代朱丹溪根据前人经验，将水肿概括为阴水、阳水两大类，对临床诊断和治疗具有指导意义。对于本病的病机，《医宗金鉴·幼科杂病心法要诀》说："小儿水肿，皆因水停于肺脾二经。"其治疗，早在《素问·汤液醪醴论》中就有"开鬼门、洁净府"，即发汗、利小便的方法。近代医家则进一步总结出其病因病机除与风寒在表、湿热壅盛外，尚与瘀血、热毒有关，拓展了小儿水肿的临床证候及治疗法则。一般来说，阳水病程短，预后较好；阴水病程长，且反复发作，预后较差。

水肿有尿血性水肿、尿浊性水肿和混合性水肿三大类，本节所阐述的是尿血性水肿，主要指西医学的急性肾小球肾炎。

【病因病机】

小儿水肿与其为少阳之体，易于感受外邪导致肺的通调、脾的转输和肾的开合，以及三焦、膀胱的气化异常，不能输布水津等有关。其病位主要在肺、脾、肾。

一、病因

小儿水肿的病因分为内因和外因。外因多为感受风热湿邪，水湿或疮毒入侵；内因为小儿先天禀赋不足或肺脾肾虚损，加之饮食调护失宜，脏腑功能尚不完善，不能抗邪外达，以致邪伏于内而发病。

二、病机

1. 基本病机　尿血水泛。

2. 常证病机

（1）感受风邪　肺主一身之气，外合皮毛，为水之上源，通调水道，下输膀胱。风邪外袭，客于肺卫，肺失宣降，通调失职，风遏水阻，不能下输膀胱，导致风水相搏，损伤阴络，尿血水泛，流溢肌肤，水液泛滥发为水肿。

（2）湿热内侵　湿热疮毒由皮毛肌肤而入，或痧毒疫疠之邪入侵肺卫，深伏营血，流注于内，损伤阴络，尿血水泛，发为水肿。一般风毒内归于肺，湿热则内归于脾。

（3）肺脾气虚　肺为水之上源，水由气化，气行则水行；脾主运化精微，主传化水气，为水之堤防，脾健土旺，而水湿自能运行。如肺虚则气不化精而化水，脾虚则土不制水而反克，损伤阴络，尿血水泛，水不归经，渗于脉络，横溢皮肤，从而产生周身浮肿；后期气虚不能统摄血液，血溢脉外则导致尿血缠绵不愈，不易恢复。

（4）阴虚火旺　疾病后期，迁延不愈，或湿热耗伤阴液，肾阴不足，阴虚火旺损伤阴络，尿血水泛，则出现潮热、面红、头晕、舌红等症；若灼伤脉络则尿血持续，日久不愈。

3. 变证病机　在疾病的发展过程中，由于水气内盛，逆射于肺，而致气急暴喘；或水气上凌心肝，而致猝然昏迷、惊厥等危象；或水毒内闭，弥漫三焦则尿少尿闭。

【临床表现】

本病临床表现轻重不同，病程长短不一。典型病人可有上呼吸道感染或皮肤疮毒、湿疹病史。起病时可有低热、倦怠、乏力、食欲减退等一般症状。然后晨起双眼睑浮肿，渐波及下肢和全身，同时伴有尿量减少，亦可见到不同程度的血尿和高血压等症状。

【诊断与鉴别诊断】

一、诊断要点

本证多属于阳水，但疾病后期亦可有阴水的临床表现。

1. 阳水

（1）病程较短，发病前 1～4 周常有乳蛾、脓疱疮、丹痧等病史。

（2）浮肿多由眼睑开始渐及全身，皮肤光亮，按之随手而起，尿量减少，甚至尿闭。部分患儿出现肉眼血尿，常伴血压增高。

（3）严重病人可出现头痛，呕吐，抽风，昏迷或面色青灰，烦躁，呼吸急促等症。

（4）实验室检查　尿常规镜检有大量红细胞，可见颗粒管型和红细胞管型，并可见到尿蛋白。

2. 阴水

（1）病程较长，容易反复，缠绵难愈。

（2）全身浮肿明显或不甚，呈凹陷性，腰以下浮肿明显，皮肤苍白，严重者出现腹水、胸水，脉沉无力。

（3）实验室检查　尿常规镜检有不同程度的红细胞，并可见颗粒管型和红细胞管型，或伴见蛋白尿，以轻到中度为主。

二、鉴别诊断

1. IgA 肾病　多于急性上呼吸道感染后 1～2 天内即发生血尿，有时伴蛋白尿，但一般不伴水肿及高血压。其病情常反复发作。部分病例鉴别困难时，需行肾活检。

2. 紫癜性肾炎　过敏性紫癜性肾炎也可以急性肾小球肾炎起病。但其多伴有对称性皮肤紫癜、关节肿痛、腹痛、便血等全身及其他系统的典型症状或（和）前驱病史。

3. 急性泌尿系感染　约 10% 患儿可有肉眼血尿，但多无浮肿及血压增高，有明显发热及全身感染症状，尿检有大量的白细胞及尿细菌培养阳性为确诊的条件。

【辨证论治】

一、辨证要点

1. 辨阴阳虚实

（1）阳水　凡起病急，病程短，水肿部位以头面为主，皮肤发亮，按后随手而起者多为阳水，属实。

（2）阴水　起病缓慢，病程长，水肿部位以腰以下为主，皮肤色暗，按后凹陷难起者多为阴水，属虚或虚中夹实。

2. 辨常证与变证

（1）常证　凡仅见水肿，尿少，精神食欲尚可者，为常证。

（2）变证　水肿伴有尿少，腹大，胸满，咳喘，心悸等为水气凌心射肺的变证；伴有神昏谵语，抽风痉厥，呼吸急促为邪陷心包，内闭厥阴之险证；见有尿闭，恶心呕吐，口有秽气，便溏，衄血为脾肾败绝之危证。

二、治疗原则

1. 基本治则　止血消肿。

2. 具体治法　阳水属实，应以祛邪为主，治以发汗利尿，清热解毒等；阴水属虚，治以扶正祛邪，健脾宣肺，温阳利水。如阳水由实转虚，应配合培本扶正之法；阴水复感外邪，则应注意急则治标，邪去方治其本。出现重危变证，当审因立法，积极采用中西医结合疗法抢救。

3. 刘弼臣教授从肺论治小儿尿血性水肿经验　小儿急性肾小球肾炎的发病与感受外邪有密切关系，本病早期往往伴有发热、流涕、咳嗽、咽喉不利等肺系症状。故此，刘弼臣教授认为本病与肺脏关系极大，提出从肺论治，兼顾脾肾的治法。采用清肺利咽、清肺通窍等方法，清除肺中之邪气，截断邪气下传脾肾的通道，使脾肾不受邪侵，保持水液代谢功能的正常；在本病恢复期，肺脾气虚、阴虚火旺证候明显时，则以调理脾肾为主，以期恢复肺、脾、肾三脏调节体内水液代谢和统摄血液的功能，促进患儿的早日康复。

三、分证论治

（一）常证

1. 风水相搏

证候表现：水肿大多先从眼睑开始，渐及四肢，甚则全身浮肿，来势迅速，颜面为甚，皮肤光亮，按之凹陷，随手而起，小便少，或有尿血，伴有发热，恶风，咳嗽，肢体酸痛，苔薄白，脉浮。

证候分析：风性向上，善行而数变，风邪夹水上犯，故浮肿首见于头面，渐及周身，来势迅速，肌肤浮肿，压之凹陷即起，为风水之象；小便短少，为水聚肌肤；有尿血者，为夹有湿热，蕴于下焦膀胱，血络受损；发热、恶风、身痛、咳嗽，是卫表感受风邪，肺失清肃；苔薄白，脉浮，皆为感受风邪之象。

治法：宣肺利水，止血消肿。

方剂：玄参板蓝根汤（刘弼臣经验方）合麻黄连翘赤小豆汤（《伤寒论》）加减。

方解：玄参板蓝根汤中玄参、板蓝根、辛夷、苍耳子清利鼻窍、咽喉，使肺窍得通，为刘弼臣教授从肺论治的基本方，共为君药；麻黄连翘赤小豆汤中麻黄发散风寒，宣肺利水，连翘清热解毒，赤小豆利水消肿，三者为臣药；杏仁、桑白皮等加强宣肺利水之功。诸药合用，共奏宣肺利水，清热解毒，止血消肿之功。

加减：若有表寒者，加羌活、防风祛风解表；见有咳喘者，加葶苈子、桑白皮等以泻肺利水；见烦躁、口渴，有里热者，加石膏清肺胃之热；尿血明显者加小蓟、木通、白茅根清热止血。

2. 湿热内侵

证候表现：稍有浮肿，或肿不明显，小便黄赤短少，甚至血尿，舌苔黄或黄腻，舌质偏红，脉滑数。

证候分析：本证系湿热下注，故见稍有浮肿，或浮肿不明显；湿热流注膀胱，故见小便黄赤短少；热伤血络，则为血尿；舌苔黄或黄腻，舌质偏红，脉滑数，为湿热之象。

治法：清热利湿，止血消肿。

方剂：五味消毒饮（《医宗金鉴》）合小蓟饮子（《丹溪心法》）加减。

方解：五味消毒饮全方清热解毒。小蓟饮子中小蓟凉血止血，"二便下血皆因热者，服者莫不立愈"（《医学衷中参西录》），故为君药；藕节、蒲黄既能凉血止血，又能活血化瘀，以使血止而不留瘀，生地清热凉血止血，且滋阴养血，均为臣药；滑石、栀子、木通、竹叶清热利尿，导湿热下行，当归养血和血，共为佐药；甘草调药和中，用以为使。全方配伍，共奏凉血止血，利尿通淋之功。

加减：头痛眩晕加钩藤、菊花；皮肤疮毒、湿疹加苦参、白鲜皮、地肤子燥湿解毒，除风止痒；口苦口黏，加茵陈、龙胆草燥湿清热；大便秘结加生大黄泻火降浊。诸药合用，共奏清热止血，解毒利湿消肿之功。

3. 肺脾气虚

证候表现：本证常在恢复期或病程长者出现，以镜下血尿为主，浮肿不显著，或无浮肿，面色少华而苍白，身重倦怠，气短乏力，自汗出，易感冒，或有上气喘息，咳嗽，舌淡胖，舌苔白，脉缓弱。

证候分析：在疾病后期，正气未复，多由外感而诱发。肺脾两虚，故面色少华或苍白，容易出汗；由于卫表不固，故易感受外邪；脾虚则必然湿困，故见精神倦怠；舌苔白，舌质偏淡，脉缓弱，为脾虚气血乏源之证。

治法：健脾益气，止血消肿。

方剂：参苓白术散（《太平惠民和剂局方》）合玉屏风散（《医方类聚》）加减。

方解：参苓白术散适用于脾胃气虚夹湿，使其脾胃健则水湿化，达到培土以制水的目的。方中人参、白术、山药、莲子补气益肺以固表，健脾以利湿；薏苡仁、茯苓健脾利湿；砂仁醒脾开胃。玉屏风散以黄芪、防风为主药，配白术以益气祛风固表，使其表卫固密，外邪难侵。两方合用，使健脾益气作用更强，防止或减少病情反复，有助于早日恢复健康。

加减：食少便溏，加苍术、焦山楂运脾止泻；镜下血尿明显者，重用黄芪，加益母草、茜草、三七粉等益气补血，活血止血。

4. 阴虚火旺

证候表现：本证常在恢复期或病程长者出现，以镜下血尿为主，伴见心烦，头晕，手足心热，腰酸盗汗，或有反复咽红，舌红苔少，脉细数。

证候分析：本证为恢复期最常见的类型，可见于素体阴虚，或急性期曾热毒炽盛者。临床以手足心热，腰酸盗汗，舌红苔少，镜下血尿持续不消等肾阴不足表现为特点。

治法：滋阴降火，止血消肿。

方剂：知柏地黄丸（《景岳全书》）合二至丸（《证治准绳》）加减。

方解：知母、黄柏滋阴降火，清虚热；生地、山茱萸、山药、丹皮、泽泻、茯苓"三补""三泻"以滋补肾阴，泄湿浊；女贞子、旱莲草滋阴清热，兼以止血。

加减：若血尿日久不愈，加仙鹤草、茜草凉血止血；舌质暗红，加参三七、琥珀化瘀止血；反复咽红，加玄参、山豆根、板蓝根清热利咽。

（二）变证

1. 水气上凌心肺

证候表现：肢体浮肿，尿少或尿闭，咳嗽气急，心悸胸闷，烦躁夜间尤甚，喘息不能平卧，口唇青紫，指甲发绀，苔白或白腻，脉细数无力。

证候分析：水气上逆，射肺凌心，肺失肃降，心失所养，故咳嗽气急，胸闷心悸，喘息不能平卧；血脉瘀滞，则口唇青紫，指甲发绀；水湿内阻，扰乱心神，则烦躁夜间尤甚，脉细数无力；水湿泛滥，膀胱气化不行，则肢体浮肿，尿少或尿闭。

治法：宁心泻肺，止血消肿。

方剂：己椒苈黄丸（《金匮要略》）合参附汤（《正体类要》）加减。

方解：方中葶苈子、大黄泻肺逐水；椒目、防己利水消肿；人参大补元气；附子温阳救逆。

加减：水肿、喘息较甚，二便不利，体质尚好者，可短期应用峻下逐水药物，如商陆、牵牛子、桑白皮以泻肺逐水；胸闷心悸甚，唇甲青紫，加桃仁、红花、丹参、赤芍活血祛瘀，宁心安神；痰浊内闭，神志不清者，加苏合香丸芳香开窍。

2. 邪陷心肝

证候表现：头痛眩晕，视物模糊，烦躁，甚则抽搐、昏迷，舌红，苔黄糙，脉弦。

证候分析：湿邪热毒郁于肝经，耗损肝阴，肝阳上亢，故头痛眩晕，视物模糊，烦躁；水毒之邪内陷厥阴，故昏迷，抽搐；舌红，苔黄糙，脉弦为热毒内犯之象。

治法：泻火息风，止血消肿。

方剂：龙胆泻肝汤（《医方集解》）合羚角钩藤汤（《通俗伤寒论》）加减。

方解：方中龙胆草、山栀、黄芩苦寒泻火；泽泻、木通、车前子清热利湿；羚羊角、钩藤、菊花平肝息风；生地、当归、白芍滋阴养血柔肝；甘草调和诸药。

加减：大便秘结，加大黄泻火通腑；呕恶，加藿香、神曲、半夏、胆南星化痰降逆；神昏、抽搐者，选用牛黄清心丸或紫雪丹，清心开窍，息风止痉。

3. 水毒内闭

证候表现：全身浮肿，尿少或尿闭，头晕头痛，恶心呕吐，口中气秽，腹胀，甚或昏迷，苔腻，脉弦。

证候分析：此乃浊邪壅塞三焦，气机升降失常，肾主水液功能丧失，水毒内闭，中焦格拒之恶候。

治法：辟秽解毒，止血消肿。

方剂：温胆汤（《备急千金要方》）合附子泻心汤（《伤寒论》）加减。

方解：方中大黄、黄连、黄芩泻三焦之火，排浊毒之邪；陈皮、半夏燥湿化浊；附子温经扶阳；干姜辛开温中；竹茹清化痰浊；枳实破气消滞；甘草调和诸药；大黄、附子寒热合用，意在泄浊降逆；黄连、干姜辛开苦降，宣畅气机。

加减：恶心呕吐频繁，先服玉枢丹辟秽解毒；尿少尿闭，加车前子、泽泻、茯苓通利小便；抽搐，加羚羊角粉、紫雪丹止痉开窍。

四、其他疗法

1. 中成药

（1）舟车丸　每次 1.5~3g，每日 1~2 次，用于正气未虚，水肿严重者。

（2）知柏地黄丸　每次 6g，每日 2 次，用于水肿后期，阴虚火旺者。

2. 西药

（1）水肿严重者应用利尿剂，常选用氢氯噻嗪（双氢克尿噻）、螺内酯（安体舒通）、呋塞米等，必要时可予以低分子右旋糖酐、人血清蛋白或血浆等扩容利尿。

（2）血压高者及时应用降压药，可选用血管紧张素转换酶抑制剂卡托普利、钙离子拮抗剂心痛定降压治疗。

（3）对于属阴水之肾病综合征可采用激素强的松中、长程疗法。

3. 食疗　赤小豆 100g，鲤鱼 250g，去内脏不加盐，同煮 1 小时。食鱼喝汤，每日 1~2 次。用于水肿恢复期。

【预防与调护】

一、预防

1. 预防感冒，保持皮肤清洁，彻底治疗各种皮肤疮疖，锻炼身体，增强体质，提高抗病能力。

2. 避免居住在潮湿和空气污浊的环境。

二、调护

1. 发病早期应卧床休息，待血压恢复正常，其他症状消退，或基本消失，可逐渐增加活动。

2. 水肿期应限制钠盐及水的摄入，对早期尿少的病儿，应予无盐饮食。

3. 肾炎或肾病时，尽量避免使用对肾脏有损害的药物。

【古籍选录】

[1]《诸病源候论·肿满候》云："小儿肿满，由将养不调，肾脾二脏俱虚也。肾主水，其气下通于阴。脾主土，候肌肉而克水。肾虚不能传其水液，脾虚不能克制于水，故水气流溢于皮肤，故令肿满。"

[2]《小儿药证直诀·肿病》云："肾热传于膀胱，膀胱热盛，逆于脾胃，脾胃虚而不能制肾，水反克土，脾随水行。脾主四肢，故流走而身面皆肿也，若大喘者，重也。"

[3]《证治准绳·幼科》云："初得病时见眼胞早晨浮突，至午后稍消……饮食之忌，惟盐、酱、韭、酢、湿面皆味咸能溢水者，并其他生冷毒物，亦宜戒之，重则半载，轻则三月，须脾胃平复，肿消气实，然后于饮食中旋以烧盐少投，则其疾自不再作。"

[4]《类证治裁》云："因湿热浊滞，致水肿者，为阳水；因肺、脾、肾虚致水溢者，为阴水。"

第二节　尿浊性水肿

小儿水肿可由多种病证引起，其中尿浊性水肿亦较为常见。临床以小便混浊、多泡沫为特点，小便镜检则以蛋白为主。轻者无其他临床表现，重者往往伴有水肿，称为"尿浊性水肿"。"尿浊性水肿"是由于肾脏虚损，失于封藏，精微下泄，形成尿浊。精微下泄发展到一定程度，肾主水无权，水津运化失常，水液潴留，泛溢于肌肤而发水肿。轻则面目浮肿，重则四肢及全身浮肿，甚则小便短少，伴有胸水、腹水。"尿浊性水肿"好发于2~7岁小儿，一年四季均可发病。

水肿一症，中医古代医籍论述颇多。早在《内经》就有"肺水""脾水""肾水""风水""皮水"等记载。《金匮要略》分为"风水""皮水""正水""石水"等。朱丹溪将水肿概括为"阴水"和"阳水"两大类，对临床诊断和治疗有重要指导意义。阳水发病较急，病程较短，若治疗及时正确，调护得当，易于康复，预后一般良好，多见于西医学的急性肾小球肾炎；阴水起病缓慢，病程较长，容易反复发作，迁延难愈，预后较差，多见于西医学的肾病综合征。《医宗金鉴·幼科杂病心法要诀》指出，小儿水肿病机"皆因水停于肺脾二经"。明清时期的论述能更清楚地反映小儿水肿的特点。

近代医家进一步总结出其病因病机除与风寒在表、湿热壅盛关系密切外，尚与瘀血停滞、热毒蕴结有关，拓展了小儿水肿的临床证候及治疗法则。

水肿有尿血性水肿、尿浊性水肿和混合性水肿三大类，本节所阐述的是尿浊性水肿，主要指西医学的单纯性肾病综合征。

【病因病机】

小儿水肿与体质稚弱，不慎感受外邪导致肺的通调、脾的转输和肾的开合及三焦、膀胱的气化异常，不能输布水津有关。其病位主要在肺、脾、肾。

一、病因

尿浊性水肿的病因不外乎内、外二因。外因多为感受风热湿邪、水湿或疮毒。内因乃饮食失调，加之小儿先天禀赋不足，脏腑功能尚不完善，不能抗邪外达，以致外邪深入而发病。

二、病机

1. 基本病机　精漏水泛。

2. 常证病机

（1）邪犯肺肾　风邪从口鼻而入，首先犯肺，肺与肾经络相连。外邪由肺袭肾，肺肾失职。上源不利，通调失司，引发水肿；肾失封藏，精微下泄，精漏水泛，故见尿液混浊，水肿加重。

（2）肺脾气虚　肺为水之上源，水由气化，气行则水行；脾主运化精微，主传化水气，为水之堤防。脾健土旺，水湿自能运行。肺虚则气不化精而化水，脾虚则土不制水而反克，精漏水泛，渗于脉络，横溢皮肤，从而周身浮肿。

（3）脾肾阳虚　脾恶湿，主运化；肾主水，为水之下源，主温煦和蒸化水液。脾肾阳虚，命门火衰，膀胱气化不利，精漏水泛于肌肤，而发为水肿。所谓关门不利则聚水而肿。

（4）气阴两虚　由于迁延不已，脾气已损，肾阴不足，精漏水泛，故出现气阴两虚证候，如潮热、面红、头晕、舌红等。

3. 变证病机　在疾病的发展过程中，由于水气内盛，逆射于肺，而致气急暴喘；或水气上凌心肝，而致猝然昏迷、惊厥等危象；或水毒内闭，弥漫三焦则尿少尿闭，具体可参照尿血性水肿。

【**临床表现**】

本病临床表现轻重不同，病程长短不一。起病时可有低热、倦怠、乏力、食欲减退等一般症状，然后出现浮肿。

【**诊断与鉴别诊断**】

一、诊断要点

本证多属于阴水，但疾病早期亦有阳水的临床表现。

1. 阳水

（1）病程短，病前有脓疱疮、疖痈等病史。

（2）浮肿多由眼睑开始，逐渐遍及全身，皮肤光亮，按之随手而起，尿液混浊，尿量减少，甚至尿闭。

（3）严重病例可出现头痛、呕吐、恶心、抽风、昏迷，或面色青灰、烦躁、呼吸急促等变证。

（4）实验室检查可见颗粒管型，尿蛋白增多。

2. 阴水

（1）病程较长，常反复发作，缠绵难愈。

（2）尿液混浊、浮肿明显是最常见的临床表现，始自眼睑、颜面，渐及四肢全身。水肿为凹陷性，腰以下肿甚，甚则出现腹水、胸水，水肿的同时常有尿量减少。水肿严重程度通常与预后无关。

（3）患儿可出现蛋白质缺乏导致的营养不良，表现为面色苍白、皮肤干燥、疲倦乏力、食欲不振，严重者发育落后等。

（4）实验室检查　①尿液分析：大量蛋白尿，定性检查≥（＋＋＋），24 小时尿蛋白定量 >50mg/kg，或晨尿中尿蛋白/尿肌酐比值 >3.5。②血浆蛋白：血浆总蛋白低于正常，白蛋白下降更明显，常 <25～30g/L，并有白蛋白/球蛋白比例倒置。③血清胆固醇：多明显增高常 >5.7mmol/L。其他脂类如甘油三脂、磷脂也可增高。以大量蛋白尿和低蛋白血症为诊断的必要条件。

二、鉴别诊断

1. 营养不良性水肿　严重的营养不良与肾病均可见凹陷性浮肿，小便短少，低蛋白血症，但肾病有大量蛋白尿，而营养不良性水肿无尿检异常，且有喂养不当、形体逐渐消瘦等营养不良病史。

2. 心源性水肿　严重的心脏病也可出现浮肿，且以下垂部位明显，呈上行性加重，有心脏病病史及心衰症状和体征，而无大量蛋白尿。

3. 肝性水肿　肝性水肿以腹部胀满有水，腹壁静脉曲张暴露为特征，有肝病史而无大量蛋白尿。

【辨证论治】

一、辨证要点

1. 辨阴阳虚实

（1）凡起病急，病程短，水肿以头面为重，皮肤光亮，按之即起者多为阳水，属实。

（2）起病缓慢，病程长，水肿以腰以下为重，皮肤色暗，按之凹陷难起者多为阴水，属虚或虚中夹实。

2. 辨常证和变证

（1）常证　凡见水肿，尿少，病情单纯，精神、食欲尚可者，为常证。

（2）变证　病情复杂，除水肿外，常见胸满、咳喘、心悸，或见神昏谵语、抽风惊厥，甚至尿闭、恶心呕吐、口有秽气、衄血等症，均为危重变证。

二、治疗原则

1. 基本治则 摄精消肿。

2. 具体治法 阳水属实，应以祛邪为主，治以发汗利尿，清热解毒等；阴水属虚，治以扶正祛邪，健脾宣肺，温阳利水。如阳水由实转虚，应配合培本扶正之法；阴水复感外邪，则应注意急则治标，邪去方治其本。出现危重变证，当审因立法，积极采用中西医结合疗法抢救。

3. 刘弼臣教授从肺论治小儿尿浊性水肿经验 小儿肾病综合征的发病与感受外邪有密切关系，本病早期亦有发热、咽喉不利等肺系症状；恢复期则以脾肾两虚症状较为明显。刘弼臣教授对本病亦从肺论治，且强调清肺要彻底，而关键在于清利鼻咽，使肺之门户得清，不使邪气留恋。总之，从肺论治并不只是治肺，而是以治肺为重点，兼顾脾肾，尤其是肾病恢复期，脾肾气虚症状明显时，则以补益脾肾为主。

三、分证论治

1. 邪犯肺肾

证候表现：水肿大多先从眼睑开始，继而波及四肢，甚则全身浮肿，来势迅速，颜面为甚，皮肤光亮，按之凹陷即起，尿液混浊，伴发热恶风，咽痛身痛，苔薄白，脉浮。

证候分析：《灵枢·本输》云："肾上连肺，故将两脏。"肺与肾经络相连，相互影响。外邪内侵，首先犯肺，由肺袭肾，肺肾失职。上源不利，通调失司，引发水肿；肾失封藏，精微下泄，故见尿液混浊，水肿加重；风性向上，善行而数变，故浮肿先见于头面，继而四肢，来势迅速；肌肤浮肿，按之凹陷即起乃风水之象；疾病初起，风邪外袭，始于皮毛，闭塞肺气，肺失清肃，故发热恶风，咽痛身痛；舌苔薄白，脉浮为风邪之征。

治法：清肺固肾，摄精消肿。

方剂：玄参板蓝根汤合五草汤（刘弼臣经验方）加减。

方解：玄参、板蓝根清利鼻窍、咽喉，使肺窍得通，为刘弼臣教授从肺论治的基本方，共为君药。五草汤固肾祛浊，利水消肿，共为臣与佐治之药。两方相合，肺肾同治，相辅相成，共奏其功。

加减：表寒重，加羌活、防风、荆芥祛风散寒；表热重，加金银花、浮萍辛凉解表；尿少、水肿甚者，加泽泻、茯苓、猪苓、川牛膝利水消肿；咽痛甚，咳嗽，加射干、浙贝母、牛蒡子、蝉蜕清热利咽，宣肺止咳。

2. 肺脾气虚

证候表现：浮肿不著，或仅见面目浮肿，面色少华，倦怠乏力，纳少便溏，小便略少，汗自出，易感冒，舌质淡，苔薄白，脉缓弱。

证候分析：病程日久，正气不足，邪少虚多，故浮肿不著，或仅见面目浮肿；脾虚则纳少便溏；肺虚则汗自出，易感冒；面色少华，倦怠乏力，舌质淡，苔薄白，脉缓弱均为气虚之征。

治法：健脾益气，摄精消肿。

方剂：参苓白术散（《太平惠民和剂局方》）合玉屏风散（《医方类聚》）加减。

方解：方中党参、黄芪、白术、山药、莲子补益肺气以固表，健运脾气以祛湿；薏苡仁、茯苓健脾利湿；砂仁醒脾开胃；防风配黄芪、白术益气祛风固表；甘草调和诸药。

加减：若浮肿明显，加五皮饮利水行气；伴上气喘息、咳嗽者，加麻黄、杏仁、桔梗宣肺止咳；食少便溏，加苍术、焦山楂运脾止泻；镜下血尿，加白茅根、益母草、丹皮活血止血；蛋白尿，重用黄芪，加玉米须、芡实益气涩精。

3. 脾肾阳虚

证候表现：全身浮肿，以腰腹、下肢为甚，按之深陷难起，畏寒肢冷，面白无华，神倦乏力，小便量少甚或无尿，大便溏，舌淡胖，苔白滑，脉沉细。

证候分析：脾肾阳虚，水液无以温运，以致水湿内停，外溢肌肤，则见浮肿；湿性下趋，则浮肿以下肢、腰腹为甚；水液不循常道而下泄，故小便量少甚或无尿；脾阳不足，运化失职，则大便溏；阳气不足，失于温煦，精微不足，失于充养，故畏寒肢冷，面白无华，神倦乏力；舌淡胖，苔白滑，脉沉细均为脾肾阳虚之象。

治法：温肾健脾，摄精消肿。

方剂：真武汤（《伤寒论》）加减。

方解：方中附子、补骨脂温肾壮阳，以化气行水；白术、茯苓健脾利水；白芍、生姜和营温中。

加减：偏于脾阳虚者，用实脾饮加减以温健脾阳，利水消肿；偏于肾阳虚者，加用仙灵脾、仙茅、巴戟天、杜仲等温补肾阳；若兼有咳嗽、胸满气促、不能平卧者，加用己椒苈黄丸，药用防己、椒目、葶苈子等泻肺利水；兼有腹水者，加牵牛子、槟榔行气逐水；久病有瘀者，加丹参、水蛭活血化瘀以利水。

4. 气阴两虚

证候表现：面色无华，腰膝酸软，或有浮肿，耳鸣目眩，咽干口燥，舌稍红，苔少，脉细弱。

证候分析：肾病迁延不已，脾气已损，肾阴不足。外邪犯肺，肺肾失职，上源不利，通调失司则发为水肿。气虚则难以统血上荣，故见面色无华。腰为肾之府，耳为肾之窍，肾气亏虚，故见腰膝酸软，耳鸣；阴虚则津液受损，故咽干口燥；气阴两亏则津液难以上达濡养头目，故见目眩；舌稍红，苔少，脉细弱皆为气阴两虚之象。

治法：益气养阴，摄精消肿。

方剂：六味地黄丸（《小儿药证直诀》）加黄芪。

方解：方中熟地黄滋阴补肾；山茱萸补肾涩精；丹皮泻君相之伏火，凉血退热；山药清肺脾虚热，补脾固肾；茯苓渗脾中湿热；泽泻疏泄膀胱水邪；黄芪健脾益气。

加减：气虚明显者，重用黄芪，加白术健脾益气；阴虚偏重者，加枸杞子、女贞子、旱莲草滋阴补肾；阴阳两虚者，加仙灵脾、菟丝子、巴戟天等阴阳双补。

四、其他疗法

1. 中成药

（1）六味地黄丸 每次 3～5g，每日 3 次。用于肾气虚者。

（2）雷公藤多苷片 每日 1mg/kg，分 2～3 次饭后口服。用于肾病综合征。

2. 单方验方

（1）鲜车前草、鲜玉米须、白茅根各 50～100g，水煎，代茶饮，每日 1 剂。用于水肿和小便不利。

（2）冬瓜皮、葫芦各 50g，车前子 20g，水煎，代茶饮，每日 1 剂。用于水肿和小便不利。

3. 外治法

（1）紫皮大蒜 1 枚，蓖麻子 60 粒，共捣成糊状，分别敷于肾俞及足心，包扎固定。每 2 日换药 1 次，7 次为 1 疗程。用于水肿和小便不利。

（2）商陆 100g，麝香 1g，葱白适量。取麝香粉 0.1g，放入脐内，取商陆细末 3～5g，葱白适量捣烂混合成糊状，敷在上面，盖上油纸、纱布，胶布固定。每天换药 1 次，7 天为 1 疗程。用于腹水。

【预防与调护】

一、预防

1. 锻炼身体，增强体质，提高抗病能力。
2. 预防感冒，保持皮肤清洁，彻底治疗各种皮肤疮毒。

二、调护

1. 发病早期应卧床休息，待血压恢复正常，其他症状明显减轻或消失后可逐渐增加活动。

2. 水肿期应限制钠盐及水的摄入，早期少尿和高度水肿的患儿，应暂时忌盐，至小便增多，水肿渐消方给予低盐饮食。

3. 应尽量避免使用对肾脏有损害的药物。

4. 密切观察患儿液体的出入量、血压、水肿、神志等变化，早期发现水肿变证。

【古籍选录】

［1］《灵枢·论疾诊尺》云："视人之目窠上微肿，如新卧起状，其颈脉动，时咳，按其手足上，窅而不起者，风水肤胀也。"

［2］《金匮要略·水气病脉证并治》云："面目肿大，有热，名曰风水。"

［3］《小儿药证直诀·肿病》云："肾热传于膀胱，膀胱热盛，逆于脾胃，脾胃虚而

不能制肾，水反克土，脾随水行，脾主四肢，故流走而身面皆肿也。"

[4]《幼幼集成·肿满证治》云："治肿当分上下。经曰：面肿者风，足肿者湿。凡肿自上而起者，皆因于风，其治在肺，宜发散之，参苏饮合五皮汤。肿自下而起者，因于肾虚水泛，或因于脾气受湿，宜渗利之。故仲景云：治湿不利小便，非其治也，宜五苓散加防己、槟榔。"

[5]《类证治裁》云："因湿热浊滞致水肿者，为阳水；因肺脾肾虚致水溢者，为阴水。"

第三节　混合性水肿

混合性水肿是指体内水液潴留，泛溢肌肤，同时伴有尿浊和血尿为特征的一类病证。混合性水肿多由于外邪内侵，肺失通调，脾失转输，肾失开合，三焦气化不利，水液潴留，泛溢肌肤导致面目、四肢、甚则全身浮肿，以及小便短少，严重者伴有胸水、腹水；同时，肺与肾经络相连，相互影响，如《灵枢·本输》云："肾上连肺，故将两脏。"外邪内侵，损伤肾络，或正气虚损，不能统摄血液在脉中运行，血溢于脉外而形成尿血；肾脏虚损，失于封藏，精微下泄，则形成尿浊。若患者浮肿、尿浊与尿血并存，则合称为混合性水肿。本病好发于2~7岁小儿，一年四季均可发病。

水肿一症，早在《内经》就有相关记载。如《灵枢·水胀》对其症状进行了详细的描述，如"水始起也，目窠上微肿，如新卧起之状，其颈脉动，时咳，阴股间寒，足胫肿，腹乃大，其水已成矣。以手按其腹，随手而起，如裹水之状，此其候也"。关于其病因病机及治疗，《素问·至真要大论》指出："诸湿肿满，皆属于脾。"《素问·汤液醪醴论》提出"平治于权衡，去菀陈莝……开鬼门，洁净府"的治疗原则。元代朱丹溪将水肿概括为"阴水"和"阳水"两大类，对临床诊断和治疗有重要的指导意义。明代李梴《医学入门·水肿》提出疮毒致水肿的病因学说；清代《医宗金鉴·幼科杂病心法要诀》指出小儿水肿的病机"皆因水停于肺脾二经"，明清时期的论述能更清楚地反映小儿水肿的特点。近代医家进一步总结出其病因病机尚与瘀血停滞、热毒蕴结有关，拓展了小儿水肿的临床证候及治疗法则。

水肿有尿血性水肿、尿浊性水肿和混合性水肿，本节所阐述的是混合性水肿，主要指西医学的肾炎性肾病，也包括部分急性肾小球肾炎的早期。

【病因病机】

混合性水肿与小儿体质稚弱，不慎感受外邪，导致肺的通调、脾的转输和肾的开合失调，以及三焦气化不利，不能输布水津有关。其病位主要在肺、脾、肾。

一、病因

小儿水肿的病因不外乎内、外二因。外因多为感受风热湿邪、水湿或疮毒；内因乃小儿先天禀赋不足，肺脾肾不足，以致内外合邪而发病。

二、病机

1. 基本病机 精漏尿血。

2. 常证病机

（1）邪犯肺肾 风邪从口鼻而入，首先犯肺，肺与肾经络相连。外邪由肺袭肾，肺肾失职，精漏尿血。上源不利，通调失司，引发水肿；肾络受损，血溢脉外则见尿血；肾失封藏，精微下泄，则见尿液混浊，水肿加重。

（2）气虚不摄 肺为水之上源，肺虚则气不化精而化水，脾虚则土不制水而反克，导致水不归经，渗于脉络，横溢皮肤，从而周身浮肿；脾虚不能统摄，肾虚失于封藏，精漏尿血，则致尿血、尿浊并见。

（3）阳虚水泛 脾主运化，喜燥而恶湿；肾主水，为水之下源，主温煦和蒸化水液。脾肾阳虚，命门火衰，膀胱气化不利，水湿内停，泛溢肌肤，则发为水肿，即所谓"关门不利则聚水而肿"。精漏尿血，则致尿血、尿浊并见。

3. 变证病机 在疾病的发展过程中，正气不足，湿浊内盛，可导致气急暴喘、水气上凌心肝、水毒内闭等严重证候，具体可参照尿血性水肿。

【临床表现】

本病临床表现轻重不同，病程长短不一。起病时可有低热、倦怠、乏力、食欲减退等一般症状，然后出现浮肿、尿浊及血尿。

【诊断与鉴别诊断】

一、诊断要点

本证多属于阴水，但疾病早期亦可有阳水的临床表现。

1. 阳水

（1）病程短，病前有脓疱疮、疖痈等病史。

（2）浮肿多由眼睑开始，逐渐遍及全身，皮肤光亮，按之随手而起，尿液混浊，或见血尿，尿量减少，甚至尿闭。

（3）严重病例可出现头痛、呕吐、恶心、抽搐、昏迷，或面色青灰、烦躁、呼吸急促等变证。

（4）实验室检查 尿常规镜检有不同程度红细胞，并同时可见到尿蛋白。

2. 阴水

（1）病程较长，常反复发作，缠绵难愈。

（2）尿液混浊，甚至出现肉眼血尿及浮肿明显是最常见的临床表现。水肿为凹陷性，腰以下肿甚，甚则出现腹水、胸水。

（3）患儿可出现蛋白质缺乏导致的营养不良，表现为面色苍白、皮肤干燥、疲倦乏力、食欲不振，严重者可出现发育落后等。

（4）实验室检查 ①尿液分析：大量蛋白尿，定性检查≥（＋＋＋），24 小时尿蛋白定量 >50mg/kg；同时可见血尿，多次检查红细胞 >10/HP。②血浆蛋白：血浆总蛋白低于正常，白蛋白下降更明显，常 <25～30g/L，并有白蛋白/球蛋白比例倒置。③血清胆固醇：多明显增高，常 >5.7mmol/L。

二、鉴别诊断

1. 急性泌尿系感染 患儿可有肉眼血尿，但多无浮肿及血压增高，有明显发热及全身感染症状，尿检有大量的白细胞及尿细菌培养阳性为确诊的依据。

2. 心源性水肿 严重的心脏病也可出现浮肿，且以下垂部位明显呈上行性加重为特点，有心脏病病史及心衰症状和体征，而无大量蛋白尿。

3. 肝性水肿 肝性水肿以腹部胀满有水，腹壁静脉曲张暴露为特征，有肝病史而无大量蛋白尿。

【辨证论治】

一、辨证要点

1. 辨阴阳虚实

（1）凡起病急，病程短，水肿以头面为重，皮肤光亮，按之即起者多为阳水，属实。

（2）起病缓慢，病程长，水肿以腰以下为重，皮肤色暗，按之凹陷难起者多为阴水，属虚或虚中夹实证。

2. 辨常证、变证

（1）常证 凡见水肿，尿少，病情单纯，精神、食欲尚可者，为常证。

（2）变证 病情复杂，除水肿外，常见胸满、咳喘、心悸，或见神昏谵语、抽搐惊厥，甚则可见尿闭、恶心呕吐、口有秽气、衄血等症，均为危重变证。

二、治疗原则

1. 基本治则 摄精止血。

2. 具体治法 阳水属实，应以祛邪为主，治以发汗利尿，清热解毒；阴水属虚，治以扶正祛邪，健脾宣肺，温阳利水。如阳水由实转虚，应配合培本扶正之法；阴水复感外邪，则应注意急则治标，邪去方治其本。出现危重变证，当审因立法，积极采用中西医结合疗法抢救。

3. 刘弼臣教授从肺论治小儿混合性水肿经验 刘弼臣教授治疗本病，一方面从肺论治，采用清肺利咽、通窍等方法，清除肺中之邪气，截断邪气下传脾肾的通道，使脾肾不受邪侵，保持水液代谢功能的正常；另一方面，治肺兼顾脾肾，尤其是恢复期，补益脾肾为主，止血与利浊同举，调理肺、脾、肾三脏功能，恢复其调节体内水液代谢的功能，促进肾病患儿的早日康复。

三、分证论治

1. 邪犯肺肾

证候表现：水肿大多先从眼睑开始，渐及四肢，甚则全身浮肿，来势迅速，颜面为甚，皮肤光亮，按之凹陷即起，尿液混浊，伴发热恶风，咽痛身痛，苔薄白，脉浮。

证候分析：《灵枢·本输》云："肾上连肺，故将两脏。"肺与肾经络相连，相互影响。外邪犯肺，肺肾失职，上源不利，通调失司则发为水肿。肾失封藏，精微下泄，故见尿液混浊，水肿加重；疾病初起，风邪外袭，始于皮毛，闭塞肺气，肺失清肃，故发热恶风，咽痛身痛；舌苔薄白，脉浮为风邪之象。

治法：清肺固肾，摄精止血。

方剂：玄参板蓝根汤合五草汤（刘弼臣经验方）加减。

方解：玄参、板蓝根清利鼻窍、咽喉，使肺窍得通，为刘弼臣教授从肺论治的基本方，两药共为君药；五草汤固肾祛浊，利水消肿，共为臣与佐治之药。两方肺肾同治，相辅相成，共奏其功。

加减：血尿明显者，加小蓟、白茅根、茜草凉血止血；表寒重者，加羌活、防风、荆芥祛风散寒；表热重者，加金银花、连翘、浮萍辛凉解表；尿少，水肿甚者，加泽泻、茯苓、猪苓、川牛膝利水消肿；咽痛，咳嗽甚者，加射干、浙贝母、牛蒡子、蝉蜕清热利咽，宣肺止咳。

2. 气虚不摄

证候表现：面目浮肿，或浮肿不著，小便短少、混浊，伴面色少华，倦怠乏力，纳少便溏，汗自出，易感冒，舌质淡，苔薄白，脉缓弱。

证候分析：病程日久，正气不足，邪少虚多，故浮肿不著，或仅见面目浮肿；脾虚则纳少便溏，肺虚则汗自出，易感冒；面色少华，倦怠乏力，舌质淡，苔薄白，脉缓弱均为气虚之征。

治法：益气健脾，摄精止血。

方剂：防己黄芪汤（《金匮要略》）合参苓白术散（《太平惠民和剂局方》）加减。

方解：方中防己祛风利水；人参、黄芪、白术、山药、莲子补益肺气以固表，健运脾气以祛湿；薏苡仁、茯苓健脾利湿；砂仁醒脾开胃；甘草调和诸药。

加减：若浮肿明显，加五皮饮利水行气；伴上气喘息、咳嗽者加麻黄、杏仁、桔梗宣肺止咳平喘；食少便溏，加苍术、焦山楂运脾开胃兼以止泻；镜下血尿，加白茅根、益母草、丹皮活血止血；蛋白尿，重用黄芪，加玉米须、芡实益气涩精。

3. 阳虚水泛

证候表现：全身浮肿，以腰腹、下肢为甚，按之深陷难起，小便量少混浊，甚或无尿，或见血尿，畏寒肢冷，面白无华，神倦乏力，大便溏，舌淡胖，苔白滑，脉沉细。

证候分析：脾肾阳虚，水液无以温运，以致水湿内停，外溢肌肤，则见浮肿；湿性下趋，则浮肿以下肢、腰腹为甚；水液不循常道而下泄，故小便量少甚或无尿；脾阳不足，运化失职，则大便溏；脾肾亏虚，则水谷不化，精微随小便外泄，故尿浊；阳气不足，失于温煦，精微不足，失于充养，故畏寒肢冷，面色无华，神倦乏力；舌淡胖，苔白滑，脉沉细均为脾肾阳虚之象。

治法：温肾健脾，摄精止血。

方剂：实脾饮（《济生方》）加减。

方解：方中附子、干姜、生姜温运脾肾之阳，兼以散寒；白术、茯苓健脾利湿；木香、厚朴、草果祛湿和胃，醒脾宽中；木瓜、槟榔化湿和胃，理气消肿；甘草调和诸药。

加减：若兼有咳嗽，胸满气促，不能平卧者，加用己椒苈黄丸，药用防己、椒目、葶苈子等泻肺利水；兼有腹水者，加牵牛子行气逐水；久病有瘀者，加丹参、水蛭活血化瘀以助利水。

四、其他疗法

1. 中成药

（1）六味地黄丸　每次 3~5g，每日 3 次。用于肾气虚者。

（2）雷公藤多苷片　每日 1mg/kg，分 2~3 次饭后口服。

2. 单验方

（1）雷公藤生药　每日 5~10g，最大量不超过 15g，水煎服，也可入复方中使用。用于肾病之各种证型。

（2）黑大豆丸　黑大豆 250g，山药 60g，苍术 60g，茯苓 60g。共研细末，水泛为丸。每次 3~6g，每日 2~3 次。用于肾病恢复期气阴亏虚，湿浊未清者。

3. 外治法

（1）逐水散　甘遂、大戟、芫花各等量，共碾成极细末。每次 1~3g 置脐内，外加纱布覆盖，胶布固定，每日换药 1 次，10 次为 1 个疗程，用于治疗水肿。

（2）商陆 100g，麝香 1g，葱白适量。取麝香粉 0.1g，放入脐内，取商陆细末 3~5g，葱白适量捣烂混合成糊状，敷在上面，盖上油纸、纱布，胶布固定。每天换药 1 次，7 天为 1 个疗程。用于腹水。

【预防与调护】

一、预防

1. 锻炼身体，增强体质，提高抗病能力。

2. 预防感冒，保持皮肤清洁，彻底治疗各种皮肤疮毒。

二、调护

1. 发病早期应卧床休息，待血压恢复正常，其他症状明显减轻或消失后方可逐渐增加活动。

2. 水肿期应限制钠盐及水的摄入，少尿和高度水肿的患儿，应暂时忌盐，待小便增多、水肿渐消后可给予低盐饮食。

3. 应尽量避免使用对肾脏有损害的药物。

4. 密切观察患儿液体的出入量、血压、水肿、神志等情况，早期发现水肿变证。

【古籍选录】

[1]《灵枢·论疾诊尺》云："视人之目窠上微肿，如新卧起状，其颈脉动，时咳，按其手足，陷而不起者，风水肤胀也。"

[2]《素问·汤液醪醴论》曰："平治于权衡，去菀陈莝，微动四肢，温衣，缪刺其处，以复其形。开鬼门，洁净府，精以时服，五阳已布，疏涤五脏，故精自生，形自盛，骨肉相保，巨气乃平。"

[3]《小儿药证直诀·肿病》云："肾热传于膀胱，膀胱热盛，逆于脾胃，脾胃虚而不能制肾，水反克土，脾随水行，脾主四肢，故流走而身面皆肿也。"

[4]《丹溪心法·水肿》云："水肿因脾虚不能制水，水渍妄行，当以参、术补脾，使脾气得实，则自健运，自能升降运动其枢机，则水自行。"

[5]《景岳全书·水肿》云："肿胀之病，原有内外之分。验之病情，则唯在气水二字足以尽之。故凡治此症者，不在气分，则在水分，能辨此二者而知其虚实，无余蕴矣。病在气分，则当以治气为主；病在水分，则当以治水为主。然水气本为同类，故治水者，当兼理气，以水行气亦行也。此中玄妙，难以尽言。"

第四节　尿　频

尿频是小儿常见的一种泌尿系疾病，临床以小便频数为特征。本病婴幼儿发病率较高，女孩多于男孩。本病经过及时治疗，一般预后良好。

根据古代医学文献记载，尿频多属于"淋证"范畴，其中以热淋为多。尿频早在《内经》中即有论述，如《素问·脉要精微论》云："水泉不止者，是膀胱不藏也。"《丹溪心法·淋》云："淋者，小便淋沥，欲去不去，不去又来，皆属于热也。"

尿频所涉及的疾病较多，西医学的泌尿系感染、结石、肿瘤、白天尿频综合征等疾病均可出现尿频，但儿科以尿路感染和尿频综合征最为常见。而本节所论述的以尿路感染所致的尿频为主。

【病因病机】

小便频数主要由于小儿体质羸弱，肾气不固，膀胱约束无能，气化不利所致。病位在肾与膀胱，病因主要为湿热。

一、病因

尿液的正常排泄，在于膀胱的气化。尿频的发生，多由湿热之邪蕴结下焦，使膀胱气化功能失常所致；或因脾肾本虚，湿浊蕴结下注膀胱；亦有因脾肾亏虚，气不化水，而致小便次数增多，淋沥不畅。

二、病机

1. 基本病机　邪侵膀胱。

2. 常证病机

（1）湿热下注　湿热下注引起尿频的原因有两个方面：有因内伏湿热，蕴于肾与膀胱，肾与膀胱互为表里，湿阻热郁，气化失司，膀胱失约，以致尿出不畅，则为尿少而频；有因小儿不懂卫生，坐潮湿之地嬉戏，感受湿热邪毒，熏蒸于下焦，影响膀胱气化，引起尿频。

（2）脾肾气虚　尿频长期不愈，或因小儿先后天不足，素体虚弱，脾肾气虚，肾虚则下元不固，气不化水，脾虚则中气不足，气虚下陷，均可导致小便频数而量不多，甚则淋沥不畅。亦有因体禀不足，易招致外邪侵犯肾和膀胱，引起尿频反复发作者。

【临床表现】

大多表现为起病急，小便频数，淋沥涩痛，或伴有发热、腰痛的症状。但小婴儿尿频的局部症状不突出，仅表现为高热、精神萎靡等全身症状。

【诊断与鉴别诊断】

一、诊断要点

本病常见尿路感染和白天尿频综合征两种病证。

1. 尿路感染

（1）病史　多有外阴不洁或坐地嬉戏病史。

（2）症状　起病急，小便频数，淋沥涩痛，或伴发热、腰痛等全身症状。

（3）实验室检查　尿常规见白细胞增多或见脓细胞，尿蛋白较少或无蛋白。中段尿培养阳性。

2. 白天尿频综合征（神经性尿频）

（1）年龄　多见于婴幼儿时期。

（2）症状　白天醒时尿频，点滴淋沥，甚至数分钟 1 次，但入睡后即消失。无任何痛苦表现，饮食、发育均正常。

（3）实验室检查　尿常规、尿培养均无阳性发现。

二、鉴别诊断

尿频是一种临床病证，临证时首先要明确其原发疾病。泌尿系结石和肿瘤也能引起尿频，应结合 B 超和 CT 及泌尿系造影等影像学检查进行鉴别。

1. 肾小球肾炎 本病早期也可有轻微的尿路刺激症状，临床上多有水肿和高血压，尿常规检查红细胞明显增多，多可见到管型，但也有少数病人白细胞增多。尿细菌培养阴性。

2. 肾结核 多见于年长儿，患儿常有尿路刺激症状，易误诊为尿路感染。肾结核患儿既往多有结核病史，起病缓慢，临床上常见低热、盗汗等结核中毒症状，结核菌素试验阳性。病史较长者静脉肾盂造影显示肾盏、肾盂结构破坏明显。随着病变向下侵入膀胱，尿路刺激症状呈进行性加重，尿沉渣中可找到结核杆菌，普通细菌培养阴性。

【辨证论治】

一、辨证要点

本病辨证主要分清病程之长短，证候之虚实。

1. 实证 急性起病，病程较短，小便频数短赤，尿道灼热疼痛，常伴畏寒发热。

2. 虚证 慢性多由体质素亏，或治疗不当，病情迁延，小便混浊，淋沥不尽，神倦面黄，眼睑微肿；有些患儿症状虽不甚明显，但常易反复发作，缠绵不已。

二、治疗原则

1. 基本治则 祛邪固脬。

2. 具体治法 实证宜清利湿热，虚证宜温补脾肾或滋肾清热；病程日久或反复发作者，多为本虚标实、虚实夹杂之候，治疗要标本兼顾，攻补兼施。

3. 刘弼臣教授治疗小儿尿频经验 刘弼臣教授认为肺主通调水道，为水之上源，小儿尿频其病位虽在肾和膀胱，然其源在肺。正如《景岳全书·杂证·遗溺》所云："凡小便不禁古方多用固涩，此固宜然，然固涩之剂不过固其门户，此标之意而非塞源之道也。盖小水虽利于肾，而肾上连肺，肺气无权，则肾水终不能摄，故治水必须治气，治肾者须治肺。"故此，刘弼臣教授对于小便频数，兼有肺气不宣而咳喘之患儿，遣方用药常选用麻杏石甘汤加减，认为麻黄具有宣肺和利水两大功能，应用麻杏石甘汤化裁可宣上焦肺热，利下焦水湿，属下病治上之法。

三、分证论治

1. 湿热下注

证候：起病较急，小便频数短赤，尿道灼热疼痛，尿液淋沥混浊，小腹坠胀，腰部酸痛，婴儿则时时啼哭不安，常伴有发热，烦躁口渴，头痛身痛，恶心呕吐，舌质红，苔黄腻，脉数有力或滑数。

证候分析：本证为热淋，发病较急。湿热下注，郁积膀胱，致使膀胱气化失常，水道不利，故小便频数短赤；湿热化火，则尿道灼热疼痛，尿液淋沥混浊；湿热内蕴，中焦受困，胃失和降，故恶心呕吐；舌红苔腻，脉数有力或滑数，均为湿热内蕴之象。

治法：清热泻火，祛邪固脬。

方剂：八正散（《太平惠民和剂局方》）加减。

方解：本证因湿热下注所致，旨在清利。方中木通（禁用关木通）、萹蓄、车前子、瞿麦、滑石均为利水通淋之品，配大黄、栀子清热泻火，伍甘草解毒缓急，共奏清热泻火，利水通淋之功效。

加减：若兼有咳嗽、喘息者，合用麻杏石甘汤以宣上焦肺热，同时利下焦水湿；若小便带血，尿道刺痛，排尿突然中断者，常为砂石阻滞所致，可加用金钱草、大蓟、小蓟、白茅根等，以清热止血排石；若小便赤涩，溲时尿道灼热刺痛，口渴烦躁，舌红少苔者，此心经火盛，移热于小肠所致，可用导赤散清心火，利小便；如肝气郁滞，而致少腹作胀，小便不利者，可加用柴胡、川楝子、延胡索疏通肝经之郁。

2. 脾肾气虚

证候：病程日久，小便频数，淋沥不尽，尿液不清，精神倦怠，面色萎黄，饮食不振，甚则畏寒怕冷，手足不温，眼睑微浮，大便稀薄，舌质淡或有齿痕，苔薄腻，脉细少力。

证候分析：本证多见于白天尿频综合征或慢性尿路感染，由脾肾气虚，膀胱失约所致。脾肾气虚，气不化水，故小便频数；脾气不足，故精神倦怠；肾阳不足，则畏寒怕冷，手足不温；舌质淡或有齿痕，苔薄腻，脉细无力，均为脾肾气虚之象。

治法：益气补肾，祛邪固脬。

方剂：缩泉丸（《校注妇人良方》）加减。

方解：本证因脾肾气虚所致。方中山药、益智仁补益脾肾；乌药味辛性温，归脾、肾、膀胱经，有行气散寒止痛之功。本方适用于脾肾气虚，下焦虚寒，见小便频数或小便淋沥失禁等症。

加减：若湿浊未化，可加用茯苓、车前子利水渗湿，共奏益气补肾，健脾利水之功效。若以脾气虚为主，症见面色萎黄，大便稀薄，小便频数，尿液混浊，苔白，脉软者，可用参苓白术散健脾益气，和胃渗湿。若以肾阳虚为主者，可用济生肾气丸温阳补肾，利水消肿。

此外，疾病日久，湿热留恋，肾阴偏伤者，亦可用知柏地黄丸治之，以滋肾清热。

刘弼臣教授每用川楝子治尿频一症，认为疏肝气而调胃肠可加速升降功能的恢复。

四、其他疗法

1. 中成药

（1）济生肾气丸　每次 3g，每日 2～3 次。用于脾肾气虚证。

（2）知柏地黄丸　每次 3g，每日 2～3 次。用于肾阴不足兼有膀胱湿热者。

（3）六味地黄丸　每次 3g，每日 2～3 次。用于肾阴不足证。

2. 推拿疗法　每日下午揉丹田 200 次，摩腹 20 分钟，揉龟尾 30 次。较大儿童可用擦法，横擦肾俞、八髎，以热为度。用于脾肾气虚证。

3. 外治法 金银花30g，蒲公英30g，地肤子30g，艾叶30g，赤芍15g，生姜15g，通草6g，水煎坐浴。每日1～2次，每次30分钟。用于治疗尿频、尿急、尿痛。

【预防与护理】

一、预防

1. 注意局部卫生，不让小孩坐地玩耍，防止外阴部感染。
2. 勤换尿布，勤洗内裤，不穿开裆裤。
3. 积极治疗各种感染性疾病。

二、调护

1. 适量饮水，保持一定的小便量，注意外阴部清洁，每天清洗局部。
2. 增加饮食营养，加强锻炼，增强体质。

【古籍选录】

[1]《金匮要略·消渴小便不利淋病脉证并治》云："淋之为病，小便如粟状，小腹弦急，痛引脐中。"

[2]《小儿卫生总微论方·五淋论》云："热淋者，因热乘小肠膀胱二经，皆主水，水入小肠，传于膀胱，行于水道，出于阴中，而为小便也。故阴为水液之路，膀胱为津液之府，热则水道燥爆，水液行涩，致水道不利，小便淋沥，因名曰淋。其候出少而起数，小腹急痛，引脐连茎中痛也。热甚者溺血，故亦曰血淋。血得热则流散，渗入于胞，随淋溺而下也。"

[3]《丹溪心法·淋》云："诸淋所发，皆肾虚而膀胱生热也。"

第五节 遗 尿

遗尿又称"尿床"，是小儿睡中小便自遗，醒后方觉的一种疾病。正常小儿3周岁以后已能控制排尿，若超过5岁以上的幼童，不能自主控制排尿，熟睡时经常遗尿，轻者数夜一次，重者一夜数次，则多属病态。本病多见于10岁以下的儿童。

遗尿证，多自幼得病，但也有在学龄儿童时期发生者，可以为一时性，也有的持续数年到性成熟时才消失。极少数可伴随至成年。遗尿若长期不愈，可使儿童自尊心受到伤害而产生自卑感，严重影响患儿的身心健康与生长发育。

古代医籍对本病记载颇多，最早见于《灵枢·九针论》，曰："膀胱不约为遗溺。"《诸病源候论·小儿杂病诸候·遗尿候》指出："膀胱为津液之府，既冷气衰弱，不能越睡，故遗尿也。"大多医家认为本病是由肾与膀胱虚冷所致。证属虚寒，病位在肾与膀胱。西医通过放射诊断学检查，发现有些遗尿患儿与隐性脊柱裂有关，并有一定的家族遗传病史。

【病因病机】

遗尿多与膀胱和肾的功能失调有关，其中尤以肾气不足，膀胱虚寒最为多见。下元虚冷，不能温养膀胱，膀胱气化功能失调，闭藏失职，不能制约水道，而为遗尿。

一、病因

小儿遗尿多属功能性，多为先天禀赋不足，素体虚弱，肾气不足，下元虚寒；或大病久病之后，失于调养，肺脾气虚；少数为肝经郁热，疏泄失司，热移膀胱所致。

二、病机

1. 基本病机 膀胱失约。

2. 常证病机

（1）肾气不足，下元虚冷 肾为先天之本，主水，与膀胱互为表里。小便排泄与贮存，全赖肾阳之温养和气化。若小儿先天肾气不足，下元虚冷，不能温养膀胱，膀胱气化功能失调，闭藏失职，不能制约水道则遗尿。

（2）肺脾气虚，膀胱失约 多因素体虚弱，大病之后肺脾之气虚弱，不能固摄，升清失职，上虚不能制下，下虚不能上承，致使膀胱无权约束水道，则小便自遗，或睡中小便自出。

（3）肝经湿热，火热内迫 肝主疏泄，调畅气机。若肝经湿热郁结，热郁化火，迫注膀胱，可致遗尿。

此外，某些儿童素有痰湿内蕴，入睡后沉迷不醒，呼叫不应，也常遗尿。亦有小儿自幼使用尿不湿，没有养成夜间主动起床排尿的习惯，任其小便于床，久而久之，形成习惯性遗尿。

【临床表现】

本病主要发生于 5~12 岁的儿童，常在睡眠中遗尿，数日一次，或每夜遗尿，甚则一夜数次。常睡眠较深，呼之不醒，或呼醒后神志朦胧，可伴神疲乏力，腰膝酸软，食欲不振。

【诊断与鉴别诊断】

一、诊断要点

1. 发病年龄在 5 周岁以上。

2. 睡眠较深，不易唤醒，隔天或每夜尿床，甚者每夜遗尿数次。

3. 尿常规及尿培养无异常发现。

4. 部分患儿放射线检查可发现隐性脊柱裂，或尿道畸形。

二、鉴别诊断

1. 泌尿系感染　急性泌尿系感染也可以出现尿床，但主要表现为尿频、尿急和尿痛；尿常规检查有白细胞、红细胞，尿培养阳性。

2. 蛲虫感染　由于蛲虫夜晚在肛门周围产卵，刺激尿道而使小便自遗。

3. 尿失禁　尿失禁乃尿自遗不分寤寐，不论昼夜，难以控制，量少而次数较多，多见先天发育不全及脑瘫患儿。

【辨证论治】

一、辨证要点

本病重在辨别寒热、虚实。

1. 虚寒　遗尿日久，夜尿清长，量多次频，兼见形体虚弱，神疲气短，面白唇淡，畏寒肢冷，舌淡苔白，脉细无力。

2. 实热　遗尿初起，尿少色黄，臊臭异常，兼见面红唇赤，性情急躁，睡眠不宁，舌红苔黄，脉数有力。

二、治疗原则

1. 基本治则　固脬止遗。

2. 具体治法　虚证以扶正培本为主，采用温肾阳、益脾气、补肺气、醒心神等法；肝经湿热之实证以清热利湿为主。除内服药物治疗外，针灸、推拿、外治疗法及单方验方均可应用。

3. 刘弼臣教授治疗小儿遗尿经验　刘弼臣教授认为遗尿患儿的发病与暴受惊恐有关。小儿神气怯弱，若暴受惊恐，致惊则气乱，恐则气下，水道失约则小便自遗。故在辨证论治的基础上多采用镇摄法治疗。同时，刘弼臣教授认为治疗本病宜积极消除患儿的心理负担，不能随意对患儿予以羞辱、斥责及惩罚，以免增加患儿的精神负担而影响身心健康。

三、分证论治

1. 下元虚寒

证候表现：睡中经常遗尿，多则一夜数次，醒后方觉，神疲乏力，面色苍白，肢凉怕冷，腰腿酸软，智力较差，小便清长无味，舌质淡，苔白，脉沉细或沉迟。

证候分析：肾气虚弱，膀胱虚冷，不能制约，故睡中经常遗尿；肾虚则真阳不足，命火衰微，故神疲乏力，面色苍白，肢凉怕冷；腰为肾府，骨为肾所主，肾虚故腰腿酸软；肾虚脑髓不足，故智力较差；下元虚寒，故小便清长；舌质淡，脉沉细或沉迟，属于虚寒之象。

治法：温补肾阳，固脬止遗。

方剂：菟丝子散（《太平圣惠方》）加减。

方解：方中菟丝子、肉苁蓉、附子温补肾阳，以暖下元；五味子、牡蛎益肾固涩，以缩小便。本方主要用于虚寒较盛，面白肢冷者。

加减：若伴有痰湿内蕴，困寐不醒者，加胆南星、半夏、石菖蒲、远志，以化痰浊，开窍醒神；若纳差、便溏者，加党参、白术、茯苓、山楂，以健脾和中助运。

2. 肺脾气虚

证候表现：睡中遗尿，量不多但次数频，少气懒言，神疲乏力，面色苍白或萎黄，食欲不振，大便溏薄，常自汗出，舌淡或胖嫩，苔薄白，脉弱。

证候分析：脾肺气虚，上虚不能制下，故遗尿；肺主气，肺气不足则少气懒言，神疲乏力；肺脾气虚，输化无权，气血不足，故面色苍白或萎黄；脾虚不健，运化失司，故食欲不振，大便溏薄；气虚不能固其表，故常自汗出；舌质淡或胖嫩，苔薄白，脉弱皆为气虚的表现。

治法：培元益气，固脬止遗。

方剂：补中益气汤（《脾胃论》）合缩泉丸（《校注妇人良方》）加减。

方解：本证因脾肺气虚，上虚不能制下所致。方中人参、黄芪、白术、山药、炙甘草、升麻、柴胡升阳益气；当归合黄芪，调补气血；益智仁、山药、乌药培元补肾，固涩小便；陈皮兼利气机。全方合而培元益气，固涩止溺。

加减：困寐不醒者，加石菖蒲、远志宁心安神；大便稀溏者，加炮姜温脾祛寒而止泻。

3. 肝经湿热

证候表现：睡中遗尿，次数较少，尿量不多，色黄腥臊，面红唇赤，平时性情急躁，或夜间梦语齘齿，睡眠不宁，舌红苔黄，脉滑数有力。

证候分析：肝经郁热，蕴伏下焦，热迫膀胱，故睡中遗尿；湿热蕴结膀胱，热灼津液，故尿臊色黄，尿量短少；湿热内蕴，郁结化火，肝火偏亢，故性情急躁；肝火内扰心神，故梦语齘齿；苔薄黄，脉数有力，均为湿热内蕴所致。本证常见于白天过度嬉戏玩耍、脾气急躁的儿童。

治则：泻肝清热，固脬止遗。

方剂：龙胆泻肝汤（《医方集解》）加减。

方解：方中龙胆草、黄芩、栀子清泻肝胆实火；泽泻、木通（禁用关木通）、车前子清利膀胱湿热；配当归、生地养血润燥；柴胡调达肝气；甘草调和诸药。本方苦寒药较多，对于下元虚冷或脾胃虚弱者，均不宜使用。

加减：若久病不愈，身体消瘦，虽有湿火内蕴，但已耗伤肾阴，舌质红者，可用知柏地黄丸治之，以滋阴降火。

对习惯性遗尿，除尿床外，无其他任何症状，这类遗尿患儿的治疗，主要是教育其改变不良的习惯。此外，本病亦可配合针灸治疗。

四、其他疗法

1. 中成药

（1）五子衍宗丸 每次1丸，每日2次。用于肾气不固证。

（2）桑螵蛸散 每次3~6g，每日2次。用于肾关不固，心神失养之遗尿。

（3）龙胆泻肝丸 每次3~6g，每日2次。用于肝经湿热证。

（4）缩泉丸 每次6g，每日2次。用于脾肾不足证。

2. 针灸疗法

（1）体针 常用穴：关元、中极、肾俞、膀胱俞、三焦俞、委中、三阴交、阳陵泉等。上述穴位交替使用。睡眠较深者，加神门、心俞；面色无华，自汗者，加肺俞、尺泽。每日1次，每次选1~2穴，7~10日为1个疗程。

（2）耳针 取肾、膀胱、皮质下、神门、内分泌、交感、肾上腺。每日1次，每次选2~3穴，中刺激，7日为1个疗程。

3. 外治法 贴敷疗法：五倍子研末，温开水调敷于脐部，外用纱布覆盖，胶布固定，每晚1次，连用3~5次。

4. 激光疗法 取关元、气海、百会、足三里、三阴交。以1.5~2.0mW的氦氖激光照射。每穴1~2分钟，每日或隔日1次，6~10次为1个疗程。用于肾气不固与脾肺气虚证之遗尿。

【预防与调护】

一、预防

1. 耐心教育，不斥责惩罚，更不能当众羞辱，应鼓励患儿消除怕羞、紧张情绪，树立起战胜疾病的信心。

2. 每日晚饭后注意控制饮水量。睡后按时唤醒排尿1~2次，从而逐渐养成能自行排尿的习惯。

二、调护

1. 夜间尿湿后要及时更换裤褥，保持干燥及外阴部清洁。

2. 勿使患儿白天玩耍过度，晚餐不进稀饭、汤水，睡前尽量不喝水，中药汤剂也不宜晚间服。

【古籍选录】

[1]《素问·宣明五气》云："五气所病……膀胱不利为癃，不约为遗溺。"

[2]《灵枢·邪气脏腑病形》云："肝脉微滑为遗溺。"

[3]《杂病源流犀烛·尿色》云："肺虚则不能为气化之主，故溺不禁也。"

[4]《幼幼集成·小便不利证治》云："小便自出而不禁者，谓之遗尿；睡中自出者，谓之尿床。此皆肾与膀胱虚寒也。"

□ 第九章 □

时行疾病

第一节　麻　疹

麻疹是由外感麻毒时邪侵犯人体所引起，以高热、身出皮疹为主要表现的急性传染性疾病。典型病例以高热 3~4 天，按顺序出疹，初起有发热、咳嗽、流涕、眼泪汪汪、畏明羞光，随后口腔两颊黏膜近臼齿处出现麻疹黏膜斑，周身发布红色斑丘疹、手足心见疹后，依序而退，并有糠麸样脱屑及棕褐色色素沉着斑为主要临床特征。顺证经适当治疗与护理，预后一般良好。若感邪过重或素体虚弱者罹患本病，则易并发肺炎、喉炎或脑炎等逆证，病情危重，需及时抢救。

麻疹为古代儿科四大要证之一，对小儿的健康威胁极大。最早对小儿麻疹症状进行详细描述的是宋代钱乙的《小儿药证直诀》，"面燥腮赤，目胞亦赤，呵欠顿闷，乍凉乍热，咳嗽喷嚏，手足梢冷，夜卧惊悸"，是麻疹早期的典型症状。

本病多发于冬、春季节，6 个月到 5 岁以下的小儿多见，近年来偶有成人患麻疹的病例报道。自我国对小儿广泛接种麻疹减毒活疫苗以来，发病率大大下降，20 世纪 80 年代以来临床已很少见到典型病例，患病后一般可获得终身免疫。

【病因病机】

一、病因

小儿麻疹发病的外因是感受麻毒时邪，温热邪毒，从口鼻而入，侵犯肺脾二经；内因为小儿脏腑娇嫩，形气未充，卫外不固，难抵麻毒邪气内侵。

二、病机

1. 基本病机 麻毒内侵。

2. 顺证病机 麻毒时邪从口鼻而入，侵犯肺脾二经。肺主皮毛，脾主肌肉。邪正交争，邪毒从肌肤外泻，则见皮疹磊磊于肌肤。肺开窍于鼻，司呼吸，主一身之卫气。麻毒时邪侵犯人体，致肺卫失宣，而见发热、咳嗽、喷嚏、流涕。麻毒时邪侵入肺脾二经，正气抗邪，御毒外达，邪透肌表，则疹点外透，热随疹出，疹出邪泻，故疹出热透后，疹消热退；热去津伤，则见口干、纳少、脱屑、舌红少津等。

3. 逆证病机 麻疹以透为顺，内传为逆证。麻毒炽盛，邪毒内陷，直入营血。或小儿素体本虚，正气不足，麻毒内侵，无力抵御，致邪毒内陷；或麻毒来犯，正气与之抗争之时因治疗、护理失当，徒伤正气，助长邪毒，致邪毒日盛，正气衰退，邪毒内陷。肺居上焦，邪毒入侵，先犯肺脏，若邪毒炽盛，火热灼肺，炼液生痰，痰热互结，形成痰热，阻塞肺络，使肺气闭郁，而见咳喘痰鸣之逆证；邪毒炽盛，毒热循经上攻咽喉，致毒壅咽喉，而见喉肿咽痛、音哑声嘶之逆证；邪毒盛而不能外达，内陷心肝，蒙蔽清窍而神昏，引动肝风而抽搐，致成逆证。

【临床表现】

1. 顺证

（1）前驱期（疹前期） 主要临床表现为发热，可逐渐上升，也可骤然上升，热度可达39℃~40℃。在前驱期的3~4天内，多伴有上呼吸道感染症状，如流涕、喷嚏、咳嗽、头痛、畏寒以及其他系统的症状，如食欲不振，呕吐，腹痛，腹泻，全身不适感，肢体疼痛，目赤肿痛，泪水汪汪，畏明羞光，咽部充血等。在发热的第2~3天，患者口腔内两颊黏膜上，可见白色斑点，其直径为0.5~1mm，周围绕以红晕，称为麻疹黏膜斑。

（2）出疹期 一般在发热3~4日后开始出疹。其发布有序：皮疹先见于耳后发际，而后渐及颜面、颈部，再至胸、腹、背部、四肢，最后达手足心、鼻准，为麻疹出齐。皮疹的颜色，初时红活，三五成撮，疹与疹之间为正常皮肤。其色亦逐渐加深，转为暗红色；疹的形态为斑丘疹，大小不一，高出皮肤，其直径多在2~4mm，初起稀疏，随着疹出，疹点渐密集，部分可融合成片，少数可呈出血性皮疹。出疹期的热势达到顶点，体温常可高达40℃，伴嗜睡；其咳嗽频繁、咽红、咽痛等症状亦较重。

（3）疹退期（恢复期） 一般为3~4天，皮疹出齐后，依出疹顺序逐渐消退。在疹退同时，发热的热度亦随之而减，精神好转，伴随症状亦减轻。疹退净后，出疹部位可见糠麸状细微脱屑，遗留棕褐色的色素沉着。一般2周后，色素沉着便逐渐消失。

2. 逆证 主要临床表现为：低热，热度应高而不高；疹出不畅，该出不出，或不依次序而出，或暴出暴收；疹色紫暗；或疹点稀淡，称为"白面痧"。其伴随症状加重，可见呼吸困难，声音嘶哑，咳如犬吠状，呼吸急促，鼻翼扇动，喘憋神昏，口唇发绀，惊厥抽搐等。

【诊断与鉴别诊断】

一、诊断要点

1. 病史　流行病史及密切接触史，麻疹疫苗接种缺失史。

2. 季节　以冬春为高发季节；年龄以 6 个月 ~ 5 岁小儿多见。

3. 症状体征　高热，皮疹依序而出，依次而退，皮疹为斑丘疹，暗红色，疹间有正常皮肤，疹退有脱屑及色素沉着。伴见上呼吸道、胃肠道及眼部感染的症状。初期伴有麻疹黏膜斑。

4. 实验室检查　①血常规：末梢血血常规中，白细胞变化不大，正常或略低；在分类中，前驱期淋巴细胞百分比大减，中性粒细胞百分比增加；出疹期后，淋巴细胞百分比增加，中性粒细胞比例下降。②血清特异抗体，在发热后第 2 周开始出现麻疹病毒抗体，到第 4 周，抗体滴度达到最高，以后逐渐下降。③病毒分离：将鼻咽部分泌液或血进行培养，可分离出麻疹病毒。④涂片检查：在出疹或将出疹时，取鼻咽部分泌物涂片，可查到多核巨细胞，有助于早期诊断。

二、鉴别诊断

1. 奶麻（幼儿急疹）　幼儿急疹特点为发热 3 ~ 5 天，热退疹出，且伴见症状轻，多见于 6 ~ 12 个月的婴儿，没有麻疹黏膜斑；麻疹则为热盛疹出，有麻疹黏膜斑。

2. 丹痧（猩红热）　两者均为高热、出疹，但猩红热在发热数小时内可出现皮疹，在 24 小时可遍及全身，皮疹为猩红色，有口周苍白圈、帕氏线、杨梅舌等特殊体征。

【辨证论治】

一、辨证要点

1. 辨轻重

（1）轻证　症状多不典型，发热一般不高，麻疹黏膜斑无或不明显，皮疹较稀疏，手心足心常无皮疹，病程较短，常在 1 周左右。

（2）重证　多见于体质较弱者，或治疗护理不当，或麻疹邪毒炽盛。发热持续不退，疹点密集、紫暗，或皮疹出没无常；兼见呼吸困难、声音嘶哑、鼻翼扇动、神昏、抽搐等症状。病程较长，病势危急。

2. 辨顺逆（见表1）

表1　麻疹顺证与逆证的比较

麻疹	顺证	逆证
麻疹过程	有规律，"烧三出三回三"	无规律，久热不出疹，或随出随没，或持久不收
出疹顺序，形态	自上而下，先阳后阴，遍及全身，疹粒分明，匀净，少许融合	出没先后无序，稀稠不匀，融合成片
疹色	初为玫瑰色，后为暗红色	紫暗，色深或淡白
合并症	无	常见麻毒闭肺，麻毒攻喉，内陷心肝

二、治疗原则

1. 基本治则　清麻透疹。

2. 具体治法　麻为阳毒，以透为顺，故多采用清凉之品，清解透疹。在病情的每个阶段，又有所偏重。在初期宜宣透，出疹期宜清解，疹回期宜养阴。治疗时视病情变化，治疗原则随证变化。

三、分证论治

（一）顺证

1. 邪伤肺卫（疹前期）

证候表现：发热，咳嗽，流涕，喷嚏，畏光羞明，眼泪汪汪，纳呆，或吐或泻，倦怠乏力。两颊口腔内隐约可见麻疹黏膜斑，并逐渐增多。后期在耳后、颈部隐约可见红色皮疹。舌红，苔薄黄，脉浮数，指纹浮露色紫。

证候分析：麻毒时邪自口鼻而入，先侵肺卫之表，致肺卫失宣，故见发热、咳嗽、流涕、喷嚏等肺卫表证；麻毒由肺入脾胃，影响脾胃受纳及升降功能，而见纳呆、吐泻等胃肠症状；麻疹黏膜斑的出现及耳后、颈部隐约可见红色皮疹，是麻疹之毒欲外透、外达之表象。舌红，苔薄黄，脉浮数，指纹紫滞浮露为肺卫表证之象。

治法：宣肺解毒，清麻透疹。

方剂：宣毒发表汤（《医宗金鉴》）加减

方解：牛蒡子、薄荷、防风、荆芥解肌清热，助升麻、葛根解肌透疹；前胡、杏仁宣肺止咳；牛蒡子、桔梗利咽；连翘清热解毒；竹叶清热利小便；甘草调和诸药为使药，全方共奏解表宣肺透疹之功。

加减：高热无汗者，可加大青叶、板蓝根；咽痛者加射干。

2. 肺胃热盛（出疹期）

证候表现：持续高热，疹随热出，咳嗽较重，咽干口渴，目赤多眵，烦躁，尿黄，便干。皮疹自耳后起，渐至头面、颈项、胸背、腰腹及四肢，最后到手心足心、鼻尖，皮疹初为玫瑰色，后为暗红色，红活圆润，先稀疏，渐稠密，可有部分融合。舌红，苔黄，脉数，指纹紫滞。

证候分析：麻疹毒邪炽盛于内，故热势较高，且透疹过程中，其疹为热迫而出，其热亦随疹而泻，此为顺证的正常发疹过程。麻毒侵肺，肺热内盛，失于清肃，故咳嗽加重。麻毒内炽，火热盛于胃，故口渴，咽干，目赤，尿黄便干。热毒内扰心神，故烦躁。其舌红，苔黄，脉数，指纹紫滞为肺胃热毒炽盛之象。

治法：解毒退热，清麻透疹。

方剂：清解透表汤（验方）加减。

方解：本方中金银花、连翘清热解毒；桑叶、菊花疏风清热解表；西河柳、葛根、升麻发表解肌透疹，疏散风热；牛蒡子解毒透疹，兼以利咽疏风；蝉蜕可疏风透疹，又能息风止痉；紫草解毒透疹，又能凉血活血；甘草调和诸药。全方共奏清热解毒，疏风透疹之功。

加减：壮热口渴引饮者，加生石膏、知母以清热；疹出不畅者加樱桃核、浮萍、芫荽解肌透疹；皮疹紫暗成片稠密者，加生地、丹皮、赤药清热凉血活血；烦躁、惊惕不安，甚至抽搐者，加钩藤、僵蚕平肝息风止痉；咳嗽较重者，可加桑白皮、杏仁、贝母清肺化痰止咳。

3. 热退阴伤（疹回期）

证候表现：疹已出齐，发热减轻，体温逐渐下降至正常，咳嗽、咽痛等伴随症状亦随之而减轻至消失，皮疹按出疹顺序依次消退，出现糠麸样脱屑，有棕色色素沉着，纳食增加，大便干，舌红少苔欠津，脉细数或细弱，指纹淡紫。

证候分析：麻毒随疹外透于表而解，属邪退正复，故发热渐退，咳嗽、咽痛减轻，精神转好，烦躁消失；脾胃功能逐渐恢复，故纳食增加；而舌红欠津，少苔，脉细数弱均为阴分受伤，余热未尽之象。

治法：养阴清热，清麻透疹。

方剂：沙参麦冬汤（《温病条辨》）加减。

方解：本方中以沙参、麦冬养阴清热生津；玉竹养阴生津止渴；天花粉清热生津；桑叶疏风清余热；地骨皮善清虚热；生扁豆、谷芽健脾调胃；甘草调和诸药。全方共奏清余热，养阴生津之功。

加减：低热不尽者，加银柴胡、白薇清退虚火；干咳少痰者，加百合、杏仁、款冬花、乌梅润肺止咳；疹退较缓者，加当归、赤芍活血凉血；便秘甚者，加生何首乌、火麻仁、瓜蒌润肠通便。

（二）逆证

1. 麻毒闭肺

证候表现：高热不退，口渴引饮，咳嗽痰多，喘促鼻扇，烦躁唇青。皮疹出之不畅，或早或晚，或出即没，或出之数几便不继出；或暴出暴收，稠密融合，紫暗成片。舌红苔黄，脉洪数，指纹紫滞。

证候分析：麻毒炽盛，易于化火，火燔于内，故见高热，口渴；麻毒闭肺，灼津炼液成痰，痰阻肺道，故见咳嗽痰多，喘促鼻扇；麻毒内攻，故皮疹出之不畅，或疹不及外发，或疹不依序而迅发，其融合成片且紫暗，均与麻毒过盛有关，其舌红苔黄，脉洪数，指纹紫滞，皆为麻毒热邪内炽之象。

治法：清肺解毒，清麻透疹。

方剂：麻杏石甘汤（《伤寒论》）加味。

方解：本方生石膏、麻黄宣肺解表，平喘止咳。两药相互制约，麻黄性温制生石膏之寒，以防寒过遏疹，生石膏性寒可制麻黄之温，以防温助热邪，两药合用，既能宣肺又能清热，故为辛凉之剂。杏仁苦降助麻黄止咳平喘；甘草调和诸药以为使。

加减：肺热重加黄芩、鱼腥草清肺解毒；咳嗽剧烈加款冬花、百部肃肺止咳；痰稠难咯加川贝母、知母清肺化痰；疹出不畅加紫草、浮萍、西河柳、芫荽、樱桃核活血解毒透疹；疹色紫暗加丹皮、赤芍清热凉血，活血散瘀。

2. 麻毒攻喉

证候表现：高热不退，声音嘶哑，喉间痰鸣，犬吠样咳嗽，咽喉肿痛尤甚，影响吞咽进食，面唇青紫，烦躁不安，呼吸急促，甚至出现窒息，皮疹出之不畅，紫暗不匀。舌红苔黄，脉洪数，指纹紫滞。

证候分析：麻毒炽盛，故高热不退；麻毒化火，循经上攻咽喉，而见咽喉肿痛，声音嘶哑，犬吠样咳嗽；麻毒火热炼津为痰，痰火阻塞气道，故呼吸困难，急促唇绀，甚至窒息，病情凶险危急，常与麻毒闭肺同时发生，麻毒炽盛，影响皮疹正常透发，而见皮疹透发不畅；舌红苔黄，脉洪数，指纹紫滞为麻毒内炽之象。

治法：清麻透疹，利咽消肿。

方剂：玄参升麻汤（《卫生宝鉴》）加减。

方解：方中玄参清上焦氤氲之热，解毒利咽；升麻解郁散热，清利咽喉；牛蒡子清热利咽，兼以疏风透疹；连翘、黄芩、黄连清热泻火解毒；桔梗宣肺利咽止咳；白僵蚕散风祛痰；防风疏散达邪；生甘草清热解毒，调和诸药。全方共奏清热利咽，止咳化痰之功。

加减：若大便秘结加大黄、玄明粉通腑泄热；咳重加前胡、射干宣肺止咳。若呼吸困难，面唇青紫，出现窒息者应采用综合措施进行抢救，必要时行气管插管以挽救生命。

3. 麻毒内陷心肝

证候表现：高热不退，烦躁不安，神昏谵语，甚至抽搐惊厥，皮疹密集紫暗，遍及周身，大便秘结，舌红绛，苔黄糙，脉洪数，指纹紫滞。

证候分析：麻毒炽盛，未经肺卫而解，反而内陷心肝，蒙蔽清窍，引动肝风，故高热不退，神昏，抽搐；麻毒炽热化火，火扰心神，故烦躁谵语，夜寐不安，大便秘结；麻毒入营动血，则皮疹密集紫暗，遍及周身；舌红绛，苔黄糙，脉洪数，指纹紫滞为麻毒炽盛之象。

治法：凉营息风，清麻透疹。

方剂：羚角钩藤汤（《通俗伤寒论》）加减。

方解：本方中羚羊角、钩藤平肝息风，清热解毒；桑叶、菊花疏风清热，尤擅清肝经之热；生地清热凉血养阴；白芍柔肝敛阴；川贝、竹茹清热化痰；茯神宁心安神；生甘草清热解毒，调和诸药。全方以清热息风凉营为大法。

加减：高热，昏迷较深者可合用紫雪丹或安宫牛黄丸清热化痰，息风开窍；痰涎壅盛者加天竺黄、胆南星、石菖蒲、猴枣散等化痰开窍。

四、其他疗法

1. 中成药

（1）五粒回春丹　宣肺透表，清热解毒。适用于初热期和出疹期。每次1～5粒，每日2次。

（2）银翘解毒颗粒剂　清热解表，每袋2.5g，每次1.25～5g，每日2～4次。适用于麻疹初热期，在皮疹将出之时，用芦根煎水送服则效果更佳。

（3）牛黄清心丸　清热泻火，镇咳祛痰，每丸3g，每次1/2～1丸，也可与汤药配服，适用于逆证高热不退者，有惊风征兆者效果更佳。

（4）安宫牛黄丸　清心开窍，每丸3g，必要时服1/2～1丸，与中药汤剂合服，适用于麻毒内陷心肝证。

2. 针灸　选穴：邪伤肺卫，选大椎、曲池、合谷、鱼际、外关，清风热，肃肺气。肺胃热盛者，加曲泽、委中、十宣点刺放血，以泻血分之热；神志昏迷者，加百会、人中开窍醒脑，手法以泻法为主，每日1次，点刺放血，或留针20分钟。

3. 推拿疗法　取肺经、肝经、天河水、三关、天柱骨、七节骨等穴，手法选用泻法，即清推之法，以清热解表透疹，每次20～30分钟，每日1次。

4. 外治法　麻黄、浮萍、芫荽、西河柳、黄酒，加水煮沸，使蒸气布满室内，使病人口鼻吸之，再以柔软毛巾蘸药液，适温轻擦患者皮肤。适用于疹出不畅的患者。

5. 单方验方　芦根30g，金银花10g，水煎服，清热解表透疹，每日频频饮之，适用于出疹前期或疹出不畅之时。

【预防与调护】

一、预防

1. 流行期间，少去公共场所，尤其是易感儿童更应少去公共场所。保持居室内通风良好，保持空气新鲜，温度、湿度适宜，尽量充分休息。

2. 中药预防：紫草10g，甘草3g，水煎服，每日服1次，共服3次，可在麻疹流行期间服用，以预防麻疹。

3. 按时接种麻疹疫苗。

二、调护

1. 应立即隔离，一般应隔离至疹出后5天。对有并发症者，应延长隔离期至10天，以控制传染源。

2. 保持口、眼、鼻的清洁卫生，可用淡盐水漱口，眼药水滴眼等。

3. 保持皮肤清洁，切勿抓搔，以防感染。

4. 密切观察病情变化，如发热、皮疹、精神状态、呼吸及伴发症状等。

5. 饮食应易消化且富有营养，以流食或半流食为主，切勿食用肥甘、厚味、油腻之品。

【古籍选录】

[1]《麻疹拾遗》云："麻疹之发，多为天行疠气传染，沿门履巷相传。"

[2]《麻疹会通》云："麻非胎毒，皆属时行，气候煊热，传染而成。"

[3]《麻疹新书》云："麻疹初期，疹未见时，必身热恶寒，头痛咳嗽，或吐或呕，或泻或腹痛，或鼻流清涕，喷嚏呵欠，眼胞浮肿，目泪汪汪，腮赤体痛，烦吵不宁，或手掐眉目、鼻唇及面。"

[4]《麻科活人全书》云："麻疹出现全身热，身不热兮疹不出，潮热和平方为顺，若逢不热非大喜。""初则发热，有类伤寒，眼胞肿而泪不止，鼻喷嚏而涕不干；咳嗽少食，作渴发烦；以火照之，隐隐于皮肤之内，以手摸之，磊磊于肌肉之间；其形似疥，其色若丹，出现三日，渐收为安。"

第二节 奶 麻

奶麻是由于外感奶麻时邪所致，以高热数日、热退疹出为主要表现的急性出疹性时行疾病。典型病例以发热3天，热退时全身出现红色玫瑰样丘疹，疹退后不留痕迹为主要临床特征。本病预后良好，很少有并发症发生。是婴儿时期常见的疾病之一，以6~12个月的小儿最多见，本病无明显的季节性，但在冬春季节发病者略多。现代医学称之为幼儿急疹。

【病因病机】

一、病因

奶麻发病的外因为外感奶麻时邪所致，为风热疫毒；内因为患儿内蕴伏热，或由母体内传，或由胎热而生伏热。

二、病机

1. 基本病机　麻邪内侵。

2. 常证病机　奶麻时邪，自外袭来，由口鼻而入，侵入肺卫，肺卫失宣，可见肺卫表证；邪在肺卫不解，与内蕴伏热相合，热盛于中、上二焦，故见高热等症；正邪交争，终以邪退正胜为果，使郁于肌肤之邪随疹自肌肤透发，故见热退疹出；如邪热亢盛不退，则可内陷心肝，可引发高热、惊厥等症。

【临床表现】

起病急，一般常无前驱症状，多表现为突然高热，体温常在39℃～41℃，此过程常持续3～4天。患儿一般情况良好，伴有症状较少，可有烦急、食少、恶心、呕吐、咽炎等症状，程度较轻；皮疹多出现于体温下降过程中或之后，皮疹为不规则、小型的玫瑰色斑丘疹，有红晕，压之退色，最初出现于颈部或躯干部，很快波及全身，皮疹1～3天即可退尽，疹退后无脱屑，亦无色素沉着。可伴有颈周围及枕后髎核肿大。

【诊断与鉴别诊断】

一、诊断要点

1. 年龄　6～18个月的小儿。

2. 症状体征　骤发高热，3～4天后热退疹出，精神及一般情况良好。

3. 实验室检查　①血常规：白细胞总数可降低，为（3～5）×10⁹/L，中性粒细胞减少，淋巴细胞增高。②病毒分离：采集外周血，分离出HHV-6，即可确诊。

二、鉴别诊断

1. 麻疹　皮疹出现时体温最高，有麻疹黏膜斑，全身症状较重，可出现逆证。奶麻皮疹出现于热退之后，无其他特殊体征，全身症状轻，一般无逆证出现。

2. 风疹　热程较短，一般发热1/2～1天即出现皮疹，出疹时仍有发热，耳后、枕部髎核肿大明显。奶麻热程较长，一般发热3～4天后出疹，热退时出疹，亦可伴有颈部、耳后、枕部髎核肿大，但不及风疹明显。

【辨证论治】

一、辨证要点

1. 轻证　发热虽高，但热退之时，精神、情绪正常，且伴随症状少而轻，可有轻咳，微烦，纳少，偶有呕吐、腹泻；皮疹出后热退，伴随症状亦消失；皮疹退后无脱屑，亦无色素沉着。

2. 重证 持续高热不退，并且烦躁不安，唇红口青，甚则惊厥，此为奶麻的变证。

二、治疗原则

1. 基本治则 解表透疹。

2. 具体治法 临证根据邪在卫分、气分辨证论治。邪郁肌表者，治以疏风清热，宣透邪毒；热退疹出后，治以清热生津。

三、分证论治

1. 邪犯肺卫

证候表现：发病急，突然高热，精神尚好，无明显恶寒，少汗，微咳，纳少，或有吐泻，咽红，舌红，苔白或薄黄，脉浮数，指纹紫。

证候分析：奶麻时邪，由口鼻而入，侵入肺卫，肺卫失宣，故见微咳，咽红；邪正交争，因而发热；患儿若有肺胃蕴热，内热外热相合，则高热持续不退；小儿正气存内，虽受邪侵，未及伤正，故虽发热，但精神尚好；邪正交争，影响脾胃运化功能，故纳少，或有吐泻；舌红，苔白或薄黄，脉浮数，指纹紫均为外感时邪之象。

治法：疏风清热，解表透疹。

方剂：荆翘饮（验方）加减。

方解：方中荆芥、连翘疏风达邪；牛蒡子、蝉蜕、薄荷解表透疹；防风、白蒺藜祛风止痒。

加减：高热不退加大青叶、生石膏、知母清热解毒；呕吐加藿香、竹茹降逆止呕。

2. 毒透肌肤

证候表现：身热已退，或将退之时颜面、胸腹、臀部出现玫瑰色斑丘疹，头颈亦有，四肢较少，可融合成片，多无痒感，纳少，便干。舌红，苔薄或少苔，脉数，指纹紫。

证候分析：奶麻时邪与气血相搏，蕴于肌腠，正胜邪退，热退疹出，故肌肤见皮疹，且发热渐退；时邪亦影响脾胃而见纳少；时邪与正气交争之时，伤津耗液，故见舌红少苔、便干等津伤之象。

治法：清热凉血，解表透疹。

方剂：清解透表汤（验方）加减。

方解：本方金银花、连翘、桑叶、菊花清热解毒；西河柳、葛根、升麻发表解肌透疹；牛蒡子疏风利咽；芦根清热生津透疹；紫草解毒凉血透疹；甘草调和诸药。

加减：热未退尽，可加薄荷宣透；胃纳欠佳，加谷芽、麦芽和胃。

四、其他疗法

1. 中成药

（1）五粒回春丹 宣肺透表，清热解毒。邪犯肺卫，毒透肌肤均可应用。每次 1~3

粒，每日2次。

（2）珠珀猴枣散　解表清热，化滞解毒。邪犯肺卫，毒透肌肤均可应用。每次1/3～2/3瓶，每日3次。

2. 外治法

（1）金银花、芦根、白鲜皮煎水外洗。每日1～3次。

（2）青黛散外扑，每日1～3次。用于抓痕、抓破之处，有助于结痂。

3. 推拿疗法　选穴：肺经、胃经、大肠、三关、天河水、六腑、天柱骨、七节骨、风池等。手法：清肺经，清胃经，清大肠，推三关，清天河水，退六腑，推天柱骨，推下七节骨，拿风池。

【预防与调护】

一、预防

1. 在冬春季节或疾病流行期间，应避免或少去公共场所，以防传染。
2. 应保持室内空气新鲜、流通。

二、调护

1. 高热时，可用物理方法降温，如冷敷额头、枕冰袋、酒精擦浴、温水浴等。
2. 饮食给予易消化食物，多饮水。
3. 密切观察病情变化，防止小儿高热时出现惊厥。

【古籍选录】

《疹科纂要》云："若出生婴儿未及满月，或百日内外，或未生痘疹之先，遍身发出红点，如粟米状，满月内外名'烂衣疮'，百日内外及未生痘疹之先名'瘄疹'，皆不治自愈。"

第三节　风　疹

风疹是由外感风疹时邪引起，以发热、出疹、臀核肿大为主要表现的急性出疹性时行疾病。典型病例以轻度发热，咳嗽，周身出现淡红色细小皮疹，伴见耳后、枕部及颈部臀核肿大为主要临床特征。预后大多良好，并发症少，恢复较快。病后可获得终身免疫。

本病是小儿时期常见病之一，各年龄均可发病，尤以1～5岁小儿多见。一年四季均可发病，但以冬春季节多发，且易引起流行。

中医文献中对风疹记述不多，《素问》中"隐疹"的记载，《金匮要略》《诸病源候论》中"风隐"的记载中，似应包含有风疹一病，但是当时还不能将多种出疹性疾病区别开。明确提出风疹的是《沙麻明辩》，其曰："风疹……皆缘感受风热而发，药宜清凉解表。"

本病现代医学称之为风疹，系由感染风疹病毒所致，经呼吸道飞沫传播。

【病因病机】

一、病因

外感风痧时邪，为风热疫毒。

二、病机

1. 基本病机 风痧内侵。

2. 常证病机

（1）风热郁肺 风痧时邪由口鼻而入，郁于肺卫，蕴于肌腠，与气血相搏，外发皮肤，而见皮疹。

（2）邪入气营 风热之邪蕴于肺卫不解，热入气分，兼涉营分，故见气营重证。

【临床表现】

初起发热，其热以低热为主，多持续 1~2 天。兼见鼻塞流涕，咽部疼痛，咽红，咳嗽亦不重。当日或第二日可见皮疹，皮疹先见于头面，继而见于躯干部、四肢。其手足心多不出疹。皮疹分布较均匀、稀疏，疹点细小如沙，疹色浅红或淡红，皮疹处有痒感。疹退后无色素沉着，无脱屑。患者耳后、枕部及颈部可触及肿大的淋巴结（臀核），压痛明显。

【诊断与鉴别诊断】

一、诊断要点

1. 病史 风痧流行病史及接触史。

2. 症状体征 发热 1~2 天后出皮疹，24 小时即可布满全身，疹色淡红，疹点细小，疹退后无色素沉着，无脱屑。耳后、枕部及颈部的淋巴结（臀核）肿大、压痛。

3. 实验室检查 ①血常规：末梢血白细胞计数及中性粒细胞分类正常或略降低，淋巴细胞比例增高。②病毒分离：疹出前后 1 周内，从鼻咽分泌液中分离出风疹病毒即可确诊。③血清学检查：在疹出 3 天后，其血清中病毒中和抗体、补体结合抗体及血凝抑制抗体均有所增高，并且在 1 个月后达到高峰。对急性期及恢复期的双份血清检查，其抗体滴度升高 4 倍以上，有助于诊断。

二、鉴别诊断

1. 麻疹 高热、发热 3 天后出疹，约 3 天出齐。疹点呈麻粒状，为玫瑰色皮疹，鼻准、手足心有疹。口腔有麻疹黏膜斑。疹退后有棕褐色色素沉着和糠麸样脱屑。而风疹为发热 1~2 天后出疹，疹点较细小，伴耳后、枕后淋巴结（臀核）肿大。

2. 奶麻 发病年龄在 6～12 个月。发热以高热为主。高热 3 天，热退疹出。伴见症状较轻。皮疹为玫瑰色斑丘疹。

3. 丹痧 发热以高热为主。皮疹细小如沙，弥漫潮红，呈猩红色，压之退色。有口周苍白圈、线状疹及杨梅舌。疹退后有片状脱屑，但无色素沉着。

【辨证论治】

一、辨证要点

1. 辨发热 轻微发热，精神好，为感邪不重，邪在卫表，病情轻浅。高热不退，烦躁易惊，口渴为感邪较重，邪入气营，病情重。

2. 辨出疹 疹出均匀，淡红稀疏，为邪在肺卫肌腠，热欲外透，病情轻浅。疹点密集，紫暗成片，为邪入气营，邪正交争，病情重。

二、治疗原则

1. 基本治则 解表清麻。

2. 具体治法 本病的主要病机为风热在肺卫，故治宜疏风清热，解表透疹；若热邪炽盛入于气营，则应清气凉营，解热祛邪。

三、分证论治

1. 邪郁肺卫

证候表现：低热，轻咳，喷嚏流涕，身出皮疹，稀疏均匀，疹色淡红，疹点细小，微痒，纳呆，耳后、枕部及颈部的淋巴结（臖核）微肿大，有压痛。舌红，苔薄白或薄黄，脉浮数，指纹浮紫。

证候分析：外感风热时邪郁于肺卫，病轻位浅。故虽见发热，一般无高热，以低热为主，咳嗽、流涕亦不重；风热之邪蕴于肌腠，外发肌肤，故见皮疹；风热之邪不重，故疹色淡红，疹点分布稀疏而均匀；风盛于肌肤则痒；热与气血相搏，阻于经络，结于耳后、枕部及颈部，故见淋巴结（臖核）肿大。舌红，苔薄白或薄黄，脉浮数，指纹浮紫，为邪郁肺卫之象。

治法：疏风退热，解表清麻。

方剂：荆翘散（验方）加减。

方解：方中荆芥、连翘疏风达邪；牛蒡子、蝉蜕、薄荷解表透疹；防风、白蒺藜祛风止痒。

加减：发热较高者，可加生石膏、寒水石、大青叶加强清热解表之力；咳重者，加前胡、桑叶、桑白皮、杏仁、芦根清宣肺卫止咳；皮肤痒甚者，加浮萍、露蜂房解表祛风止痒；纳呆者，加神曲以消食开胃；淋巴结（臖核）肿痛甚者，加夏枯草、玄参、地丁、蒲公英以清热解毒散结；夜寐不安者，加钩藤、夜交藤镇静安神。

2. 热邪炽盛

证候表现：高热不退，烦躁易惊，口渴面红，疹点密集，重者融合成片，疹色鲜红或紫暗，耳后、枕部及颈部的淋巴结（臖核）肿大明显，触之即痛。舌红苔黄，脉数，指纹紫滞。

证候分析：此型为感邪较重，或风热之邪，未经肺卫而解，反而内入气营，邪热炽盛于气分，故高热不退，口渴面红；邪热入营，见烦躁易惊，疹色鲜红或紫暗，密集成片；热邪炽盛，蕴结经脉，故淋巴结（臖核）肿大明显，触之即痛。舌红苔黄，脉数，指纹紫滞为邪热炽盛，内侵气营之象。

治法：凉营清热，解表清麻。

方剂：透疹凉解汤（验方）加减。

方解：方中桑叶、菊花、牛蒡子、薄荷、蝉蜕疏风清热；连翘、黄连、地丁清热解毒；赤芍、红花凉血活血。

加减：若高热不退，可加生石膏、寒水石、炒栀子、大青叶清热泻火；若口渴较重，加芦根、沙参、石斛、天花粉养阴清热；若疹点紫暗，加生地黄、丹皮、紫草清热凉血；若烦躁不安，加竹叶、钩藤。

四、其他疗法

1. 中成药

（1）五粒回春丹　宣肺透表，清热解毒。邪郁肺卫，热邪炽盛均可应用。每次 1～5 粒，每日 2 次。

（2）银翘解毒颗粒　辛凉解表，清热解毒。每袋 2.5g，每次 1.25～5g，每日 2 次，温水送服，或芦根煎汤送服。

（3）抗病毒口服液　清热解毒。每支 10mL，每次 5～20mL，每日 2～3 次。

2. 针灸　选穴：合谷、曲池、血海、委中、膈俞、天井等。可疏通经气，清泻风热，凉血散瘀。手法以泻法为主。每日 1 次，留针 20 分钟。

3. 推拿疗法　选用清肺经，清天河水，推攒竹，揉太阳，拿风池，推天柱骨，推三关，推脊等。清热解表透疹。大便干者，加推下七节骨。每日 1 次，每次 10～20 分钟。

4. 单方验方

（1）芦根、金银花煎水代茶饮。

（2）板蓝根、浮萍、生甘草煎水代茶饮。

【预防与调护】

一、预防

1. 按时接种麻风腮疫苗。

2. 多参加体育锻炼，增强体质，提高机体的抗病能力。

3. 风疹流行期间，少去公共场所，尤其是孕妇和易感儿，以免被传染而患病。

二、调护

1. 风疹患者应隔离至出疹后 5 天。
2. 注意休息，予易消化食品，忌食煎炸油腻腥膻食品。
3. 避免搔抓，以免引起感染。

【古籍选录】

［1］《沙麻明辩》云："风痧……皆缘感受风热而发，药宜清凉解表。"

［2］《麻科活人全书》云："若风瘾者，亦有似于麻疹……感风热而作，不由于胎毒，乃皮肤小疾，感风热客于肺脾二家所致，不在正麻之列……倘身热不退，只须用疏风清热之剂，一服即愈。"

第四节　丹　痧

丹痧是由于感受丹痧邪毒所致，以高热、咽喉肿痛、皮肤出现猩红色皮疹、疹后脱屑蜕皮为主要临床特征。及早发现，积极治疗，预后良好。少数患儿可并发水肿、痹证和心悸。本病是小儿时期的常见传染病之一，各年龄组均可发病，2～8岁儿童发病率较高。以冬春季节最为多见。我国北方地区发病率明显高于南方地区。

现代医学称之为猩红热。其发病主要为 A 组 β 溶血性链球菌感染后，在其侵犯部位及周围组织引起炎症反应。而 A 组 β 溶血性链球菌产生的致热毒素，通过血液循环遍及全身，形成严重的毒血症，引起发热及全身皮疹。由于 A 组 β 溶血性链球菌有不同类型，各型产生的相应的特异性抗体之间无交叉免疫。

我国古代医家对丹痧论著颇多，《丁甘仁医案》附叶天士烂喉痧医案中记载："雍正癸丑年间以来，有烂喉痧一症，发于冬春之际，不分老幼，遍相传染。发则壮热烦渴，丹密肌红，宛如锦纹，咽喉疼痛肿烂，一团火热内炽。"故又称其为"烂喉痧""疫痧""疫喉痧""烂喉丹痧"。

【病因病机】

一、病因

丹痧发病的外因为感受丹痧邪毒，为温毒之邪。正气不足或素体肺胃蕴热是本病发生的内因。

二、病机

1. **基本病机**　痧邪袭咽。
2. **常证病机**　丹痧邪毒，乘时令不正之气，寒温失常之机，人体正气不足或内有蕴热之时而发病。丹痧邪毒经口鼻而入，首先侵犯肺卫，邪郁化火，毒火内炽，入营伤阴，侵袭咽喉。

（1）邪侵肺卫　病之初起，丹痧邪毒侵犯肺卫，侵袭咽喉，故见高热、头痛、咽痛、咽红肿痛等症。

（2）毒在气营　丹痧邪毒与肺胃蕴热相和，火毒炽盛，气营两燔，邪毒外发肌肤而见痧疹；毒热上攻咽喉，致咽部肿痛，甚则腐肉成脓；火热上熏舌本，故舌红肿起刺，状如杨梅；毒热内盛，故见尿黄、便干；甚者毒火内陷心肝，则见烦躁不安，神昏谵语，抽搐；毒热炽盛，迫血妄行可见出血征象。

（3）痧后伤阴　丹痧邪毒为温毒，最易伤津耗液，故后期形成热退而肺胃阴伤的病理变化。

3. 变证病机　若丹痧邪毒伤及心气，则病情变化，导致心悸之证；如邪毒流窜筋骨关节，可引起关节痹痛；如丹痧邪毒余邪未清，内归肺脾肾，水液通调失职，气化不利，水湿内停，外溢肌肤则形成水肿。

【临床表现】

潜伏期一般为 2～3 天。起病急，突然高热，体温常在 38℃～39℃，甚至达 40℃ 以上。伴见咽痛、头痛、咽部红肿。发热开始后 24 小时内即可见到皮疹，一般在 48 小时内达高峰，皮疹先见于颈、胸腹、腋下，24 小时即可遍及全身。典型皮疹为在弥漫性充血的皮肤上出现分布均匀的针尖大小的丘疹，触之如鸡皮样感，压之退色，在皮肤皱褶处，如腋下、肘前、腹股沟等处皮疹密集呈"线状疹"。皮疹呈猩红色，疹间皮肤潮红，唯口周皮肤不变色，相比之下呈苍白色，称之为口周苍白圈。皮疹一般持续 2～3 天，重者可持续 1 周。本期同时有高热、烦躁、口干口渴等症状。发热 1 周左右，体温下降至正常，其他症状亦逐渐消退，皮疹依出疹顺序消退，皮疹退后，有糠屑状脱屑，首先见于面部，然后躯干、四肢，手足可有大片脱皮，呈手套袜套状。一般在 2～4 周后脱净，无色素沉着。

【诊断与鉴别诊断】

一、诊断要点

1. 病史　丹痧流行史或接触史。

2. 症状特征　根据起病急，发热，咽部炎症，典型皮疹，杨梅舌，线状疹，口周苍白圈，痧后脱屑等典型表现即可诊断。若为不典型病例，则应密切观察病情变化及借助实验室检查。

3. 实验室检查　①血常规：末梢血中白细胞总数增高（10～20）×10^9/L，中性粒细胞增高。②细菌培养：取患者鼻咽分泌物进行细菌培养，可有 A 组 β 溶血性链球菌生长。③抗链球菌"O"溶血素（ASO）测定升高。

二、鉴别诊断

麻疹、奶麻、风疹、丹痧四种出疹性疾病的鉴别见表2。

表2 麻疹、奶麻、风疹、丹痧的鉴别

	麻疹	奶麻	风疹	丹痧
发热与出疹的关系	发热3～4日出疹，疹出热甚	发热3～4日出疹，热退疹出	发热半天～1天出疹	发热半天～1天出疹，出疹时亦发热
皮疹特点	暗红色斑丘疹，如麻粒状，发疹有顺序。疹间有正常皮肤。约3天出齐，疹后有脱屑，有色素沉着	玫瑰色斑丘疹，发疹无顺序。发疹24小时后布满全身。疹后无脱屑，无色素沉着	淡红色细小斑丘疹，如痧粒状，发疹无明显顺序。24小时布满全身。疹后无脱屑，无色素沉着	猩红色皮疹，疹点细小如痧，发疹有顺序。1天遍及全身。疹后有脱屑，无色素沉着
特点	麻疹黏膜斑	无	耳后、枕部淋巴结肿大	线状疹、口周苍白圈、杨梅舌、咽喉红肿化脓

【辨证论治】

一、辨证要点

1. 辨轻重 发热而有汗者，为邪欲外达，其证较轻；壮热而无汗者，皮疹隐而不透，为疫毒内传，其证较重；若灼热而无汗，且伴神昏，喉烂气秒，甚则惊厥，为丹痧邪毒内闭，内陷心肝之变证。

2. 辨痧疹 痧点外达，为邪去正安；若痧虽外透，但伴见神昏、谵妄，为毒火极盛之征；若痧色红润，依次而出，为正常出痧过程；若痧色紫暗，夹有瘀点，为丹痧邪毒化火，病情危重之兆；痧退而发热稽留不退，为余毒未尽之征。

3. 辨病程 病之初起，虽起病急，但以发热、咽红肿痛为主，其病势轻，在邪侵肺卫阶段；若高热不退，皮疹迅速出现，为丹痧邪毒已入气营；如热渐退，皮疹亦退，伴见乏力、神疲、口渴，舌红少苔，为热盛伤阴，余热不尽之阶段。

二、治疗原则

1. 基本治则 解毒祛痧。

2. 具体治法 病初时邪在表，宜辛凉宣透，清热利咽；出疹期毒在气营，宜清气凉营，泻火解毒；恢复期疹后伤阴，宜养阴生津。若发生心悸、痹证、水肿等病证，则参照有关病证辨证治疗。

三、分证论治

1. 邪侵肺卫

证候表现：突起高热，灼热无汗，头痛，咽部红肿、疼痛，皮肤潮红，痧疹隐隐，舌红，苔薄白或薄黄，脉浮数。

证候分析：患病之初，丹痧邪毒侵及肺卫，邪正交争故发热；丹痧邪毒上扰清阳故头痛；咽喉为肺胃门户，邪热上攻咽喉而见咽部红肿、疼痛；丹痧邪毒犯肺，外发皮毛，则皮肤潮红，痧疹隐隐；舌红，苔薄白或薄黄，脉浮数为邪在肺卫之征象。

治法：辛凉解表，解毒祛痧。

方剂：荆翘散（验方）加减。

方解：方中荆芥、连翘疏风达邪；牛蒡子、蝉蜕、薄荷解表透疹；防风、白蒺藜祛风止痒。

加减：疹出不畅加浮萍、西河柳透疹达邪；高热加生石膏、栀子、黄芩清解肺胃之热；口渴者，加芦根、天花粉清热生津；咽痛甚者，加玄参、山豆根、锦灯笼清热利咽。

2. 毒在气营

证候表现：壮热不解，面赤口渴，咽喉肿痛，糜烂白腐。皮疹密布，色红如丹，甚则融合成片。舌红起刺，状如杨梅，脉数有力，指纹紫滞。甚者神昏谵语。

证候分析：丹痧邪毒由卫入气犯营，毒火内炽，故壮热不退，面红赤；热盛伤津而口渴；毒火上攻咽喉而见咽喉肿痛，糜烂白腐；丹痧邪毒入营，外达肌肤，故皮疹密布，色红如丹，重者可见神昏谵语；丹痧邪毒上熏舌本而见舌红起刺，状如杨梅；脉数而有力，指纹紫滞为热毒炽盛之象。

治法：清气凉营，解毒祛痧。

方剂：凉营清气汤（《喉痧证治概要》）加减。

方解：方用犀角（水牛角）清解气营之热毒，凉血泻火，为方中主药；生地、玄参养阴清热凉血；金银花、连翘、黄连清热解毒，为方中辅药；竹叶清心利尿，麦冬清热养阴生津，紫草清热解毒透疹，为方中佐使之药。全方共奏清气凉营之功。

加减：高热者，可酌加生石膏、丹皮、白茅根清热凉血；便秘者，加大黄、玄明粉通腑泻热；惊厥者，加钩藤、僵蚕、蝉蜕、珍珠母镇惊安神；皮疹较多者，加淡豆豉、浮萍、芦根以解表透疹。

3. 疹后阴伤

证候表现：发热渐退，咽痛减轻，皮疹渐消，皮肤脱屑，甚则大片脱皮，伴见神疲，乏力，纳少，舌红少津，脉细数无力。

证候分析：丹痧邪毒为温毒，最易伤津耗液，肺胃津伤，无以濡润则见皮肤脱屑、脱皮，舌红少津，脉细无力。

治法：养阴清热，解毒祛痧。

方剂：沙参麦冬汤（《温病条辨》）加减。

方解：本方沙参、麦冬、天花粉、玉竹养阴清热；芦根、石斛养阴清热生津；桑叶清余热透表，以清疏肺中之热；扁豆调胃和中；甘草调和诸药。

加减：若低热不解者，可加地骨皮、银柴胡清透虚热；纳差者，加佛手、麦芽；大便干者，加瓜蒌、火麻仁润肠通便。

四、其他疗法

1. 中成药

（1）银翘解毒颗粒　疏风解表，清热解毒。适用于本病初期。每次 1.25～2.5g，每日 3 次。

（2）蓝芩口服液　清热解毒，利咽消肿。用于本病初、中期。每次 5～10mL，每日 3 次。

2. 外治法　锡类散：取药少许，吹喉中，以清热解毒，消肿利咽。

3. 现代医学疗法　西医学治疗猩红热，首选青霉素，儿童按每日 2～4 万 U/kg，配生理盐水 100～250mL，静脉滴注，每日 2 次。如对青霉素过敏，可选用红霉素，每日 20～30mg/kg，每日分 3 次口服。

【预防与调护】

一、预防

1. 在冬春季节，或流行期间，应少去公共场所，以减少感染机会。
2. 用板蓝根或黄芩各取 10～15g，水煎服，每日 3 次，连服 3 天。
3. 发现患者后，应及时隔离至出疹后 7 天。
4. 居室可用食醋熏蒸消毒。

二、调护

1. 充分休息，尤其在发热期间，宜卧床休息。
2. 保持室内空气新鲜。保持室内一定的温度和湿度。
3. 选用流食或半流食饮食，避免食用肥甘油腻、腥膻之品。
4. 注意皮肤清洁，用柔软毛巾擦汗。避免搔抓，防止皮肤感染。
5. 注意口腔清洁，可在发病期间，以淡盐水含漱，每日 2～3 次。
6. 在发病后 2～3 周时，应进行尿常规检查，如有肾炎发生可及时发现。

【古籍选录】

[1]《痧喉经验阐解》云："丹痧乃热淫浮越者，是也。其琐碎小粒者为痧，痧者沙也，红晕如尘沙而起属肺，其成片如云头突起者为瘴，瘴者丹也。"

[2]《疫痧草》云："疫痧之毒，有感发，有传染，天有郁蒸之气，霾雾之施，其人

正气适亏，口鼻吸受其毒而发者。"

[3]《喉痧证治概要》云："经所谓非其时而有其气，酿成疫疠之邪也。邪从口鼻入于肺胃，咽喉为肺胃之门户，暴寒束于外，疫毒郁于内，蒸腾肺胃两经，厥少之火，乘热上亢，于是发为烂喉丹痧也。"

第五节　水　痘

水痘是由外感水痘时邪所引起的急性出疹性时行疾病，本病也称"水花""水疱""水疮"。临床以皮肤同时出现丘疹、疱疹和结痂为其特征。水痘一年四季均可发生，但以冬、春两季多见。婴幼儿和学龄前儿童发病较多，半岁以内婴儿发病少见。本病主要通过接触或呼吸道传播，容易引起流行。一次患病可获终身免疫。

古代医学文献对本病的论述最早见于北宋钱乙的《小儿药证直诀》，其曰："五脏各有一证，肝腑水疱，肺脏脓疱，心脏斑，脾脏疹，归肾变黑。"其中"肝腑水疱"似指水痘，并进一步指出："此天行之病也。"指出本病具有传染性。南宋张季明的《医说》中，对本病论述更为详细，并提出了水痘的病名，其曰："其疱皮薄如水泡，破即易干者，谓之水痘。"清代吴谦《医宗金鉴·痘疹心法要诀》曰："水痘皆因湿热成，外证多与大痘同，形圆顶尖含清水，易胀易靥不浆脓，初起荆防败毒散，加味导赤继相从。"

【病因病机】

一、病因

水痘发病的外因为感受水痘时邪，属湿热疫毒；内因与小儿肺、脾不足有关。

二、病机

1. 基本病机　痘邪内侵。

2. 常证病机　水痘邪毒具有湿热之特性，经口鼻或皮毛侵入人体，上犯于肺，中郁于脾，透达皮肤，发为水痘，可致临床常见的风热轻证；若毒热炽盛，直趋气营，可出现水痘密布，并可并见壮热、烦躁，甚则累及心肝而引起惊风。本病过程大多良好，当邪毒外透，湿浊排除，则疱疹结痂，趋于康复。

3. 变证病机　变证临床少见，仅见于体禀脆弱、久病不愈的儿童，可出现邪毒内陷心肝而引起惊风发搐。若痘疹破溃再感邪毒，可形成坏疽加重病情。

【临床表现】

本病大多属轻型，起病急骤，往往先见皮疹，或同时有发热、鼻塞、流涕等肺卫失和等症。皮疹分布呈向心性，以躯干、头皮、颜面及腰部常见，四肢及足底、手掌偶见。皮疹初起为红色小斑疹或丘疹，稀疏而分散，数小时至一天后可变为椭圆形、大小不一，疱疹中的疱浆清亮，疹周有红色浸润，数日后，疱疹逐渐变干，中心略微凹陷，然后结成痂盖，再经数日至一周后，痂盖脱落，不留瘢痕。由于皮疹分批出现，故临证以丘疹、疱疹与结痂同时并见为特征。

【诊断与鉴别诊断】

一、诊断要点

1. 11～24 天前有明确的水痘接触史，或处于流行季节。

2. 皮肤可见丘疹、疱疹、结痂等并存，并呈向心性分布。疱疹壁薄，内含透明液体。

3. 实验室检查发现血常规白细胞总数及中性分类大多正常或偏低；并发细菌感染时可使白细胞增高。

二、鉴别诊断

1. **丘疹样荨麻疹**　多见于婴幼儿，但呈离心性分布，疹壁较厚坚实，痒感显著，并反复出现。

2. **脓疱疮**　多见于口周、四肢，疱壁较厚，疱液混浊，为脓液。

【辨证论治】

一、辨证要点

1. **辨轻重**　水痘多病情轻浅，过程良好。风热轻证，其痘疹稀疏而小，疱浆清亮，不发热或微热，为透邪达表之征；毒热重证，其痘疹多而密布，痘疹根盘红润较著，疹色暗红，疱浆浑浊，并有毒邪窜入气营的临床症状。

2. **辨变证**　水痘在临床上变证极少见，若邪毒炽盛，正气不足，即可出现高热、惊风、抽搐等变证。

二、治疗原则

1. **基本治则**　利湿清痘。

2. **具体治法**　水痘初期应以清热疏风，解表祛邪为主；热毒重证应以清热解毒凉血为主，因水痘时邪具有湿热之特性，故治疗中要辅以清热化湿及淡渗利湿。

三、分证论治

1. **风热轻证**

证候表现：无热或微热，鼻流清涕，偶有轻咳，24 小时左右出小红疹，数小时到一天后，大多变成椭圆型疱疹，疹壁薄，疱浆清亮，疹根盘微红晕，痘疹稀疏，多见于躯干、颜面及头皮，舌苔薄白，舌质淡，脉浮数。

证候分析：水痘时邪自口鼻而入，蕴郁于肺，卫阳失畅，则致发热，流涕，咳嗽；病邪深入，郁于肺脾，发于肌腠，出现皮疹。正盛邪轻则痘疹稀疏布露，疹色红润，疱浆清亮；正盛邪却，湿毒清解，疱疹结痂向愈。

治法：疏风解毒，清痘利湿。

方剂：荆翘散（验方）加味。

方解：方中荆芥、连翘疏风达邪；牛蒡子、蝉蜕、薄荷解表透疹；防风、白蒺藜祛风止痒。

加减：本病为湿热疫毒致病，故常加木通、六一散清热化湿；如发热较高者，加柴胡、生石膏解郁清热；疱疹痒痛甚者，加苦参、防风以祛风燥湿止痒；大便干者，加大黄、玄明粉以通便泻火。

2. 毒热重证

证候表现：壮热烦躁，口渴引饮，面赤唇红，口舌生疮，痘疹密布，疹色紫暗，疱浆混浊，大便干结，小便黄赤，舌苔黄厚少津，舌质红绛，脉洪数。

证候分析：本证一般感邪较重，或素体虚弱罹患本病，邪盛正衰，内传气营。气分热盛则壮热烦躁，口渴面赤；毒传营分则痘疹密集，疹色暗紫，疱浆混浊。

治法：凉营解毒，清痘利湿。

方剂：清胃解毒汤（《痘疹传心录》）加减。

方解：方中升麻、连翘疏散清热，透疹解毒；黄连清热燥湿；丹皮、生地凉营清热；当归、赤芍活血解毒；天花粉清热生津。

加减：高热者，加生石膏、柴胡清热解郁；皮疹密布，疱液混浊者加紫草解毒透疹；湿毒重者加六一散、生苡仁、车前子利湿祛邪；大便秘结者，加大黄、玄明粉通便。

四、其他疗法

1. 中成药

（1）银翘解毒颗粒　疏风解表，清热解毒。适用于风热轻证。每次 1.25 ~ 2.5g，每日 3 次。

（2）蒲地蓝消炎口服液　清热解毒。用于毒热重证。每次 5 ~ 10mL，每日 3 次。

2. 经验方　鲜芦根 30g，鲜茅根 30g，金银花 10g，连翘 10g，板蓝根 10g，大青叶 10g，滑石 15g，赤芍 10g。水煎服，每日 1 剂。用于热毒重证。

3. 外治法

（1）苦参 30g，芒硝 30g，浮萍 15g。煎水外洗，每日 2 次。

（2）1% 龙胆紫溶液涂患处，每日 1 次。

【预防与护理】

一、预防

1. 接种水痘减毒活疫苗。

2. 流行期间少去公共场所，避免感染。

3. 锻炼身体，增强体质，提高机体抵抗力。

4. 控制传染源，隔离患儿至疱疹全部结痂。

二、调护

1. 水痘患儿饮食宜清淡，忌食辛辣、腥膻、肥腻之品。

2. 为了防止患儿搔抓皮疹引发皮肤感染，要剪短小儿指甲，同时还要保持衣被的清洁。

3. 正在使用肾上腺皮质激素和免疫抑制剂的患儿罹患本病应立即减量或停用，以免造成泛发。

【古籍选录】

［1］《小儿药证直诀》云："五脏各有一证，肝腑水疱，肺脏脓疱，心脏斑，脾脏疹，归肾变黑。"

［2］《小儿卫生总微论方》云："其疱皮薄，如水疱，破即易干者，谓之水痘。"

［3］《幼幼集成》云："水痘似正痘……身热二三日而出，明净如水疱，形如小豆，皮薄，痂结中心，圆晕更少，易出易靥，温之则痂难落而成烂疮，切忌姜椒辣物，并沐浴冷水，犯之则成姜疥水肿。"

［4］《医宗金鉴》云："水痘发于肺脾二经，由湿热而成也。"

第六节　手足口病

手足口病是由感受手足口病时邪，以手、足、口咽部出现疱疹为主要表现的疾病。典型病例以口腔炎症表现，如口痛、拒食、流涎，口腔内出现疱疹，继而形成溃疡，同时手足亦出现疱疹，可伴见低热或高热、咽红等症状为临床特征。本病多数病程较短，约1周左右，病情较轻。重证病例可出现咳嗽、咯血、心悸、神昏、抽搐等变证。本病一年四季均可发病，在夏、秋季节发病率明显增高。1～5岁小儿发病率较高。

中医文献中无手足口病之病名，根据其临床表现当属于中医学中"斑疹""口疮"等范畴。

【病因病机】

一、病因

手足口病发病的外因为感受手足口病时邪，为湿热疫毒。内因为小儿素体肺脾不足，内蕴湿热。

二、病机

1. 基本病机　湿疫内侵。

2. 常证病机　手足口病邪毒为湿热疫毒，自口鼻而入，首先犯肺，肺卫失宣，而见发热、流涕、微咳等肺卫表证；疫毒在肺卫不解，入于中焦，或直中脾胃，影响脾胃运化功能而见吐、泻等症；脾主四肢肌肉，开窍于口，脾湿不运，与湿热疫毒相合，郁于肌腠，发于口、手、足等部位，热郁为疹，毒透为疱，湿溢为疱液，故临床在口、手、足等部位发生皮疹，渐变成疱，并引发口痛、流涎、拒食、烦躁、手足痒痛等症。湿热疫毒随疱疹外透，正气渐复，疱疹干缩，但疫毒已伤津液，故见肺脾不足之阴伤证候。

3. 变证病机　如正气不足，湿热疫毒炽盛化火，则毒邪直入营血，内陷心肝，引发肝风内动，出现抽搐、惊厥、神昏、心悸等变证。

【临床表现】

临床首先表现为口痛、拒食、流涎。常有低热或高热，也有部分患者不发热。伴见流涕、咳嗽、咽红、咽痛等症状。1～2天口腔内散见小疱疹，很快疱疹破溃，形成小溃疡点，位于舌、颊黏膜及硬腭处为多，亦可波及软腭、咽部；手足跖掌及面、臀部先起红色斑丘疹，然后变成疱疹。疱成圆形或椭圆形，较水痘小，质较硬。疱周色红而痛痒；疱疹数目少的几个，多的几十个，躯干部较少见。病情持续1周左右，疱疹结痂，或干缩而愈，不留瘢痕及色素沉着。

【诊断与鉴别诊断】

一、诊断要点

1. 病史　夏秋季节流行病史或接触史。

2. 症状体征　手足口部位疱疹，绕以红晕，痒痛，流涎，拒食，烦躁等。

3. 实验室检查　取疱疹液进行病毒分离以确诊；也可在恢复期进行血清特异性抗体测定。

二、鉴别诊断

1. 水痘　水痘的疱疹较手足口病之疱疹略大且软，数量亦多。并且水痘好发于躯干部位，而手足口病则多发于口腔及手足跖掌等部位，两者有明显不同。

2. 脓疱疮　脓疱疮为化脓性细菌，如金黄色葡萄球菌等引起的表皮化脓性皮肤病，多见于口周皮肤及四肢，少见于口腔黏膜，其疱疹皮薄而大，易破，内含脓液，疱破后露出湿润潮红的糜烂面，周围淋巴结肿大，这些均与手足口部不同。临床较易区别。

【辨证诊治】

一、辨证要点

1. 轻证　病程短，疱疹仅限于手足掌心及口腔部位，疹色红润，稀疏散在，根盘红晕不著，疱液清亮，全身症状轻微。

2. 重证　病程长，疱疹除手、足、掌心及口腔部位以外，还可累及四肢、臀部等部位，疹色紫暗，分布稠密，或成簇出现，根盘红晕较著，全身症状重，甚或出现邪毒内陷、邪毒犯心等证候。

二、治疗原则

1. 基本治则　清疫解毒。

2. 具体治法　轻证治以宣肺解表，清热化湿；重证宜分清湿重、热重。偏湿盛者，治以利湿化湿为主，佐以清热解毒；偏热重者，则以寒凉清热解毒之品为主。若出现邪毒内陷或邪毒犯心者，又当配伍镇痉开窍、益气养阴、活血祛瘀等法。

三、分证论治

1. 疫犯肺脾

证候表现：口痛，拒食，流涎，手足起疱，破溃后形成溃疡，痒痛欲抓，烦躁不安，或发热或不发热，流涕，微咳，咽红，尿黄，便干。舌红，苔白滑或薄黄，脉滑数。

证候分析：湿热疫毒之邪与脾湿相合，郁而化火，上壅脾窍，故口痛起疱，拒食流涎；疫毒蕴于肌腠，外发肌表而为疹，湿毒外透而为疱，湿热毒邪齐聚疱周而痒痛；湿热郁于肺卫而见发热，流涕，咳嗽；热毒内盛而见尿黄，便干；热毒扰心而烦躁不安；舌红，薄黄，脉滑数为湿热之象。

治则：宣肺理脾，清疫解毒。

方剂：荆翘散（验方）加味。

方解：方中荆芥、连翘疏风达邪；牛蒡子、蝉蜕、薄荷解表透疹；防风、白蒺藜祛风止痒。

加减：本病为湿热疫毒致病，故常加木通、六一散清热利湿；如发热较高者，加柴胡、生石膏解郁清热；疱疹痒痛甚者，加苦参、防风以祛风燥湿止痒；大便干结者，加大黄、玄明粉以通便下火。

2. 湿热蒸盛

证候表现：身热持续，烦躁口渴，小便黄赤，大便秘结，手、足、口部及四肢、臀部疱疹，痛痒剧烈，甚或拒食。疱疹紫暗，分布稠密，或成簇出现，根盘红晕显著，疱液混浊。舌质红绛，苔黄厚或黄燥，脉滑数。

证候分析：本证为手足口病重证，湿热疫毒侵犯肺脾，发于肌肤，偏于湿重者低热起伏，口苦而黏，皮肤疱疹较重，疱液混浊，瘙痒不适；偏于热重者高热持续，口渴引饮，口腔疱疹较重，疼痛流涎。若失于调治或感邪过重，可出现邪毒内陷或邪毒犯心变证。

治则：祛热化湿，清疫解毒。

方剂：甘露消毒丹（《医效秘传》）加减。

方解：方中黄芩、连翘、薄荷清热解毒；藿香、白蔻仁、石菖蒲芳香化湿；滑石、茵陈、木通清热利湿；射干利咽解毒；川贝化痰止咳。

加减：高热加柴胡、生石膏解郁清热；皮疹密布加紫草、野菊花解毒透疹；大便泄泻加葛根、生苡仁、泽泻清热利湿，升阳止泻；恶心呕吐加苏梗、姜竹茹和胃降逆止呕。

四、其他疗法

1. 中成药

（1）双黄连口服液　清热解毒。每支 10mL，每次 5～20mL，每日 3～4 次。适用于本病的早、中期。

（2）清热解毒口服液　清热解毒。每支 10mL，每次 5～20mL，每日 3～4 次。适用于本病的早、中期。

（3）板蓝根冲剂　清热解毒，凉血利咽。每袋 5g，每次 2.5～10g 冲服，每日 3～4 次。适用于本病的早期。

（4）万应丸　清热解毒，每次 5 粒，每日 2 次，适用于疱疹期。

2. 外治法

（1）石柏粉　将煅石膏、黄柏、蛤壳粉、白芷、黄丹，共研细末，油调，外敷。用于疱疹多而痛痒甚者。

（2）珠黄散或双料喉风散　吹于溃疡面上，清热解毒，每日 1 次。

（3）立效散　黄连、细辛、玄明粉，共研细末。每次取少量药粉，点于溃疡面上。每日 1～2 次。

（4）手口皮肤疱疹破溃后，可涂 1% 龙胆紫药水。

【预防与调护】

一、预防

1. 增强体质，加强锻炼，提高机体抵御疾病的能力。

2. 注意饮食结构及卫生习惯，避免因饮食不节，而导致脾胃积滞，内蕴湿热，造成本病发生的内在环境。

3. 在夏秋流行季节，可服用板蓝根冲剂，每次 1/2～1 袋，每日 1～2 次，以预防之。

二、调护

1. 患疱疹期间，应注意休息，尽量少外出，减少再感染的机会。

2. 在患疱疹期间，应避免搔抓，以防皮肤感染。

3. 以流食、半流食、多营养饮食为主，注意饮食温度适宜，避免过烫，应忌食甜、咸、辛、辣之品，禁食肥甘厚味之食物。

第七节　小儿麻痹证

小儿麻痹证是感受小儿麻痹时邪引起的时行疾病。临床以发热、肢体疼痛，伴咳嗽、咽痛，或呕吐、腹泻等症状，继而出现肢体麻痹、痿软和萎缩。本病好发于 6 个月～5 岁的小儿，常流行于夏秋之间。患病后一般获得终身免疫。大部分患儿不会危及生命，但可留有终身残废。个别患儿可突然出现呼吸不整，吞咽困难以及惊厥、昏迷等症而引起死亡。

中医学有关本病的记载分散在"温病""小儿中风""小儿半身不遂"等病证中。《脾胃论·湿热成痿肺金受邪论》曰："六七月间，湿令大行……燥金受湿热之邪，绝寒水生化之源。源绝则肾亏，痿厥之病大作，腰以下痿软瘫痪不能动，行走不正，两足欹侧。"《瘟疫明辨》曰："时疫初起，腿胫痛酸者，太阳经脉之郁也……兼软者，俗名软脚瘟，往往一二日死。"

本病现代医学称之为脊髓灰质炎，是由脊髓灰质炎病毒引起的急性传染病。该病毒主要损害脊髓前角的运动神经元。临床特征为先发热（双峰热）、肢体疼痛，伴有肠道或呼吸道症状，继而发生肢体麻痹和弛缓性瘫痪。

【病因病机】

一、病因

小儿麻痹证是感受小儿麻痹时邪，此病邪属湿热疫毒。

二、病机

1. **基本病机**　疫毒侵伏。湿热疫毒侵袭机体，内伏于肺、胃、肝、肾四经，肌肉、血脉、筋骨三者俱损。

2. **常证病机**　小儿麻痹疫邪经口鼻而入，热为阳邪，肺先受之；湿为阴邪，可直取阳明，故初起毒邪郁闭肺胃，致使肺失清肃，胃失和降，则见发热、身痛、呕吐、腹泻等症。肺主气而朝百脉，胃主润宗筋利关节，肺胃之邪流注经络，气血失调，宗筋不利，故见肢体酸痛，转侧不利，渐至出现肢体瘫软不用。疫毒湿热之邪深入内伏，损及肝肾，精乏血枯，则筋脉失养而发生筋软骨痿。

【临床表现】

初起可见发热、头痛、烦躁，或伴咽干、呕吐、腹泻等。1～4 天后，身热渐退，症状消退。再过 1～3 天又见发热（双峰热），头痛，咽痛，烦躁，自汗，肢体疼痛，身倦乏力，一侧下肢开始痿弱，继则出现瘫痪。瘫痪出现后发热渐退，其他症状消失，久之瘫痪肢体逐渐萎缩。

【诊断与鉴别诊断】

一、诊断要点

1. 病史 小儿麻痹证流行史及接触史，脊髓灰质炎疫苗接种缺失史。

2. 临床表现 有双峰热、多汗、烦躁、肌肉疼痛、拒绝扶抱、神倦乏力等临床症状应怀疑本病，若出现分布不对称的肢体弛缓性瘫痪，则本病的临床诊断可成立。

3. 实验室检查 ①血常规：早期白细胞总数为（5.0~15）×10^9/L，中性粒细胞为40%~80%，红细胞沉降率多数增快。②脑脊液检查：发病后第1周脑脊液压力稍高，蛋白试验阴性，糖含量正常或稍高，氯化物量正常，白细胞数轻度增高，一般为（50~500）×10^6/L，早期多核细胞增多，以后则以单核细胞为主。热退后白细胞数恢复正常。而蛋白质常增高，且持续时间可达4~10周。此时细胞数已正常，呈细胞–蛋白分离现象。③病毒分离：起病后1周内，从患者鼻咽部、血、脑脊液及粪便中可分离出病毒，粪便中病毒存在时间长，可从潜伏期至发病后3周或更长。

4. 免疫学检查 ①用中和试验或补体结合试验，检测血中特异性抗体，病程中抗体滴度4倍以上增高有诊断意义，阳性率及特异性均较高。中和抗体存在时间长。补体结合抗体于发病后2~3个月即消失，故阳性者可作近期诊断。②用ELISA法检测血及脑脊液中特异性IgM抗体，阳性率高，第1~2周即可出现阳性，4周内阳性率为93.5%，可作早期诊断。确诊则需进行病毒分离或血清特异性抗体检测。

二、鉴别诊断

1. 感染性多发性神经根炎 多发于大龄儿童，弛缓性麻痹逐渐发生，呈上行性及对称性，伴感觉障碍。瘫痪恢复较快，后遗症少，不呈流行性。

2. 家族性周期性瘫痪 有家族史及既往发作史，麻痹突然发生，发展迅速，呈全身性及对称性。无发热，发作时检测血钾低，补钾后迅速恢复，可反复发作。

【辨证论治】

一、辨证要点

1. 辨发热 其特点是发热1~4天热退，2~3天后发热再起（即所谓"双峰热"）。

2. 肢体瘫痪 一般在热退后出现瘫痪，呈弛缓性（即所谓软瘫），也有开始发热时即发生瘫痪的。瘫痪分布不规则，不对称，以下肢为多，其他如上肢、腹肌等。瘫痪部位的痛觉存在，局部皮肤的温度较差。

3. 肌肉萎缩 其特点为瘫痪形成后未能恢复，患肢肌肉明显萎缩，甚则骨骼变形。

二、治疗原则

1. 基本治则　清疫解毒。

2. 具体治法　初期治以清热解毒，化湿通络；瘫痪期可采用疏通经络，调和气血，补益肝肾等法。

三、分证论治

1. 邪郁肺胃

证候表现：发热汗出，咳嗽，咽痛，全身不适，或有头痛，腹痛，呕吐，腹泻，伴有精神不振，嗜睡。舌质红，舌苔薄白，脉濡数。

证候分析：本病初起邪犯肺胃。肺主气，外合皮毛，咽喉为肺胃之门户，外邪犯肺，正邪交争，肺失清肃，则见发热汗出，咳嗽，咽痛，全身不适，头痛；外邪犯胃，湿困中州，气机升降悖逆，故见呕吐，腹痛，腹泻；湿热困脾，后天气血生化乏源，则精神不振，嗜睡。舌质红，舌苔薄白，脉濡数为风热湿邪内郁之象。

治法：清热利湿，清疫解毒。

方剂：葛根芩连汤（《伤寒论》）加减。

方解：本方具有疏风解毒，清热利湿之力。方中葛根解肌清热，疏风祛湿；黄芩、黄连清热解毒；甘草和中解毒，调和诸药。

加减：若呕吐，腹泻频繁，加藿香、薏苡仁、半夏降逆止呕，化湿止泻；身热，咽痛较甚，加金银花、连翘、板蓝根清热解毒利咽；精神不振，嗜睡者，加茯苓、石菖蒲、胆南星化湿祛浊。

2. 邪注经络

证候表现：再度发热，肢体疼痛，转侧不利，烦躁哭闹，拒绝抚抱，甚则呼吸不利，痰鸣气弱，昏迷，抽搐。舌质红，舌苔黄腻，脉滑数。

证候分析：湿热邪毒内蕴阳明，流注经络，经脉痹阻，气血瘀滞，故再度发热，肢体疼痛，转侧不利，烦躁哭闹，拒绝抚抱；邪热炼液为痰，闭阻肺络，则呼吸不利，痰鸣气弱；邪陷心肝则昏迷，抽搐。舌质红，舌苔黄腻，脉滑数为湿热疫毒内蕴之征。

治法：清疫解毒，疏通经络。

方剂：四妙丸（《成方便读》）加减。

方解：本方具有清热化湿，疏通经络之功。方中苍术、黄柏清热化湿；薏苡仁利湿通络；牛膝利湿化瘀，通经活络，引药下行。

加减：若呼吸不利，痰鸣气促，加葶苈子、天竺黄、猴枣散豁痰利气；烦躁，昏迷，抽搐，加安宫牛黄丸、至宝丹开窍息风。

3. 气虚血滞

证候表现：热退后肢体麻痹，萎软无力，出现瘫痪，多发生在病后 6 个月以上仍未恢复者，面色萎黄无华，神疲倦怠。舌质暗，舌苔薄白，脉濡细。

证候分析：邪热渐退，正气受损。气虚不能运血，血虚不能载气，则加重气血凝滞不通，筋脉失养，而见肢体麻痹，萎软无力而瘫痪；气血不足，无以润面养身，而见面色萎黄无华，神疲倦怠。舌质暗，舌苔薄白，脉濡为气虚血瘀之征。

治法：清疫解毒，活血通络。

方剂：补阳还五汤（《医林改错》）加减。

方解：方中黄芪大补元气，使气旺促血行，祛瘀而扶正；当归、赤芍、川芎、桃仁、红花活血祛瘀；地龙疏通经络。

加减：若上肢瘫痪者，加桂枝、桑枝祛风通络；下肢瘫痪者，加独活、桑寄生益肾通络。

4. 肝肾亏损

证候表现：患肢肌肉明显萎缩，与健侧相比显见短小而细，皮肤欠温，或躯干各部发生畸形，骨骼及脊柱呈歪斜凸出。舌质淡，舌苔薄白，脉沉细。此证一般见于瘫痪后期，难以恢复。

证候分析：患部经脉闭塞，气血不能濡养，肝藏血主柔筋，肝失血养，筋失柔润，筋脉由枯而萎，故见患肢肌肉明显萎缩，皮肤欠温；肾主骨生髓，肾精亏损，骨失所养，则髓少骨松，故见骨骼出现畸形而难以恢复。

治法：补益肝肾，清疫解毒。

方剂：虎潜丸（《丹溪心法》）加减。

方解：本方中虎骨强筋壮骨；龟板、熟地、白芍、知母滋阴养血，补肝肾之阴；锁阳温阳益精；陈皮、干姜温中健脾，理气和胃；黄柏泻火清热而坚阴。诸药合用则滋而不腻，补而不滞，共奏滋阴清热，强筋壮骨之功。

加减：若肢冷不温者，可加黄芪、桂枝、独活、威灵仙益气温经通络。

本证属小儿麻痹证后遗症，除药物治疗外，必须采用各种综合疗法，加强锻炼和训练，以协助其功能的改善。

四、其他疗法

1. 针灸疗法

（1）体针疗法　适用于瘫痪期的治疗。上肢瘫痪可选夹脊、肩贞、肩髃、臑上、曲池、外关、合谷等穴；下肢瘫痪者可选环跳、风市、足三里、伏兔、阳陵泉、阴陵泉、绝骨、昆仑、肾俞、太溪、大肠俞等穴，针刺时使针感向下放射，轻刺激。足外翻针内侧穴位，足内翻针外侧穴位。

（2）三棱针疗法　适用于后遗症期的治疗。用三棱针取穴点刺和患肢点刺相结合。当肌张力和皮肤温度恢复到一定程度后，再用三棱针配以矫形穴位，均用强刺激手法，疗效较好。或结合透穴针法，有提高疗效和减少多次进针的优点。如足外翻，用太溪透昆仑，三阴交透悬钟；足内翻，用昆仑透太溪，悬钟透三阴交等。使用上述疗法，应配合推拿、理疗等，以促进气血运行，有助于肢体功能的恢复。

2. 推拿疗法

（1）上肢瘫痪　患者取坐位：①揉法：大椎→肩井→肩髃→曲池→阳池，往返 5 分钟，手法要轻柔。②拿法：施于上肢内外侧。③擦法：沿脊柱（颈椎至第五胸椎）进行 5～10 分钟。

（2）下肢瘫痪　患者取平卧位：①揉法：自腰部向下揉至患侧下肢前后侧。②拿法：自患肢向外侧直拿到跟腱。此外，对严重影响生活的畸形，应根据具体情况，进行必要的外科矫正手术。

3. 外治疗法　桑枝 15g，川芎、当归、桑寄生、土牛膝各 10g，煎汤，加黄酒一盅。每日用清洁纱布蘸药液在瘫痪部位搽 2～3 次，使筋脉流通。

【预防与调护】

一、预防

1. 按期服用脊髓灰质炎减毒活疫苗糖丸。

2. 在本病流行期间，儿童应少去公共场所。避免过分疲劳和受凉，减少感染机会。

3. 在本病流行期间，可用滑石 180g，藿香 6g，薄荷、金银花各 3g，共研细末。每日口服 1 次，连服 3 天，停药 1 天，再服 3 天。1～3 岁每日 3g，4～7 岁每日 6g，8～12 岁每日 9g。

二、调护

1. 患儿应自发病日起至少隔离 40 天，最初一周尤需注意呼吸道隔离。患者食具、床单、排泄物等应进行消毒。对密切接触者应严密观察 20 天。

2. 患儿居室要空气流通，保持清洁卫生。饮食应易消化且富有营养。

3. 早期瘫痪的患儿应绝对卧床休息。有肌痛者可局部湿热敷。肢体瘫痪者，应注意保暖，并将患肢置于功能位，防止手足下垂等畸形的发生。后遗症患儿应鼓励锻炼，以求改善肢体功能。

【古籍选录】

[1]《温热经纬》云："初感一二日间，邪犯膜原，但觉背微恶寒，头额晕胀，胸膈痞满，手指酸痛，此为时疫之报使……疫疠之邪自阳明中道，随表里虚实而发，不循经络传次，以邪既伏中道，不能一发便尽，故有得汗热除，二三日复热如前者。"

[2]《脾胃论·湿热成痿肺金受邪论》云："六七月间，湿令大行……燥金受湿热之邪，绝寒水生化之源，源绝则肾亏，痿厥之病大作，腰以下痿软瘫痪不能动，行走不正，两足歆侧。"

[3]《素问·生气通天论》云："湿热不攘，大筋软短，小筋弛长，软短为拘，弛长

为痿。"

[4]《临证指南医案·痿》云："痿证之旨，不外乎肝肾肺胃四经之病。盖肝主筋，肝伤则四肢不为人用而筋骨拘挛。肾藏精，精血相生，精虚则不能灌溉诸末，血虚则不能营养筋骨。肺主气，为高清之脏，肺虚则高源化绝，化绝则水涸，水涸则不能濡润筋骨，阳明为宗筋之长，阳明虚则宗筋纵，宗筋纵则不能束筋骨以流利机关，此不能步履，痿弱筋缩之证作矣。"

第八节 痄 腮

痄腮是因感受痄腮时邪，壅阻少阳经脉引起的时行疾病。临床以发热、耳下腮部漫肿疼痛为主要特征。预后大多良好，但病情严重者可出现邪陷心肝变证，而见昏迷、痉厥；年长儿可能合并毒窜睾腹变证，而出现少腹疼痛、睾丸肿痛等。本病一年四季均有发生，而冬春两季较易流行。任何年龄均可发病，但以 5~9 岁为最多，常在儿童中集体流行。患病后可获终身免疫。

古代医家对本病认识较早，如明代《外科正宗·痄腮》论曰："痄腮乃风热、湿痰所生，有冬温后天时不正，感发传染者多，两腮肿痛，初发寒热。"《疡科心得集》云："此因风温偶袭少阳，经脉失和所致。"《温疫论》亦说："湿热毒邪，少阳相火上攻耳下，硬结作痛。"

现代医学称之为流行性腮腺炎。该病是由流行性腮腺炎病毒所致的急性呼吸道传染病，以腮腺的非化脓性肿胀及疼痛为特征，并有延及全身其他腺体组织的倾向，大多有发热和轻度全身不适。常见并发症为不同程度的脑炎，青春发育期后可并发睾丸炎或卵巢炎。

【病因病机】

一、病因

感受痄腮时邪。该病邪属于风温邪毒。

二、病机

1. 基本病机 腮毒壅阻。

2. 常证病机

（1）腮毒在表 耳下腮部为足少阳胆经循行之处，邪入少阳，经脉失和，气血郁滞，运行不畅，凝聚局部则腮部漫肿疼痛，甚则咀嚼不利。

（2）热毒蕴结 风温邪毒壅阻少阳经脉，邪郁不解，热甚化火，则出现高热不退，烦躁头痛，腮肿坚硬。

3. 变证病机

（1）邪陷心肝 手足少阳相通，且少阳与厥阴互为表里，热毒炽盛，正气不支，邪陷厥阴，热甚生风，扰乱心神，出现高热、抽搐、昏迷。

（2）毒窜睾腹　足厥阴之经循少腹，络阴器，邪毒蕴结，自少阳传入厥阴，则少腹疼痛、睾丸肿痛。

【临床表现】

发病前2～3周多有痄腮接触史。一般起病较急，初起可有发热恶寒，当日或次日即见腮部肿胀，通常先于一侧，1～2日后波及对侧，亦有两侧同时肿大，或始终限于一侧者。肿胀以耳垂为中心向四周蔓延，肿胀部位疼痛，张口进食特别在吃酸性食物时疼痛加剧。腮肿表面不红，边缘不清，触之微热，按之有弹性，有轻度压痛，口内腮腺导管口常见红肿。腮部肿大常在2～3日达高峰，此时全身症状也较前加重，再经4～5天后腮肿逐渐消退，全身症状亦渐消失。整个病程约1～2周。

较大患儿和青春期后，在患痄腮的同时，少数可发生睾丸肿痛和脘腹疼痛。亦有少数痄腮重证患儿，在腮肿高峰时会出现高热、嗜睡、抽搐等变证。

【诊断与鉴别诊断】

一、诊断要点

1. 初病时可有发热，1～2天后以耳垂为中心漫肿，边缘不清，皮色不红，压之疼痛或有弹性，通常先发于一侧，后波及对侧。腮腺肿胀经4～5天开始消退，整个病程1～2周。

2. 腮腺管口可见红肿。

3. 发病前2～3周有痄腮接触史。

4. 实验室检查　①血常规：白细胞总数正常或降低，淋巴细胞相对增多。②尿、血清淀粉酶增高。③并发脑膜炎或脑炎者，脑脊液检查压力增高，细胞数增加，可达（50～500）×10^6/L，以淋巴细胞为主，氯化物、糖正常，蛋白轻度增高。

二、鉴别诊断

1. 发颐　是以面颊肿胀，边缘清楚，表皮泛红，疼痛明显，腮腺导管口可见脓液为主症。多见于成人。常继发于伤寒、温病等之后。多为单侧发病，无传染性。现代医学称之为化脓性腮腺炎。

2. 痰毒　以颌下疼痛，可扪及花生或鸽蛋大的肿块，边缘清楚，质硬有触痛，可化脓为主症。发病无季节性，无传染性。可有原发病，如急性乳蛾等。现代医学称之为急性淋巴结炎。

【辨证论治】

一、辨证要点

1. 辨轻重

（1）轻证　无发热或发热不甚，腮肿轻微，质地较软，无明显张口困难。

（2）重证 高热不退，腮肿明显，质地较硬，胀痛拒按，张口困难。

2. 辨常证变证

（1）常证 以腮部症状为主，全身症状较轻。

（2）变证 在腮部肿胀的同时，出现高热、头痛、嗜睡、昏迷、抽搐诸症，或可见睾丸肿痛、少腹疼痛与脘腹疼痛。

二、治疗原则

1. 基本治则 解毒消肿。

2. 具体治法 起病之初，温毒在表则疏风解表，散结消肿；热毒壅盛证治以清热解毒，软坚散结。变证邪陷心肝证治以清热解毒，息风开窍；毒窜睾腹证治以清肝泻火，活血止痛。本病宜采用内服药物与外治法结合治疗，有助于腮部肿胀的消退。

三、分证论治

（一）常证

1. 腮毒在表

证候表现：轻微发热恶寒，一侧或双侧耳下腮部，或颌下漫肿疼痛，边缘不清，触之痛甚，咀嚼不便，或有咽红。舌质红，舌苔薄白或薄黄，脉浮数。

证候分析：此证为病之初起，温毒在表，邪较轻浅。风温邪毒从口鼻而入，郁于肌表，表里失和，开合失司，故轻微发热恶寒，或有咽红，舌质红，舌苔薄白或薄黄，脉浮数。腮颌乃少阳经络所循之处，温毒壅滞少阳经络，气血运行不畅，故腮肿疼痛，咀嚼不便。

治法：疏风清热，解毒散结。

方剂：银翘散（《温病条辨》）加减。

方解：金银花、连翘清热解毒，辛凉透表为君；荆芥、淡豆豉逐邪外出为臣；薄荷辛散表邪，牛蒡子、甘草、桔梗宣肺祛邪，利咽散结，竹叶、芦根清热生津，皆为佐使药。

加减：加板蓝根专解温毒，僵蚕祛风通络散结；浙贝母清热解毒，软坚散结。腮肿明显加马勃、夏枯草清热解毒，散结消肿；热甚加葛根、黄芩、石膏以清热；咽喉肿痛加马勃、玄参清热利咽；纳少呕吐加竹茹、陈皮清热和胃。

2. 热毒蕴结

证候表现：高热不退，多见两侧腮部肿胀疼痛，坚硬拒按，张口、咀嚼困难，口渴引饮，烦躁不安，或伴头痛，咽红肿痛，食欲不振，呕吐，便秘溲赤。舌质红，舌苔黄，脉滑数。

证候分析：热邪入里，毒热炽盛，故高热不退，舌质红，舌苔黄，脉滑数；热毒结聚少阳，故见两侧腮部肿胀疼痛，坚硬拒按，张口、咀嚼困难，咽红肿痛；毒热内蕴，则烦躁不安，头痛，呕吐，食欲不振，便秘溲赤；邪热伤津耗液，故见口渴引饮。

治法：清热消肿，解毒散结。

　　方剂：普济消毒饮（《景岳全书》）加减。

　　方解：方中黄芩、黄连、连翘、板蓝根清热解毒；牛蒡子、薄荷、僵蚕疏散风热；玄参、马勃、桔梗、甘草清热利咽消肿。

　　加减：腮部肿痛，硬结不散者，加夏枯草、昆布、海藻软坚散结；高热、烦躁者，加生石膏、知母清热泻火；便秘者，加大黄、芒硝通腑泄热。

（二）变证

1. 邪陷心肝

　　证候表现：在腮部尚未肿大或腮肿后5～7天，壮热不退，头痛项强，嗜睡，严重者昏迷，惊厥，抽搐。舌质绛，舌苔黄，脉数。

　　证候分析：热毒炽盛，则壮热不退；邪热上扰清阳，则见头痛；邪毒内陷心营，扰乱心神，故嗜睡，昏迷；热毒扰动肝风，热郁经络，筋脉拘急，故见抽搐，项强；舌质绛，舌苔黄，脉数为热毒炽盛，邪入营血之象。

　　治法：解毒散结，息风开窍。

　　方剂：清瘟败毒饮（《疫疹一得》）加减。

　　方解：方中黄芩、黄连、连翘、板蓝根、蒲公英清热解毒；玄参、丹皮清热凉血解毒；僵蚕、钩藤息风止痉，散结化痰；夏枯草平肝散结。

　　加减：昏迷、抽搐明显者，另服紫雪丹、至宝丹以加强清热息风开窍的作用。

2. 毒窜睾腹

　　证候表现：腮部肿胀消退后，睾丸肿胀疼痛，或少腹疼痛，或脘腹疼痛，可伴有发热，呕吐，溲赤便结。舌质红，舌苔黄，脉数。

　　证候分析：此类变证，多见于青春期患者。足厥阴肝经循少腹络阴器，邪毒内窜厥阴，蕴结不散，故睾丸肿胀疼痛，或少腹疼痛。热毒郁于肝经，条达疏泄失调，故见发热，腹痛，呕吐。舌质红，舌苔黄，脉数为邪毒未散之象。

　　治法：清肝泻火，解毒散结。

　　方剂：龙胆泻肝汤（《兰室秘藏》）加减。

　　方解：龙胆草泻肝胆之实火，兼清下焦湿热；山栀子、黄芩清热泻火；木通引湿热下行，从小便而出；柴胡疏理肝胆，畅其条达；当归、赤芍、桃仁活血化瘀；延胡索、川楝子疏肝泻热，理气止痛。

　　加减：睾丸肿痛较剧，或脘腹刺痛，可加荔枝核、橘核，以行气散滞。

四、其他疗法

1. 中成药

　　（1）板蓝根冲剂　疏风清热，解毒消肿。用于温毒在表证。每次1/2～1袋，每日2次。

　　（2）五福化毒丸　清热解毒，散结消肿。用于热毒蕴结证。每次1/2～1丸，每日

2 次。

(3) 蒲地蓝消炎口服液 清热解毒，抗炎消肿。温毒在表，毒热蕴结皆可应用。每次 1/3 ~ 1 支，每日 3 次。

2. 外治法

(1) 如意金黄散 清热解毒，消肿止痛。温毒在表，毒热蕴结皆可应用。以醋或清茶调敷患处，每日 2 ~ 3 次。

(2) 重楼解毒酊 清热解毒，散瘀止痛。温毒在表，毒热蕴结皆可应用。涂患处，每日 2 ~ 3 次。

(3) 青黛散 2g，醋或清水调成糊状，涂患处，每日 2 ~ 3 次。

(4) 新鲜仙人掌 1 块，去刺，捣泥或切成薄片，贴患处，每日 1 ~ 2 次。

【预防与调护】

一、预防

1. 痄腮流行期间，易感儿应少去公共场所，以避免传染；并且应经常检查儿童腮部，有可疑者应及时隔离观察。

2. 接种麻风腮三联疫苗进行预防接种。

3. 有接触史的易感儿童应观察 3 周。

二、调护

1. 发现患儿应及时隔离治疗，直至腮肿完全消退为止。

2. 患儿发热期间应卧床休息，禁食肥腻、酸辣等食物，以流食、半流食为宜，注意口腔卫生，多饮水。

3. 保持居室空气流通，避免复感外邪。

4. 并发睾丸炎者用丁字带保护。

【古籍选录】

[1]《活幼心书·痄腮》云："毒气蓄于皮肤，流结而为肿毒……多在腮颊之间，或耳根骨节之处。"

[2]《疡科心得集·辨鸬鹚瘟耳根痈异证同治论》云："夫鸬鹚瘟者，因一时风温偶袭少阳，络脉失和，生于耳下，或发于左，或发于右，或左右齐发。初起形如鸡卵，色白濡肿，状若有脓，按不引指，但酸不痛，微寒微热，重者或憎寒壮热，口干舌腻……此证永不成脓，过一候自能消退。"

[3]《温病条辨·上焦篇》云："温毒咽痛喉肿，耳前耳后肿，颊肿，面正赤，或喉不痛，但外肿，甚则耳聋，俗名大头瘟、虾蟆瘟者，普济消毒饮去柴胡、升麻主之。"

第九节 顿 咳

顿咳是感受时行疫邪引起的肺系时行疾病。临床以阵发性痉挛性咳嗽、咳毕有特殊的吸气性吼声，即鸡鸣样回声，病程可拖延2~3个月以上为主要特征。发病年龄以5岁以下为多，一年四季均可发病，尤以冬春两季多见。无合并症者，一般预后良好。由于预防保健工作的加强，其发病率已大为降低。本病古代亦称"时行顿呛""天哮呛""鹭鸶咳""疫咳"。

现代医学称本病为百日咳，是由百日咳嗜血杆菌引起的急性呼吸道传染病。重症或体弱婴儿患本病时易发生肺炎、脑病等严重并发症。

【病因病机】

一、病因

顿咳发病的外因为外感百日咳时邪，为风热疫邪；内因为素体肺气不足，痰阻气道。

二、病机

1. 基本病机 咳毒袭肺。

2. 常证病机

（1）邪犯肺卫 小儿肺常不足，易感外邪。百日咳时行疫邪自口鼻而入侵于肺卫，肺卫失宣，肺气上逆。

（2）痰火阻肺 百日咳疫毒侵袭于肺，气郁而不解，与伏痰搏结，郁而化热，炼灼津液，酿为痰浊，阻遏气道，肺失清肃，肺气上逆而痉咳阵作，待黏稠痰液吐出，气机通畅，痉咳暂获缓解。痉咳发作时，因气机失调，血行不畅，而见面赤耳红、弓背弯腰、涕泪俱作；邪热伤及肺络，而见咯血、衄血等；呛咳不已，可伤及他脏，气逆犯胃则可见呕吐；气逆犯肝则两胁作痛；大肠、膀胱气化失约则二便失禁；婴幼儿体禀不足，脏腑娇嫩，神气怯弱，痰热壅阻，肺气闭郁而见喘促发憋；若痰热蒙蔽心包，扰动肝风，可见抽搐、昏迷的变证。

（3）气阴耗伤 咳嗽日久，邪气渐退，正气已虚，而出现肺燥阴虚和肺脾气虚之象。

【临床表现】

本病分为三期。

初咳期：为时约1周。咳嗽初起类似感冒，但有逐渐加重之势。可伴有流涕，鼻塞，痰白而稀，昼轻夜重。

痉咳期：从第2周开始，可达6周。主要表现咳嗽连连不断，咳后有鸡鸣样回声，吐出痰液后咳嗽暂时缓解。咳时可伴面红目赤，涕泪俱作，弯腰屈背。痉咳每日发作数次或数十次，可因进食、激动等诱发。

恢复期：咳嗽逐渐缓解而消失，为 2～3 周。此时咳嗽渐渐好转，发作次数逐渐减少，发作程度逐渐减轻，直至消失。可伴神疲乏力，纳少多汗等。

【诊断与鉴别诊断】

一、诊断要点

典型的阵发性痉挛性咳嗽一经出现，临床诊断即无困难。最初发病时，无特征性症状。下列几点，应作为怀疑本病的依据：

1. 咳嗽总是日轻夜重，且越来越重。
2. 咳嗽虽剧烈，但很少阳性体征。
3. 与顿咳患儿有接触，或当地有本病流行。
4. 发病第 2 周白细胞总数，尤其淋巴细胞比例明显增高。

二、鉴别诊断

1. **百晬嗽**　又名乳嗽，是指小儿出生百日内出现的气憋痰嗽，非阵发性痉挛性咳嗽。

2. **咳嗽**　咳嗽一般非连续十几声、数十声发作，有的可发生阵发性痉咳，但很少有鸡鸣样吸气性吼声。

【辨证论治】

一、辨证要点

1. **辨虚实**　本病初咳、痉咳期为实证，咳声高亢，咳毕伴有回声；恢复期为虚证，或邪少虚多，咳嗽绵绵低弱，可伴痰喘，或呈呛咳。

2. **辨寒热**　初咳期痰液稀白者为风寒，黏稠偏黄者为风热。痉咳期痰液黏稠难出者为热，色白稀薄者为湿。

3. **辨常证与变证**　常证以阵发性痉挛性咳嗽为主，可见面红目赤，涕泪俱作，弯腰屈背等。变证以呛咳不已，痰热闭郁肺气，或内陷心肝为主，可见喘憋气促、昏迷抽搐等。

二、治疗原则

1. **基本治则**　泻肺祛毒。

2. **具体治法**　本病治疗以豁痰降逆贯穿始终，根据不同时期分别治以宣肺、清肺、润肺之法。

3. **刘弼臣教授治顿咳经验**　刘弼臣教授认为，顿咳之所以出现与一般咳嗽不同的临床症状，是因其发病多由感受温疫之气侵犯于肺，炼液成痰，粘附于气道，阻遏气机，宣肃失常，壅塞不宣，以致肺气上逆，故咳声连续阵作不已。久而不愈，胶固不化，形成顽痰，必须待其尽量吐出，气机通畅而痉咳始得暂时缓解。有时痰郁化火，迫血妄行，则吐血、衄血、咯血、白睛出血。甚至痰涎壅盛，闭塞喉间，常有立时窒息毙命的危险。尤其

2 岁以下的婴幼儿，由于脏腑娇嫩，形气未充，更易发生危险。故临床治疗必须抓紧时机，给予肃肺涤痰、降逆镇痉，常可缩短病程，迅速达到止痉咳的目的。

三、分证论治

（一）初咳期

1. 风寒证

证候表现：鼻塞，流清涕，咳声重浊，日渐加剧，痰液清稀，面色淡白，形寒肢冷。舌质淡，舌苔薄白，脉浮。

证候分析：寒冷季节感受疫疠之邪，肺卫失和，肺气不宣而见咳嗽声重，痰液清稀；外邪与痰涎相引，交阻搏结，故日渐加重；风寒外束，则见形寒肢冷，舌质淡，舌苔薄白，脉浮。

治法：疏风宣肺，祛毒止咳。

方剂：杏苏散（《温病条辨》）加减。

方解：方中杏仁降气除痰，宣肺散寒；苏叶微发其汗，疏散表寒；桔梗宣肺祛痰；枳壳利气除痰；前胡疏风下气化痰，以助杏仁、苏叶之力；半夏、橘红、茯苓、甘草理气健脾化痰；生姜、大枣调和营卫，温中益脾。

加减：若风寒表证较重，可加荆芥、防风，以加强祛风解表作用；咳嗽加剧，痰浊内阻，去姜、枣，加百部、紫菀以加强化痰止咳之功。

2. 风热证

证候表现：咳声高亢，痰液黏稠，咽红，舌质红，舌苔薄黄，脉浮数。

证候分析：感受风热时邪，热郁于肺，肺气失宣，则咳嗽声重；热灼津液，炼液为痰，故见痰液黏稠；热结于咽，而见咽红；舌质红，舌苔薄黄，脉浮数为风热在表之象。

治法：疏风清热，泻肺祛毒。

方剂：桑菊饮（《温病条辨》）加减。

方解：方中桑叶、菊花、芦根甘凉轻清，疏散风热；杏仁、桔梗、甘草降肺气，祛痰利咽；连翘、薄荷清热透表。

加减：若咽红疼痛较重者，可加蝉蜕、板蓝根，以疏风清热利咽；痰液黏稠不易咯出者，加青黛、瓜蒌、天竺黄以清热化痰。

（二）痉咳期

证候表现：阵发性痉挛性持续咳嗽，咳后有深吸气样鸡鸣声，涕泪俱作，入夜尤甚，吐出痰液后阵咳方暂停。伴精神烦躁，面赤唇红，便干溲黄，舌质红，舌苔黄，脉滑数。小婴儿可见喘促发憋，昏迷，抽搐。

证候分析：时疫之邪不解，由表入里，郁而化火，炼液成痰，痰热互结，阻塞气道，肺气不利，而见阵发性痉挛性持续咳嗽，咳后有深吸气样鸡鸣声；痰液咳出，气道得以通畅，故咳嗽暂缓；火热内盛，则见精神烦躁，面赤唇红，便干溲黄。舌质红，舌苔黄，脉滑数。小婴儿由于肺本娇嫩，正气不足，咳嗽无力，痰闭气道，而致呼吸不利，或喘促发憋；或因痰盛化火，火热生风，出现抽搐等危象。

治法：泻肺祛毒，涤痰镇咳。

方剂：苇茎汤（《备急千金要方》）加味。

方解：方中苇茎清肺泄热为主；冬瓜仁、薏苡仁清利痰热为辅；桃仁活血祛瘀以清热结。

加减：痉咳剧烈加全蝎、钩藤解痉镇咳；咳后泛吐，加旋覆花、代赭石、姜竹茹以镇咳降逆；痰多黏稠，加黛蛤散、天竺黄、胆南星以清化热痰；咳嗽作喘，加葶苈子以泻肺降气；咯痰带血加白茅根清肺止血。小婴儿出现抽搐、昏迷等重证，应及时处理。

（三）恢复期

1. 肺阴不足

证候表现：咳嗽次数减少，但呈呛咳状，痰少质黏难咯，伴口干，唇燥，盗汗，手足心热。舌质红，舌苔薄，或光而无苔，脉细数。

证候分析：痉咳日久，耗劫阴津，阴虚肺燥而呛咳；阴津不足，加之余热煎灼，故见痰少而黏稠；阴虚内热则见口干，唇燥，盗汗，手足心热；舌质红，舌苔薄或光而无苔，脉细数乃肺阴不足之象。

治法：泻肺祛毒，滋阴止咳。

方剂：沙参麦冬汤（《温病条辨》）加减。

方解：方中沙参、麦冬、玉竹清润燥热而滋养肺胃阴液；天花粉生津止渴；甘草泻火和中；扁豆可健脾胃；桑叶清散肺中之燥热，散邪止咳。

加减：若呛咳较剧烈，可加杏仁、马兜铃以清肺降气，化痰止咳；盗汗、手足心热，加地骨皮、银柴胡、浮小麦以清肺除蒸，敛汗护阴；痰液黏稠，或大便偏干，加瓜蒌以清化热痰，润肠通便。

2. 脾肺气虚

证候表现：咳声不扬，咳而无力，痰液稀薄，神疲乏力，气短懒言，自汗，纳少，体瘦。舌质淡，舌苔薄，脉细弱。

证候分析：久咳耗伤肺脾之气，肺气虚则咳声不扬，咳而无力，气短懒言；脾气不足，痰液难化，则痰液稀薄；气虚卫外不固，则自汗；脾气不足，运化失健，气血生化乏源，则神疲乏力，纳少，体瘦，舌质淡，舌苔薄，脉细弱为脾肺气虚之象。

治法：益气健脾，泻肺祛毒。

方剂：人参五味子汤（《幼幼集成》）加减。

方解：方中人参、茯苓、白术、甘草健脾益气；麦冬、五味子润肺敛肺；生姜、大枣补益脾胃。

加减：若自汗较重，加黄芪、浮小麦益气固表；痰较多者，加陈皮、半夏以温化痰湿。

四、其他治法

1. 中成药 鹭鸶咯丸：清热化痰，肃肺止咳。每次 1/2～1 丸，每日 2～3 次，适用于顿咳初期，或痉咳期。

2. 针灸疗法 主穴取合谷、尺泽、肺俞，配穴取丰隆、曲池、内关、少商、风池。每次取 3～5 穴，每日 1 次，不留针。5 天为 1 个疗程。

3. 拔火罐疗法 取穴：身柱、肺俞、风门、气门。每日 1 次。

4. 推拿疗法 运八卦，掐合谷，推肺经，掐揉二扇门，掐揉五指节，推脾胃，揉鱼际，揉太渊，掐尺泽。每日 1 次。

5. 单方验方

（1）大蒜 对顿咳的疗效甚好，以紫皮蒜为佳，可制成 50% 的糖浆，每次 10mL，5 岁以上每次 20mL，每日 3 次，疗程 7 天为 1 个疗程。

（2）鹅不食草 为解毒止咳之品，用于顿咳的治疗。每日 10～20g，水煎，分 3 次服。

（3）百部 具有止咳、抑制百日咳杆菌的作用，单味使用及以百部为主的复方，对顿咳的治疗，均有显著的疗效。每次 3g，每日 3 次，水煎加糖口服，7～10 天为 1 个疗程。

（4）白屈菜 其作用与百部类似。用法：将其干品制成含生药 100% 的糖浆。6 个月～1 岁以下 8～10mL，1～3 岁 10～15mL，3～6 岁 15～20mL，6 岁以上 20～30mL，每日 3 次，口服。8～10 日为 1 个疗程，病情重者可适当增加剂量。

【预防与调护】

一、预防

1. 发现患儿应立即隔离 4～7 周。对于疑似病例或与患儿密切接触者，应留察 21 天。患儿污染的环境及物品，用一般消毒法及采用通风、日晒等清洁措施。

2. 按时接种百日咳疫苗。

3. 顿咳流行期间，口服大蒜，或用大蒜液滴鼻，每日 1～2 次，连用 5～7 天。

二、调护

1. 发病后要让患儿充分休息，尤其保证充足的睡眠，夜间咳嗽频繁影响睡眠者，可在晚上加服百部 10g，五味子 6g，夜交藤 15g 的水煎剂，有助于止咳安眠。

2. 患儿居室应日光充足，空气新鲜，可到户外适当活动，但应防止剧烈活动及烟尘、异味等不良刺激。

3. 保持患儿精神愉快，避免精神刺激或惊吓。

4. 患病期间要注意合理安排饮食，宜进食清淡易消化且富有营养的食物。宜少量多餐，以免呛咳呕吐。

5. 患儿发作时心中恐惧，成人要保持镇静，教育儿童于痉咳发作时，宜坐起或站立，手可扶持他物，尽量做到自禁咳嗽，减少发作。对幼小儿，可将其抱起，但不要过紧或过于拍背，以防痉咳引起窒息。

【古籍选录】

[1]《医学真传·咳嗽》曰："顿呛者一气连呛二三十声，少则十数声，呛则头倾胸曲，甚则手足拘挛，痰从口出，涕泪相随，从胸膺而下应于少腹……小儿患此，谓之时行呛咳。"

[2]《温病条辨·解儿难》曰："凡小儿连咳数十声，不能回转，半日方回如鸡声者，千金苇茎汤合葶苈大枣泻肺汤主之。"

[3]《许氏幼科七种·治验顿嗽》曰："俗从而呼为顿嗽，其嗽亦能传染，感之则发作无时，面赤腰曲，涕泪交流，每顿咳至百声，必咳出大痰而住，或所食乳食，尽皆吐出乃止，咳止至久，面目浮肿，或目如拳伤，或咯血，或鼻衄，时医到此，束手无策。遂以为此症最难速愈，必待百日后可全。"又说："嗽之既久，风变成热。夏月火旺克金，主治之药，宜泻火以保金。"

第十节　小儿暑温

小儿暑温是感受暑温疫毒引起的时行疾病，以高热、抽搐、昏迷为主要特征。本病发病突然，变化迅速，病程中可发生内闭外脱、呼吸不整的危象。重症患儿可留有严重的后遗症。本病好发于夏秋季节，南方发病较北方早。多发于 10 岁以下小儿。由于普遍进行预防接种，故发病率已明显下降。

现代医学称之为流行性乙型脑炎。该病是由乙脑病毒引起的急性传染病，蚊虫是主要传播媒介。乙脑病毒主要引起中枢神经系统广泛的病变。本病起病急骤，体温迅速上升，伴头痛、呕吐、嗜睡，病后 24 小时出现昏迷或惊厥。

【病因病机】

一、病因

小儿暑温为感受暑温邪毒所致。小儿神气怯弱，气血未充，不耐暑热耗伤，阴液、阳气易随汗泄，从而构成发病的基础。

二、病机

1. 基本病机 暑毒内袭。暑温疫毒侵袭人体，一般按卫、气、营、血规律传变。

2. 常证病机

（1）邪在卫气 暑温疫毒首袭卫表，卫气闭郁而见发热。由于邪热迅速由表入里，阳明热炽，胃热亢盛，灼津耗阴，可见壮热、口渴、便秘之症；又暑多夹湿，湿阻于中，气机不畅，则见胸闷、腹胀、恶心、口渴而不欲饮等症。

（2）邪入气营　病邪由气分传入营分，则营阴受损，心神被扰，故见神昏；若热极化火，引动肝风，则表现为惊厥。

（3）邪陷营血　邪毒不解，内陷血分，阴伤血燥，动风动血，而致吐血、便血、衄血。暑邪由营血入心，扰乱心神则见神昏躁扰；热扰营血，引动肝风则反复惊厥。

（4）内闭外脱　暑温疫毒炽盛，直陷厥阴，可致壮热、神昏、抽搐；或邪入营血，伤及少阴，心肾阳衰，可见面色灰白、大汗肢厥等内闭外脱之象。

暑温疫毒伤津耗气，病之后期，除见余热未清，津液不足之低热、烦躁、盗汗之症；还易出现气血营阴亏损，心肝肾三脏阴精大伤而致阴虚阳亢，虚风内动或筋脉失养之神智痴呆、肢体拘急、手足蠕动或瘛疭、肢体瘫痪之症。

【临床表现】

本病的病程可分为四个时期。

1. 初热期（发病开始的 3～4 日）　起病急骤，可见发热、头痛、嗜睡、呕吐、精神萎靡。极重型在发病 1～2 日就出现高热、惊厥、意识障碍等极期的表现。

2. 极期　高热、嗜睡或昏迷、惊厥，深、浅反射消失，肌张力增高，脑膜刺激征阳性，肢体痉挛，锥体束征阳性，不自主运动，不对称肢体瘫痪。严重者可出现呼吸、循环衰竭，极重型患者可死于极期。大多数患者在发病 7～10 日，体温开始下降，病情逐渐改善，进入恢复期。

3. 恢复期　大多数患者症状逐渐好转、消失而痊愈。严重病例恢复较慢，需 1～3 个月以上逐渐恢复正常。

4. 后遗症期　少数患者在发病半年以后仍留有意识障碍、痴呆、失语、瘫痪等后遗症。如坚持锻炼和治疗，部分患者仍能恢复。

【诊断与鉴别诊断】

1. 发病有明显的季节性，大多集中于 7、8、9 三个月份。

2. 起病急骤，临床可见高热、头痛、呕吐、嗜睡或烦躁不安，甚则抽搐、昏迷。

3. 查体有不同程度的脑膜刺激征、锥体束征、肢体痉挛、不自主运动、不对称肢体瘫痪等。

4. 实验室检查：①外周血白细胞计数：病初多在（10～20）×10^9，中性粒细胞增高至 80% 以上。②脑脊液检查：外观无色透明或微混，压力增高，白细胞计数多在（50～500）×10^6/L，少数可达 1000×10^6 以上，白细胞分类约在 5 日内以中性粒细胞为主，以后以淋巴细胞为主。蛋白稍高，糖正常或略高，氯化物正常。③免疫血清学检查：可测定患者双份血清中的特异抗体，恢复期的抗体滴度比急性期升高 4 倍以上才能确定诊断。应慎做腰椎穿刺，必要时先用脱水剂。

二、鉴别诊断

1. 疫毒痢 亦多发于夏秋季节，起病急骤，发病迅猛，在发病1～2日内未出现下痢脓血以前，可见高热、抽搐、昏迷。可以肛拭子取便送镜检和培养，根据检查结果而进行确诊。

2. 小儿麻痹证 本病初期症状轻，并有反复发热、肢体疼痛、拒绝抚抱，继而肢体萎软、瘫痪。小儿暑温起病急，初期即见高热、头痛、呕吐、抽搐、昏迷，恢复期见肢体瘫痪、不自主运动等。

【辨证治疗】

一、辨证要点

1. 辨轻重 发热不重，轻度头痛，恶心呕吐，轻度嗜睡，抽搐发作次数不多，时间短暂者为轻证；持续高热，剧烈头痛，呕吐，昏迷，频繁抽搐者为重证。

2. 辨外风、内风与虚风 在发病初期，因热盛动风而惊厥，一经热退，神清惊止者为外风；进入极盛期的抽搐多反复发作，不易缓解，并伴高热不退、昏迷，一般为邪窜心肝所致的内风；恢复期的抽搐表现为抖动，或不自主动作，伴低热、口干等阴虚血燥症状，多为虚风。

3. 辨发热 应分清表热、里热、实热、虚热，或表里同病。小儿暑温起病急骤，卫分证极短暂，或起病即见气分证候，或卫气同病，或气营两燔。若起病早，身热，微恶风寒，少汗者为病在卫分的表热证；若壮热不退，口渴引饮，烦躁不安，甚则四肢抽搐，为表邪入里属里实热证；在疾病恢复期所见的低热、颧红、手足心热等症，则归属于阴血不足的虚热。

二、治疗原则

1. 基本治则 清暑开窍。

2. 具体治法 急性期以清暑透表为先，佐以芳香化湿，使邪从外泄；暑邪入里，宜苦寒清热，佐以通腑泄热；邪郁化火，入营入血，则宜苦寒合咸寒清营泻火。结合痰证、风证，施以豁痰开窍、镇惊息风等法。恢复期及后遗症期治以扶正祛邪。余邪未尽，虚热不退，治以养阴清热或调和营卫；痰蒙清窍，神识不明，治以豁痰开窍或泄浊醒神；内风扰动，肢体失用，治以益气活血祛风或搜风通络舒筋。

三、分证论治

（一）急性期

1. 邪犯卫气

证候表现：突然起病，发热，微恶风寒，或但热不寒，头痛，恶心呕吐，烦躁不安，或嗜睡，或高热时出现惊厥。偏热者，见壮热口渴，便秘溲黄，舌质红，舌苔黄厚，脉洪数；偏湿者，兼胸闷，脘痞，便溏，神倦，舌质红，舌苔白腻或黄腻，脉濡数。

证候分析：暑温疫毒初入卫气，正邪交争，则高热持续；邪热上扰清阳，气血逆乱而致头痛；暑邪犯胃，胃热壅盛，气机升降失司，则见恶心呕吐；邪热上扰心神，则烦躁不安；邪热引动肝风，故而惊厥；热邪偏盛，阳明炽热，伤及津液，则见壮热口渴，便秘溲黄，舌质红，舌苔黄厚，脉洪数；湿邪偏盛，闭阻脾阳，而见胸闷，脘痞，便溏；秽浊蒙蔽清阳，而致神倦嗜睡；舌苔白腻或黄腻，脉濡数为湿重之象。

治法：疏卫清气，消暑开窍。

方剂：偏卫分证用新加香薷饮（《温病条辨》）加减。偏气分证用苍术白虎汤（《医方简义》）加减。

方解：新加香薷饮方中以辛温芳香之香薷发汗解表，祛暑化湿；配以鲜扁豆花、金银花、连翘辛凉芳香，清透暑热；佐以辛温之厚朴化湿除满。苍术白虎汤为白虎汤加苍术，在大清气热的同时配以苦温燥湿之苍术，合方共除气分湿热。

加减：若暑热偏盛，口渴明显，小便短赤，加鲜荷叶、甘菊花以解暑透热；若暑湿偏重，见胸闷、脘痞、便溏、神倦，加藿香、佩兰、滑石以清利暑湿，理气除满。毒火蕴结大肠而便秘者，加大黄、瓜蒌通腑泄热；高热惊厥者，加钩藤、僵蚕、葛根以疏风清热止痉。

（二）极期

1. 疫毒伤营

证候表现：壮热不退，头痛剧烈，口渴引饮，烦躁不安，神昏谵语，颈项强直，四肢抽搐，甚则喉间痰鸣，大便秘结，小便短赤。舌质红绛，舌苔黄糙，脉洪数或弦数。

证候分析：暑热之邪蕴于气分，化火入营而致气营两燔。暑热之邪燔炽阳明气分，故高热，头痛，烦躁不安，口渴引饮；肝主筋，热盛引动肝风则颈项强直，四肢抽搐；邪热灼津，炼液为痰，痰蒙心窍则神昏谵语；痰随风动，阻塞气道，故而喉间痰鸣；气分热盛，肠腑燥结，津液被灼，则便秘溲赤；舌质红绛，舌苔黄糙，脉洪数或弦数为气营两燔之征。

治法：凉营泻火，清暑开窍。

方剂：清瘟败毒饮（《疫疹一得》）加减。

方解：方中生石膏、知母清阳明气分之热；连翘疏解达邪；黄连、黄芩、山栀子泻火解毒；犀角、生地、赤芍、丹皮清营凉血。

加减：高热，神昏谵语者，选用"三宝"。至宝丹开窍安神；紫雪丹解热清利；安宫牛黄丸清热解毒，开窍醒神。高热，四肢抽搐者可加羚羊角、钩藤平肝息风；高热，腹胀便秘，频繁抽搐，舌质红起刺，舌苔黄糙，脉洪大者，可加大黄、芒硝以通腑泄热，使邪毒从下而泄。

2. 邪在营血

证候表现：身热夜甚，神志模糊，两目上视，牙关紧闭，颈项强直，手足拘急，反复惊厥，或衄血、吐血、便血、皮肤斑疹，唇舌紫暗焦干。舌质紫绛且干，或光滑如镜，舌体卷缩僵硬，舌苔薄，或剥脱，脉沉细数。

证候分析：邪毒炽盛陷入营血，阴血受伤，阴不制阳则身热夜甚；邪热伤及心肝，心主神明，心神被扰则神志模糊；肝血不足，筋脉失养则牙关紧闭，颈项强直，手足拘急；血燥动风则反复惊厥；肝主目，肝阴内伤，目络失养则两目上视；血热旺盛，血络受损，则见皮肤斑疹，衄血，吐血，便血。舌质紫绛且干，或光滑如镜，舌体卷缩僵硬，舌苔薄，或剥脱，脉沉细数均为热在营血，阴液耗伤之象。

治法：清营凉血，消暑开窍。

方剂：清营汤（《温病条辨》）加减。

方解：方中犀角（水牛角）清心营之热；玄参、麦冬清热养阴；金银花、连翘、竹叶清热透营；黄连清心热，燥湿浊；丹参活血化瘀，消血结，散瘀热。

加减：反复惊厥，加羚羊角、钩藤平肝息风，安宫牛黄丸清心开窍，镇惊安神。

3. 内闭外脱

证候表现：起病急骤，在壮热、神昏、口噤、抽搐之际，突然面色灰白，呼吸微弱，大汗淋漓，四肢厥冷，口唇灰暗，舌质绛，舌体胖嫩，脉沉细或沉伏欲绝。

证候分析：素体虚弱之小儿不耐暑邪疫毒，直陷厥阴，或病之极期，邪入营血，内传少阴心肾，而致阳衰证候。临证可见暑热炽盛，内闭心营之壮热，神昏谵语，抽搐，口噤；又见邪毒伤正，心肾阳气衰竭，真阳外脱之面色灰白，呼吸微弱，大汗淋漓，四肢厥冷，口唇灰暗，舌质绛，舌体胖嫩，脉沉细或沉伏欲绝的危象。

治法：清暑开窍，开闭固脱。

方剂：独参汤（《伤寒大全》）或参附龙牡救逆汤（验方）送服至宝丹（《太平惠民和剂局方》）。同时积极采取现代医学的抢救。

方解：人参回阳救逆；附子温补肾阳；龙骨、牡蛎潜阳固脱。

（三）恢复期

1. 余热未尽

（1）阴虚发热

证候表现：低热或不规则发热，多朝轻暮重，伴颧红，手足心热，口干，心烦，偶有惊惕，小便短少。舌质红起刺，舌苔光剥，脉细数。

证候分析：暑热伤阴，余邪留恋，故低热，颧红，手足心热，口干，心烦，小便短少；阴虚风动，则见惊惕；舌质红起刺，舌苔光剥，脉细数为阴虚有热之征。

治法：养阴清热，清暑开窍。

方剂：青蒿鳖甲汤（《温病条辨》）加味。

方解：方中青蒿清热透络，引邪外出；鳖甲性寒，滋阴以退虚热；生地、丹皮、知母养阴凉血清热。

加减：加钩藤、珍珠母平肝息风镇惊；石斛、天花粉养阴生津。

（2）营卫不和

证候表现：低热，多汗，汗出不温，或面色淡白，精神萎靡，四肢欠温，小便清长。舌质淡，舌体胖嫩，脉细数。

证候分析：素体阳气不足，加之病后失调，卫阳不能护外，营阴不能内守，营卫失和，而见上述之症。

治法：调和营卫，清暑开窍。

方剂：黄芪桂枝五物汤（《金匮要略》）加减。

方解：方中黄芪益气固表；桂枝、白芍温阳调和营卫；生姜、大枣补益脾胃。

加减：加龙骨、牡蛎潜阳敛汗，宁神止惊；太子参、山药益气健脾。

2. 痰蒙清窍

（1）痰火未清

证候表现：狂躁不宁，虚烦不眠，舌质红，舌苔黄糙或光剥。

证候分析：痰火内扰，心肝热盛，则狂躁不宁，舌质红，舌苔黄糙；阴虚火旺，心神不宁，则虚烦不眠，舌苔光剥。

治法：清热豁痰，清暑开窍。

方剂：龙胆泻肝汤（《兰室秘藏》）加减。

方解：方中龙胆草、山栀子、黄芩清泻心肝实火；柴胡疏肝理气；当归、生地、甘草养血滋阴，和中益胃；车前子、泽泻、木通利湿祛痰。

加减：若阴虚火旺，加阿胶、酸枣仁、五味子以滋阴清热安神。

（2）痰浊内阻

证候表现：意识不清，或痴呆、失聪，舌謇失语，吞咽困难，或喉间痰鸣，舌苔厚腻。

证候分析：痰浊内蒙清窍，故见意识不清，或痴呆、失聪；痰阻舌根，夹内风阻于经络，故舌謇失语，吞咽困难；痰随气升，肺气失降，则喉间痰鸣；舌苔腻为痰浊内阻之象。

治法：豁痰泄浊，清暑开窍。

方剂：苏合香丸（《太平惠民和剂局方》）。

方解：本方苏合香、麝香、冰片、安息香芳香开窍；青木香、白檀香、沉香、乳香、丁香、香附行气解郁，散寒化浊，除脏腑气血瘀滞；荜茇散寒止痛开郁；犀角、朱砂清热镇心安神；白术补气健脾，燥湿化浊；煨诃子收涩敛气。

加减：伴有低热，舌苔黄腻者，加黄芩、栀子、胆南星等清化痰热。

3. 内风扰动

（1）风邪留络

证候表现：以强直性瘫痪为主，见肢体拘紧，甚则角弓反张等。

证候分析：风邪内窜，流注经脉，气血痹阻，故肢体强直而瘫痪。

治法：清暑开窍，搜风通络。

方剂：止痉散（《方剂学》上海中医药大学编）加味。

方解：方中全蝎、蜈蚣镇痉通络。

加减：加地龙、乌梢蛇以增强搜风之功；当归、红花、木瓜有养血活血、化瘀舒筋功用，且防止虫类药物辛烈温燥之弊。

（2）虚风内动

证候表现：震颤样抖动及不自主动作，或癫痫样发作，伴多汗，口干，低热等。舌红少苔，脉细数。

证候分析：热病伤阴，久则损及肝肾，而致肾水不能涵濡肝木，阴虚血燥，内风扰动，则见震颤样抖动及不自主动作，或癫痫样发作；阴虚有热故多汗，口干，低热。

治法：滋阴息风，清暑开窍。

方剂：大定风珠（《温病条辨》）加减。

方解：方中生鸡子黄为血肉有情之品，滋阴息风，为治虚风的主药；龟板、阿胶、首乌滋肾养阴；鳖甲、生地、麦冬养阴泄热；白芍养血柔肝；麻仁养阴润燥；牡蛎平肝潜阳；五味子、炙甘草酸甘化阴。

加减：若阴不复，损及阳气，导致气阴两亏，而见面色苍白，神疲乏力，肢弱不用，脉沉无力者，加太子参、黄芪益气健脾；若肢体拘挛强硬加地龙、红花活血通络。

四、其他疗法

针灸疗法

（1）高热　针刺大椎、合谷、曲池；点刺十宣、少商、商阳，放血少许。

（2）抽搐　针刺合谷、内关、曲池、太冲、后溪，中等刺激。

（3）神昏　针刺人中、涌泉，交替使用。

（4）肢体强直性瘫痪　上肢针刺曲池、肩髃、外关；下肢针刺环跳、阳陵泉、足三里、血海。

（5）失语　针刺哑门、风池、风府。

（6）智力减退　针刺百会、印堂、神门。

（7）吞咽困难　针刺天突、廉泉、内庭。

【预防与调护】

一、预防

1. 积极灭蚊，截断传播途径。

2. 按时进行乙脑疫苗预防接种。

3. 认真做好疫情报告和家庭访视，对病人要早发现、早隔离（一般须隔离至体温正常）、早治疗，以控制传染源。

二、调护

1. 患儿居室要保持凉爽通风，室温控制在20℃～28℃。密切观察体温、呼吸、脉搏、血压、精神状态、面色、瞳孔及神经系统体征。

2. 经常拍背和翻身。保持口腔清洁。经常变换体位，清洁皮肤，防止褥疮。抽痉者，可用包纱布的压舌板放在上下牙齿间，以防舌咬伤。

3. 在急性期宜流质饮食，并供给充足水分，可用西瓜皮、荷叶、竹叶、白茅根等煎汤作饮料。恢复期给半流质，应逐渐增加营养。吞咽障碍者可鼻饲。

4. 恢复期和遗留后遗症的患儿，应积极配合针灸、推拿、按摩及适当的被动锻炼，使其尽快恢复。

【古籍选录】

[1]《温病条辨·解儿难》云："暑痉，按俗名小儿急惊风者，惟暑月最多，而兼证最杂……如夏月小儿身热头痛，项强无汗，此暑兼风寒者也，宜新加香薷饮；有汗则仍用银翘散，重加桑叶；咳嗽则用桑菊饮；汗多则用白虎；脉芤而喘，则用人参白虎；身重汗少，则用苍术白虎；脉芤，面赤，多言，喘咳欲脱者，即用生脉散；神识不清者，即用清营汤加钩藤、丹皮、羚羊角；神昏者兼用紫雪丹、牛黄丸等；病势轻微者，用清络饮之类。方法悉载上集篇，学者当与前三焦篇暑门中细心求之。"

[2]《温病条辨·暑温》云："小儿暑温，身热，卒然痉厥，名曰暑痫，清营汤主之，亦可少与紫雪丹。"

第十一节　疫毒痢

疫毒痢是痢疾的一种特殊类型，由感受痢疾时邪所引起，临床以突发高热、抽搐、昏迷，后期可出现下利脓血为临床特征，起病急、病情重、变化快，若处理不当，可危及生命。好发于夏秋季节。各年龄组的小儿均可发病，以3～5岁的学龄前儿童发病率最高。

现代医学称之为中毒性痢疾，其发病机理为痢疾杆菌由胃入肠，侵入肠黏膜上皮细胞引起局部炎性反应，出现发热、脓血便等；如病菌侵入肠道后迅速繁殖，其菌体裂解释放出强烈的内毒素，内毒素进入血循环后，引起全身微循环障碍，全身微血管（包括脑血管）痉挛性收缩，出现高热、惊厥、休克、脑水肿等症状。

古医籍中又将本病称为"暴痢""热毒痢""疫痢"等。

【病因病机】

一、病因

疫毒痢发病的外因为痢疾时邪从口而入，属湿热毒邪。小儿脏腑娇嫩、气血怯弱、脾常不足是本病发生的内在基础。

二、病机

1. 基本病机 痢毒蕴滞。

2. 常证病机 小儿稚嫩之体暴感湿热疫毒，毒聚肠胃，化热化火，故现高热；邪毒内窜营血，蒙蔽心包，扰动神明，故见神昏；热极生风，风火相扇，引动肝风，故现抽搐；邪毒内陷，热深厥深，故手足逆冷；邪毒入营伤络，血运不畅，故面色青灰，皮肤发花。此为实热内闭，故脉实有力。又因小儿为少阳之体，为疫疠毒邪所伤，元气易损，若正不胜邪，可致阳气暴脱于外，而见汗出肢冷、呼吸微弱、脉微欲绝之脱证。在邪毒内闭的同时出现正不敌邪的阳气外脱，为内闭外脱证。邪毒熏灼气血，凝滞津液，壅塞气机，故见腹痛；若疫毒下迫，损及肠络，则见赤白下利。

【临床表现】

突发高热，反复抽搐，神志昏迷，烦躁口渴；或又见面色苍白，心慌气短，冷汗肢厥；可见便下脓血。

【诊断与鉴别诊断】

一、诊断要点

1. 多见于夏秋季节，有菌痢接触史或饮食不洁史。

2. 突发高热，反复抽搐，虽未见大便脓血，亦不可排除本病，应马上以肛拭子取便检验。后期可出现腹痛阵作，里急后重，赤白下痢，或有黏液白冻，或为脓血腐臭。

3. 实验室检查：①血常规：末梢血中白细胞总数升高，中性粒细胞升高。②大便常规：可有白细胞、红细胞、脓细胞及大量黏液。③大便细菌培养：可培养出痢疾杆菌。

二、鉴别诊断

1. 秋季腹泻 多发生于 8～11 月份。大便呈白色奶状，或蛋花汤状，有少量黏液，无腥臭味。本病为轮状病毒引起，故大便细菌培养阴性，末梢血中白细胞总数亦不高。

2. 霍乱和副霍乱 霍乱病人一般先泻后吐，大便及呕吐物均呈米泔水样，大便悬滴试验及大便培养与细菌性痢疾截然不同，易于鉴别。

3. 中枢神经系统感染 中枢神经系统感染的化脓性脑膜炎、流行性乙型脑炎等，与中毒性痢疾均可出现高热、惊厥、昏迷等症状，然而中毒性痢疾虽然患病后期可出现脓血便，但早期以肛拭子取便可发现。中枢神经系统感染性疾病整个病程不会出现便下脓血。

【辨证论治】

一、辨证要点

本病辨证的要点应抓住发热、大便的形色、神志及舌苔、脉象进行辨证论治。

1. 辨毒邪内闭 多发生于疫毒痢早期及体质较强的患儿。湿热疫毒之性峻烈，化火最速，故起病急骤，初起即现高热，继之出现热毒蒙蔽心包，扰动神明，热极动风，邪毒内闭等严重证候。其临床症状虽与其他温病化火内陷的表现相同，但初起即表现为神昏、谵妄、抽搐，缺乏一般温病卫气营血传变的规律；此外伴见脓血便亦为其特点。

2. 辨内闭外脱 多发生于疫毒痢极期及体质虚弱的患儿。本病阳气外脱发生于邪毒内闭的基础之上，故临床可见在壮热、神昏、抽搐的同时，突然出现体温下降、四肢逆冷、面色青灰、呼吸不整、脉微欲绝。

二、治疗原则

1. 基本治则 清痢开窍。

2. 具体治法 疫毒痢以解毒为主要治则，闭证可采用泄热凉血、息风开窍等法，内闭外脱证应急予回阳固脱。

三、分证论治

1. 邪毒内闭

证候表现：突发高热，反复抽搐，神志昏迷，烦躁口渴，恶心呕吐，可见便下脓血，亦可不见脓血。舌红，苔黄腻，脉滑数。

证候分析：外感疫疠毒邪，入里内蕴肠胃，正邪交争，故见高热；疫疠毒邪化火，内陷心肝，引动肝风，内扰心神，见抽搐惊厥，烦躁昏迷；疫毒内蕴肠胃，聚结肠中，未及下传，故病初大便不见脓血，待疫毒下传，则可见便下脓血；舌红苔黄腻，脉滑数为邪毒内闭之象。

治法：清痢开窍，凉肝息风。

方剂：羚角钩藤汤（《通俗伤寒论》）合白头翁汤（《伤寒论》）加减。

方解：方中羚羊角、钩藤凉肝息风，清热解痉；桑叶、菊花解热平肝；白芍、生地养阴柔肝；贝母、竹茹清热化痰；茯神平肝宁心；甘草配白芍酸甘化阴，舒筋缓急；白头翁、秦皮清血分热毒，凉血止痢；黄连、黄柏分泻中、下焦实火，并燥湿解毒。

加减：昏迷较深加石菖蒲、郁金、天竺黄豁痰开窍，或鼻饲安宫牛黄丸开窍醒神；高热不退加紫雪丹清营泄热；呕吐不止加玉枢丹芳香避秽，降逆止呕；便下脓血加马齿苋、败酱草解毒止痢。

2. 内闭外脱

证候表现：在邪毒内闭的基础上继而出现面色苍白，皮肤发花，心慌气短，冷汗淋漓，四肢厥冷，呼吸浅促不整，脉微欲绝。

证候分析：小儿素体正气不足，或毒邪太盛，致正不敌邪，阳气暴脱于外，故可见面色苍白，心慌气短，冷汗淋漓；阳气不达于四末，故四肢厥冷，皮肤发花；脏气将绝则呼吸浅促不整；脉微欲绝为内闭外脱之征。

治法：固脱救逆，清痫开窍。

方剂：参附汤（《正体类要》）或参附龙牡救逆汤（验方）加减。

方解：方中人参大补脾胃之元气，以固后天；配伍大辛大热之附子温壮元阳，大补先天。两药相配，上助心阳，下补肾火，中健脾土。加上生龙骨、生牡蛎益阴潜阳，收敛固脱；五味子益气生津敛汗，滋肾涩精止泻；山茱萸固脱敛汗，滋补肝肾。或先以独参汤回阳救逆，待阳回厥返，再凉开醒神，泻热开闭。

加减：惊厥重者，加羚角粉、地龙、钩藤、石决明等镇惊止痉；神昏痰鸣者，加天竺黄、胆南星、石菖蒲、郁金等化痰开窍；皮肤紫斑，口唇发绀者，加紫草、桃仁、红花活血祛瘀。

四、其他疗法

1. 中成药

（1）安宫牛黄丸　清热开窍，豁痰解毒。邪毒内闭和内闭外脱均可选用。小儿每次 1/3 ~ 1/2 丸，酌情再用。

（2）紫雪丹　清热解毒，镇痉息风，开窍定惊。邪毒内闭和内闭外脱均可选用。1 周岁每次 0.3g，每增 1 岁递增 0.3g，每日 1 次。最大量每次不超过 3g。

（3）葛根芩连微丸　解肌清热，止泻止痢。用于下利脓血。每次 1 ~ 3g，每日 2 ~ 3 次。

（4）藿香正气合剂　解表化湿，理气和中。用于下利脓血。每次 5 ~ 10mL，每日 3 次。

（5）枫蓼肠胃康　清热除湿化滞。用于下利脓血。每次 0.5 ~ 1 袋，每日 3 次。

2. 针灸疗法　选人中、百会、内关等穴位，中强刺激。

【预防与调护】

一、预防

1. 夏秋季节，应特别注意饮食卫生，饭前便后洗手，不饮生水，节制生冷。

2. 搞好环境卫生，加强粪便管理，加强饮食卫生及水源管理。

二、调护

1. 注意密切观察面色、体温、血压、脉搏、呼吸等，一旦出现病情变化应及时处理。

2. 惊厥、昏迷者要保持呼吸道通畅，吸氧，吸痰。

3. 高热者，配合温水或酒精擦浴，头枕冰袋。

4. 给药以鼻饲或灌肠为宜。

【古籍选录】

《幼幼集成·痢疾致搐》云："积毒内郁……遂尔神昏扰扰。"

□ 第十章 □

寄生虫病

第一节　蛔虫病

蛔虫病是感染蛔虫卵而引起的小儿常见肠道寄生虫病，临床以脐周疼痛，时作时止，饮食异常，吐蛔、便蛔，或粪便镜检有蛔虫卵为主要特征。蛔虫又称"蚘虫""蛟蛕""长虫"。无论男女老幼均可感染，但以儿童发病率高，尤多见于3~10岁的儿童，农村发病率高于城市。蛔虫寄生于肠道，扰乱气机，损伤脾胃，耗伤气血，病情严重者不仅影响胃肠功能和营养，妨碍小儿正常生长发育，甚至引起严重并发症而危及生命。本病相当于西医的蛔虫病。

中医古代文献对蛔虫病有详细的记载。《素问·咳论》指出："胃咳之状，咳而呕，咳甚则长虫出。"《灵枢·厥病》云："肠中有虫瘕及蛟蛕……心肠痛，愭作痛，肿聚，往来上下行，痛有休止，腹热喜渴，涎出者，是蛟蛕也。"描述了蛔虫在肠中寄生、移行、扭结成团及由此引起的特有症状。隋代《诸病源候论·蚘虫候》云："蚘虫者，九虫内之一虫也，长一尺，也有长五六寸者，或因脏腑虚弱而动，或因食甘肥而动，其动则腹中痛。"比较准确地描述了蛔虫的大小，指出了主要症状腹痛产生的原因。其后许多医家著作和儿科专著，均在此基础上加以论述。

【病因病机】

一、病因

蛔虫病的发生，主要是吞入了感染性蛔虫卵所致。小儿缺乏卫生常识，双手易接触不洁之物，又喜吮手指，以手抓取食物，或食用未洗净的瓜果蔬菜，或饮用不洁之水，以致食入虫卵，进入胃肠，形成蛔虫病。此外，饮食不节，过食生冷油腻，损伤脾胃，积湿成热或素体脾胃虚弱，可为蛔虫的滋生创造有利条件。

二、病机

1. 基本病机 虫踞肠腑。

2. 常证病机

（1）盘踞肠腑，扰乱气机 蛔虫成虫寄生肠道，可直接扰乱肠道气机，气机不利而发生脐腹疼痛；影响脾胃的气机升降，升降失司，胃气上逆而见流涎、呕恶等症。

（2）劫取营养，损伤脾胃 虫踞肠腑，劫取水谷精微，损伤脾胃，脾失健运，胃滞不化，故见患儿食欲异常，饮食不养肌肤，面色不华。重者面黄肌瘦，精神疲乏，甚至肚腹胀大，四肢瘦弱，形成"蛔疳"。脾胃失和，内生湿热，并影响患儿的神识气血而见烦躁多啼、夜寐不安、嗜食异物、面部白斑、白睛蓝斑等症。

（3）钻入孔窍，发为蛔厥 蛔虫好动而尤喜钻孔，当受到刺激（如某种食物成分、寒温不适等）时，易在肠中窜动，最常见蛔虫上窜入膈，钻入胆道而发生蛔厥（胆道蛔虫症）。虫体阻塞气道，气机不利，疏泄失常，表现为右上腹部剧烈绞痛，呕吐胆汁或蛔虫，甚则肢冷汗出，形成"蛔厥"之证。

（4）阻塞肠道，发为虫瘕 若虫体过多，壅积肠中，或虫体扭结成团，阻塞肠道，肠道梗塞不通，可发为虫瘕（蛔虫性肠梗阻）。肠腑气机阻塞，不通则痛，故腹痛剧烈，腹部扪之有条索状物（肠套叠、肠扭转）；胃失通降，腑气上逆，而见呕恶和大便不通。

【临床表现】

蛔虫病临床表现轻重不一，轻者可无症状，或围绕脐周时有疼痛，食欲不振，日见消瘦，大便不调。重者面色萎黄，形体消瘦，腹部疼痛，时作时止，有时较剧，痛时喜按，多无压痛及肌紧张；或恶心、流涎；或吐蛔虫；或食欲异常，睡眠磨牙，挖鼻，咬指甲，嗜食异物，大便不调或便下蛔虫；面部白斑，白睛蓝斑，唇内粟状白点。日久可见腹胀，青筋暴露，四肢羸瘦。

【诊断与鉴别诊断】

一、诊断要点

1. 病史 可有吐蛔、排蛔病史。

2. 症状 反复脐周疼痛，时作时止，腹部按之有条索状物或团块，轻柔可散，嗜食异物，形体消瘦。可见挖鼻、咬指甲、睡眠磨牙、面部白斑等。发生蛔厥、虫瘕时，可见阵发性剧烈腹痛，伴恶心呕吐，甚或吐出蛔虫。蛔厥者，可伴有畏寒、发热，少数出现黄疸。虫瘕者，腹部可扪及虫团，按之有活动性绳索感，多见大便不通。

3. 实验室检查 应用直接涂片法或厚涂片法或饱和盐水浮聚法检出粪便中蛔虫卵，

即可确诊，但粪检未查出虫卵也不能排除本病。

二、鉴别诊断

1. 食积腹痛　脘腹部胀满疼痛，拒按，腹痛欲泻，泻后痛减。有暴饮、暴食和积滞等病史，大便镜检有不消化食物。

2. 中寒腹痛　腹痛阵发，得温则舒，伴小便清长、大便稀溏、食欲不振等症。

【辨证论治】

一、辨证要点

1. 辨腹痛部位

（1）肠蛔虫症　以脐周疼痛为主，按之可有条索状感，无明显压痛。

（2）蛔厥　剑突下、右上腹突然发生阵发性剧烈绞痛，并放射至右肩胛部及腰背部。

（3）虫瘕　疼痛部位可因阻塞部位的不同而有所不同，按之可扪及大小不等的条索状或团块状物，其形状与部位常可变化。

2. 辨腹痛程度

（1）肠蛔虫症　腹痛轻重不一，时作时止。

（2）蛔厥　为阵发性剧烈绞痛，致哭叫打滚，屈体弯腰，以拳顶按痛处，而疼痛缓解后患儿可嬉戏如常。

（3）虫瘕　腹痛为持续而阵发性加重，起病急剧，疼痛较剧，但腹部无肌强直。

3. 辨病情轻重

（1）轻证　全身症状轻微，按揉后多能缓解。

（2）重证　严重者有烦躁不安、肢冷汗出等临床症状，并常引起营养不良，形体消瘦，甚至智力迟钝，发育障碍等。

二、治疗原则

1. 基本治则　安蛔驱虫。

2. 具体治法　当视患儿体质强弱、病情轻重、病情缓急而灵活运用。病情较缓，腹痛不剧，体质尚强，当先驱蛔，后调脾胃；体弱者，应先调脾胃，继而驱蛔或驱蛔扶正并举。如病情较重，腹痛剧烈，或出现蛔厥、虫瘕等并发症者，根据蛔虫"得酸则静，得辛则伏，得苦则下"的特性，先予酸、辛、苦等药味，以安蛔止痛，待急症缓解，再予驱虫。并可配合外治、推拿、针灸等法以止痛。如并发症严重，经内科治疗不能缓解者，应考虑手术治疗。

三、分证论治

(一)常证

肠虫证

证候表现：脐周疼痛，时作时止，轻重不一；食欲异常，嗜食异物，夜卧不安，龂齿，易惊，恶心流涎，大便不调或便下蛔虫；可见面部白斑，白睛蓝斑，唇内粟状白点。重者形体消瘦，面色萎黄，腹部可扪及条索状物，时聚时散，肚腹胀大，青筋显露。舌尖红赤，舌苔多见花剥或腻，舌面布红色点刺，脉弦滑。

证候分析：本证为蛔虫病最常见的证型。因虫踞肠腑直接影响胃肠纳食及传导功能，气机阻滞，故以脐周疼痛、食欲异常等诸多脾胃症状为主。湿热熏蒸，则见面部白斑，睡眠不宁，龂齿。若病程较长或虫数过多，则致脾胃虚弱，故见不同程度形体消瘦，面色萎黄无华，甚可发展成为"蛔疳"。此时宜参照"疳证"辨证论治。

治法：安蛔驱虫，调理脾胃。

方剂：使君子散（《医宗金鉴》）加减。

方解：使君子杀虫驱蛔，和脾健胃为君；苦楝根皮驱蛔虫，泻湿热，理气止痛为臣；白芜荑消积杀虫，燥湿化食为佐；甘草调和诸药为使药。全方共奏安蛔驱虫，调理脾胃之功效。本方适用于体质较壮实者。

加减：腹痛明显者，加川楝子、延胡索、木香行气止痛；腹部胀满、大便不畅者，可加大黄或玄明粉；呕吐可加竹茹、生姜降逆止呕。

若病程较久，体质较弱，脾虚胃热者，可用肥儿丸（《医宗金鉴》）。方中胡黄连、使君子、芦荟均为杀虫之品，神曲、麦芽、山楂消积理脾，配黄连清热燥湿以下虫，合四君调补脾胃。本方为攻补兼施之剂，既消积杀虫，又调补脾胃。驱虫之后，常继服健脾和胃之剂，可用异功散或参苓白术散加减。

(二)变证

1. 蛔厥证

证候表现：有蛔虫病症状，突然右上腹部发生阵发性剧烈绞痛，辗转不宁，弯腰屈背，面色苍白，肢冷汗出，恶心呕吐，常吐出胆汁或蛔虫。疼痛有时可自行缓解，但常反复发作。重者腹痛持续而阵发性加剧，可伴畏寒发热，甚至出现黄疸。舌苔黄腻，脉滑数或弦数。

证候分析：本证以右上腹阵发性剧烈绞痛，呕吐，肢冷为特征。多有肠蛔虫证的病史，常因胃肠湿热，或腹中寒甚，或寒热错杂，使虫体受扰，入膈钻胆，气机逆乱所致。以寒热夹杂多见，初起多为"寒厥"，呕吐清水，面白肢冷，舌苔白腻，脉弦紧；继而化热，可见发热，呕吐胆汁，舌苔黄腻，脉滑数。

治法：理气定痛，安蛔驱虫。

方剂：乌梅丸（《伤寒论》）加减。

方解：本方为治疗蛔厥之主方，适用于寒热错杂，正虚邪实证。蛔虫"得酸则静，得辛则伏，得苦则下"。方中乌梅味酸，安蛔止痛为君药。细辛、蜀椒味辛能伏蛔，温中散寒；黄连、黄柏味苦能下蛔，兼清湿热，为臣药。君臣相伍，辛开苦降，和中止呕。附子、干姜、桂枝暖中散寒以安蛔，当归、人参益气活血以扶正，与温中药相配，具有养血通脉，调和阴阳以治厥冷的作用，共为佐使药。全方诸药配伍，温脏安蛔，寒热并治。

加减：疼痛剧烈加木香、枳壳行气止痛；兼便秘腹胀加大黄、玄明粉、枳实通便驱虫；若湿热壅盛，胆汁外溢，出现发热、黄疸，去干姜、附子、桂枝等温燥之品，酌加茵陈、栀子、郁金、黄芩、大黄、枳壳清热利湿，安蛔退黄。疼痛缓解后，可按肠虫证治法驱蛔。若确诊为胆道死蛔，不必先安蛔，可直接予大承气汤加茵陈利胆通腑排蛔。

2. 虫瘕证

证候表现：有肠蛔虫症状。突然阵发性剧烈腹痛，部位不定，伴频繁呕吐，可吐出蛔虫，便秘，腹胀，腹部可扪及质软、无痛的可移动的条索状或团状包块，压痛不明显。病情持续不缓解者，见腹硬，压痛明显，肠鸣，无矢气。舌苔白或黄腻，脉滑数或弦数。

证候分析：本证以脐腹剧痛，伴呕吐、便秘，腹部有条索状或团状柔软包块，有活动性，压痛不明显为特征。是由蛔虫扭结成团，阻塞肠道，使胃失通降，腑气上逆所致。若阻塞不全，尚可排少量大便；完全阻塞则大便不下，腹痛及呕吐较重，并可能出现阴伤，甚至阴阳不相顺接，阳气外脱。一般可用药物治疗，若梗阻不得缓解，见腹部硬、压痛、无矢气，且闻及腹部有金属样肠鸣或气过水音，则病情加重，应考虑手术治疗。

治法：通腑散结，安蛔驱虫。

方剂：驱蛔承气汤（验方）加减。

方解：本方由大承气汤加驱蛔药组成。大黄、芒硝、枳实、厚朴行气通腑散蛔；乌梅味酸制蛔，使蛔静而痛止；蜀椒味辛以伏蛔，性温以温脏祛寒；使君子、苦楝皮、槟榔驱蛔下虫。

加减：若呕吐频繁，药物难于下咽，可先用推拿等法治疗。

四、其他疗法

1. 中成药

（1）乌梅丸　用于肠蛔虫证。每次 6～10g，每日 1 次。

（2）化虫丸　用于肠蛔虫证，湿热较甚而大便不畅者。每次 2～8g，每日 1～2 次。

（3）使君子丸　用于蛔厥证寒热错杂者。每次 6～10g，每日 1～2 次。

2. 单方验方

（1）使君子仁　文火炒黄嚼服，每日 1～2 粒，最大剂量不超过 20 粒。晨起空腹服，连服 2～3 日。服时忌进热汤热食。服后 2 小时后可加生大黄 3g 泡水服以导泻下虫。主要用于驱蛔。

（2）苦楝根皮 一般干品用量为 10~15g，鲜品最多不超过 30g，加水煎 30 分钟，晨间空腹顿服，可连服 3 天。因本品有毒，不宜过量持续服用。主要用于驱蛔。

（3）川椒 20g，鸡蛋 1 个，香油 50g。川椒研面，香油烧沸后炒鸡蛋，鸡蛋炒黄后入川椒面，顿服。用于蛔虫腹痛。

（4）椒目 6g，豆油 150mL。油烧沸后入椒目，椒目以焦为度，去椒喝油，分 1~2 次喝下。用于虫瘕证。

3. 外治法

（1）驱蛔散 韭菜蔸、葱蔸各 10 个，鲜苦楝根皮 125g，艾叶、川椒各 10g，橘叶 30g，莪术 6g，芒硝 5g，酒药子 1 粒。将艾叶、酒药子、川椒、莪术、芒硝研成细末，再将鲜韭菜蔸、葱蔸、橘叶、苦楝根皮切碎，两组药混合加酒炒热，敷于痛处，外用包巾固定。药温保持在 37℃以上，每日 1 剂，严重者用 2 剂。用于蛔虫腹痛。

（2）新鲜苦楝皮 200g，全葱 100g，胡椒 20 粒。共捣烂如泥，加醋 150mL，炒热，以纱布包裹，热熨腹部，以痛减为度。用于蛔虫腹痛。

4. 针灸疗法

（1）迎香透四白、胆囊穴，后刺内关、足三里、中脘、人中。强刺激，泻法，至疼痛缓解或消失。用于蛔厥证。

（2）天枢、中脘、足三里、内关、合谷。强刺激，泻法。用于虫瘕证。

5. 推拿疗法

（1）虫瘕证 先让患儿口服植物油 50~100mL，1 小时后开始按摩腹部。术者用掌心贴住患儿腹部皮肤，以脐为中心，由轻至重作顺时针方向按摩，如虫团松动，但散开较慢，可用手捏法帮助松解。一般经过 30~40 分钟按摩后，虫团即可散开，腹痛和压痛明显减轻，梗阻缓解。

（2）蛔厥证 按压上腹部剑突下 3~4cm 处，手法先轻后重，一压一推一松，连续操作 7~8 次，待腹肌放松时，突然重力推压一次，若患儿腹痛消失或减轻，表明蛔虫已退出胆道，可停止推拿。如使用 1~2 遍无效，不宜再用此法。

【预防与调护】

一、预防

1. 开展卫生宣教工作，养成良好卫生习惯。勤剪指甲，饭前便后洗手，不吮吸手指，不吃未洗净的瓜果和生菜，不饮用生水，以减少虫卵入口的机会。

2. 不随地大便，妥善处理好粪便，保持水源及食物不受污染，切断传染途径。

二、调护

1. 饮食宜清淡，多食新鲜蔬菜，少食或忌食辛辣、炙煿及肥腻等生湿助热之品。

2. 口服驱虫药宜半空腹，服药后要注意休息，保持大便通畅。注意服驱虫药后的反应及排虫情况。

3. 腹痛剧烈时，口服食醋60～100mL，有安蛔止痛作用。

【古籍选录】

[1]《素问·咳论》云："胃咳之状，咳而呕，咳甚则长虫出。"

[2]《灵枢·厥病》云："肠中有虫瘕及蛟蛕……心肠痛，忧作痛，肿聚，往来上下行，痛有休止，腹热喜渴，涎出者，是蛟蛕也。"

[3]《诸病源候论·蛔虫候》云："蛔虫者，九虫内之一虫也，长一尺，也有长五六寸者，或因脏腑虚弱而动，或因食甘肥而动，其动则腹中痛。"

[4]《金匮要略·趺蹶手指臂肿转筋阴狐疝蛔虫病脉证治》云："蛔厥者，当吐蛔，令病者静而复时烦，此为脏寒，蛔上入膈，故烦。须臾复止，得食而呕。又烦者，蛔闻食臭出，其人当自吐蛔。"

[5]《金匮要略·趺蹶手指臂肿转筋阴狐疝蛔虫病脉证治》云："蛔厥者，乌梅丸主之。"

[6]《小儿药证直诀·虫痛》云："心腹痛，口中沫及清水出，发痛有时，安虫散主之。"

第二节 蛲虫病

蛲虫病是由蛲虫寄生在肠道内引起的一种寄生虫病。以肛门周围及会阴附近奇痒，睡眠不安，并可见到蛲虫为主要临床特征。蛲虫形体细小色白如线头，故又称"线虫"。隋代《诸病源候论》首次提出蛲虫的病名，以后均沿用此名。本病无明显季节性，老幼皆可感染，小儿最多。由于蛲虫生活史简单，孕育期短，传播迅速，故以2～9岁集体机构儿童的发病率最高。蛲虫的寿命不超过2个月，若能防止其重复感染，可自行痊愈。因此，强调本病应以预防为主，防治结合，杜绝重复感染，否则药物也难奏效。

【病因病机】

一、病因

主要因吞入有感染性的蛲虫卵所致。蛲虫夜间在肛周皮肤的湿润区排卵，刺激皮肤引起瘙痒，患儿搔抓时，手指被感染性虫卵污染，再用手摄取食物或吸吮手指时，虫卵进入口内，或借污染的衣服、被褥、玩具、尘埃等直接或间接进入消化道，在肠内发育为成虫。部分虫卵在肛门外孵化，逸出的幼虫再爬进肛门，侵入大肠，而造成逆行感染。雌虫排卵后大多死亡，但有的也可再返回肛门或侵入邻近的阴道、尿道等器官。

二、病机

1. 基本病机 虫踞肛肠。

2. 常证病机　蛲虫寄生于肠内，造成脾胃受损，运化失司，湿热内生等一系列病理改变。虫体游行咬蚀，湿热下注，而致肛周瘙痒、尿频、尿急或遗尿；又因瘙痒可导致睡眠不安、烦躁夜惊；蛲虫扰动，气机不利则见腹痛、恶心呕吐；若虫过多或虫踞日久，吸取精微，损伤脾胃，可见患儿食欲减退、面黄体瘦、神疲乏力等症。

【临床表现】

大多无明显症状，或仅有肛门及会阴部瘙痒，睡眠不安。严重者还可见尿频、遗尿，局部皮肤黏膜潮红、溃烂，精神烦躁，恶心呕吐，腹痛腹泻，面黄肌瘦等症。

【诊断与鉴别诊断】

一、诊断要点

1. 病史　有以手抓取食物、吮手指等不良卫生习惯。

2. 症状　肛周瘙痒，以夜间为甚，可并见尿频、遗尿、腹痛等症。粪便中或夜间在肛周和会阴部皮肤上可见 8～13mm 长白色线状成虫。

3. 实验室检查　因蛲虫不在肠内产卵，故粪检虫卵的阳性率极低。主要用肛门拭纸法检查虫卵，常用方法有：①透明胶纸肛拭法：用透明胶纸粘擦肛门周围皮肤，虫卵即被粘于胶面，然后将纸平贴在玻片上，检查时加 1 滴二甲苯，使虫卵清晰可见。②湿拭法：用蘸有生理盐水的消毒棉签拭擦肛周，然后将拭擦物洗入饱和生理盐水，用漂浮法查虫卵。检查均宜在清晨便前进行，检出率与检查次数有关。

二、鉴别诊断

1. 肛门湿疹　瘙痒不仅限于夜间睡后，且局部在未搔抓前就有形态不一的皮疹。除局部变化不同外，实验室检查无蛲虫及虫卵。

2. 尿路感染　有尿急、尿频时，当与尿路感染鉴别，而后者无蛲虫及虫卵。

【辨证论治】

一、辨证要点

1. 辨轻重

（1）轻证　一般无明显全身症状，仅有肛门及会阴部瘙痒，尤以夜间明显，以致患儿睡眠不宁。

（2）重证　蛲虫较多，湿热内生，并见烦躁、夜惊、磨牙、恶心、食欲不振、腹痛。若蛲虫侵入邻近器官，可引起异位性并发症，如刺激尿道引起尿频、尿急、尿痛和遗尿。若蛲虫侵入阴道，还会引起阴道黏液性分泌物增多。

2. 辨虚实　病初多属实证；病久耗伤气血，可引起一些全身症状，以脾胃虚弱证为主，但一般证候较轻。

二、治疗原则

1. 基本治则　驱蛲止痒。

2. 具体治法　常内治与外治相结合。蛲虫常居于直肠和肛门，故外治法很重要，外治多采用直肠给药和涂药法。对久病脾胃虚弱者，在驱虫、杀虫时，应注意调理脾胃。本病要重视预防，防治结合，才能达到根治的目的，若单纯药物治疗而不加以预防，则难彻底治愈。防止重复感染可不药自愈。

三、分证论治

证候表现：肛门、会阴部瘙痒，夜间尤甚，睡眠不宁；烦躁，夜惊，龄齿；或肛周皮肤搔伤破溃、糜烂；日久可见食欲减退，恶心呕吐，面黄体瘦；或偶见遗尿、尿急、尿频、腹痛等症。

证候分析：肛门、会阴部瘙痒难忍，夜间加重，肛周、大便中见到蛲虫为本病特征。病初无明显全身症状，因瘙痒难忍，患儿搔抓常令肛周皮肤破溃、糜烂；蛲虫爬向前阴或钻入尿道，湿热下注，见阴道分泌物增多，腹痛或尿频、尿急、遗尿；蛲虫寄生日久，损伤脾胃，则食欲不振，面黄肌瘦。

治法：驱蛲止痒，杀虫洁肛。

方剂：内服驱虫粉（一名蛲虫散），外用蛲虫软膏。

方解：使君子粉杀虫，大黄粉泻下虫体，以 8∶1 比例混合。每次剂量 0.3g ×（年龄 +1），每日 3 次，饭前 1 小时吞服，每日总量不超过12g，7 日为 1 个疗程，可连用 1～2 个疗程。此后每周服药 1～2 次，可防止再感染。外用蛲虫软膏于每晚临睡前洗净肛门后涂用。

加减：湿热下注，肛周溃烂，加黄柏、苍术、百部、苦参、地肤子清热燥湿，杀虫止痒；尿频加黄柏、苍术、滑石清热燥湿，利水通淋；腹痛加木香、白芍行气缓急止痛；若见食欲不振，恶心呕吐，面黄体瘦者，可以七味白术散或参苓白术散等配合治疗。

四、其他疗法

1. 中成药

（1）化虫丸　用于杀虫消积。每次 2～6g，每日 1～2 次，早晨空腹或睡前用温开水送下。

（2）追虫丸　驱虫除湿。用于蛲虫病肛门奇痒者。3～6 岁每次 2～3g，6～9 岁每次 3～5g，9 岁以上每次 5～6g，每日 1 次，空腹温开水送服。

2. 单方验方

（1）槟榔煎剂　槟榔每日 30g，煎服。连服 5 日。主要用于驱虫。

（2）使君子粉 将使君子炒熟，研粉，每日剂量为（年龄＋1）g，总量不超过10g。或每岁用使君子果实1粒，总量不超过20粒，分2～3次服用，连服3日。

（3）百部粉 炒百部根，研粉，每日每岁1g，总量不超过8g。晨起空腹顿服，或分2～3次于2小时内服完，隔2小时服泻药，连服2日，停7日，再连服3日。

3. 外治法

（1）生百部30g，加水500mL。文火煎煮，煮成30mL，每晚保留灌肠，连用10日。

（2）生百部30g，苦楝皮60g，苦参10g。煎水，晚上熏洗肛门，连用5～7日。

（3）百部50g，苦参25g。共研细末，加凡士林调成膏状，每晚睡前用温水洗肛门后涂药膏，连用7日。用于杀虫止痒。

【预防与调护】

一、预防

1. 加强卫生宣教，普及预防蛲虫感染的知识，改善环境卫生，切断传播途径。
2. 注意个人卫生，养成良好卫生习惯，食前便后洗手，勤剪指甲，纠正吮手指等不良习惯。

二、调护

1. 勤洗澡，勤洗肛门，勤洗换床单及内衣，并需烫晒消毒，以杀死虫卵。
2. 患儿睡觉要穿满裆裤或戴手套，避免用手搔抓肛门。
3. 在治疗期间，用0.5%碘酊对幼儿园桌、椅、床席及玩具等进行擦洗灭卵。

【古籍选录】

[1]《诸病源候论·九虫候》云："蛲虫至细微，形如菜虫也，居肛肠间。"

[2]《圣济总录·蛲虫》云："蛲虫甚微细，若不足虑者。然其生化众多，攻心刺痛，时吐清水，在胃中侵蚀不已，日加羸瘦……蛲虫咬人，下部痒。"

第三节 绦虫病

绦虫病是各种绦虫成虫或幼虫寄生于人体小肠所引起的寄生虫病，临床以腹痛、泄泻、饮食异常、乏力、大便排出绦虫节片，甚至发育迟缓为特征。绦虫中的带绦虫、蛔虫和蛲虫在我国古代统称为"三虫"。因绦虫患者大便中不时排出扁平而白的脱落节片，故也称"寸白虫""白虫"。绦虫的种类很多，以猪带绦虫和牛带绦虫最常见。

本病分布甚广，多发生在喜食生的或未煮熟猪、牛肉的地区，甚至形成流行。人是猪带绦虫和牛带绦虫的中间宿主，故患者是猪带绦虫和牛带绦虫的唯一传染源。本病以青壮年多见，10岁以下儿童和60岁以上老人少见，儿童随年龄增长感染率增高。肠绦虫病预后一般良好，但病程长者可影响儿童生长发育。猪带绦虫引起的囊虫病较肠绦虫病对人体的危害大，可引起癫痫、瘫痪，甚至失明。《千金要方·九虫》里有采用槟榔、石榴根皮等治疗绦虫病的记载。

【病因病机】

一、病因

绦虫病的发生，主要是由于进食含有囊尾蚴生的或未煮熟的猪、牛肉所引起。

二、病机

1. 基本病机 虫吸精血。

2. 常证病机 绦虫病的发生主要是由于进食含有囊尾蚴生的或未熟的猪、牛肉所引起。绦虫为雌雄同体。成虫寄生在人的小肠，虫卵随粪便排出体外。虫卵被猪或牛吞食后，在肌肉组织中发育成囊尾蚴，人若食入含有囊尾蚴的猪、牛肉即可被感染。若误食猪带绦虫卵，或由于肠腑气机逆乱，小肠内绦虫妊娠节反流入胃中，虫卵中的六钩蚴孵出，穿过胃壁进入血液，可在人体不同部位发生囊虫病。

（1）虫踞肠腑 囊尾蚴进入小肠，在胆汁的刺激下，头节翻出吸附于肠壁，长出节片，形成链体，需 2～3 个月发育为成虫，致人绦虫病。虫体在肠内扰乱气机，损伤脾胃，致腹痛、腹胀、恶心呕吐、饮食异常、大便不调。虫踞肠腑，劫夺精微，气血化源不足，使患儿面色萎黄、消瘦乏力。

（2）囊虫阻络 猪带绦虫的幼虫在人体内移行，停留于肌腠经络，如皮下、脑、眼等处。虫踞人体不仅使脾胃虚弱，湿浊内生，蕴积成痰，同时也造成局部气血凝滞。幼虫夹痰夹瘀，蕴结于皮下肌腠之间，形成囊虫结节；若幼虫夹痰浊上犯头目，使脑络受阻，则形成头目部囊虫。

【临床特征】

潜伏期为 2～3 个月。最常见的症状为大便中出现白色节片；其次为腹痛，大多为上腹或全腹隐痛，少数可出现肠绞痛。进食后腹痛缓解。患儿可有恶心、呕吐、腹泻、便秘、食欲不振等，偶见发热、呕吐。少数可述头痛、头晕、肛门瘙痒。多虫感染时可引起肠梗阻。多次感染或虫体异位寄生可引起虫瘕或肠痈等。寄生于肌肉与皮下组织的囊虫病为结节型，结节数目可为 1～2 个至数百、数千个，躯干多于四肢，不痛不痒，不粘连。最危险的、促使患者就诊的是脑囊虫病，常表现为癫痫、精神失常、瘫痪等。眼囊虫病以视网膜受损最多，可在玻璃体内发现大小不等圆形或椭圆形浅灰色包囊，影响视力，甚至失明。

【诊断与鉴别诊断】

一、诊断

1. 病史 有吃生的或未煮熟的猪、牛肉的饮食史。

2. 症状 肛门自动逸出或大便排出乳白色扁长如带状的绦虫节片，有腹痛、泄泻、恶心、食欲减退或亢进，及头痛、头晕、注意力不集中等症状。猪带绦虫病合并囊虫病者皮肤肌腠可扪及结节；重者癫痫发作，头痛，恶心呕吐，瘫痪，或眼花、视力减退，甚至失明。

3. 实验室检查

（1）肠绦虫病 大便检查发现绦虫卵或绦虫节片即可确诊。寻找节片是简便而可靠的诊断方法，且阳性率高于检查虫卵。检查虫卵可用肛门拭子法或直接涂片法，由于绦虫虫卵不直接排入患儿肠道，故并非每一病例皆可从粪便中查获虫卵。

免疫学诊断，如抗原皮内试验、补体结合试验、乳胶凝集试验等可选用，阳性率为73.3%～99.2%。对可疑病例做肠道钡餐检查，有助于诊断。

（2）囊虫病 大便检查发现绦虫卵或绦虫节片。

皮下或肌肉结节活体组织检查有囊尾蚴头节。囊尾蚴寄生时间长，可能钙化而在X线检查时显影。

免疫学检查可检测循环抗原，优于检测抗体，能做到早期诊断，并能检验临床治疗效果。常用方法有各种ELISA及其改良方法、酶联免疫电印迹试验（EITB）、斑点免疫金染色法（dot–IGS）、斑点免疫金银染色法（dot–IGSS）等。

怀疑脑囊虫病可进行脑CT、MRI扫描。眼囊虫病用眼底镜检查易于发现病灶。

二、鉴别诊断

囊虫病症状具有多样性，皮下结节易误诊为痰核瘰疬，活体组织检查可以鉴别。脑囊虫病癫痫型应与其他原因所致的癫痫相鉴别。囊虫病患儿多同时有肠绦虫病或曾有绦虫病史，故检查是否有肠绦虫病感染对鉴别诊断有很大帮助。

【辨证论治】

一、辨证要点

本病以脏腑辨证为纲。肠绦虫病病情相对较轻，几乎所有的患儿都有排绦虫节片史，初起多属实证，病久脾胃虚弱之象渐显，部分患儿可能并发虫瘕或肠痈。囊虫病病情轻重不一，临床症状复杂多样，从无症状到引起猝死不等，轻者仅皮下或肌腠结节沉着多年，重者多为脑囊虫病或眼囊虫病，囊虫病病程进展缓慢，多在5年以内，个别长达17～25年。

1. 基本治则 驱绦下虫。

2. 具体治法 病初体实者，当驱泻虫体；病久体虚者，以驱虫为主，辅以调理脾胃，或先调脾胃，再予驱虫，或驱虫与调理脾胃并举。囊虫病的治疗应驱虫与化痰息风、活血化瘀、软坚散结等法结合，并注意标本兼顾，驱虫后及时调理脾胃，恢复其运化功能。囊虫病治疗根据其寄生部位，也可选择手术摘取。

三、分证论治

1. 虫踞肠腑

证候表现：大便中发现白色节片或节片自肛门自动逸出，肛门作痒，部分患儿有腹胀或腹痛、泄泻，食欲异常，大便不调；少数患儿有夜寐不宁，磨牙，皮肤瘙痒；病程长者伴体倦乏力，面黄肌瘦，纳呆，便溏，舌淡，脉细。

证候分析：本证以大便排出或肛门逸出绦虫节片，大便检查发现绦虫卵为特征。疾病初起，尚未影响脾胃功能，一般无明显全身症状，部分患儿有肛门瘙痒，烦躁不安。虫踞日久或虫数较多，损伤脾胃功能，则泄泻，不思饮食，体倦乏力，面黄肌瘦。若大量虫体结团形成虫瘕，或并发肠痈，按虫瘕、肠痈论治。

治法：调理脾胃，驱绦下虫。

方剂：驱绦汤（验方）。

方解：本方用南瓜子、槟榔驱杀绦虫，槟榔尚有泻下虫体的作用。取南瓜子（带壳）50~120g 炒熟去壳，晨起空腹服之，2 小时后取槟榔 10~40g 打碎水煎，取汁 40~60mL，顿服。若无泄泻，半小时后可服泻药，如玄明粉或硫酸镁。

加减：腹痛较重加延胡索、香附行气止痛；腹胀加厚朴、枳实行气燥湿；夜寐不安加酸枣仁、夜交藤养心安神。驱虫后继以健脾丸调理脾胃，心脾亏虚可用归脾汤。若脾胃虚弱之象明显，应先调补脾胃，后予驱虫。

2. 囊虫阻络

证候表现：皮肤肌腠间扪及圆形或椭圆形如黄豆大小的囊虫结节，成批出现，直径为 0.5~1.2cm，以头部、躯干多见。可见癫痫发作，或头痛、头晕、恶心呕吐，或精神异常，或视物障碍，甚至失明，少数患儿可出现瘫痪失语，或全身抽搐。舌苔多白腻，脉弦滑。

证候分析：本证以皮肤肌腠间扪及囊虫结节，癫痫发作，头痛、头晕，视物障碍为特征。痰瘀互结于皮肤肌腠，见圆形或椭圆形结节，肉眼不易察觉，常须用手扪按，或进行 CT 检查。痰浊上扰头目，引动肝风，可见癫痫发作；上扰清窍，脑络受阻见头痛、头晕、恶心呕吐，或痴呆、嗜睡、幻觉等精神异常。痰浊上注于目见眼花、视物不清，甚至失明。

治法：驱绦下虫，毒杀囊蚴。并结合涤痰息风、豁痰开窍、活血化瘀、软坚散结等法。

方剂：囊虫丸（验方）。

方解：雷丸、干漆、黄连毒杀虫体；白僵蚕、醋芫花、橘红、茯苓、生川乌涤痰息风；水蛭、大黄、桃仁、丹皮、五灵脂活血化瘀。可以上药制成蜜丸，每次 1/3 丸，每日 2~3 次。

加减：皮肤肌腠结节，可配以海藻玉壶汤化痰散结，活血化瘀；抽搐可配以定痫丸化痰息风，开窍定痫；瘫痪配以涤痰汤合止痉散祛风解痉，涤痰通络。抗囊虫治疗后以六君子汤益气健脾，化湿除痰以善后。对自体感染引起囊虫病者，最好先彻底驱杀绦虫，再治疗囊虫病，以免反复自体感染使病情加重。

四、其他疗法

1. 中成药

（1）化虫丸　用于绦虫踞肠证。每次 3~6g，每日 1~2 次。

（2）囊虫丸　用于囊虫阻络证。每丸重 4.5g，成人每次 1 丸，每日 2~3 次，小儿酌减，饭后温开水送服。

2. 单方验方

（1）改良南瓜子槟榔汤　带皮生南瓜子 50~150g，槟榔 30~120g。同时放入砂锅中，加水 300~600mL，煎煮 30~60 分钟，取汁 150~350mL，清晨空腹服用，30~60 分钟后冲服硫酸镁 5~30g，1~6 小时内排出完整虫体。用于绦虫踞肠证。

（2）干芜散　炒干漆 94g，芜荑 63g，朱砂 18g。共为细末，每次 1.5g，每日 3 次，连续服用。有消除囊包、控制癫痫的作用，疗程为半年~3 年。服药期间禁饮酒。用于囊虫阻络证。

（3）消囊净　半夏 3 份，陈皮 3 份，茯苓 4 份，白芥子 4 份，薏苡仁 4 份，雷丸 3 份。研细炼蜜为丸，每丸重 9g。每次 1 丸，每日 2 次，疗程 3~6 个月。用于囊虫阻络证。

（4）仙鹤草冬牙（又名狼牙草），洗净，刮去外皮，晒干，碾粉，早晨用温开水冲服 30~60g，因本药兼有泻下作用，可不另服泻药。一般在服药后 5~6 小时排出虫体。

【预防与调摄】

一、预防

1. 做好肉类检疫，禁食含有囊尾蚴的肉类。

2. 加强科普宣传，改进烹调方法和不良的饮食卫生习惯，不吃生肉或未煮熟的猪、牛肉。

3. 做好人粪管理，不使猪、牛、羊接触人的粪便，做到人畜分居，使牲畜免受感染。

二、调护

1. 服药前晚禁食或稍进软食，晨起空腹服药，使药物与虫体能更好地接触。服药后加服泻药或多饮水，有利于虫体从体内排出。

2. 服用驱虫药后，排便时应坐在放有温水的便盆上，使水温与体温相近，以利排虫完整。

3. 驱虫后，须检查患儿 24 小时全部粪便，寻找头节。

【古籍选录】

[1]《诸病源候论·寸白虫候》云："寸白者，九虫内之一虫也。长一寸而色白，形小扁。"

[2]《医学入门·诸虫》云："体虚者，俱宜先用温补，扶其元气，然后用王道之药，佐以一二杀虫之剂，如化虫丸、使君子丸、五膈下气丸之类。或迫虫后继以温补亦可，不然，虫去而元气亦散矣。"

□ 第十一章 □

小儿杂证

第一节　五迟、五软

五迟、五软是小儿生长发育障碍的病证。五迟指立迟、行迟、发迟、齿迟、语迟；五软指头项软、口软、手软、足软、肌肉软，两者既可单独出现，也可同时存在。本病以婴幼儿为多见，由先天禀赋不足、后天调护失当所致。若症状较轻，治疗及时，由后天调护失当引起者，常可康复；若证候复杂，病程较长，属先天禀赋不足引起者，往往成为痼疾，留下后遗症，预后不良。五迟、五软可见于现代医学的维生素 D 缺乏性佝偻病、脑发育不良、脑性瘫痪及某些先天遗传性神经肌肉疾病等。

五迟早在隋代《诸病源候论·小儿杂病诸候》中就有"齿不生候""数岁不能行候""头发不生候""四五岁不能语候"等记载。《小儿药证直诀·杂病证》中"长大不行，行则脚细，齿久不生，生则不固"及"发久不生，生则不黑"，描述了五迟的典型症状。此后，历代医家多有阐述。至清代，《张氏医通·婴儿门》认为其病因"皆胎弱也，良由父母精血不足，肾气虚弱，不能荣养而然"。五软在宋代之前，多与五迟并论，最早的专述见于《活幼心书·五软》，曰："爰自降生之后，精髓不充，筋骨痿弱，肌肉虚瘦，神色昏慢，才为六淫所侵，便致头项手足身软，是名五软。"病因为"良由父精不足，母血素衰而得"；并指出其预后为"婴孩怯弱不耐寒暑，纵使成人，亦多有疾……如投药不效，亦为废人"。

五 迟

【病因病机】

一、病因

五迟主要是因先天禀赋不足而致。父母气血虚弱，先天有亏，致胎禀不足，而成五迟。后天失养，护养失宜，饮食失调，致心脾不足，气血生化乏源，也可发展为五迟。此外，疾病迁延不愈，调治不当，致肝肾亏损，气血不足，也可成五迟之候。

二、病机

五迟的发生与先天肾之不足、后天脾之亏虚等五脏之气血亏损有关，以五脏俱亏，或一脏、两脏或数脏亏虚为主。

1. 基本病机 五脏亏虚。

2. 常证病机

（1）肝肾亏虚 肝藏血，肾藏精。胎元不足，精血有亏，则致婴儿五脏不坚。肾精不足，骨髓失充，则见齿迟；肝血不足，筋骨失养，则见立迟、行迟。

（2）心脾不足 心主血，脾生血。喂养不当，乳食失节，起居失宜，致使脾胃损伤，生化乏源，进而五脏失养，影响生长发育。发乃血之余，心血亏虚，无以濡养，可致发迟不长；言乃心之声，心气不足，神窍不利，则语迟。

【临床表现】

五迟表现为头发稀疏枯黄；10 个月牙齿尚未萌出；1 岁还不能站立；2～3 岁还不能行走；1～2 岁还不会说单句。

【诊断与鉴别诊断】

一、诊断要点

本病主要依据临床症状诊断。具备两迟以上即可诊断为五迟，若仅有一迟者，则以具体之迟命名。

二、鉴别诊断

1. 五软 指头颅、口、手、足和肌肉痿软无力的病证，以肌肉软弱松弛为主，各项机能发育不一定迟缓。

2. 疳证 是由喂养不当或多种疾病影响，使脾胃受损，气液耗伤而形成的一种慢性病证。临床以形体消瘦，面黄发枯，精神萎靡或烦躁，饮食异常为特征。

3. 痿证 小儿痿证是指肢体筋脉弛缓、软弱无力，日久肢体瘫痪废用，甚至肢肉萎缩的一类病证，临床以抬举、握持、起坐、行走、蹲起等软弱无力，不能运动为特征。其临床特点为肢体萎废不用，且多逐渐加重。

【辨证论治】

一、辨证要点

主要辨轻重：轻者仅发育较正常儿童稍迟，或五迟之中仅见一迟或两迟；若发、齿、立、行、语俱迟，则为重证。

二、治疗原则

1. 基本治则 培元固本。

2. 具体治法 本病责之于气血精髓之不足，故应以扶正补虚为治疗原则。临证依五脏虚损程度给予补益肝肾或健脾养心。此外，本病要尽可能配合针灸、推拿、教育及功能训练等综合措施。

三、分证论治

1. 肝肾亏虚

证候表现：坐起、站立、行走、生齿等均明显晚于正常同龄儿。颅囟宽大，迟难闭合，倦怠喜卧，面色不华，目无神采，反应迟钝。舌淡苔白，指纹色淡，脉细弱。

证候分析：肾主骨，肝主筋，齿为骨之余。由于肝肾精血不足，不能营养筋骨，筋骨不健，故软弱而迟不能站立、行走或长齿。肾虚不能生髓养骨，脑为髓海，故见颅囟宽大，迟难闭合；精血不足，不能上荣头目，充盈脑髓，故面色无华，目无神采，反应迟钝。舌质淡苔白，脉细弱均为肝肾亏虚之象。

治法：补益肝肾，培元固本。

方剂：六味地黄丸（《小儿药证直诀》）加减。

方解：熟地滋阴补肾，填精益髓；鹿茸温肾壮阳，填精益髓，共为君药。山茱萸补养肝肾并能涩精；山药补益脾阴亦能固精；麝香温补肾阳，通窍利关节，三者共为臣药。茯苓健脾补肾；泽泻、五加皮渗湿利水；丹皮清热凉血，四者共为佐药。

加减：气虚明显，加人参、黄芪益气；血虚，加当归、白芍养血；肾精亏耗为主者，加紫河车、龟板、猪脊髓等血肉有情之品填精益髓；多汗，加煅牡蛎、浮小麦、麻黄根等固表敛汗。

2. 心脾亏虚

证候表现：智力不健，神情呆滞，神窍不利，语迟，头发稀疏萎黄，面色㿠白，食欲不振，大便溏薄，舌淡苔薄，指纹色淡。

证候分析：心主神明，心气不足，神气不充，故智力不健，神情呆滞；心主声为言，心气不足，则神窍不利，故言语迟缓；脾为后天之本，气血生化之源，发为血之余，脾虚则生化无源，气血不足，血少则不能充养毛发，故发稀而萎黄；脾主运化，脾虚则运化失常，故食欲不振，大便溏薄；脾虚精微不布，气血不足，故面色㿠白；舌淡苔薄，指纹色淡乃心脾亏虚之象。

治法：补益心脾，培元固本。

方剂：归脾汤（《济生方》）加减。

方解：方中黄芪补脾益气，龙眼肉养心安神，两者共为君药。人参、白术甘温补气，与黄芪相配增强健脾益气之功；当归养肝而生心血，与龙眼肉相配增强补心养血之效，三者均为臣药。茯神、酸枣仁、远志定志宁心；木香理气醒脾，与补气养血药配伍防止滋腻壅滞，俱为佐药。

加减：头发稀黄显著，加何首乌、黑芝麻、枸杞子滋阴养血；神志呆钝，加石菖蒲、柏子仁增神益智；便溏较重，加葛根、升麻升阳止泻。

四、其他疗法

1. 中成药

（1）杞菊地黄丸　每次 3g，每日 3 次。用于肝肾亏损证。

（2）十全大补丸　每次 3g，每日 3 次。用于心脾两虚证。

2. 外治法

（1）芎黄散　川芎、熟地、山药、当归、白芍、炙甘草共研细末，汤调搽齿根。每日 3 次。用于齿迟。

（2）菖蒲膏　石菖蒲、艾叶、川芎、羌活、穿山甲、茯苓、五味子，共研细末，以鸡蛋清调糊，敷于囟门、关元。每日 1 次。10 日为 1 个疗程。用于立迟、行迟。

【预防与调护】

一、预防

1. 加强孕期保健，宜保持心情舒畅，营养丰富，多见阳光，慎用有害药物，防止外伤。

2. 加强婴儿调护，提倡母乳喂养，及时添加辅食，多晒太阳，增强体质。注意补充维生素 D 和钙剂。

二、调护

1. 患儿不要久坐，不宜久站，不系过紧的背带裤，防止发生骨骼畸形。每日进行户外活动，接受日光照射，同时注意防止受凉。

2. 患儿应加强饮食调理，以富有营养和易消化的食物为主。

五 软

【病因病机】

一、病因

五软多由于先天禀赋不足和后天失养而致。父母体质素虚，精血不足；或母孕期患病，致胎元失养，脾肾亏损；或乳食不调，护养失宜，致脾胃不健，气血生化乏源，气血虚弱，而成五软。

二、病机

五软的发生与先天肾之不足、后天脾之亏虚及五脏之气血亏损有关。

1. 基本病机 脏气虚损。

2. 常证病机

（1）脾肾两亏 肾为先天之本，藏精主骨生髓；脾为后天之本，主生化，主肌肉，主四肢，开窍于口。肾精亏虚则骨弱髓不充；脾虚则生化乏源，气血亏虚，肌肉失养，故见手软、脚软、颈软、口软、肌肉软。

（2）气血虚弱 脾胃不足，气血生化乏源，气血虚弱，无以濡养肌肉筋骨，故成五软。甚者心血亏虚，心神散耗，则见心智不开，反应迟钝。

【临床表现】

五软主要表现为头项软弱倾斜，不能抬举；口软唇弛，咀嚼乏力，或伴流涎；手软下垂，不能握举；足软无力，不能站立；肌肉虚软，皮肤松弛，形体瘦削，反应迟钝等。

【诊断与鉴别诊断】

一、诊断要点

主要依据临床表现予以诊断。

二、鉴别诊断

1. 五迟 是指立迟、行迟、发迟、齿迟和语迟等，临床以发育迟缓为特征，但无肌肉弛软及功能障碍。

2. 痿证 是指肢体筋脉弛缓、软弱无力，日久肢体瘫痪废用，甚至肢肉萎缩的一类病证，临床以抬举、握持、起坐、行走、蹲起等软弱无力，不能运动为特征。其临床特点为肢体萎废不用，且多逐渐加重，有明显的肌萎缩征象，而五软缺此症状。

【辨证论治】

一、辨证要点

1. 辨先天与后天　先天所致的弛软，多于生后出现，新生儿的五软证以先天性居多。后天性者发病较晚，常见于较大儿童，一般与外邪侵染有关。

2. 辨轻重　五软仅见一软或二软，全身症状轻者，属轻证；五软俱见，范围广泛，全身症状重者，为重证。

二、治疗原则

1. 基本治则　补虚养脏。

2. 具体治法　本病以补益为治疗原则。临证依五脏虚损程度，或健脾补肾，或大补气血。此外，本病要尽可能早期发现，及时治疗，并配合针灸、推拿、教育及功能训练等综合措施，方能取得一定疗效。

三、分证论治

1. 脾肾两亏

证候表现：头项软弱倾斜，不能抬举；口软唇弛，咀嚼乏力，或伴流涎；手软下垂，不能握举；足软无力，不能站立；四肢痿软，活动无力；皮肤松弛，形体消瘦。舌淡苔少，指纹色淡，脉沉细。

证候分析：肾为先天之本，藏精主骨生髓，肾虚则头项软弱倾斜，不能抬举；脾主肌肉四肢，脾虚则清阳不布，致气血不足，故形体消瘦，皮肤松弛，四肢痿软，手不能举，足不能立；脾开窍于口，其华在唇，脾虚则口软唇弛，咀嚼无力，口涎不尽。舌淡苔少，指纹色淡，脉沉细为脾肾亏损之象。

治法：健脾补肾，补虚养脏。

方剂：补肾地黄丸（《医宗金鉴》）合补中益气汤（《脾胃论》）加减。

方解：补肾地黄丸中熟地滋阴补肾，填精益髓；鹿茸温肾壮阳，强筋健骨，两者共为君药。山茱萸补养肝肾并能涩精；山药补益脾阴亦能固精；人参、黄芪大补元气，四者共为臣药。茯苓健脾补肾；泽泻、丹皮清热凉血，三者共为佐药。

补中益气汤中黄芪补益中气，升阳固表为君药。人参、白术、甘草补气健脾为臣药。当归补气和血；陈皮理气和中，使诸药补而不滞，共为佐药。柴胡、升麻提益中气；姜、枣调和营卫，共为佐使药。

加减：手软不举甚者，加桂枝、姜黄引药达于病所；脚软甚者，加杜仲、川断、牛膝以强筋壮骨；汗多者，加煅牡蛎、五味子敛汗潜阳；夜卧不安者，加酸枣仁、合欢皮以养心安神。

2. 气血虚弱

证候表现：肢体痿软，精神不振，智力迟钝，肌肤苍白，面色萎黄，形瘦神疲，倦怠乏力，纳差便溏，舌淡苔薄白，脉弱无力。

证候分析：血虚不能滋养肌肤，上华头目，故肌肤苍白，面色萎黄，口唇色淡；血为气之母，血少则气弱，故肢体软弱，精神不振，疲倦乏力；气虚无以推动血行，血虚不能充盈血脉，故舌淡，苔薄白，脉弱无力。

治法：益气养血，补虚养脏。

方剂：八珍汤（《正体类要》）加减。

方解：方中人参、熟地相配，益气养血，共为君药。白术、茯苓健脾渗湿；当归、白芍养血和营，助熟地补益阴血，均为臣药。佐以川芎活血行气，使补而不滞；姜、枣调和脾胃为使药。

加减：迟钝明显，加石菖蒲、远志；心悸怔忡，加丹参、五味子、麦冬；胸闷不舒，加陈皮、郁金。

四、其他疗法

1. 外治法

（1）附星散 取附子、天南星，研为细末，用姜汁调糊。外敷天柱骨处，每次8小时，取下休息8小时，连用3日。主治五软证颈项软。

（2）当归注射液 取足三里穴（双侧），每穴注射0.3mL，隔日1次，10次为1个疗程。用于五软。

2. 推拿疗法 取额、脊、腰部穴位。上肢取大椎、肩井、肩髃、曲池、阳池、合谷；下肢取肾俞、命门、腰阳关、环跳、殷门、委中、承山、解溪、昆仑、足三里、阳陵泉等。方法：用推、拿、按、揉、搓、插等手法，每日1次，连续6天休息1天，3个月为1个疗程。

3. 针灸疗法 取穴：大椎、哑门、陶道、百会、印堂、内关、合谷、足三里。方法：平补手法，每日1次。

【预防与调护】

一、预防

1. 孕期避免外伤、中毒、药物等一切有害胎儿健康的因素，做好产前检查，防止及减少早产、难产、产伤的发生。

2. 婴儿合理喂养，多晒太阳，避免感染。

二、调护

1. 加强营养，尽量采取母乳喂养，按时添加辅食。

2. 加强锻炼，促进患儿运动机能的发育。

3. 每日进行康复按摩，增强肌肉力量。

4. 增加户外活动，多晒太阳。

【古籍选录】

[1]《古今医统·五软五硬》云："五软证名胎怯，良由父精不足，母血气衰而得，有因母血气弱而孕者，有受胎而母多疾者，或其父母贪色，体气虚弱，或年纪已迈而复见子；有日月不足而生者，或服堕胎之剂不去而竟成胎者，耗伤真气，及其降生之后，精气不充，筋骨痿弱，肌肉虚瘦，神色昏慢，致使头、项、手、足、身体软弱，名为五软。"

[2]《医宗金鉴·五迟》云："小儿五迟之病，多因父母气血衰弱，先天不足，致儿生下筋骨软弱，行步艰难，齿不速长，坐不能稳，皆肾气亏损之故。"

[3]《保婴撮要》云："心之声为言，小儿四五岁不能言者，由妊母卒有惊动，邪乘儿心，致心气不足，故不能言也。有因父禀肾气不足而言迟者，有因乳母五心遗热闭塞气道者，有因病后津液内亡，会厌干涸者，亦有脾胃虚弱，清气不升而言迟者。"

第二节　解　颅

解颅是以小儿头颅增大、颅缝开解为主症的一种疾病，临床以头颅及前囟明显增大、颅缝开解、头皮青筋暴露、叩之呈破壶音、目珠下垂犹如落日状为主要特征，多见于 6 个月至 7 岁的小儿，预后不良。本病相当于现代医学之"脑积水"。中医对本病早有认识。

【病因病机】

一、病因

解颅主要是先天禀赋不足和后天失养所致。若父母精血亏虚，致胎禀不足，肾气亏虚；或后天调护失宜，或疾病迁延，或外感时邪均可导致解颅。

二、病机

1. 基本病机　肾虚颅解。

2. 常证病机

（1）肾气亏虚　肾主骨生髓，脑为髓之海。父母精血亏虚，胎气怯弱，致使小儿先天肾元亏损，不能养骨生髓，则脑髓不充，头颅开解，颅缝、囟门不能如期闭合。

（2）肾虚肝亢　肾为水脏，若病后肾虚，水不胜火，火气蒸腾，其髓则热，髓热则颅解缝开。或由于水不涵木，木亢风生，风水上泛，则颅缝开解，囟门不合，或开而复合，头颅逐渐膨大。

（3）脾虚水泛　脾主运化，为水之制。若先天不足，或后天失养，脾阳虚衰，水湿不运，水饮上泛于脑，脑络阻塞，则头缝开解。

（4）热毒壅滞　外感时邪，热毒壅滞，炼液成痰，上攻于脑，脑络阻塞不通，气血运行失畅，故头颅扩大，颅缝开解。

解颅的发病与先天亏虚有关，主要责之于肾，与肝、脾亦有密切关系。在病变过程中，常有烦躁、嗜睡、纳呆、呕吐，甚至惊厥。重者常致失明或出现智力发育障碍等。

【临床表现】

头颅及前囟明显增大，颅缝开解，头皮青筋暴露，叩之呈破壶音，目珠下垂犹如落日状。

【诊断及鉴别诊断】

一、诊断要点

1. 临床表现 即头颅及囟门异常进行性增大，颅缝开裂，眼球下垂如落日状等。

2. 实验室检查 ①头颅超声检查：显示脑室扩大。②颅骨 X 线平片：可见颅腔扩大，头面比例不对称，颅骨壁薄，颅缝分离，前后囟扩大等改变。③CT 能明确脑室大小及脑皮质萎缩情况。

二、鉴别诊断

1. 未成熟儿 未成熟儿头颅增长较快。有早产史，影像学检查脑室不大。

2. 佝偻病 佝偻病头颅呈"方颅"，伴其他佝偻病症状如多汗、夜惊、烦躁、鸡胸、肋软骨沟、肋串珠、手足镯、O 型腿或 X 型腿等。影像学检查脑室不大。

3. 头大畸形 头大畸形表现为头颅大，增长快，智力明显低下，无"落日眼"，脑室造影正常。

4. 颅内占位性病变 颅内占位性病变可见颅内肿瘤、脓肿等。影像学检查有占位表现。

【辨证论治】

一、辨证要点

本病以本虚为主，多表现为头缝开解，双目下视，肢体消瘦，神识不聪，表情呆滞。部分患儿为本虚标实之证，有夹风、夹水、夹痰之不同。

二、治疗原则

1. 基本治则 补肾益颅。

2. 具体治法 本病治疗以补益肝肾为主，并根据兼有肝风亢动、脾虚水泛之不同，夹风、夹水、夹痰之异，分别治以平肝息风、健脾利水、豁痰通络等法。还可适当配以外治法。

3. 刘弼臣教授治疗解颅的经验 刘弼臣教授认为，头颅为五高之巅，惟风可到，因此解颅为风邪夹水湿之邪上犯头颅，水积于上而得病。

治法：息风通络。

方药：升降散加减。羚羊角粉 0.3g（分冲），天麻 10g，钩藤 10g，僵蚕 10g，升麻

5g，牛膝 10g，制大黄 10g，车前子 10g，泽泻 10g，猪苓苓 10g。

三、分证论治

1. 肾气亏虚

证候表现：颅缝及囟门逾期不合，头颅增大，头皮光亮，额上青筋暴露，头倾眼垂，白睛显露，目无神采，颈细身瘦，发育落后，神识不聪。舌淡，指纹淡青。

证候分析：正常小儿颅缝大多在出生后 6 个月时骨化，前囟在 1~1.5 岁时闭合，后囟于初生时或闭或微开，最迟 2~4 个月时闭合。小儿先天不足，肾气亏虚，脑髓不充，故颅缝及囟门逾期不合，头颅增大；头颅开解，血络受阻，气血运行不利，故头皮光亮，额上青筋暴露；气血不足，故颈细身瘦，发育落后；脑髓不实，则神识不聪；肾之精气不能上注于目，故头倾眼垂，白睛显露，目无神采；舌淡，指纹淡青为肾气虚之象。

治法：培元固本，补肾益颅。

方剂：补肾地黄丸（《医宗金鉴》）加减。

方解：熟地黄滋阴补肾，填精益髓；鹿茸温肾壮阳，强筋壮骨；两者共为君药。山茱萸补养肝肾并能涩精；山药补脾固精；人参、黄芪大补元气，四者为臣药。茯苓健脾补肾；泽泻、丹皮清热凉血，三者共为佐药。

加减：头大颈软加杜仲、续断、五味子；眼球震颤，斜视或视物不清，加枸杞子、菟丝子、决明子等。

2. 肾虚肝亢

证候表现：颅缝开解，前囟宽大，头皮光亮，眼珠下垂，白睛显露，烦躁不安，手足心热，筋惕肉瞤，时或瘛疭。舌红少苔，指纹泛紫。

证候分析：肾虚火旺则髓热，髓热则颅缝开解，前囟宽大；肾精不足，不能上注于目，故眼珠下垂，白睛暴露；肾虚则肝亢风生，风水上泛，故头皮光亮，筋惕肉瞤，时或瘛疭；阴虚火旺则烦躁不安。手足心热，舌红少苔，指纹泛紫乃肾虚肝亢之象。

治法：平肝培元，补肾益颅。

方剂：知柏地黄丸（《医方考》）合三甲复脉汤（《温病条辨》）加减。

方解：知柏地黄丸滋阴降火；三甲复脉汤育阴潜阳，平肝息风。

加减：烦躁不安，加山栀子、莲子心、竹叶；筋惕肉瞤，时或瘛疭，加钩藤、石决明等。

3. 脾虚水泛

证候表现：颅缝开解，头皮光亮，面色㿠白，神情呆滞，白睛多而目无神采，食欲不振，肢体消瘦，腹胀便溏，小便不利。舌质胖嫩，舌苔白滑，指纹色淡红。

证候分析：真阳有亏，火不能生土，则脾虚不能运湿，水湿停滞为痰，上泛清窍，故颅缝开解，头皮光亮；脾胃虚弱，精气不足，故肢体消瘦，面色㿠白，神情呆滞，目无神采，白多黑少；湿滞中焦，阻碍气机，故食欲不振，腹胀便溏，小便不利；舌质胖嫩，舌苔白滑，指纹色淡红乃脾虚之象。

治法：健脾利水，补肾益颅。

方剂：附子理中丸（《太平惠民和剂局方》）合五苓散（《伤寒论》）加减。

方解：附子理中汤中附子辛热，振奋脾阳；人参、白术补中益气。五苓散中猪苓、茯苓、泽泻淡渗利水；桂枝通阳，助膀胱气化。共奏益气健脾，温阳利水之功。

加减：气血双亏者加黄芪、当归益气养血；腹胀便溏甚者，加扁豆、陈皮、砂仁等健脾理气化湿。

4. 热毒壅滞

证候表现：颅缝合而复开，按之浮软，头皮光亮，青筋怒张，两目下垂，头痛口干，发热气促，面赤唇红，小便短赤，大便秘结。舌红苔黄，脉弦数或指纹紫滞。

治法：清热通络，补肾益颅。

方剂：犀地清络饮（《重订通俗伤寒论》）加减。

方解：方用犀角（以水牛角代）、生地凉血散血为君药；连翘疏风清热，丹皮、赤芍、桃仁活血凉营，共为臣药；竹沥、生姜、石菖蒲豁痰通络为使药。

加减：躁动不安，神烦不寐者加羚羊角、钩藤、天麻等息风通络；火热盛者兼服化毒丹加强清热解毒之功。

四、其他疗法

1. 现代医学疗法

（1）手术治疗 适应证为年龄小，发病急，发展迅速的部分阻塞性脑积水。

（2）非手术治疗 首选醋氮酰胺，每日 25～50mg/kg。可暂时减少脑脊液的分泌，并增加体内水分的排出。

2. 外治法

（1）封囟散 肉桂、细辛各 15g，干姜 3g，共研细末，人乳汁（或猪胆汁）适量调匀，敷于颅裂部位，外以纱布包扎，药干则换。可用于肾气亏损或脾虚水泛之解颅。

（2）黛矾散 青黛 30g，枯矾 15g，雄黄 10g，红花 5g，共研细末，以苦参 50g 煎取浓汁加猪胆汁调匀，敷于囟门，药干即换。用于热毒壅滞型解颅。

【预防与调护】

一、预防

1. 婴儿宜母乳喂养，多吃营养丰富、易于消化的食物。
2. 注意保护患儿头部，抱起患儿时要以手托住头部。

二、调护

1. 优生优育，避免近亲婚配。

2. 积极进行产前检查，积极发现异常，必要时终止妊娠。

【古籍选录】

[1]《诸病源候论·小儿杂病诸候》云："解颅者，其状小儿年大，囟应合而不合，头缝开解是也。由肾气不足故也。肾主骨髓，而脑为髓海，肾气不足，则髓脑不足，不能结合，故头颅开解也。"

[2]《小儿药证直诀》云："年大而囟不合，肾气不成也。长必少笑。更有目白睛多，白色瘦者，多愁少喜也，余见肾虚。"

[3]《活幼心书》云："凡得此候，不及千日之内，间有数岁者，偶因他疾攻激，遂成废人。"

[4]《幼幼集成·头项囟证》云："解颅者，谓头缝开解而颅不合也。是由禀气不足，先天肾元大亏。肾主骨髓，肾亏则脑髓不足，故颅为之开解，然人无脑髓，犹树无根，不过千日，则成废人。其候多愁少喜，目白睛多，面黄白色，若成于病后尤凶。"

第三节 紫 癜

紫癜是小儿常见的一种出血性疾病，以血液溢于皮肤、黏膜之下，出现瘀点、瘀斑，压之不退色为特征。临床上并常伴见鼻衄、齿衄，甚则呕血、便血、尿血。多见于学龄前及学龄期儿童。本病亦称紫斑，属中医学"血证"范畴。

中医古籍中记载的"葡萄疫""肌衄""紫癜风"等病证，与本病有相似之处。《诸病源候论·患斑毒病候》曰："斑毒之病，是热气入胃。而胃主肌肉，其热夹毒蕴积于胃，毒气熏发于肌肉，状如蚊蚤所咬，赤斑起，周匝遍体。"《医学入门·肌衄》云："血从汗孔出者，谓之肌衄。"《外科正宗》曰："葡萄疫，其患生于小儿，感受四时不正之气，郁于皮肤不散，结成大小青紫斑点，色若葡萄，发在遍身头面。"

本节主要包括现代医学"过敏性紫癜"及"血小板减少性紫癜"。

【病因病机】

一、病因

外感风热时邪及其他戾气是本病发病之外因，内因责之于小儿素体正气亏虚。

1. 外因 以风邪为最主要的致病因素。风为春季之主气，但四季皆有风。风邪善行数变，多兼夹他邪为病。热为阳邪，风热合而为病，走窜经脉，则易于动血；湿为阴邪，有黏腻重浊之特性，风热夹湿除蒸腾动血之外，还易于走窜经络，痹阻关节，流注下焦。湿热入侵，损伤脉络，蒸腾动血，可致紫癜。

2. 内因

（1）先天不足 秉受父母阴阳偏盛之体，或气虚不摄或阴虚火动，皆可发紫癜。或从其父母，触受某些物品或食物等，使气血失调发为紫癜，也称为先天禀赋不耐。

（2）后天失养　喂养不当，调护失宜，使心、脾、肺等脏功能失调，心虚则不能生血，脾虚则不能统血，血失所附，不循经脉，溢于脉外，导致紫癜的发生。

（3）疾病影响　热病之后余邪留恋；或久病之后，脏气皆虚，气血失和，可致紫癜。

（4）药毒所伤　小儿误食某些药物或毒物，或医者用药不当，或接触某些放射线及有害化学物质，造成脏腑功能失调，形成紫癜。

二、病机

1. 基本病机　血燥妄行。

2. 常证病机

（1）风热伤络　小儿肺常不足，因而肌腠不密，藩篱疏薄，易感外邪。血液在脉管中运行不息，流布全身，以营养人体脏腑百骸。风热侵袭，窜扰经脉，与气血相搏，血行失常，脉络受损，血渗脉外，留于肌肤，而发生紫癜。若风热夹湿，则在出现皮肤紫癜的同时还可痹阻关节，而见关节肿痛。脾为阴土，喜燥恶湿，湿易犯脾。湿热郁阻中焦，脾失升清，胃失降浊，气机受阻，不通则痛，出现腹痛、呕吐，若胃络受损则呕血。若湿热流注下焦，或损伤肠络而见便血，或损伤肾与膀胱之络，则可见尿血。

（2）血热妄行　可由风热伤络这一证型转化而来。若邪热较重，则火热之邪窜扰营血，灼伤脉络，迫血妄行，溢出脉道，积于皮下，现于肌肤，发生紫癜。火热属阳，其性上行，血随火升，上出清窍，则见衄血；若邪热循经下移，灼伤肠络或肾与膀胱之络，则见便血、尿血。

（3）气不摄血　气为血之帅，血为气之母。气能生血行血，又能统血摄血。五脏之中，心、脾与气血的生化、运行关系最为密切。若因禀赋不足，或后天失调，或疾病迁延，均可损伤心脾。脾虚则统摄无权；心气虚则血失其主。血液不循常道而溢于脉络之外，发为紫癜。若气虚甚而致阳虚，则血液大量渗漏于脉外，出现血脱危证。

（4）阴虚火旺　小儿稚阴稚阳，若素体阴虚，或久病失调，更易使阴血亏虚，水不制火，虚火内生，邪火乘扰，血随火动，以致离经妄行，形成紫癜。

总之，紫癜外因主要由于感受风热、戾气，内因为气阴亏虚，病位在心、肝、脾、肾；早期多为风热伤络，血热妄行，属实证；病久由实转虚，或素体亏虚为主，多见虚证，或虚实并见，证属气虚失摄，阴虚火旺。

【临床表现】

本病起病多较急，以皮肤、黏膜出现瘀点、瘀斑，颜色或红、或紫、或青，高出或不高出皮肤，压之不退色为主症，可伴有鼻衄、齿衄，甚则呕血、便血、尿血。出血严重者可见面色苍白等血虚气耗症状，甚则发生气随血脱之危证。

【诊断与鉴别诊断】

一、诊断要点

1. 过敏性紫癜

（1）皮肤紫癜 皮疹为红色或紫红色斑丘疹，高出皮肤，压之不退色，并可融合成片。伴有轻微痒感，分批出现。常见于下肢及臀部，呈对称性分布，在膝、踝、肘、腕等关节附近较密集，以伸面为多。部分累及上肢、躯干，面部少见。可伴有血管神经性水肿。

（2）关节肿痛 主要涉及膝、踝等大关节，单发或多发，常有关节活动障碍。关节积液为浆液性，而非出血性。症状消失后不遗留关节畸形。

（3）胃肠道症状 以脐周或下腹部绞痛为主，或伴呕吐。可有不同程度的便血。重者偶有肠套叠、肠梗阻、肠穿孔等并发症。

（4）肾脏症状 表现为肾炎综合征或单纯性血尿、蛋白尿。多数在皮肤紫癜出现后2~4周内出现尿异常。个别病情重者出现大量蛋白尿、氮质血症、高血压或高血压脑病。

（5）实验室检查 外周血白细胞数正常，或轻-中度增高，嗜酸性细胞可增多，血小板计数、出凝血时间、骨髓象正常，无严重出血者一般无显著贫血。有肾损害者尿检有红细胞、不同程度蛋白尿及各种管型。重证病例可有高凝状态。约半数患儿血 IgA 水平升高。

过敏性紫癜的诊断主要依据典型的皮肤紫癜，或同时伴有腹痛、便血、关节肿痛和肾损害的组合表现。血小板计数正常。

2. 血小板减少性紫癜

（1）急性型 多见于2~8岁小儿。患儿于发病前1~3周常有急性病毒感染史。起病急骤，常有发热，以自发性皮肤和黏膜出血为突出表现，多为针尖大小的皮内或皮下出血点，或瘀斑和紫癜，分布不均，通常以四肢较多，易于碰撞的部位多见，躯干少见，常伴有鼻出血或齿龈出血，胃肠道大出血少见，偶见肉眼血尿。青春期患儿可有月经过多。颅内出血少见，一旦发生则预后不良。出血严重者可致贫血。淋巴结无肿大。偶见肝脾轻度肿大。

（2）慢性型 多见于学龄期儿童。起病缓慢，病程超过6个月。出血症状较急性型轻，主要为皮肤和黏膜出血，可为持续出血或反复发作出血，每次发作可持续数月或数年，病程呈发作与间歇缓解交替出现。间歇期的长短不一，可自数周到数年，在间歇期可无出血或仅有轻度鼻出血，约30%患儿于发病数年后可自然缓解。反复发作者脾脏常轻度肿大。

（3）实验室检查 分为急性型和慢性型。①急性血小板减少性紫癜血小板计数通常 < 20×10^9/L。失血较多时可有贫血。白细胞数正常。出血时间延长，凝血时间正常，血块

收缩不良。血清凝血酶原消耗不良。骨髓巨核细胞数正常或增多，巨核细胞的胞体大小不一，以小型巨核细胞较为多见，幼稚巨核细胞增多，核分叶减少，且常有空泡形成、颗粒减少和胞浆减少等现象。血小板相关抗体（PAIgG）含量明显增高。②慢性血小板减少性紫癜血小板数较急性型略高，为（30～80）×10^9/L。血小板数＜50×10^9/L时可无出血现象。骨髓巨核细胞明显增多，其核、浆发育不平衡，产生血小板的巨核细胞明显减少，其胞浆中出现空泡变性现象。PAIgG含量增高，但增高程度不及急性型。

二、鉴别诊断

1. 过敏性紫癜与急腹症和风湿性关节炎相鉴别　过敏性紫癜在皮疹不典型或者未见皮疹之前出现腹痛、关节肿痛。急腹症以急性腹部症状为主，临床应仔细进行体格检查，除外阑尾炎、肠套叠等。风湿性关节炎可有发热、关节痛等。

2. 血小板减少性紫癜与再生障碍性贫血、白血病等血液系统疾病相鉴别　主要根据病史、临床表现和实验室检查等鉴别。

【辨证论治】

一、辨证要点

1. 辨虚实　起病急，病程短，紫癜颜色鲜红者多属实证；起病缓，病情反复，病程缠绵，紫癜颜色较淡者多属虚证。

2. 辨病情轻重　以出血量的多少及是否伴有肾脏损害或颅内出血等作为判断轻重的依据。凡出血量少者为轻证；出血严重伴便血、血尿、明显蛋白尿，或头痛、昏迷、抽搐等均为重证。

3. 辨病与辨证相结合　过敏性紫癜早期多为风热伤络，血热妄行，常兼见湿热痹阻或热伤胃络，后期多阴虚火旺或气不摄血。血小板减少性紫癜急性型多为血热妄行，慢性型多为气不摄血或阴虚火旺。

二、治疗原则

1. 基本治则　宁血消癜。

2. 具体治法　本病的实证治疗以清热凉血为主；虚证以益气摄血、滋阴降火为主。临证需注意证型之间的相互转化或同时并见，治疗时要分清主次，统筹兼顾。

3. 刘弼臣教授治疗紫癜的临床经验　刘弼臣教授认为，过敏性紫癜多为温热或湿热所致，但还注意到随着血液外溢，必将导致血液之损，治疗要祛邪以安心，扶正以驱邪。方药用三黄四物泻心汤加减。黄连、黄芩、黄柏以清血祛邪，宁血止血；伍用四物汤养血和血以利其虚，当归、生地、赤芍、川芎、牛膝、白茅根。

三、分证论治

1. 风热伤络

证候表现：紫癜起病较急，全身皮肤散发，尤以下肢及臀部居多，呈对称分布，色泽鲜红，大小不一，或伴痒感，可有发热、腹痛、关节肿痛、尿血等，舌质红，脉浮数。

证候分析：本证起病较急，紫癜色泽鲜红，常伴有风热表证，系由外感风热之邪内窜血络所致。风热为阳邪，故紫癜色泽鲜红；风善行而数变，故紫癜大小不一，伴痒感；风热夹湿，流注关节，则见关节肿痛，下注膀胱，损伤膀胱血络而见尿血；邪热郁于肠间，损伤血络而见便血；气滞血瘀而见腹痛。

治法：疏风清热，宁血消癜。

方剂：连翘败毒散（《伤寒全生集》）或银翘散（《温病条辨》）加减。

方解：连翘败毒散中连翘凉血解毒为君药；栀子、黄芩、升麻清热解毒为臣药；薄荷、防风、牛蒡子疏风散邪，赤芍、紫草清热凉血共为佐药；玄参、当归养血祛风为使药。

加减：皮肤瘙痒加地肤子、白鲜皮、蝉蜕、僵蚕、浮萍祛风清热，除湿止痒；关节肿痛加牛膝、桑枝、木瓜、苍耳子、威灵仙除风湿，通经络，活血止血；腹痛加延胡索、白芍、甘草缓急和中；便血加地榆炭、槐花、茜草炭；尿血加大蓟、小蓟、白茅根、藕节炭凉血止血。

2. 血热妄行

证候表现：起病较急，皮肤出现瘀点、瘀斑，色鲜红或紫红，或伴鼻衄、齿衄、便血、尿血，血色鲜红或紫红，烦躁、口渴、便秘，或伴腹痛，或有发热。舌质红，脉数有力。

证候分析：本证由热毒壅盛，迫血妄行，灼伤络脉，血液外渗所致。邪热上炎，热扰心神而烦躁；上扰清窍而见鼻衄；热伤胃络而见齿衄；热伤肠腑而见腹痛，便秘，便血；热伤膀胱血络而见尿血。

治法：清热凉血，宁血消癜。

方剂：犀角地黄汤（《备急千金要方》）加味。

方解：方中犀角（以10倍量之水牛角代之）清心凉血解毒，配以生地在凉血的同时护阴养阴，共为君药；丹皮、赤芍活血散瘀，为臣药；紫草、玄参凉血止血，为佐药；黄芩、生甘草清热解毒，为使药。

加减：伴齿衄、鼻衄，加炒栀子、白茅根凉血解毒；尿血，加大蓟、小蓟凉血止血；大便出血，加地榆炭、槐花收敛止血；腹痛，重用白芍、甘草缓急止痛；若出血过多，突然出现面色苍白，四肢厥冷，汗出脉微，为气阳欲脱，急用独参汤或参附汤回阳固脱；气阴两虚，用生脉散救阴生津，益气复脉。

3. 气不摄血

证候表现：起病缓慢，病程迁延，紫癜反复出现，瘀斑、瘀点颜色淡红晦暗。常有鼻衄、齿衄，面色苍黄，神疲乏力，食欲不振，心慌头晕，舌淡，苔薄，脉细无力。

证候分析：本证由于病久未愈，尤其是急性期出血较多，气随血耗，终致气虚不能摄血所致。心气虚不能生血，故面色苍黄，心慌头晕，神疲乏力；脾气虚不能统血，血溢脉外而渐发紫癜，且病程迁延，紫癜反复出现，斑点颜色淡红，常伴鼻衄、齿衄。舌淡，苔薄，脉细无力乃气血不足之象。

治法：益气摄血，宁血消癜。

方剂：归脾汤（《济生方》）加减。

方解：方中人参、黄芪、白术补脾益气，为君药；当归养肝生心血，为臣药；茯神、酸枣仁、龙眼肉养心安神，为佐药；远志交通心肾，安神定心，木香理气醒脾以防滋腻，生姜、大枣调和脾胃，共为使药。

加减：皮下瘀斑多及其他出血重者，可选加蒲黄炭止血兼散瘀，炒阿胶养血止血，三七、云南白药等止血散瘀。出血虽不多，但面色苍白，精神萎弱，神倦乏力，畏风怕冷，四肢欠温，腰酸足软等属脾肾阳虚者，可加用鹿角胶、肉苁蓉、巴戟天等温肾壮阳补精血；仙鹤草补虚强壮，收涩止血。

4. 阴虚火旺

证候表现：紫癜时发时止，鼻衄齿衄，血色鲜红，低热盗汗，心烦少寐，大便干燥，小便黄赤，舌光红，苔少，脉细数。

证候分析：本证由阴虚火旺，灼伤血络所致。精血不足，阴虚火旺，虚火灼伤血络，血溢脉外，故紫癜反复发作，且鼻衄、齿衄，低热盗汗，心烦少寐，大便干燥，小便黄赤。舌红，苔少，脉细数均为阴虚火旺之象。

治法：滋阴降火，宁血消癜。

方剂：大补阴丸（《丹溪心法》）加减。

方解：方中熟地黄滋阴养血，填精生髓；龟板滋阴清热潜阳，两者共为君药，滋阴潜阳以制虚火；黄柏、知母清泻相火为臣药；丹皮、牛膝养阴凉血为佐药；猪脊髓乃血肉有情之品，益精填髓，蜂蜜填精润燥，共为使药。

加减：潮热不退者，加鳖甲、地骨皮、银柴胡、秦艽、青蒿、胡黄连等清血分虚热；盗汗明显者，加煅牡蛎、煅龙骨、五味子以敛汗除蒸；咽干口燥者，加天冬、麦冬、石斛清热养阴生津；鼻衄、齿衄者，加白茅根、焦栀子凉血止血。

四、其他疗法

1. 现代医学疗法

（1）过敏性紫癜的治疗

①对症处理、抗凝。

②激素治疗：用于一般疗法不能控制的胃肠道症状或关节症状。强的松每日 1～2mg/kg，重证者给予氢化可的松 5～10mg/kg 加入 10% 葡萄糖注射液中静脉滴注。胃肠道或关节症状消退后应逐渐停药。

③可选用免疫抑制剂，但疗效不肯定。严重肾损害可用甲基强的松龙冲击，每次 15～30mg/kg，连用 3 天，或隔日 1 次，3 次为 1 个疗程。环磷酰胺 2～3mg/kg，连用数周至数月。

（2）血小板减少性紫癜的治疗

①一般治疗：避免外伤出血，忌服阿司匹林、潘生丁等具有抑制血小板功能的药物。

②肾上腺皮质激素：强的松每日 1～2 mg/kg，分 3 次口服。出血严重者可用冲击疗法：地塞米松每日 1.5～2 mg/kg 或甲基强的松每日 20～40 mg/kg，静脉滴注，连续 3 天，症状缓解后改用强的松口服。用药至血小板数回升接近正常时可逐渐减量，疗程一般不超过 4 周。

③大剂量丙种球蛋白：常用剂量为每日 0.4g/kg 静脉滴注，连续 5 天；或每次 1g/kg 静脉滴注，必要时次日可再用一次，以后每 3～4 周一次。

④免疫抑制剂：慢性型以肾上腺皮质激素或大剂量静脉丙种球蛋白治疗无效或复发的难治性患儿可选用。

⑤输血小板或红细胞：急性型一般不输血小板，只在发生颅内出血或急性内脏大出血时才采用输注血小板，同时需给予较大剂量的肾上腺皮质激素。因出血导致贫血者可输注浓缩红细胞。

⑥脾切除：适应证为：发生危及生命的颅内出血或内脏大出血，应用其他方法治疗无效时，考虑紧急切脾；须依赖大剂量强的松而又发生严重合并症者，可考虑在 6～12 个月内切脾。

2. 中成药

（1）宁血糖浆　每次 5～10mL，每日 3 次。用于气不摄血证。

（2）血康口服液　每次 5～10mL，每日 3 次。用于血小板减少性紫癜。

3. 针灸疗法

（1）针法　主穴：曲池、足三里。配穴：合谷、血海。先刺主穴，必要时加配穴。有腹痛加刺三阴交、太冲、内关。用于过敏性紫癜。

（2）灸法　取穴：八髎、腰阳关。方法：艾炷隔姜灸。每穴灸 45 分钟，每日 1 次，半个月为 1 个疗程。用于气不摄血证、阴虚火旺证。

4. 外治法

（1）抹法　紫草煎汤抹前胸，具有清热凉血止血的功效，适用于血热妄行之紫癜。

（2）洗法　生地、丹皮、白芍、黄芩、黄柏、山栀、生甘草、水牛角煎汤，浸洗肌肤，每日 1 剂。用于血热妄行之紫癜。

【预防与调护】

一、预防

1. 积极参加体育活动，增强体质，提高抗病能力。

2. 过敏性紫癜要尽可能找出引发的各种原因。积极防治上呼吸道感染，控制扁桃体炎、龋齿、鼻窦炎，驱除体内各种寄生虫，不吃容易引起过敏的食物及药物。

3. 对血小板减少性紫癜要注意预防呼吸道感染、麻疹、水痘、风疹及肝炎等疾病，以免诱发或加重病情。

二、调护

1. 急性期或出血量多时，要卧床休息，限制患儿活动，消除其恐惧紧张心理。

2. 避免外伤跌仆碰撞，以免引起出血。

3. 血小板计数低于 $20 \times 10^9/L$ 时，要密切观察病情变化，防止各种创伤与颅内出血。

4. 饮食宜清淡，富有营养，易于消化。呕血、便血者进半流质饮食，忌硬食及粗纤维食物；忌辛辣刺激食物。血小板减少性紫癜患儿平素可多吃带衣花生仁、红枣等。

【古籍选录】

[1]《灵枢·百病始生》云："阳络伤则血外溢，血外溢则衄血；阴络伤则血内溢，血内溢则后血。肠胃之络伤，则血溢于肠外。"

[2]《小儿卫生总微论方·血溢论》云："小儿诸血溢者，由热乘于血也。血得热则流溢，随气而上，自鼻出者，为衄衄。从口出者，多则为吐血，少则为唾血。若流溢渗入大肠而下者，则为便血。渗于小肠而下者，为溺血。又有血从耳目牙缝龈舌诸窍等出者，是血随经络虚处著溢，自皮孔中出也。"

[3]《医宗金鉴·外科心法要诀》云："此证多因婴儿感受疠疫之气，郁于皮肤，凝结而成。大小青紫斑点，色状若葡萄，发于遍身，唯以腿胫居多。"

第四节　贫　血

贫血是指单位容积外周血液中血红蛋白浓度、红细胞数量和（或）红细胞比值等值低于正常。临床以皮肤、黏膜、指甲苍白为主要特点。

贫血是小儿常见的血液系统疾病，可由多种原因引起，主要有造血材料不足、造血器官功能低下和红细胞破坏增加等三方面原因。其中，由造血材料不足引起的营养性贫血在小儿时期发病率最高，且多为缺铁性贫血。

中医古代文献中没有"贫血"病名，根据其症状表现可归属于"血虚""虚劳""黄肿病""萎黄病"和"疳积"等病证范畴。

【病因病机】

一、病因

1. 喂养不当 添加辅食过晚，如婴幼儿单纯以母乳或其他乳制品喂养，未能及时添加辅食，致使叶酸、铁、维生素 B_{12} 等造血物质摄入不足，导致贫血。或因饮食不当，嗜食偏食，导致脾胃功能紊乱，水谷不化，精微不生，使气血无以化生而成贫血。

2. 先天禀赋不足 父精不足，母血亏虚，或孕期失于调摄，气血亏损，致使胎禀不足，精血内亏，遂成贫血。

3. 疾病迁延 小儿体禀少阳，若久病缠绵，阴血亏虚，或因多种出血性疾病如吐血、咳血、紫癜、便血、尿血、崩漏或跌打损伤所致血液离经流失，而成贫血。

4. 虫积内伤 虫存体内，劫夺精微，耗损脏气，渐致气血亏耗而贫血。

5. 感受秽毒 小儿稚嫩之体，藩篱疏薄，若感受秽毒之气，或居处被污染，或为药毒所伤，脏气受伐，精血不生而致贫血。

二、病机

血液是维持人体生命活动的重要物质，由脾胃所化生。脾胃虚损，纳化不及，则气血无以化生。气血亏虚，脏腑失荣而疾病丛生。血不养心，心神失养，可出现心脾两虚证候；病情迁延，血不化精，经血亏虚，肝肾失养，则出现肝肾阴虚证候；若阴损及阳，阳气衰微，火不暖土，则可出现脾肾阳虚之证候。贫血严重者，可因精血大衰，气随血脱，而出现厥脱险证之变。病位主要在心、脾。

1. 基本病机 血虚气弱。

2. 常证病机

（1）脾胃虚弱 脾胃为仓廪之官，主受纳运化，输布水谷精微，濡养五脏，化生气血。小儿脾常不足，若喂养不当，饥饱失常，则易损伤脾胃；或因虫积体内，影响脾胃之运化。脾胃既伤，纳化失职，气血生化无源而贫血。

（2）心脾两虚 脾为后天之本，气血生化之源，心主血，水谷精微奉心化赤而为血。若久病耗损，或感受秽毒，损伤心脾；水谷精微无以输布，气血化源匮乏，心血亏虚，血失其主而致贫血。

（3）肝肾阴虚 肝藏血，肾藏精，精血同源。若久病、热病之后，感受秽毒，或过用辛热药物，耗损肝肾之阴，致元精阴血暗耗而贫血。

（4）脾肾阳虚 肾藏命火，温煦周身，振奋脾阳，运化水谷。若久病耗损，或过用寒凉，或感受秽毒，伐伤脾肾之阳，则肾失温煦，脾阳不振，生化无源，故而贫血。

【临床表现】

本病多见于婴幼儿，尤以 6 个月 ~3 岁最常见。主要临床表现为不同程度的皮肤、黏膜、指甲苍白或面色萎黄，或伴头晕目眩，倦怠乏力，精神不振，心悸气短等。本病轻中度一般预后较好；重度贫血或长期轻中度贫血可导致脏腑功能失调，不仅影响小儿的生长发育，还可因气血不足，御邪力弱，易于感受外邪。

【诊断与鉴别诊断】

一、诊断要点

小儿贫血的种类很多，本节主要介绍小儿常见的营养不良性贫血。

1. 小儿贫血的诊断（国内诊断标准见表3）。

表3　小儿贫血的国内诊断标准

年龄	Hb（g/L）
<10 天	<145
10 天~3 个月	<100
3 个月~6 个月	<110
6~14 岁	<120

2. 贫血的临床分级（贫血的临床分级见表4）。

表4　贫血的临床分级

分级	Hb（g/L）		临床表现
	男	女	
轻度	120~91	100~81	症状轻微
中度	90~61	80~61	活动后感到心慌气短
重度	60~31	60~31	安静时也感到心慌气短
极重度	<31	<31	常并发贫血性心脏病

3. 缺铁性贫血的诊断标准

（1）贫血为小细胞低色素性［红细胞形态有明显低色素小细胞的表现，平均血红蛋白浓度（MCHC）<31%，红细胞平均体积（MCV）<80fL，平均血红蛋白（MCH）<27pg］。

（2）有明确的缺铁病因，如铁供给不足、吸收障碍或慢性失血等。

（3）血清（浆）铁<10.7μmol/L（60μg/dl）。

（4）总铁结合力>62.7 μmol/L（350μg/dl）；运铁蛋白饱和度<15%有参考意义，<10%有确诊意义。

（5）骨髓细胞外铁明显减少或消失（0~+）；铁粒幼细胞<15%。

（6）红细胞原卟啉>9μmol/L（50μg/dl）。

（7）血清铁蛋白<16μg/L。

（8）铁剂治疗有效。用铁剂治疗 6 周后，血红蛋白上升 20g/L 以上。

符合第 1 项和 2~8 项中至少两项者，可诊断为缺铁性贫血。

4. 巨幼红细胞贫血的诊断标准

（1）有维生素 B_{12}、叶酸生理需要增加，或偏食引起摄入不足，或吸收缺陷（小肠疾病、内因子缺乏等）病史。

（2）除贫血症状外，具有神经系统改变，如神经髓鞘变性、脊髓侧角与侧索变性、视神经萎缩、周围神经炎等。

（3）胃肠黏膜萎缩，表现为舌炎、食欲减退、消化不良、腹泻等。

（4）血中红细胞减少，呈大细胞正色素性贫血，$MCV > 100fL$，$MCH > 37pg$，$MCHC > 36\%$。少数可呈全血细胞减少，导致出血和感染。中性分叶核可见分叶过多。

（5）骨髓中巨幼红细胞增多，幼红成熟障碍。粒细胞系统呈巨幼变，以巨晚幼、杆状核粒细胞巨幼变为多见；分叶核粒细胞有分叶过度现象。巨核细胞出现分节过多，血小板生成障碍。

（6）维生素 B_{12}、叶酸治疗有显著疗效。

二、鉴别诊断

贫血临床易于诊断，重要的是鉴别贫血的成因。实验室指标是最可靠的依据。此外，不同的贫血还有不同的伴见症状，如小儿缺铁性贫血常见啼哭窒息，嗜食异物；叶酸或维生素缺乏引起的贫血多见嗜睡，智力减退，啼哭无泪，头发稀疏而干，舌乳头变平以及出现震颤等。

再生障碍性贫血（再障）又称全血细胞减少症，临床以贫血、出血、感染等为特征。外周血象检查呈全血减低现象。骨髓象多系统增生减弱。

【辨证论治】

一、辨证要点

1. 辨病因　小儿贫血的成因较为复杂，只有明确病因，针对性治疗，方能获得满意疗效。因先天禀赋不足者，多见父母身体虚弱或有贫血病史，小儿发病较早；喂养不当所致者，多有喂养不当史，症见面黄少华，肌肉消瘦，目无神光；因药物所伤或感受秽毒所致者，往往见衄血、便血、尿血、紫癜等出血征象；因虫积体内所致者，多伴有腹部隐痛、时痛时止、嗜食异物等表现。

2. 辨虚实　小儿贫血为虚损性病证，也可见夹食、夹痰、夹瘀血、夹虫积等虚实夹杂证。

3. 辨轻重　一般病程短，证属脾胃气虚或心脾两虚者，病情较轻；病程长，证属肝肾阴虚或脾肾阳虚者，病情较重。

二、治疗原则

1. 基本治则 益气生血。

2. 具体治法 贫血的治疗虽以益气生血为总则，但必须注意到气血阴阳之间相互资生、相互制约的密切关系，即补血时勿忘益气，补阴时适当温阳。脾虚为主者，健脾助运，使气血生化有源；肾虚为主者，补肾益精，培元固本。用药切忌过于滋腻，防止中焦壅滞，脾胃失运；亦不可过于温燥，防止更耗阴血。虚实夹杂者，当祛邪扶正并施。

三、分证论治

1. 脾胃气虚

证候表现：面黄无华，或苍白不泽，食欲不振，四肢乏力，大便稀溏，口唇色淡，脉细弱或指纹淡红。

证候分析：脾胃为仓廪之官，主受纳运化，输送水谷精微，濡养五脏，化生气血而上荣于面。小儿脾胃运化功能尚弱，过饱则伤胃，过饥则伤脾，脾胃一伤，纳化、升降失调，故食欲不振，或腹泻便溏；水谷精微化生不充，气虚血少，上不能荣于面，故面黄无华，或苍白不泽；下不能濡养四肢，故肢体乏力；口唇色淡，脉细弱或指纹淡红均为脾胃虚弱、气血不足之征。

治法：健脾养胃，益气生血。

方剂：参苓白术散（《太平惠民和剂局方》）或六君子汤（《世医得效方》）加减。

方解：方中四君子益气健脾为君；山药、薏苡仁、扁豆、莲子渗湿健脾为臣；佐以砂仁和胃醒脾，宽胸理气；桔梗为使，载药上行。

加减：血虚明显，加鸡血藤、当归养血；食欲不振明显，加炒神曲、炒山楂、炒麦芽消食开胃；腹泻明显，加葛根、芡实升阳收涩。

2. 心脾两虚

证候表现：面色萎黄或苍白，发焦易脱，倦怠乏力，食少纳呆，心悸气短，头昏目眩，口唇黏膜苍白，爪甲色淡，舌淡胖，苔薄，脉虚细或指纹淡红。

证候分析：脾为后天之本，气血生化之源。脾虚则运化无力，中气不足，故见倦怠乏力，食少纳呆；水谷精微化生不足，不能上奉于心化赤为血，致使心血亏虚，血不华于面，则面色萎黄，甚则苍无血色，口唇黏膜苍白，爪甲色淡；发为血之余，血虚则发失所养，故见发焦易脱；心失所养，则见心悸气短；心脾两虚，气血不充，不能上营于脑，故见头昏目眩；舌淡胖，苔薄，脉虚细乃心脾两虚、气血不足之证。

治法：补脾养心，益气生血。

方剂：归脾汤（《济生方》）加减。

方解：方中人参、黄芪、白术补脾益气为君；当归养肝而生心血为臣；茯神、酸枣仁、龙眼肉养心安神为佐；远志交通心肾，安神定心，木香理气醒脾，以防滋腻，生姜、大枣调和脾胃，共为使。

加减：腹胀明显，去熟地，加陈皮、砂仁；便秘加柏子仁、火麻仁润肠通便；兼见鼻衄、紫癜等出血征象，加仙鹤草、槐花、藕节等止血。

3. 肝肾阴虚

证候表现：面色苍白，指甲枯脆，肌肤不泽，头晕目眩，两颧潮红，腰腿酸软，潮热盗汗，口燥咽干，或皮肤瘀斑，鼻衄齿衄，舌红，少苔，脉弦细数。

证候分析：肾为元气之根，藏精生髓主骨，肾精充足，则可化而为血。肝肾同居下焦，母子相生。肾精不足，肝失所养，不能上荣于面，故面色苍白；阴精亏损，水不制火，虚火上炎，则见两颧嫩红，口燥咽干，潮热盗汗；虚火迫血妄动，血行失于常道，溢于经脉之外，故见鼻衄、齿衄、皮肤瘀斑等出血之症；腰乃肾之府，精亏失养，则腰酸腿软；肝失阴精濡养，则肝阳上扰清窍，故目眩耳鸣；爪为筋之余，筋为肝所主，肝肾阴虚，筋失所养，则指甲枯脆。

治法：滋肝养肾，益气生血。

方剂：左归丸（《景岳全书》）加减。

方解：方中熟地甘温滋肾，鹿角胶、龟板胶为血肉有情之品益肾填精，共为君药；山茱萸、菟丝子、枸杞子补养肝肾，滋阴填精，取阴血同源、精血相生之意，为臣药；山药健脾滋肾以生血，牛膝养血，为佐药。

加减：低热明显者，加鳖甲、地骨皮、银柴胡、青蒿等清退虚热；兼有出血者，加白茅根、丹皮、赤芍、仙鹤草等凉血止血；头晕目眩重者，加菊花、钩藤、石决明、珍珠母等平肝潜阳。

4. 脾肾阳虚

证候表现：面色㿠白，唇舌爪甲苍白，畏寒肢冷，精神萎靡，少气懒言，食少便溏，消瘦或浮肿，动则汗出，或伴便血、衄血，舌淡胖，边有齿痕，脉沉细，指纹暗淡。

证候分析：肾阳虚衰，命火不足，犹如釜底抽薪，不能蒸化腐熟水谷。脾阳不振，中气虚寒，不能运化水谷，则生化无源，营血不足，故见面色㿠白，甚则苍白如蜡，口唇淡白；阳气衰微，内不能温养脏腑，外不能温煦肢体，故见畏寒肢冷，少气懒言，精神萎靡；卫外不固，气不摄津则动则汗出；脾肾阳虚，水液运化失调则见浮肿；舌淡胖，边有齿痕，脉沉细，指纹暗淡皆为脾肾阳虚之证。

治法：补脾温肾，益气生血。

方剂：右归丸（《景岳全书》）加减。

方解：方中肉桂、附子加血肉有情之鹿角胶，温补肾阳，填精益髓，为君药；熟地、山茱萸、山药、菟丝子、枸杞子、杜仲滋阴益肾，养肝补脾，为臣药；当归补血养肝，为佐药。

加减：若脾气虚明显，与补中益气汤合用；畏寒肢冷明显，加大附子、肉桂用量，以增强温补元阳之力；兼有出血者，加炮姜炭、仙鹤草温阳止血；腹泻较重者，加炒白术、炒山药、炒扁豆、芡实等健脾化湿止泻；面白肢厥、冷汗淋漓、脉微欲绝则急以参附汤或参附龙牡救逆汤回阳固脱。

四、其他治疗

1. 中成药

（1）小儿生血糖浆　每次 10mL，每日 3 次。用于各证贫血。

（2）复方阿胶浆　每次 5～10mL，每日 2 次。益气养血，用于气血两虚证。

（3）健脾生血颗粒　<1 岁每次 2.5g，1～3 岁每次 5g，3～5 岁每次 7.5g，5～12 岁每次 10g，每日 3 次。益气健脾，养血安神，用于脾胃虚弱证、心脾两虚证。

（4）归脾丸　每次 3g，每日 3 次。用于心脾两虚证。

2. 食物疗法

（1）动物肝（猪肝、羊肝、牛肝、鸡肝均可）100～150g，粳米 100g，葱、姜、油、盐各适量。将动物肝洗净切成小块，与粳米、葱、姜、油、盐一起加水约 700g，煮成粥，待肝熟粥稠即可食。可补肝养血明目。适用于气血虚弱所致的贫血、夜盲症、眼疳、目昏眼花等。

（2）花生衣 12g，将花生衣研碎，备用。每日分 2 次冲服。适用于再生障碍性贫血和出血的患者。

（3）莲子 15g，龙眼肉 10g，糯米 30g，将莲子、龙眼肉、糯米同煮为粥。温热食。每日 2 次。可补心脾，益气血，适用于失血性贫血。

3. 外治法　敷脐法：十全大补汤加陈皮等份，远志减半，麻油熬，黄丹收，制为膏，贴于气海穴。益气养血，用于各种贫血。

4. 推拿疗法　取脾俞、胃俞、肾俞、关元、中脘、气海、足三里、三阴交、合谷等。每次选 5～6 穴，用揉法或压法，每穴 1～2 分钟，每日 1 次，15 天为 1 个疗程。

【预防与调护】

一、预防

1. 提倡母乳喂养，及时添加辅食，纠正偏食、嗜食等不良饮食习惯。

2. 积极防治寄生虫感染，养成良好的卫生习惯，勤洗手，勤剪指甲，生吃瓜果要洗净。在钩虫病流行地区，避免小儿赤脚，避免尿布、玩具、餐具被钩蚴污染。

3. 安全用药，及时就医，遵医嘱用药。

4. 治疗原发疾患，积极采取措施，防止贫血的发生。

二、调护

1. 饮食宜清淡，易于消化，富有营养，种类宜多样。

2. 中度贫血者，应卧床休息，避免劳累。密切注意脉搏、呼吸、血压、面色等变化，防止出现脱证。

3. 避免外感，防止因感染而加重贫血。

【古籍选录】

[1]《医门法律·虚劳门·虚劳候》云："虚痨之证，《金匮》叙于血痹之下，可见劳则必劳其精血也，荣血伤，则内热起，五心常热，目中生花见火，耳内蛙聒蝉鸣，口舌糜烂，不知五味，鼻孔干燥，呼吸不利，乃至饮食不生肌肤，怠惰嗜卧，骨软足疲，荣行日迟，卫行日疾，荣血为卫气所迫，不能内守而脱出于外，或吐或衄，或出二阴之窍，血出既多，火热进入，逼迫煎熬，漫无休止，荣血有立尽而已，不死何待耶。"

[2]《保婴撮要·吐血》云："夫营者，阴血也。所主在心，统化在脾，藏内在肝，宣布在肺，输泄在肾，灌溉一身，滋养百脉，诸经皆由此而生疏焉。"

[3]《幼幼集成·诸血证治》云："经曰：营者，水谷之精也，调和于五脏，洒陈于六腑，乃能入于脉也。生化于脾，总统于心，藏受于肝，宣布于肺，施泄于肾，濡润宣通，靡不由此……血虚者，精神如旧，唇舌如常，以四物汤加参、术，补气即所以生血也。"

第五节　夜　啼

夜啼是指婴幼儿白天能安静入睡，入夜啼哭不安，时哭时止，或每夜定时啼哭，甚则通宵达旦的一种病证。本病多见于新生儿及6个月内的小婴儿。一般预后良好，通过调治可获痊愈。

新生儿睡眠时间每日约为20小时，即使到了1周岁，每日的睡眠时间仍有14～15小时。足够的睡眠是小儿健康和生长发育的重要保证。

啼哭是婴幼儿时期一种极好的呼吸运动，适量的啼哭有利于生长发育。而新生儿乃至婴儿常以啼哭表达要求或痛苦。因此，因饥饿、惊恐、尿布潮湿、衣着过冷或过热等均可引起啼哭。此时若以喂乳、安抚亲昵、更换潮湿尿布、调节冷暖后啼哭即止则不属病态。另外，因发热、吐泻、口疮等其他疾病引起者，不属本病。还有因夜间点灯睡眠习惯引起之拗哭，亦不属病态。若小儿长时间啼哭不止，睡眠不足，就会影响小儿健康。《育婴家秘》有云："小儿啼哭，非饥则渴，非痒则痛，为父母者，心诚求之。渴则饮之，饥则哺之，痛则摩之，痒则抓之，其哭止者，中其心也，如哭不止，当以意度。盖儿出生性多执拗，凡有亲狎之人，玩弄之物，一时不在，其心不悦而哭，谓之拗哭，须急与之，勿使怒伤肝气生病也。假如又不止，请医视之。"

本节主要论述婴儿夜间不明原因的反复啼哭。

【病因病机】

一、病因

本病主要因脾寒、心热、惊恐所致。

1. 脾寒 孕母素体虚寒，或恣食生冷，致胎儿禀赋不足，脾寒乃生。或用冷乳喂儿，导致胎儿中阳不振；或因调护失宜，患儿腹部中寒。

2. 心热 孕母性情急躁，或嗜食香燥之物，或过食温热药物，蕴蓄之热遗于胎儿，生后又吮母乳，或将养过温使其热更甚，热蹻心经。

3. 惊恐 心主惊而藏神，初生婴儿神气怯弱，乍见异物，突闻异声，暴受惊恐。

二、病机

1. 基本病机 神怯不安。

2. 常证病机

（1）脾虚中寒 五脏属阴，而脾又为阴中之至阴，喜温而恶寒。夜属阴，阴盛之时则脾寒更甚，则寒凝气滞，气机不畅，神怯不安，因而啼哭不止。

（2）心经积热 心主火属阳，日属阳而夜属阴，夜间阴气偏盛，阳入于阴则人静而寐。由于心火过亢，阳不能入阴，故夜间不寐而啼哭不止。

（3）暴受惊恐 心藏神主惊，小儿心气不足，神志怯弱，若暴受惊恐，惊则伤神，恐则伤志，神怯不安，因惊而啼。

总之，寒则痛而啼，热则烦而啼，惊则神不安而啼，是以寒、热、惊为本病之主要病因病机。此外，不良习惯也可以导致小儿夜啼，如摇篮中摇摆而寐、夜间开灯而寐、怀抱而寐等。初生儿由羊水包裹的胎内环境转变为襁褓之中的胎外环境，初度昼夜，未经寒暑，感受有异，气血阴阳运行节律尚未调整，当寐不寐，有待适应后夜啼方可渐止。

【临床表现】

婴儿入夜则啼哭，时哭时止，甚则通宵达旦，可持续数日或数周。但白天一般嬉笑如常，亦能安静入睡，体格检查无异常发现。

【诊断与鉴别诊断】

一、诊断要点

婴儿难以查明原因的入夜定时（多在子时左右）或不定时啼哭不止，轻重表现不一，而白天如常。临证时必须详细询问病史，认真查体，必要时进行有关实验室检查，排除外感发热、口疮、肠套叠等疾病引起的啼哭，以免贻误病情。

二、鉴别诊断

1. 生理性哭闹 大多因护理不周引起，如饥饿、尿布潮湿、衣带过紧、拗哭等。这些啼哭，及时找出原因，予以处理，则啼哭自止。

2. 其他疾病所致的哭闹 如发热、口疮、吐泻、肠套叠、中枢神经系统感染等引起的哭闹，多急性发作，哭吵持续，或愈来愈重，没有昼安夜哭的规律。

【辨证论治】

一、辨证要点

主要辨清寒、热、惊。哭声微弱，时哭时止，四肢不温，便溏溲清，面色白者属虚寒；哭声响亮，啼哭不止，身腹温暖，便秘溲赤者属实热；惊惕不安，面色青灰，紧偎母怀，大便色青，面色时白时青者属惊啼。

二、治疗原则

1. 基本治则 安神止啼。

2. 具体治法 临证辨别寒热、脏腑，因虚中脾寒者，治以温脾散寒，理气止啼；因心经积热者，治以清心泻热，导赤除烦；因惊恐伤神者，治以镇惊安神。

三、分证论治

1. 脾虚中寒

证候表现：入夜啼哭，时哭时止，哭声低弱，兼面色苍白，恶寒蜷卧，四肢不温，纳少便溏，腹胀，喜温熨抚摩，口唇淡白，舌淡红，苔薄白，指纹淡红。

证候分析：本证多见于初生儿或小婴儿之脾胃虚寒者。脾为至阴，夜则阴气偏盛。入夜之时，脾寒愈盛，寒凝气滞，气机不利，而夜啼不安。脾脏虚寒，阳气不足，故哭声低微，面色苍白，恶寒蜷卧，四肢欠温，喜温熨抚摩；寒邪凝滞，气机不畅，故纳少便溏，腹胀；唇舌淡白，舌苔薄白，指纹淡红，乃虚寒之象。

治法：温脾散寒，安神止啼。

方剂：匀气散（《医宗金鉴》）加减。

方解：方中炮姜温中散寒；砂仁、陈皮、木香行气；甘草缓急，调和诸药。

加减：大便稀软明显者，加党参、白术、茯苓，以健脾益气；寒甚者加艾叶。本证兼见腹痛者，可用乌药散治之。取乌药、高良姜温中散寒，行气止痛；白芍、香附疏肝和脾，祛寒止痛。

2. 心经积热

证候表现：哭声洪亮，见灯尤甚，烦躁不安，面红唇赤，身腹俱暖，大便干结，小便浑浊，舌尖红，舌苔黄，指纹紫滞。

证候分析：本证多见于心火较旺的婴幼儿。心火亢盛，入夜则阳不能入于阴，故不寐而哭；心属火，见灯则烦热内生，两阳相搏，故仰身而啼；热扰神志，故烦躁不安；热积于里，则面赤唇红，身腹俱暖，大便干结，小便浑浊；舌尖红，舌苔黄，指纹紫滞，亦为心有积热之象。

治法：清心除烦，安神止啼。

方剂：导赤散（《小儿药证直诀》）加减。

方解：方中生地清热凉血；竹叶、木通清心降火；甘草梢泻火清热，灯心草入心经为引药。

加减：热盛者加黄连；烦躁叫扰者加栀子、淡豆豉；大便秘结者加大黄；乳食不化者加麦芽、生山楂、莱菔子等。

3. 暴受惊恐

证候表现：夜间突然啼哭，哭声尖锐，神情不安，睡中时作惊惕，紧偎母怀，面色乍青乍白，舌质正常，脉来急数，指纹青紫。

证候分析：小儿神气怯弱，暴受惊恐，惊则伤神，恐则伤志，则睡中惊惕，突然啼哭，哭声尖锐，神情不安，紧偎母怀；面色因惊而乍青乍白；脉来急数，指纹青紫为受惊之象。

治法：定惊镇恐，安神止啼。

方剂：朱砂安神丸（《内外伤辨惑论》）加减。

方解：方中朱砂镇惊安神；黄连清热除烦；当归、生地养血宁心；甘草调和诸药。

加减：时时惊惕者加钩藤、蝉蜕、磁石、菊花息风止惊；腹痛便青者可加白芍、广木香等。本证也可用琥珀抱龙丸安神定志。但是此类药物不宜长服。

四、其他疗法

1. 中成药

（1）珠珀猴枣散 每次 1/3 ~ 1/2 瓶，每日 3 次。镇惊安神，消食导滞，清热化痰，用于心经积热、暴受惊恐之夜啼。

（2）金黄抱龙丸 每次 1 丸，每日 2 次。清热镇惊，化痰息风，用于暴受惊恐，心经有热者。

2. 单方验方

（1）蝉蜕 6 只，研末，薄荷煎汤内服，通治小儿夜啼。

（2）蝉蜕 6 只（去足），钩藤 6 节，甘草、青荷各 2 节，生龙牡各 10g，水煎服。适用于不明原因之夜啼。

3. 药物外治 将艾叶、干姜粉炒热，用纱布包裹，熨小腹部，从上至下，反复多次。或用丁香、肉桂、吴茱萸等量研细末，置于普通膏药上，贴于脐部。新生儿及小婴儿采用膏药恐损伤皮肤，可改为醋调或水调敷脐部。用于脾虚中寒腹痛之夜啼。

4. 推拿疗法

（1）分阴阳，运八卦，平肝木，揉百会、安眠（翳风与风池连线之中点）。惊骇者揉印堂、太冲、内关。脾寒者补脾土，揉足三里、三阴交、关元；心热者泻小肠，揉小天心、内关、神门。

（2）按摩百会、四神聪、脑门、风池（双），由轻到重，交替进行。惊哭停止后，继续按摩 2 ~ 3 分钟。用于惊啼。

5. 针灸疗法

（1）中冲　不留针，浅刺出血。用于心经积热之夜啼。

（2）艾灸神阙　将艾条点燃后在神阙周围温灸，不触到皮肤，以皮肤潮红为度，每日1次，连灸7日。用于脾寒之夜啼。

【预防与调护】

一、预防

1. 孕妇及乳母勿多食寒凉及辛热食物。
2. 勿让婴儿受惊吓，保持环境安静。

二、调护

1. 寻找导致啼哭的原因，如饥饿、过饱、过热、寒冷、虫咬、尿布浸湿、衣物刺激等，并及时解决。
2. 检查衣服被褥、包被内有无异物，皮肤有无感染。
3. 不在摇篮中入睡，不通宵开灯，不在怀抱中入睡。
4. 合理喂养，饮食适度。

【古籍选录】

[1]《诸病源候论·小儿杂病诸候·夜啼候》云："小儿夜啼者，脏冷故也。夜阴气盛，与冷相搏则冷动，冷动与脏气相并，或烦或痛，故令小儿夜啼也。"

[2]《圣济总录·小儿门·小儿夜啼》云："经谓合夜至鸡鸣，天之阴，阴中之阴也。夜为阴盛之时，凡病在阴者，至夜则邪气亦盛，婴儿气弱，脏腑有寒，每至昏夜，阴寒与正气相击，则神情不得安静，腹中切痛，故令啼呼于夜，名曰夜啼。"

[3]《幼幼集成·夜啼证治》云："小儿夜啼有数证，有脏寒，有心热，有神不安，有拗哭，此中寒热不同，切宜详辨。脏气寒者，阴盛于夜，至夜则阴极发躁，寒甚腹痛，以手按其腹，则啼止，起手又啼，外证面赤手冷，口不吮乳，夜啼不歇，加减当归散。心热烦啼者，面红舌赤，或舌苔白涩，无灯则啼稍息，见灯则啼愈甚，宜导赤散加麦冬、灯心，甚则加川连、龙胆草。神不安而啼者，睡中惊悸，抱母大哭，面色紫黑，盖神虚惊悸，宜安神丸定其心志。"

[4]《张氏医通》云："夜啼有二，曰脾寒，曰心热。夜属阴，阴胜则脾脏之寒愈盛。脾为至阴，喜温而恶寒，寒则腹中作痛，故曲腰而啼，得灯火其啼便止。其候面青白，手腹俱冷，不思乳食，亦曰胎寒，益黄散加钩藤。若见灯愈啼者，心热也。心属火，见灯则烦热内生，两阳相搏，故仰身而啼。其候面赤，手腹俱暖，口中气热，导赤散加黄连、麦冬。"

第六节　汗　证

小儿汗证是指在日常生活环境中，安静状态下或活动时，以全身或局部汗出较正常儿童多为主症的一种病证。多见于 5 岁以内的小儿。

汗证，一般包括自汗、盗汗两大类。睡中汗出，醒时汗止为"盗汗"；不分寤寐而汗出者为"自汗"，由于小儿往往自汗盗汗并见，常统称为"汗证"，历代医家对汗证论述较多，虽有自汗属气虚、阳虚，盗汗属阴虚、血虚之说，但不论自汗、盗汗，又各有阴阳之别，临证当细辨之。

小儿阳气偏盛，腠理疏薄，又处于活泼多动、代谢旺盛的阶段，所以出汗常比成人为多，尤其是头、额部更易出汗。当小儿入睡时，阴回气交，营卫和谐，清阳发越而略有微汗，又别无其他症状者，是谓正常现象。若天气炎热，室温过高，穿衣盖被过多，进热食，或食辛辣之物，或剧烈运动，或恐惧惊吓均可导致汗出过多，这是由于外界因素所致多汗，亦不属病态。如无上述原因而汗出过多，沾巾湿被，此属病理现象。在中医学认识中，出汗既可致病又可治病；既提示疾病的进退转机，又反应某种疾病的临床表现。因此对于汗法的合理认识，在儿科是至关重要的。

小儿汗证，多属现代医学自主神经功能紊乱，而维生素 D 缺乏性佝偻病活动期及结核病、风湿病等也常见多汗。反复呼吸道感染的小儿也可以见到多汗现象。临证应注意鉴别诊断，以免延误治疗。

【病因病机】

一、病因

1. 体质因素　小儿先天禀赋不足，或后天失调，脾胃受损，阴阳气血虚弱，卫外不固，营不内守而汗出过多。

2. 疾病因素　外感之后，余邪未清；或大病之后，气血受损；或过食肥甘，郁而化热，均可导致汗出。此时汗出过多是疾病过程中出现的一个主要症状。

二、病机

1. 基本病机　玄府不固。

2. 常证病机

（1）表虚不固　体表之卫气为人身之藩篱，外御邪气，若小儿先天禀赋不足，或后天脾胃失调，或病后失养，致使卫气虚弱，玄府不固，腠理开泄，导致津液外泄而汗出。

（2）营卫失调　营卫为水谷之精气，化血生脉，营行于经隧之中，卫充实于皮毛分肉之间。营阴内守，卫阳外固，玄府致密，不令汗出。若四时杂感，或过用发散，卫阳受损，营阴内亏，使营卫失和，开合失司，玄府不固，营气虚则不能内守而敛藏，故汗液外泄。

（3）气阴两虚　气属阳，血属阴，脏腑的气血、阴阳平衡，则津液内守。若暴病、重病、久病之后，气血虚弱，气虚不能敛阴，血虚心失所养，心液失藏，玄府不固，汗自外泄。

（4）阴虚火旺　小儿生理特点为阴常不足，阳热易亢，若温热病后，阴津耗伤；或泻痢后阴血受损，或病后失调，虚火内生，玄府不固，津液受迫，外泄为汗。

（5）脾胃积热　小儿脾胃运化功能尚未健全，若恣食肥甘，积滞不化，郁而生热，积热蒸腾而汗出。或热病后里热未清，郁积脾胃，迫津外泄。

【诊断与鉴别诊断】

一、诊断要点

1. 以白天或夜间全身或某些部位汗出较正常小儿为多为主症。
2. 无其他病证。
3. 排除因环境等客观因素的影响。

二、鉴别诊断

1. 脱汗　发生于其他疾病病情危笃之时，出现大汗淋漓，或汗出如油，伴有肢冷、脉微、呼吸浅弱，甚至神识不清等。

2. 战汗　表现为恶寒发热，全身战栗，随之汗出淋漓，或但热不寒，或汗出身凉，过候再作，常出现在热病过程中。

3. 黄汗　汗色发黄，染衣着色如黄柏色，多见于黄疸及湿热内盛者。

【辨证论治】

一、辨证要点

1. 辨生理性汗出与病理性汗出　因环境及活动因素而引起的与其他小儿相比无明显差异的汗出，不属病态；若小儿睡时常常头面微汗出，而无其他病证者，亦不属病态。若在同样的条件下，汗出明显增多者，为汗证。

2. 辨虚实

（1）虚汗　气虚者，汗出恶风，动则益甚；阴虚者，睡中汗出，醒则汗止，潮热，心烦，口干。

（2）实汗　热淫于内者，表现为蒸蒸汗出，烦躁，面赤或口唇红。

（3）虚实夹杂　营卫不和者，汗出恶风，时寒时热。

二、治疗原则

1. 基本治则　固玄止汗。

2. 具体治法　治疗汗证，当标本同治，以治本为主，治标为辅。治本，即虚则补之，实则泻之，热则清之；治标，指敛汗止汗而言。临证总以辨证为要，审因论治，则不止汗而汗自止。

3. 刘弼臣教授治疗汗证的临床经验　刘弼臣教授认为，治疗自汗，牡蛎散当为通治之方，但需分表里。属表虚者，宜调和营卫，可用桂枝汤加附子；如里血迫蒸，津液妄泄，出现恶热口渴、脉象洪大者，宜清阳明经热，可用白虎汤；若汗出，大便秘结者，又宜荡涤阳明腑实，可用调胃承气汤。

三、分证论治

1. 卫表不固

证候表现：自汗为主，时时汗出，以头部及胸背部为多，动则益甚，神疲乏力，面色少华，肢端欠温，平素易感冒。舌质偏淡，苔薄白，脉细弱，指纹色淡。

证候分析：本证多见于先天不足、后天失调及病后体质虚弱的小儿，以肺卫气虚证为主。肺主皮毛，肺气虚弱，卫外不固，腠理疏松，津液外泄而汗出；动则耗气，津随气泄，故汗出更甚；气阳不足，故神倦乏力，面色少华，肢端欠温；卫表不固，时邪易袭，故易外感。舌质偏淡，苔薄白，脉细弱，指纹色淡，均为卫气虚弱的表现。

治法：益气和卫，固玄止汗。

方剂：玉屏风散（《医方类聚》）合牡蛎散（《太平惠民和剂局方》）加减。

方解：方中重用黄芪益气固表，配白术健脾益气，少佐防风走表，助黄芪御风，是补中寓散之剂；牡蛎散中牡蛎敛阴止汗，浮小麦养心敛汗，麻黄根收涩止汗，合黄芪益气固表。两方合用，加强了益气敛汗之力。

加减：脾胃虚弱，纳呆便溏者加山药、炒扁豆、砂仁健脾助运；汗出不止者，每晚在睡前用龙骨、牡蛎粉外扑以敛汗。

2. 营卫不和

证候表现：自汗为主，汗出遍身，或恶风怕冷，不发热或伴有低热，精神倦怠，胃纳欠佳，舌淡红，苔薄白，脉缓。

证候分析：素体虚弱，卫表不固，或病后邪虽退而正气未复，营卫失和，卫气不能外固，营阴不能内守，津液不能固摄而外泄，因而汗出遍身，恶风怕冷，或伴有低热；汗出过多或过久，耗伤气血津液，则精神倦怠，胃纳欠佳；舌淡红，苔薄白，脉缓为营卫失和之象。

治法：调和营卫，固玄止汗。

方剂：黄芪桂枝五物汤（《金匮要略》）加减。

方解：方中黄芪益气固表；桂枝温经通阳，配芍药护营收敛，调和营卫；生姜、大枣补益中气，助黄芪以固表。

加减：若汗出不止，可加浮小麦养心敛汗，龙骨、牡蛎潜阳敛汗；若精神倦怠，胃纳不振，面色少华者可加山药、太子参、生山楂等健脾。

3. 气阴不足

证候表现：以盗汗为主，也常伴自汗，汗出较多，神萎不振，形体消瘦，心烦少寐，寐后汗多，或低热，口干，口唇淡红，舌质淡或嫩红，苔少或见花剥苔，脉细弱或细数。

证候分析：本证多见于热病、久病、重病后气阴受损，或素体气阴两虚者，由于脏腑失养，故身体消瘦，神萎无力；气虚不能敛阴，阴虚易生内热，迫津外泄，故汗出较多；汗为心液，汗出过多则心血暗耗，心神失养，故心烦少寐，寐后汗多；舌淡或见嫩红，苔少或见剥苔，脉细弱，均为气阴不足之象。

治法：益气养阴，固玄止汗。

方药：生脉散（《医学启源》）加味。

方解：方中人参益气生津；麦冬养阴清热；五味子收敛止汗。若气虚不甚者方中人参可换为党参、太子参；若兼有阴虚者则用北沙参，重者用西洋参。

加减：若精神困顿、不时汗出、汗液偏凉、面色无华者，乃阳气偏虚，方中去麦冬加炙黄芪加强益气之力。

4. 阴虚火旺

证候表现：盗汗为主，头身汗出较多，形体消瘦，口渴颧红，烦躁易怒，夜寐不宁，唇燥口干，便结溲赤，舌尖红起刺，苔光或剥，脉数。

证候分析：本证多见于素体阴虚，或热病之后、暴泻久泻伤阴，阴血亏损，虚火内生，迫津外出，故潮热盗汗，烦热少寐；火热烁阴，阴津耗损，故形体消瘦，唇燥口干，便结溲赤；舌红苔少，脉数亦为阴虚火旺之证。

治法：滋阴降火，固玄止汗。

方剂：当归六黄汤（《兰室秘藏》）加减。

方解：方中当归、生地、熟地滋阴养血；黄芩清肺火；黄连清心火；黄柏泻相火以除烦热；黄芪固表实卫。诸药合用，共奏滋阴降火敛汗之功。

加减：汗出淋漓者加麻黄根以敛汗；潮热甚者加知母、地骨皮、龟板、鳖甲。

5. 脾胃积热

证候表现：自汗盗汗并见，头额、心胸、手足汗多，手足心热，病程较短，面赤，或见口臭纳呆，腹胀腹痛，大便或秘或泻，夹有不消化食物残渣，睡卧不宁，或夜间潮热，苔黄腻较厚，指纹滞，脉滑。

证候分析：本证为汗证中之属实者，常因食滞化热，或余热未清，积于脾胃所致。小儿脾胃虚弱，饮食不知自节，若恣食肥甘厚味，积滞不化，郁而生热。积热蒸腾，故面赤；迫津外泄则汗出不已；积滞内生，脾胃运化失司，故胃纳呆滞，腹胀腹痛，大便失常；胃不和则卧不安，故睡卧不宁；苔黄腻，指纹滞，脉滑均为脾胃积滞所致。

治法：理脾清热，固玄止汗。

方剂：曲麦枳术丸（《医学正传》）加味。

方解：焦神曲、炒麦芽、生山楂、鸡内金运脾消食；炒枳实行气消滞；炒白术健脾；槟榔、炒莱菔子消食导滞；黄芩、黄连、银柴胡清热除烦。诸药合用，积消则热平而汗止。

加减：热盛者加龙胆草；低热者加地骨皮；大便秘结者加大黄；食积湿阻，热象不甚明显，苔白腻者，用保和丸加减。若余热未清，郁于脾胃者，可用凉膈散清热泻火。

四、其他疗法

1. 中成药

（1）生脉饮　用于气阴不足之汗证，每次 1 支，每日 2 ~ 3 次。

（2）玉屏风散　益气固表，可治肺卫不足、易汗出、反复外感者。每次 6 ~ 9g，每日 3 次。

2. 单方验方

（1）稽豆衣 30g，红枣 20g，水煎服，连服 3 ~ 7 日。用于各种虚汗证。

（2）糯稻根 30g，浮小麦、瘪桃干各 10g，水煎服。用于自汗。

（3）浮小麦 30g，麻黄根 6g。水煎代茶饮，用于自汗。

3. 药物外治　五倍子粉适量，温水或醋调成糊状，外敷脐部。或与明矾等量，各研细末，入温水调匀，做成药饼如铜钱大小，每次临睡前调成糊状，敷脐部，再用胶布固定。有固表止汗之功。

【预防与调护】

一、预防

1. 合理喂养，饮食有节，避免饥饱无度及肥甘过度，以免损伤脾胃。

2. 多饮开水，汗出过多者可用淡盐水。不喝或少喝饮料，忌食辛散食品及药物。

3. 室内温度湿度要调节适宜，阴虚者宜偏凉，阳虚者宜偏热。

二、调护

1. 注意个人卫生，保持皮肤干燥，拭汗应用柔软毛巾或纱布，勿用湿冷毛巾，以免受凉。

2. 注意饮食调养，勿食辛辣煎炒炙煿食物，也勿过食肥甘厚味。

3. 药物治疗不宜辛散太过。室内温度湿度要调节适宜。

【古籍选录】

[1]《诸病源候论·小儿杂病诸候·盗汗候》云："盗汗者，眠睡而汗自出也，小儿阴阳之气嫩弱，腠理易开，若将养过温，因睡卧阴阳气交津液发越而汗自出也。"

[2]《幼科发挥·诸汗》云："汗者心之液也。头汗不必治。小儿纯阳之体，头者诸阳之会，心属火，头汗者，炎上之象也，故头汗者，乃清阳发越之象，不必治也。"

[3]《医宗必读·汗》云："心之所藏，在内者为血，在外者为汗。汗者心之液也，而肾主五液，故汗证未有不由心肾虚而得者。心阳虚不能卫外而为固，则外伤而自汗，肾阴衰不能内营而退藏，则内伤而盗汗。"

[4]《景岳全书·小儿则·盗汗》云："小儿之气未充，腠理不密，所以极易汗出。故凡饮食过热，或衣被过暖，皆能致汗。东垣诸公云此是小儿常事，不必治之。然汗之根本由于营气，汗之启闭由于卫气。若小儿多汗者，终是卫气虚所以不固。汗出既多，未免营卫血气愈有所损而衰羸之渐未必不由此乎。此所以不可不治也。大都治汗之法，当以益气为主，但使阳气外固则阴液内藏而汗自止矣。"

第七节 痿 证

痿证是指肢体筋脉弛缓，软弱无力，日久因不能随意运动而致瘫痪甚至肌肉萎缩的一类病证。痿的含义有两点：一是枯萎，痿者萎也，指萎缩；二是指无力软弱，不能行动。前者以患肢枯萎削瘦为特征，后者以软弱无力，不能随意动作为主要表现。临床上表现为抬举、握持、起坐、行走、蹲站等软弱无力，甚至不能运动，肢体瘫痪，肌肉萎缩。

小儿痿证多起于温热病之后，也有部分患儿初生后即有症状，或随着年龄增长而症状逐渐加重。本病的高发年龄一般在5~10岁。一年四季皆可发病，通常以5~10月份发病率最高。大多患儿在患病后，经治疗可痊愈，但严重病例往往留有后遗症，如肢体痿废不用、肌肉萎缩或畸形。极重病儿易出现呼吸困难，若不及时抢救，可危及生命。

本证与西医学的多发性神经炎、急性脊髓炎、进行性肌萎缩、重症肌无力、周期性麻痹、肌营养不良症、癔病性瘫痪和中枢神经系统感染并发软瘫的后遗症等临床表现相似，故临床可参考治疗。

【病因病机】

一、病因

引起痿证的病因颇多，常见的有邪热伤津、湿热浸淫、脾胃虚弱、肝肾亏损。《内经》在对痿证的认识方面指出其病因为肺热叶焦，湿热不攘，病名有痿躄、脉痿、筋痿、肉痿、骨痿（即五痿）及痿厥等。

1. 邪热伤津，津伤不布 诸痿皆起于肺热，五脏皆可致痿。小儿为纯阳之体，又易罹外感，受邪之后，极易化热化火，伤津耗液。外感风热暑湿之邪或感受风寒入里化热，或病后邪热未清，皆可耗伤肺之阴津，肺津受伤，气化失司，宣降失常，高源化绝，水亏火旺，筋脉失润，导致手足痿弱不用而发为痿证。心气热，气血走于上，而使下部血脉空虚，肌肉麻痹，进而发为脉痿；肝气热则肝阴受损，损耗肾精，使筋脉失去滋养而致筋痿；脾气热，胃阴不足，以致肌肉得不到滋养而致肉痿；肾精亏损，肾火亢盛，使骨枯髓减而致骨痿。

2. 湿热浸淫，气血不运 久居阴暗潮湿之地，或冒雨涉水、外感湿邪，浸淫经脉，营卫运行不畅，郁而生热，久则气血运行不利，筋脉肌肉失濡而发为痿证；或由小儿过食肥甘厚味，碍脾伤胃，导致湿浊内蕴，郁而化热，成为痿证。湿热之邪困脾，久则影响脾胃功能，使气血生化无源，无以养五脏，润筋肉，利关节，以致痿证加重。

3. 脾胃虚弱，精微不充 脾主四肢，主肌肉。若小儿素体脾胃虚弱，或因病致虚，脾胃受纳运化功能失常，津液气血化源不足，肌肉筋脉失养，可致痿证。

4. 肝肾亏虚，髓枯筋痿 肝主筋，为罢极之本；肾主骨生髓，肾藏精，主骨，为作强之官。精血充盛，则筋骨坚强，活动正常。小儿先天禀赋不足，或体虚病久，均可致阴精气血亏损，肝血虚则不能濡养宗筋，肾精虚则骨枯髓减，故见关节松弛，骨骼畸形，运动受阻，而成痿证。

二、病机

1. 基本病机 痿废失用。

2. 常证病机 脾为后天之本，气血生化之源，主肌肉、四肢，脾胃气虚，运化失司，则气血乏源，肌体痿废失用。脾胃运化之水谷精微需靠肺气的宣发肃降，方可濡养百脉、筋骨；肝藏血，主筋，肾藏精，主骨。筋骨经脉失其濡养而成痿证。由此可见本病所涉及脏腑以肺、脾、肝、肾为主。湿邪既是发病原因，又是病理产物。湿邪积久不去，郁而生热，浸淫经脉，致使筋脉迟缓不用。

痿证的病因复杂，其病机属性分为虚实两大类。一般认为起病急，病程短，伴有恶寒发热外感证者，多为实证；起病缓慢，病程迁延，或症状进行性加重者，其病机属性以虚为主，或虚中夹实。新痿多因感受暑湿温热之邪，如若治疗不当，毒邪未净，也可出现阴虚之证；久痿失治、误治，阴损及阳，可致阴阳两伤。

【临床表现】

患儿自觉肢体软弱无力，活动不利，足不胜地，不能步履，甚至不能起坐、握持等，形成弛缓性瘫痪或肌肉萎缩，可发于上肢、下肢、单侧或双侧。

【诊断与鉴别诊断】

一、诊断要点

1. 肢体经脉弛缓，软弱无力，活动不利，甚则肌肉萎缩，弛纵瘫痪。

2. 可伴有肢体麻木、疼痛，或拘急痉挛。严重者可见排尿障碍，呼吸困难，吞咽无力等。

3. 常有久居湿地、涉水淋雨史。或有家族史。

4. 可结合西医相关疾病进行相应的理化检查，如有条件应做 CT、核磁共振等。

二、鉴别诊断

1. 痹证 痹证后期，由于肢体关节疼痛，运动障碍，肢体长期废用，也可出现痿证的瘦削枯萎的症状。其鉴别要点主要在于痿病以肢体软弱无力为主，伴有或不伴有肢体关节疼痛，而痹证则是先有关节疼痛，后期出现痿软症状。

2. 偏枯 偏枯属中风中的一类，起病急骤，表现为偏瘫。痿证起病或快或慢，表现以双下肢瘫软无力为多，有四肢瘫软，也有单个肢体偏软，而无偏瘫。

【辨证论治】

一、辨证要点

1. 辨别常证 发病突然，并伴有恶寒、发热等症，继而出现两足痿软无力，或四肢瘫痪者，多由外感风温之邪，伤及肺胃之阴所致；若见两下肢痿软，足跗微肿麻木，伴有舌红，苔黄腻者，则因湿热浸淫，气血阻滞而致；倘若病程较长，渐见下肢痿软无力，肌肉萎缩者，应责之脾胃虚弱，气血乏源，筋脉失养；伴有腰膝酸软，头晕遗尿者，则为肝肾亏损，精血不足，筋失濡养而成。

2. 辨识轻重 发病有轻重之分，一般以一侧下肢或一侧上肢痿软不用，不伴有肌肉萎缩者为轻证；若出现四肢软瘫，呼吸困难者多为重证；如发病年龄较早，一般在 5～6 岁前发病，出现某些肌群假性肥大，其他部位肌肉萎缩现象，最后假性肥大的肌群亦出现萎缩，并进行性加重者，大多在青春期前死亡。

二、治疗原则

1. 基本治则 对于痿证的治疗，《素问·痿论》有"治痿者独取阳明"之名论，所谓"独取阳明"，一般指补益后天的治疗法则。阳明者胃也，为五脏六腑之海，主润宗筋，宗筋主束骨，以利机关。肺之津液来源于脾胃，肝肾之精血亦有赖于脾胃受纳运化而成，因此，脾胃功能健旺，饮食得增，津液得复，则肺津充足，脏腑气血功能正常，筋脉得以濡养，有利于痿证的恢复。

2. 具体治法 小儿痿证，初起以邪实为主者，应注意祛邪，常用的方法有清热解毒、利湿通下等；后期以正虚为主，多用扶正之法，如调理脾胃、益气养血、补益肝肾等。

三、分证论治

1. 气热伤津

证候表现：突然出现两足痿软无力，或四肢全瘫，伴恶寒发热，皮肤干燥，心烦口渴，咳嗽无痰，咽干，溲赤热痛，大便干燥，舌红苔黄，脉数。

证候分析：本病以冬春季多见，感受温毒之邪，毒热灼肺，肺热伤津，津液不足以敷布全身，遂致筋脉皮肤失养而肢体痿软，皮肤干燥；温邪袭表，余邪未清，正邪相争，故见恶寒发热；热盛伤津，肺燥叶枯，清肃失司，故见心烦口渴，咳嗽无痰，咽干；热移于下焦，则小便短赤，大便干结；舌红苔黄，脉数为内热之征。

治法：清热润燥，益胃治痿。

方剂：清燥救肺汤（《医门法律》）加减。

方解：方中南北沙参甘润生津，养肺益胃；桑叶、生石膏清肺胃之热，杏仁、枇杷叶通肺降气；阿胶、黑芝麻、甘草养血育阴。

加减：口渴甚者加石斛、天花粉。注意要选用甘寒清热之品，不能过用苦寒清热辛散之品。

2. 湿热浸淫

证候表现：双下肢痿软无力，或兼微肿麻木，身热不扬，肢体困重，或足胫热气上腾，面黄，胸脘痞闷，小便赤涩热痛，舌苔黄腻，脉濡数。

证候分析：本证多见于夏秋之季，常有久居湿地，或冒雨涉水之病史，湿留不去，郁而化热，湿热浸淫筋脉，气血阻滞，故两足痿软，喜冷恶热；湿热熏蒸故面色发黄，湿性黏腻重浊，浸渍肌肤及下肢，故下肢微肿麻木，肢体困重；湿热郁于营卫，故身热；足胫热气上腾，湿热壅滞胸膈，故胸脘痞闷；热移于膀胱则小便短赤；苔黄腻，脉濡数皆为湿热之象。

治法：清热利湿，益胃治痿。

方剂：三妙丸（《医学正传》）加减。

方解：苍术、黄柏燥湿清热；牛膝通经络，强筋益肾。

加减：加草薢、防己、薏苡仁、泽泻渗湿分利，湿热从小便而出。胸脘痞闷，纳呆，苔腻加厚朴、藿香、佩兰；若素体瘦弱，下肢无力伴热感，或两足奇热，心烦，舌边尖红，中剥无苔，脉细数者，此为湿热伤阴，可加沙参、麦冬、天花粉等。

3. 脾胃虚弱

证候表现：平素纳少便溏，或久病脾胃虚弱，下肢渐渐痿软无力，甚则肌肉萎缩，纳呆食少，大便溏薄，神疲乏力，面色无华，舌质淡，苔薄白，脉细。

证候分析：脾胃为水谷之海，脾虚气弱，运化无权则食少便溏；脾主四肢肌肉，脾失健运，气血生化之源不足，不能上荣于面，故面色无华，四肢肌肉得不到水谷精微的充养，筋脉失荣，故神疲乏力，下肢痿软无力，甚则肌肉萎缩；舌淡苔白，脉细亦为脾胃虚弱之征。

治法：健脾益气，益胃治痿。

方剂：参苓白术散（《太平惠民和剂局方》）加减。

方解：本方以党参、白术、山药、扁豆、莲子肉益气健脾；茯苓、薏苡仁利湿健脾；陈皮、砂仁理气健脾，加强运化功能。使脾胃得健，气血得充，四肢得禀，而痿弱自除。

加减：若畏寒肢冷者，加附子、桂枝；病久体虚，气血两亏者，加当归、白芍、生地、黄芪。

4. 肝肾亏虚

证候表现：病起较慢，肢体软弱无力，甚则步履全废，腰膝酸软，头晕耳鸣，遗尿，舌红少苔，脉细数。

证候分析：肝主筋，肾主骨，若先天禀赋不足，肝肾精血亏虚，不能濡养筋骨经脉，渐成痿证。腰为肾之府，肾主骨，精髓不足，故腰脊酸软；精血不能上承，故头晕耳鸣；肾司二便，肾气不固，开合失司，故有遗尿；病久则髓枯筋燥，致步履全废；舌红，少苔，脉细数均为阴亏内热之象。

治法：补益肝肾，益胃治痿。

方剂：虎潜丸（《丹溪心法》）加减。

方解：方中虎骨、牛膝益肾强筋；锁阳温肾益精，养筋润燥；黄柏、知母泻火清热；熟地、龟板、当归、白芍滋阴养血，以补肝肾之阴；陈皮、干姜温中健脾，可佐制知、柏之苦寒，又使补而不滞。

加减：热盛者去锁阳、干姜；病久阴损及阳，见畏寒肢冷，小便清长，舌淡，脉沉细者，则虎潜丸去黄柏、知母，加鹿角胶、补骨脂、巴戟天、肉苁蓉、杜仲、肉桂等补助肾阳。

5. 皮痿

证候表现：皮肤毛发虚弱，失去光泽，手足痿软无力，舌质红苔薄，脉细缓而弱。

证候分析：久病耗伤阴液，肺阴大伤，遂致肌肤、皮毛、筋脉失养而皮肤毛发虚弱，失去光泽，手足痿软无力；舌质红苔薄，脉细缓而弱亦为肺阴耗伤的征象。

治法：养阴清热，益胃治痿。

方剂：养阴清肺汤（《重楼玉钥》）加减。

方解：方中生地、麦冬、白芍、玄参、丹皮滋阴清热，凉血解毒；薄荷透达外邪；贝母润肺散结，化痰止咳。

加减：倦怠乏力，可加太子参、黄芪、白术健脾益气。

6. 脉痿

证候表现：下肢肌肉萎缩，足软无力，不能站立，膝关节屈伸不利，活动受限，心悸气短，舌质红苔薄，脉虚弱。

证候分析：久病或失治误治，脾胃虚甚，气血化生乏源，全身肌肤、肌肉、筋脉及血脉失养，则下肢肌肉萎缩，足软无力，不能站立，膝关节屈伸不利，活动受限；心失所养，则心悸气短；舌质红苔薄，脉虚弱亦为虚证之象。

治法：养心复脉，益胃治痿。

方剂：调营通脉汤（《医醇賸义》）加减。

方解：方中柏子仁、茯神、生地、麦冬、黄连养心安神清热；当归、丹参、牛膝、桑枝、川断活血通络；党参、白术、红枣养心益气。

加减：自汗、恶风者加黄芪、桂枝、白芍等大补元气，调和营卫。

7. 筋痿

证候表现：口苦筋急，或痉挛，阴茎迟缓不收，面色发黄，爪甲枯而无华，肢体痿软无力，腰膝酸软，舌质红，苔薄，脉弦数。

证候分析：久病不愈，湿热耗伤津液，肝肾阴亏不能滋养肌肤、筋脉、爪甲，肌体失养，则可出现口苦筋急，或痉挛，阴茎迟缓不收，面色发黄，爪甲枯而无华，肢体痿软无力，腰膝酸软；舌质红，苔薄，脉弦数亦为肝肾阴亏之象。

治法：养肝柔筋，益胃治痿。

方剂：水木华滋汤（《医醇賸义》）加减。

方解：方中生地、当归、白芍、丹皮、羚羊角粉、山栀子凉肝清热；桑枝、川断、牛膝、木瓜舒筋通络。

加减：潮热盗汗，五心烦热加知母、黄柏清泻相火。

8. 肉痿

证候表现：下肢肌肉麻木，萎缩无力，面色黄或浮而无华，口干作渴，食少便溏，舌质红苔薄白，脉缓。

证候分析：久病或失治误治，脾胃虚甚，气血化生乏源，全身肌肤、肌肉、筋脉失于津液濡养，则下肢肌肉麻木，萎缩无力，面色黄或浮而无华，口干作渴；脾虚不运，胃不受纳，则食少便溏；舌质红苔薄白，脉缓亦为脾胃不足之象。

治法：健脾化湿，益胃治痿。

方剂：顺坤汤（《医醇賸义》）加减。

方解：方中党参、茯苓、白术、炙甘草健脾益气；山药、莲子、大枣调脾和中；天花粉、石斛清胃生津。

加减：纳呆加焦山楂、神曲、麦芽健脾消食助运。

9. 骨痿

证候表现：腰膝酸软，不能直起，足无力支撑身体，口渴齿枯，面色黑，耳鸣头晕，或便秘尿闭，舌红少苔，脉细数。

证候分析：久病或失治误治，阴液大伤，耗伤肾精，肌肤、腰膝、骨骼、耳窍等失养则腰膝酸软，不能直起，足无力支撑身体，口渴齿枯，面色黑，耳鸣头晕，或便秘尿闭；舌红少苔，脉细数亦为肾精耗伤之象。

治法：滋阴补髓，清热强骨。

方剂：滋阴补髓汤（《医醇賸义》）加减。

方解：方中生地、龟板、黄柏、知母、猪骨髓滋阴补髓清热；虎胫骨、牛膝、川断强壮筋骨；党参、白术补气健脾，使脾肾均强则骨痿而愈。

加减：耳鸣头晕可加磁石、天麻平抑肝阳；大便秘结可加玄参、麦冬滋阴通便。

四、其他疗法

1. 中成药

（1）健步虎潜丸 强壮筋骨，活血通络，适用于肝肾亏损证。每次6g，每日2次，淡盐汤送下。

（2）香砂六君子丸　理气健脾，用于脾胃虚弱证。每次 6g，每日 2 次。

（3）六味地黄丸　滋阴补肾，用于肝肾亏损证。每次 9g，每日 2 次。

（4）二妙丸或四妙丸　清热利湿，适用于湿热痿证。每次 5g，每日 2 次。

（5）人参归脾丸　补益脾胃，生血益气，适用于痿证之气血虚弱者。每次 1 丸，每日 2 次，5 岁以下酌减。

（6）右归丸　健脾益气，补肝肾壮元阳，适用于脾胃虚弱，肝肾亏虚之痿证。每次 1 丸，每日 2 次。

2. 单方验方

（1）天冬、麦冬、牛膝、山药、白术、茯苓、薏苡仁、玉竹各 10g，炙甘草、黄柏各 5g。煎服，每日 2 次。用于邪热伤津证。

（2）大麦米（去皮）、薏苡仁各 60g，土茯苓 90g，同煎为粥，煮熟后去土茯苓常服。治湿热浸淫证。

（3）鹿角片 300g，酒浸 1 夜，熟地 120g，附片 45g，和大麦一起蒸熟，焙干为末。每日 3 次，每次 3g，米饭送服，治肝肾亏损证。

（4）石斛 30g，苍术 15g，黄柏 10g，水煎服。用于下肢痿弱。

（5）紫河车粉 100g，烤干牛骨髓粉 100g，黑芝麻 100g，炒香研末，加白糖适量合拌，每次 9g，每日 2 次。

3. 药物外治

（1）桑叶 15g，川芎、当归、桑寄生、土牛膝各 10g，煎汤加黄酒一盅，每日用清洁纱布蘸药液，在瘫痪部位搓擦 2～3 次，使经脉流通。

（2）将苍术、黄柏（盐、酒炒）、牛膝、首乌、黑小豆蒸热贴敷患处。用于治疗湿热下注，两足痿软之证。

（3）肌肉疼痛时，百部可用敷法。

4. 针灸疗法

（1）体针治疗　根据病因和所犯脏腑之不同，配伍相应经脉的穴位，并加取阳明经穴，再根据虚实的不同，采用不同的补泻手法，祛除病邪，补其不足。①邪热伤津：主穴：少商、列缺、尺泽。配穴：上肢取合谷、曲池、肩髃；下肢取足三里、阳陵泉、环跳、风市。用平补平泻法，兼以点刺出血。②湿热浸淫：主穴：足三里、解溪、肩髃、外关。下肢取阴陵泉、三阴交、阳陵泉、环跳。用平补平泻法。③脾胃虚弱：主穴：脾俞、肺俞、气海、关元、足三里。配穴：上肢取肩髃、阳溪、手三里；下肢取伏兔、阳陵泉、悬钟、解溪。用补法，可加灸。④肝肾亏损：主穴：肾俞、肝俞、太溪、悬钟、三阴交。配穴：上肢取曲池、肩贞；下肢取阳陵泉、丘墟、八髎、环跳。用补法。

（2）皮肤针叩刺　部位可分循经、穴位、局部叩刺 3 种。循经叩刺是循经络路线叩刺。治病最常用的是项背腰脊部的督脉和足太阳膀胱经。穴位叩刺主要选用手足阳明经的穴位。上肢加夹脊（3～5 椎），下肢加夹脊（13～21 椎）。局部叩刺即在患部叩刺。

（3）穴位注射　取肩髃、曲池、手三里、外关、内关、足三里、阳陵泉、绝骨。方法：可用维生素 B_1 100mg，维生素 B_6 50mg，维生素 B_{12} 0.1mg 注射液注射于上述穴位，每次2～4穴，每穴注入0.5～1mL，隔日1次，10次为1个疗程。

5. 推拿疗法

（1）上肢拿肩井筋，揉捏臂臑、手三里、合谷部肌筋，点肩髃、曲池等穴，搓揉臂肌来回数遍。

（2）下肢拿阴廉、承山、昆仑筋，揉捏伏兔、承扶、殷门部肌筋，点腰阳关、环跳、足三里、委中、犊鼻、解溪、内庭等穴，搓揉股肌来回数遍。手劲刚柔并济，以深透为主。

【预防与调护】

一、预防

1. 注意孕期营养，减少产伤。婴幼儿应及时接受预防接种。
2. 避免居室潮湿，慎防湿邪侵袭。

二、调护

1. 应加强患肢的被动活动，如按摩、推拿等，防止肌肉萎缩。
2. 对长期卧床，不能翻动体位，或翻动较少者，应勤给患儿翻身、按摩，避免局部受压时间过长，影响血液循环，发生褥疮。

【古籍选录】

［1］《素问·痿论》云："黄帝问曰：五脏使人痿，何也？岐伯对曰：肺主身之皮毛，心主身之血脉，肝主身之筋膜，脾主身之肌肉，肾主身之骨髓。故肺热叶焦，则皮毛虚弱急薄，著则生痿躄也。心气热，则下脉厥而上，上则下脉虚，虚则生脉痿，枢折挈，胫纵而不任地也。肝气热，则胆泄口苦，筋膜干，筋膜干则筋急而挛，发为筋痿。脾气热，则胃干而渴，肌肉不仁，发为肉痿。肾气热，则腰脊不举，骨枯而髓减，发为骨痿。"

［2］《素问·痿论》云："帝曰：《论》言治痿者独取阳明何也？岐伯曰：阳明者，五脏六腑之海，主润宗筋，宗筋主束骨而利机关也。冲脉者，经脉之海也，主渗灌溪谷，与阳明合于宗筋，阴阳总宗筋之会，会于气街，而阳明为之长，皆属于带脉，而络于督脉。故阳明虚则宗筋纵，带脉不引，故足痿不用也。帝曰：治之奈何？岐伯曰：各补其荥而通其俞，调其虚实，和其逆顺，筋脉骨肉，各以其时受月，则病已矣。"

［3］《万氏秘传片玉心书·五软病证》云："如小儿五软，有胎元不足软者，有大病后软者，有误服凉药软者……以上三证，若不急治，有伤真元，久则成痿，以至不可治者多矣。"

［4］《余听鸿医案·痿》云："治痿诸法，《证治准绳》各书，言语甚为纷繁。以余思之，用法当简，惟干、湿二字足矣。如花卉菜蔬，过湿则痿，过燥则痿，人之痿而不振，

亦为干湿二字尽矣。看痿之干湿，在肉之削与不削，肌肤之枯润，一目了然。如肉肿而润，筋脉弛纵，痿而无力，其病在湿，当以利湿祛风燥湿。其肉削肌枯，筋脉拘缩，痿而无力，其病在干，当养血润燥舒筋。余治痿证甚多，今忆两条，未尝不可为规则也。"

第八节　儿童类风湿病

儿童类风湿病是儿童时期常见的一种全身性结缔组织病，临床以长期不规则发热、皮疹及全身淋巴结肿大为主要表现，伴肝、脾、胸膜、心包等内脏损害，以慢性关节炎为主要特征。多数病例经治疗后缓解，亦可反复发作，成为慢性类风湿性关节炎，造成关节畸形、运动障碍，甚至功能丧失；有些可伴发虹膜睫状体炎，重者可导致失明。本病可发生于任何年龄，但1岁以内少见。以16岁以下统计，20%可留下关节永久性损害及严重残疾。

中医古籍中无"儿童类风湿病"之名。本病属中医"痹证"范畴。对于痹证，古代医籍记载丰富。如《素问·痹论》指出："风寒湿三气杂至，合而为痹……逆其气则病，从其气则愈。"其说明了痹证的病因及与机体营卫盛衰的关系。其他医家亦从不同方面对痹证的病因作了较为详细的论述，专门记载小儿痹证的文献首推《儒门事亲》，其云："小儿风寒湿三气合而为痹及手足麻痹不仁。"《内经》曰："荣虚卫实，皮肤不仁，痹而不知痒痛。"

【病因病机】

一、病因

引起儿童类风湿病的原因主要是感受风寒湿热之邪，临证分为内因和外因。

1. 外因

（1）风寒湿邪痹阻经络　如小儿久卧湿地，触冒风雨，或饥饱失调，致使腠理空疏，风寒湿邪侵入，搏结于肌肉、筋骨，致气血经络痹阻，留着关节筋骨，使关节肌肉酸楚疼痛，关节肿痛，甚则变形。

（2）风寒湿邪郁久化热　感受风寒湿邪气之后，邪气郁于肌肤、筋骨之间，日久化热，而成热痹。此即《类证治裁》中所谓"初因风寒湿邪郁闭阴分，久则化热攻痛"之证。

（3）风湿热邪流注脉络成痹　小儿体禀少阳，阳气偏盛，感受风湿热邪，邪气游走脉络，以致气血运行不畅而成热痹，故见关节红、肿、热、痛。

2. 内因

（1）元气不足，阳虚成痹　小儿先天禀赋不足，肝肾亏损，气血两虚，或病后体弱，以致正气虚弱，元气不充，使小儿卫阳不固，腠理空疏，风、寒、湿邪乘虚而入。

（2）经络蓄热，阳盛致痹　如小儿素体蕴热，又兼阳气偏盛；或素有阴虚，感邪之后，易从热化，呈现一派热象。

二、病机

儿童类风湿病的发病是在小儿正气先虚的条件下，外邪侵袭，壅阻血脉经络之间，络道不通，气血运行不畅，因而产生痹痛。风寒湿邪侵入，搏结于肌肉、筋骨，致气血经络痹阻，留滞关节筋骨，使关节肌肉酸楚疼痛，关节肿痛，甚则变形等。由于风寒湿邪杂至，临床症状有所偏重，故在病理变化上也表现各异。若风邪盛则成行痹，因风邪善动，故游走不定；若寒邪盛则成痛痹，表现为关节剧痛，因阴寒凝滞，故络阻痛甚；若湿邪盛则成着痹，表现为关节胀痛、麻木，因湿邪属阴，故沉着肿胀；若瘀血流注关节，邪入骨骱，则关节变形，出现鹤膝，指趾关节梭形肿胀，甚至尻以代踵，成为骨痹顽疾；若湿热郁蒸中焦，则因热为湿遏，热难透达而身热不扬，发热缠绵不愈；若热邪入里，热毒迫血溢出脉络之外，则见斑疹隐隐，舌质红绛等热陷营血等症状。

1. 基本病机 邪痹阻络。

2. 常证病机

（1）寒湿入侵，气血瘀滞 风寒湿邪及寒湿凝滞关节，导致气血运行不畅。

（2）湿热入侵，流注经络 风寒湿热邪流注经络关节，日久不愈，郁久化热，损伤血脉，痹阻经络。

（3）阳气虚弱，寒湿久羁 寒湿为阴邪，阴寒凝滞，寒邪伤阳，而致阳虚寒凝，痹阻经络。

（4）阴血不足，肝肾亏损 病程日久，病邪内舍于脏，邪痹阻络，致心脾肝肾津血耗损，经络、肌肉、关节、筋骨失养。

【临床表现】

本病分为三型，早期诊断较为困难，尤其是全身型临床表现复杂，需与风湿热、感染性关节炎、脊髓炎、急性白血病及其他结缔组织病相鉴别，晚期关节症状较突出者诊断较易。

【诊断与鉴别诊断】

一、诊断要点

1. 全身型

（1）发热 发热多呈弛张热，高温可达40℃以上，发热前可伴有寒战，发热期间病情较重，热退后患儿一般情况好转。发热可持续数周至数月，常自然缓解但易复发。

（2）关节症状 一般较轻，多表现为多关节受累，亦有无关节症状者。大多于起床时周身或仅四肢感到僵直。

（3）皮疹 发热期间常伴有皮疹，皮疹呈多形性，为散在的大小不等的红斑，偶可融合成片，或呈环形红斑。皮疹出现时间短暂，易复发，以躯干多见，亦可见于四肢甚至手掌和足底。

（4）心肺病变 心肌炎是全身型最严重的症状，可见心脏扩大及心力衰竭。无心包炎及肺炎的体征而有呼吸急促者，应想到心肌炎发病的可能。可见间质性肺炎，少数病例可发生胸膜炎。

（5）肝脾淋巴结肿大　多有程度不同的肝脾淋巴结肿大。肝功能损害多为一过性变化，随病情好转而得到改善，应用水杨酸类药物治疗可加重肝功能损害。脾肿大比肝肿大更常见。

2. 多关节型　此型表现类似成人类风湿性关节炎。

（1）关节症状　开始仅为1~2个关节受累，早起为游走性，逐渐变为固定性对称性关节炎，主要侵犯小关节，如指间关节。本病大关节亦可受累，如膝、腕、肘、颈椎等关节。本型起病多缓慢，病变进展终致关节畸形、强直。关节变形多见于发病后半年至一年。此时疼痛已减轻。

（2）全身症状　多轻微，仅有低热、乏力、食欲下降、轻度贫血及轻度肝脾淋巴结肿大。少数患儿关节附近有皮下小结。

3. 少关节型

（1）关节症状　仅少数关节受累（常为单个），主要累及大关节，如膝、踝、肘等处。关节可呈慢性炎症过程或反复发作，但极少引起关节活动严重受限。

（2）虹膜睫状体炎　少数病例在关节受累的同时或以后可有虹膜睫状体炎，有时成为本型的首发症状。

（3）全身症状　轻微，可有低热、乏力、轻度贫血及肝、脾、淋巴结肿大。

4. 实验室检查　①活动期多有不同程度的贫血，血沉多增快。②白细胞总数高低不一，急性发热期多增高，可有核左移。③C-反应蛋白多阳性。④蛋白电泳：白蛋白减少，球蛋白增高。早期活动期α及γ球蛋白增高，晚期γ球蛋白明显增高。⑤抗链球菌溶血素"O"：高低不一，约半数高于正常。⑥类风湿因子：阳性率不高，大多为10%~20%，阳性有助于诊断，但阴性不能排除本病。⑦抗核抗体：可阳性，但阳性率及滴度均不高。⑧X线检查：全身型可有间质性肺炎、胸膜炎，可见关节附近软组织肿胀，可有骨质疏松及骨质破坏，亦可有滑膜反应及硬化、关节腔变窄，甚至可见关节半脱位。⑨心电图检查：全身型累及心脏者可有T波改变。

二、诊断标准

具有以小关节为主的对称性关节炎、晨僵、关节畸形等典型症状者诊断不难，无明显关节症状或仅累及单个大关节的儿童类风湿病易被误诊，须仔细鉴别。美国风湿病学会1989年修订的诊断标准如下：

1. 发病年龄在16岁以下。

2. 1个或几个关节炎症，表现为关节肿胀或积液，以及具备以下两种以上体征，如关节活动受限、关节活动时疼痛，或触痛及局部发热。

3. 病程在6周以上。

4. 根据起病最初 6 个月的临床表现确定临床类型：①多关节型：受累关节 5 个或 5 个以上；②少关节型：受累关节 4 个或 4 个以下；③全身型：间歇发热，类风湿皮疹，关节炎，肝脾及淋巴结肿大。

5. 除外其他类型幼年关节炎。

三、鉴别诊断

1. 风湿热　风湿热疼痛多为游走性，以大关节为主，只在急性期有关节功能障碍，不遗留关节强直及畸形，常有明显心肌炎症状，活动期血沉加快，抗链球菌溶血素"O"滴度增高，关节 X 线多无异常，可与类风湿性关节炎相鉴别。

2. 化脓性关节炎　化脓性关节炎为多发或单发关节炎，发病急剧，中毒症状明显，关节红肿热痛极为明显，白细胞总数及中性粒细胞增高。

3. 皮肤黏膜淋巴结综合征　儿童类风湿病与皮肤黏膜淋巴结综合征均有发热、颈淋巴结肿大、手指、足趾小关节疼痛及肿胀，可有心肌炎、心包炎，血中白细胞增多，血沉增快，C－反应蛋白阳性等。但皮肤黏膜淋巴结综合征多见于 5 岁以下小儿，尤其是 2 岁以下小婴儿，两侧眼结膜充血明显，口唇干红而有裂纹，口腔黏膜及咽部黏膜弥漫性充血，舌乳头突出，全身可出现多形性红斑皮疹，恢复期从指尖开始有膜状脱皮，严重者可有冠状动脉栓塞。

4. 结核性关节炎　结核性关节炎多属单关节炎，可伴有其他结核病变，X 线改变较类风湿性关节炎更广泛，关节腔渗出液结核菌培养或动物接种常为阳性，其他可有血沉增快、结核菌素阳性等。

5. 其他鉴别　还应与败血症、白血病、恶性肿瘤、创伤性关节炎及其他结缔组织病如红斑狼疮等相鉴别。

【辨证论治】

一、辨证要点

1. 辨病期　本病根据临床特点可分为发作期（活动期）和稳定期（缓解期）两个阶段。发作期多表现为全身症状，伴有关节症状；稳定期多表现为全身症状基本消失，或无全身症状，而以关节症状为显著。但两期可以相互转化夹杂，临床应根据具体情况辨证论治。

2. 辨寒热虚实，标本缓急　风、寒、湿三气合而成痹是儿童类风湿病的病因所在。风、寒、湿、热之邪由表入里，郁而化热，或寒邪、湿邪从阳化热，正邪交争，由表入里，或由里出表，均可反复发热不已，日久阴虚，阳浮阴弱，以致低热不退，汗出而热不解。初期以实为主，反复发作，久病不愈，往往伤阴，导致虚象毕露。因此辨证要抓住标本缓急及寒热虚实之大纲。风、寒、湿、热之邪是本病之标，气血亏损、肝肾不足是本病之本。

二、治疗原则

1. 基本治则 蠲痹通络。

2. 具体治法 病程中往往寒热虚实错综出现，或相互转化。初期以实证为主，治以祛邪为主，结合化湿、祛风、活血、壮筋骨、利关节；后期多虚，治以扶正为要，注重补虚、化瘀、温肾。

三、分证论治

（一）发作期（活动期）

1. 寒湿痹

证候表现：起病较缓，体温正常或低热，或伴有恶寒，手足小关节变形，疼痛剧烈，痛有定处，固定不移，活动障碍，指（趾）变硬，晨僵，遇冷加剧，得温痛减，舌淡，苔白滑，脉沉细。

证候分析：风寒湿邪阻痹，以寒邪为主，寒为阴邪，其性凝滞，主收引，主痛，故手足小关节变形，疼痛剧烈，活动障碍，指（趾）变硬，晨僵；血得热则行，遇冷加剧，得温痛减。舌淡苔白滑，脉沉细为寒湿内阻，气血郁阻之象。

治法：温经散寒，蠲痹通络。

方剂：乌头汤（《金匮要略》）加味。

方解：方中乌头温经散寒为君；麻黄散寒为臣；黄芪温中，芍药养血为佐；甘草调和诸药为使。

加减：风甚者，加海风藤、乌梢蛇；寒甚者，加细辛；湿甚者，加苍术、薏苡仁；关节腔有积液，重用麻黄，加白芥子；瘀滞明显者，加桃仁、红花、皂角刺、穿山甲；剧烈疼痛者，加全蝎、乌梢蛇；病程较长、寒冷拘挛者可加服大、小活络丹；寒瘀化热，或寒热夹杂者，加黄柏、知母。

2. 湿热痹

证候表现：起病急，多伴有高热，持续或间歇发热，指趾小关节红肿灼痛，屈伸不利，伴有自汗，烦躁，大便干结，眼干口干，泪少乏津，舌红苔薄黄，脉滑数或细数。

证候分析：多见于发病初期感受风寒湿热之邪，郁久化热，热为阳邪，湿热蒸腾，蕴于经络，流注关节筋脉，故关节红肿灼热疼痛，屈伸不利；热邪消烁津液，故口干、泪少、大便干结。舌红、苔薄黄为热盛伤津之象。

治法：清热利湿，蠲痹通络。

方剂：清络饮（《温病条辨》）加减。

方解：方中鲜荷叶、鲜金银花、鲜扁豆花、鲜竹叶心清热祛湿为君；西瓜翠衣清热解暑为臣；丝瓜皮蠲痹通络为佐使。

加减：热势较甚，加石膏；风湿痹阻，关节痛甚，加秦艽、威灵仙、清风藤、海风藤、炒延胡索；大关节受累，肌肉萎缩，舌暗滞，加木瓜、全蝎、乌梢蛇、桃仁。

（二）缓解期（稳定期）

1. 寒湿久羁

证候表现：病程较长，关节处发凉喜暖，疼痛时发时缓，骨节变形，屈伸不利，活动受限，伴有疲乏无力，低热，畏寒自汗，小便清长，舌淡，苔薄白或白腻，脉沉细。

证候分析：病情相对稳定，但病程已较长，有气血亏虚的表现，如全身乏力、畏寒自汗；寒湿久留故关节变形，疼痛屈伸不利，活动受限。

治法：温阳散寒，蠲痹通络。

方剂：桂枝芍药知母汤（《金匮要略》）加减。

方解：方中桂枝温阳散寒，蠲痹通络为君；附子温阳祛寒为臣；麻黄、防风与生姜温散寒邪为佐；白术健脾，芍药缓急，知母清热，甘草调和诸药，共为使。

加减：气虚自汗，加黄芪；肢体麻木，加木瓜、白僵蚕；腰腿痛甚，加续断、狗脊；肾阳虚，加鹿角胶、菟丝子；风寒尚甚，加川乌、海风藤。

2. 肝肾亏损

证候表现：久病不愈，形体消瘦，关节长期疼痛，反复发作，拘挛不利，头晕目眩，耳鸣咽干，腰膝酸软，手足心热，舌红少苔，脉细数。

证候分析：肝主筋，肾主骨，久病内伤肝肾，或素体阴虚，或邪热伤阴，阴血不足，无以濡养筋骨，而致关节疼痛以夜间为甚，伴有关节拘挛不利，甚至关节变形，骨质疏松；肝肾阴虚故有眩晕耳鸣，手足心热，咽干心烦；脉细数，舌红，少苔或剥脱为阴血不足兼内热之象。

治法：滋补肝肾，蠲痹通络。

方剂：独活寄生汤（《备急千金要方》）加减。

方解：方中独活、川芎、细辛温通活络；党参、熟地、牛膝、杜仲、桑寄生、白芍、茯苓补肝肾，养阴荣筋，强壮筋骨。

加减：里热显著，加忍冬藤、桑枝、黄柏、知母；关节不利，加桑枝、白僵蚕、地龙；上肢不利，加姜黄；下肢不利，加木瓜、五加皮；气血不足，加黄芪；若苔白腻则去熟地，加砂仁、薏苡仁。

四、其他疗法

1. 中成药

（1）小活络丹　每次 1/2~1 丸，每日 2 次，适用于寒湿重、病久邪滞不去者。

（2）大活络丹　每次 1/2~1 丸，每日 2 次，用于久病气血不足、病情错综者。

（3）雷公藤多苷片　每片 10mg，按每日 1~1.5mg/kg 给药，每日 3 次，控制后减量、停药。

2. 外治法

（1）当归、青风藤、木瓜、赤芍、透骨草各9g，防风5g，水煎熏洗，用于湿热痹痛。

（2）川乌、草乌、松节、生南星、生半夏各30g，研末酒浸，搽患处，用于寒凝关节疼痛明显者。

（3）附子、干姜、吴茱萸等量研粉，蜜调后敷足部涌泉穴，每日1次。

3. 推拿疗法　根据肢体疼痛的部位选穴：膝部用犊鼻、阴陵泉；髋部用环跳、悬钟；偏热用大椎、曲池；偏寒用肾俞、关元。采用叩、揉、摩等法，以促进气血运行。

【预防与调护】

一、预防

1. 适当进行户外锻炼，增强体质，勿过度疲劳，注意防寒保暖，避免潮湿，避免涉水冒雨。

2. 在气候变化反常时，适时增减衣服，预防感冒。

二、调护

1. 患病后注意饮食调养及自身功能锻炼，由简到繁，从易到难，循序渐进，持之以恒，使筋骨强健，病程缩短。

2. 注意保暖，若关节僵硬，活动明显受限，应适当控制其活动量。关节疼痛剧烈，可用湿热敷，早晚各1次，每次10～15分钟，以减轻疼痛；并应做好患儿的思想工作，增强患儿的信心，保持乐观心态。

【古籍选录】

[1]《素问·痹论》云："风寒湿三气杂至合而为痹。"

[2]《素问·痹论》云："肾痹者善胀，尻以代踵，脊以代头。"

[3]《医学统旨》云："时膝肿痛，臂细小，名鹤膝风，以其象鹤膝之形而名之也。或止有两膝肿大，皮肤拘挛，不能屈伸，腿枯细，俗谓之鼓槌风，要皆不过风寒湿之流注而作病也。"

第九节　传染性单核细胞增多症

传染性单核细胞增多症简称"传单"，是由传单时邪（EB病毒）引起的单核巨噬细胞系统的急性传染性疾病。临床表现多样化，以发热、咽峡炎、淋巴结和肝脾肿大、周围血象异形淋巴细胞和单核细胞增多为主要特征。

本病的发病，多数病例呈良性。本病世界各地均有发生，通常为散发性，一年四季均可发病，秋冬季发病率稍高。任何年龄皆可发病，年长儿症状较重，除持续发热、咽痛充血、扁桃体红肿、淋巴结肿大、肝脾肿大、皮疹、周围血象淋巴细胞总数及异形淋巴细胞增多外，严重病例可并发脑炎、格林巴利综合征、肺炎、呼吸道梗阻等。患者和 EB 病毒携带者为传染源。主要经口密切接触而传播（口－口传播），偶可通过输血传播。本病病程长短不一，从数周至数月不等，有并发症者病程较长。患病后可获持久免疫力，第二次发病罕见。

本病从发病和病情经过看，属于中医温病范畴。通过辨证治疗，采用清热解毒、活血化瘀、消痰散结等治法，具有消除症状快、恢复血象早、缩短病程、促进康复等特点。而且对病程较长，迁延难愈的病例，也有较好疗效。由于目前尚无特别有效的抗 EB 病毒的药物，西医学的治疗以对症处理为主，近 10 年来中医中药治疗本病的临床报道较多，显示出中医治疗的良好前景。

【病因病机】

一、病因

本病因外感传单时邪（EB 病毒）而发病。传单时邪由口鼻而入，侵于肺卫，结于咽喉，内传脏腑，流注经络，伤及营血，发生本病。小儿脏腑娇嫩，形气未充，卫外不固，不耐瘟疫热毒侵袭，而易于发生本病。加之小儿感邪后，易于化热化火，故本病发病之后表现为全身性的热毒痰瘀征象，病程也较一般温热病证长。

二、病机

1. 基本病机　邪毒蕴结。

2. 常证病机　传单时邪从口鼻而入，首犯肺胃，疾病初起，发热恶寒，头痛咳嗽，咽痛咽红，烦躁口渴，恶心呕吐，不思饮食；兼夹湿困者，面色萎黄，脘腹痞闷，精神困倦，四肢无力；肺卫受邪，结于喉咙，化热上熏咽喉，则发热咽痛，喉核红肿甚则溃烂，咳嗽痰多；热毒由表入里，由卫气进入营血，可见壮热不退，烦躁口渴，皮疹发斑，衄血尿血；热毒炽盛，炼液为痰，痰火瘀结，充斥脏腑，流注经络，上攻咽喉，内窜营血，故可见全身性的热毒痰瘀之证。如痰火热毒流注经络，发为淋巴结肿大；热毒内灼，气血瘀滞，发为腹中积聚痞块（肝脾肿大）；热毒痰火上攻咽喉，发为咽喉肿痛溃烂；热毒内窜营血，迫血妄行，发为皮疹发斑，衄血尿血；热毒内陷心肝，发为神昏抽搐；痰热内闭于肺，发为咳嗽痰喘；痰火流窜脑络，可致口眼歪斜，失语瘫痪；湿热瘀滞肝胆，发为黄疸。热病后期耗气伤阴，同时热毒痰瘀之邪不易速清，常瘀滞流连，症状消失缓慢。

【诊断与鉴别诊断】

一、诊断要点

1. 病史　有传单接触史，潜伏期为 9～11 天。起病初始，可有轻重不同的前驱症状，如全身不适、畏寒发热、神倦乏力、恶心呕吐、食欲不振等。

2. 临床表现　①不规则发热：体温 38℃～40℃，热程为 1～3 周，无固定热型，全身中毒症状不显著，病程可相对缓慢。②咽峡炎：咽部充血，扁桃体肿大可有渗出物，或有灰白色假膜，易剥脱，少数有溃疡。③淋巴结肿大：70%可有明显淋巴结肿大，在病程第一周就可出现颈后及全身淋巴结肿大并轻度压痛，肿大淋巴结很少超过3cm，硬度中等，无粘连，常于热退后数周才消退。④肝脾肿大：以脾肿大为主。⑤皮疹：10%～20%的病例在病后1周出现皮疹，其形态呈多形性，或斑丘疹，或猩红热样皮疹，或麻疹样皮疹，以躯干部为主，持续1周左右渐退。

另外，本病常累及肺、肝、肾、脑等器官，而出现咳喘、黄疸、血尿、惊厥及瘫痪失语等症状。病程为2～4周。由于病变涉及全身，又表现不一，临床上曾根据主症分为腺肿型（以淋巴结及脾肿大为主）、咽峡炎型（以咽峡炎和发热为主）、热型（以发热、皮疹为主）、肝炎型（以黄疸、肝损害为主）、肺炎型（以发热、咳喘为主）、脑型（以脑神经症状为主）等。恢复期全身症状消退，但精神疲惫，淋巴结和脾肿大消退较慢，持续数周或数月。

3. 实验室检查 ①血常规：起病1周末白细胞总数可上升到（10～20）×10^9/L，分类以单核和淋巴细胞增多为主，占白细胞总数的60%或以上，异形淋巴细胞>10%或绝对值>$1.0×10^9$/L，依其形态可分为空泡型、不规则型和幼稚型三型。②血清嗜异性凝集试验比值>1：64，豚鼠肾吸附后>1：40，牛红细胞吸附后为阴性。③EB病毒抗体测定：IgM、IgG在起病1周内即可出现，前者持续4～8周，后者终生存在。

二、鉴别诊断

1. 巨细胞病毒感染 巨细胞病毒感染很少出现咽痛和淋巴结肿大，且血清嗜异性凝集试验阴性。通过血清特异性巨细胞病毒IgM抗体测定和巨细胞病毒分离可确诊。尿中发现巨细胞病毒包涵体也有助于鉴别。

2. 溶血性链球菌感染引起的咽峡炎 传单早期出现发热、咽峡炎、淋巴结肿大，与链球菌性咽峡炎类似，但溶血性链球菌感染引起的咽峡炎，血象显示中性粒细胞增多，咽拭子细菌培养阳性，且青霉素治疗有效。

3. 传染性淋巴细胞增多症 发病年龄以10岁以下为主，轻度发热，有上呼吸道感染或（和）胃肠道症状。外周血象白细胞总数升高，分类以成熟淋巴细胞为主，占60%～90%，异形淋巴细胞并不增高，骨髓象正常，嗜异性凝集反应阴性。

4. 急性淋巴细胞白血病 传单病程远较急性淋巴细胞白血病缓和，且嗜异性凝集试验阳性，异常淋巴细胞呈多形性，红细胞及血小板大多正常，骨髓象幼稚细胞比例不增高。

【辨证论治】

一、辨证要点

本病的发生、发展、转归，呈温病演绎，具有卫气营血的一般传变规律，临证时应辨清病程所在。

1. 辨分期 初起邪郁肺卫，症见畏寒发热、咳嗽咽痛、头痛不适；继而热毒化火入里，肺胃气分热盛，故壮热不退、口渴烦躁，热毒攻喉则咽喉肿烂，热毒流注则瘰疬结核，热毒外泄则皮疹发斑；严重者热陷营血，表现为气营两燔，营血受邪则发斑出血、神昏抽搐；后期气阴损耗，余毒未尽，表现为精神疲惫、低热盗汗、瘰疬结核消退缓慢。

2. 辨分型 咽峡炎型，症见发热咳嗽，咽喉肿痛溃烂，肌肤发疹，严重者咽喉痹阻，伴颈项瘰疬结核；痰热流注证即腺肿型，症见发热不退，颈项及全身淋巴结肿大（瘰疬结核），肝脾肿大（胁下痞块）；痰热闭肺证即肺炎型，症见壮热烦躁，咳嗽痰喘，鼻翼扇动，胸腹胀满；热瘀肝胆证即肝炎型，症见发热目黄，肝脾肿大，腹胀纳呆；热陷心肝证即脑型之发病急暴者，症见壮热谵妄，神昏抽搐；痰浊阻络证即脑型之发病缓慢者，症见肢体瘫痪，口眼歪斜，吞咽困难，失语痴呆。

二、治疗原则

1. 基本治则 解毒散结。

2. 具体治法 本病根据病变表里深浅的不同，治法有所侧重，在卫则辛凉散表，在气则清气泄热，在营血分则清营凉血，后期气阴耗伤则益气养阴，兼清余邪。若兼湿邪、痰瘀夹杂，应结合燥湿利湿、活血化瘀、通络达邪等治法。

三、分证论治

1. 邪郁肺卫

证候表现：发热，微恶风寒，肌肤微有汗，咳嗽鼻塞，流涕，头身疼痛，咽红肿痛，颈项淋巴结肿大，舌边或舌尖稍红，苔薄黄或薄白而干，脉浮数。

证候分析：此证为本病初起前驱阶段，病位在肺卫，以肺卫风热表证为主证。但温邪热变最速，因此可见发热少汗、咳嗽流涕、脉浮等表证外，咽喉红肿疼痛、淋巴结肿大也可在起病初期出现。此外，辨证时还应注意有无兼寒夹湿；兼寒者，面色苍青，恶寒无汗，舌苔薄白；兼湿者，面色苍黄，精神困倦，头痛身重，胸痞泛恶，舌苔腻滑。

治法：清肺泄热，解毒散结。

方药：银翘散（《温病条辨》）加减。

方解：金银花、连翘、芦根、竹叶清热解毒；荆芥、豆豉、薄荷解表疏风；牛蒡子、桔梗、生甘草宣肺利咽。

加减：咽喉肿痛，加蝉蜕、僵蚕、山豆根清热利咽；淋巴结肿大，加蒲公英、夏枯草、蚤休清热散结；高热烦渴，加生石膏、黄芩、知母清肺胃热；咳嗽痰多，加浙贝母、杏仁、前胡清热化痰；兼寒邪郁表，加羌活、紫苏疏风散寒；兼湿邪困遏，加藿香、苍术、厚朴、滑石芳香化湿。

2. 热毒炽盛

证候表现：壮热烦渴，咽喉红肿疼痛，乳蛾肿大，甚则溃烂，口疮口臭，面红唇赤，皮疹红赤，稠密显露，颈项淋巴结肿大，便秘尿赤，舌质红，苔黄燥，脉洪数。

证候分析：本证相当于咽峡炎型，以咽喉肿痛、壮热烦渴为主症，为热毒内炽，化火上攻咽喉。由于热毒内炽，充斥表里，除咽喉肿痛外，还可出现壮热烦渴、便秘尿赤、皮疹显露、淋巴结肿大。此证病位以肺胃气分为主，临证时还应分辨热毒的轻重，以及攻喉、内窜心肝营血的情况。热毒攻喉则咽喉红肿溃烂、吞咽不利，甚则呼吸困难；热窜心肝，进入营血，则出现神昏谵语、四肢抽搐。

治法：清热泻火，解毒散结。

方药：普济消毒饮（《东垣试效方》）加减。

方解：黄连、连翘、板蓝根、升麻清热解毒；牛蒡子、马勃、桔梗、玄参、薄荷清热利咽，消肿散结；柴胡、黄芩清解少阳；陈皮、僵蚕理气通络。

加减：淋巴结肿大，加蒲公英、夏枯草、浙贝母化痰散结；高热烦渴，加生石膏、知母清气泄热；大便秘结不通，加大黄、芒硝、枳实通腑泄热；咽喉红肿溃烂严重，合用六神丸解毒利咽；皮疹显著，加升麻、紫草、丹皮清热凉血。

若热窜心肝，神昏抽搐，加用羚羊角、钩藤、人工牛黄，并合用紫雪丹、安宫牛黄丸，清心开窍，息风止惊。

3. 痰热闭肺

证候表现：壮热不退，咳嗽气急，痰涎壅盛，烦躁不安，咽喉肿痛，淋巴结肿大，肝脾肿大，口唇发绀，舌质红，苔黄腻，脉滑数。

证候分析：本证相当于肺炎型。以壮热、咳嗽、喘促、痰壅为主症，病位在肺，因热毒瘀滞，炼液为痰，痰热闭肺所致。临证时应分辨热盛、痰盛。热盛者高热烦渴，舌红，苔黄，脉数；痰盛者咳喘频剧，喉中痰声辘辘。

治法：清热开肺，解毒散结。

方药：麻杏石甘汤（《伤寒论》）合清宁散（《幼幼集成》）加减。

方解：麻黄、生石膏宣肺泄热；黄芩、鱼腥草清热解毒；葶苈子、桑白皮、车前子、杏仁泻肺逐痰。

加减：高热烦渴，重用石膏，加知母、天花粉、栀子清解气分郁热；腹胀便秘，加大黄、芒硝、枳实、厚朴泻腑降气；口唇发绀，加红花、丹参、赤芍活血化瘀；痰涎壅盛者，加竹沥、天竺黄、胆南星清热化痰；淋巴结肿大，加夏枯草、蒲公英、蚤休清热散结；咽喉肿痛，加马勃、僵蚕、板蓝根、山豆根清热解毒利咽。

4. 痰热流注

证候表现：发热，热型不定，颈、腋、腹股沟处浅表淋巴结肿大，以颈部为著，脾脏肿大，舌质红，苔黄腻，脉滑数。

证候分析：本证多见于腺肿型，以淋巴结肿大、脾肿大为主要表现。热毒瘀滞，痰热互结，流注经络，发为热毒痰核，病位以经络为主。病证有痰浊与热毒偏盛之分，临床以热盛者较多。热毒偏盛者，发热较高，持续不退，常兼烦躁口渴，尿黄便结，淋巴结肿痛明显，或自感胁肋下胀痛，舌红苔黄；痰浊偏盛者，热势不甚，或发热起伏，淋巴结肿大，但疼痛不著，舌偏红或淡红，苔白腻或微黄而腻。

治法：清热化痰，解毒散结。

方药：黛蛤散（《中国药典》）合清肝化痰丸（《医门补要》）加减。

方解：连翘、栀子、青黛、夏枯草、海蛤壳清热泻火；生地、丹皮清热凉血；昆布、海藻、僵蚕、浙贝母化痰散结；柴胡、当归理气活血。

加减：发热高，去海藻、昆布，加蒲公英、板蓝根、石膏清热解毒；胁肋胀痛，肝脾肿大，加柴胡、枳壳、三棱、莪术、丹参理气逐瘀；淋巴结肿硬不痛，日久不消，热势不甚，加桃仁、红花、皂角刺，或用仙方活命饮软坚散结；若肝脾肿大日久不消，可用血府逐瘀汤加穿山甲、皂角刺活血散瘀。

5. 热瘀肝胆

证候表现：身热目黄，皮肤发黄，小便深黄短赤，肝脾肿大明显，胸胁胀痛，恶心呕吐，食欲不振，大便不调，舌质红，苔黄腻，脉弦数。

证候分析：本证相当于肝炎型。以身热黄疸、肝脏肿痛、肝功能异常为主症，为热毒瘀滞，肝胆疏泄不利，导致肝胆湿热发黄，病位主要在肝胆。临证应分辨湿、热的偏重。湿重者，黄疸色晦暗，困倦纳呆，痞闷不舒，小便不利，大便溏稀，舌苔厚腻或滑腻；热重者，黄疸色鲜明，壮热烦渴，便结尿黄，舌红苔黄；肝脾肿大明显者，刺痛以血瘀为主，胀痛以气滞为主。

治法：清肝利胆，解毒散结。

方药：茵陈蒿汤（《伤寒论》）加减。

方解：茵陈为退黄要药，无论湿偏重、热偏重，均可应用，且宜重用。大黄、栀子亦为退黄利疸之要药，若大便泄利则可用制大黄。

加减：热重者，加龙胆草、蒲公英、田基黄、虎杖、败酱草清热化湿退黄；湿重者，加泽泻、滑石、金钱草、苍术、厚朴利湿健脾；呕吐加藿香、竹茹、法半夏、生姜和胃降逆；腹胀加厚朴、枳壳、槟榔降气导滞；纳呆者加谷麦芽、山楂、神曲消食开胃；胁下癥块疼痛，加柴胡、枳壳、桃仁、赤芍、丹参、乳香活血理气；黄疸已退，肝脾肿大长期不消者，可用血府逐瘀汤软坚化瘀。

6. 瘀毒阻络

证候表现：症状表现繁多，除发热、咽喉肿痛、淋巴结及脾肿大外，发病缓者可有肢体瘫痪、口眼歪斜、吞咽困难、失语、痴呆，发病急重者壮热谵语、颈项强直、神昏抽搐、角弓反张等，舌质红，苔黄腻，脉数。

证候分析：本证相当于脑型。由于瘀毒阻络的病位不同，其症状表现不同。发病急者，以壮热、神昏、抽搐为主症，属热毒内陷心肝。发病缓者，以肢体瘫痪、口眼歪斜、半身不遂等表现为主，是热毒夹湿阻于经络；若见吞咽困难、失语痴呆，则属湿热余毒瘀阻心络；若病程日久，热势已退，诸症未复，舌淡脉弱，则属气虚血瘀。

治法：化瘀通络，解毒散结。

急性期以清热解毒，化痰开窍，疏通经络为主；日久者，以清利湿热，活血通络为主；气血亏虚者，以益气活血通络为主。

方药：犀地清络饮（《重订通俗伤寒论》）加减。

方解：水牛角片（先煎）、丹皮、赤芍、生地清热凉血；黄连、连翘清热泻火；竹沥、石菖蒲、郁金清热化痰开窍。神昏抽搐，合用安宫牛黄丸、紫雪丹或加羚羊角、钩藤、石决明镇惊息风开窍。

加减：病程日久，肢体瘫痪，余毒未清者，可用加味二妙丸加减。常用黄柏、苍术、薏苡仁、通草清热利湿；当归、牛膝、赤芍、木瓜、蚕沙、忍冬藤活血通络；上肢不利加桑枝、羌活、姜黄；下肢不利加独活、桑寄生化湿通络；口眼歪斜加僵蚕、全蝎、白附子祛风化痰；肢体震颤抽搐，或肢体筋脉拘急，合用大定风珠滋阴息风通络。

病程日久，气血亏虚，肢体瘫痪，肌肉萎缩者，可用补阳还五汤加减。常重用黄芪补气通络；当归、川芎、赤芍、桃仁、红花活血祛瘀；地龙通经活络；失语痴呆者，可用菖蒲丸化痰开窍。

7. 正虚邪恋

证候表现：病程日久，发热渐退，或低热不退，神疲气弱，口干唇红，便或干或稀，小便短黄，咽部稍红，淋巴结、肝脾肿大逐渐缩小，舌红绛或淡红，或剥苔，脉细弱。

证候分析：本证相当于疾病后期或恢复期，气阴耗伤，余邪未尽。临证时应分正虚为主还是邪实较多。正虚又宜分辨气、阴损伤的程度，气虚者神疲气弱，出汗头晕，低热起伏，舌淡脉弱；阴虚者低热盗汗，五心烦热，口干唇红，舌红绛苔剥，脉细数。湿热余毒残留，气血瘀阻，可有淋巴结肿大、肝脾肿大、咽峡部充血及舌苔腻等。

治法：清热化瘀，解毒散结。

方药：竹叶石膏汤（《伤寒论》）加减。

方解：竹叶、石膏清泻余热；人参、麦冬益气生津；半夏、粳米、甘草和胃降逆。

加减：阴虚邪恋，用青蒿鳖甲汤加减。鳖甲滋阴退热，入络搜邪；青蒿泄热透络，引邪外出；生地、丹皮滋阴凉血；知母滋阴降火。

气虚甚，易汗出，加黄芪补气敛汗；心悸加龙骨、五味子镇惊安神；肝脾肿大加桃仁、丹参活血化瘀；大便干结加火麻仁、瓜蒌仁润肠通便；食欲不振加生山楂、生谷芽、生麦芽消食开胃；淋巴结肿大加夏枯草、海藻、昆布软坚散结；血尿加白茅根、大蓟、小蓟、蒲黄、水牛角凉血止血。

四、其他疗法

1. 中成药

（1）抗病毒冲剂　每次 5～10g，每日 3 次。用于热毒炽盛，痰热流注证。

（2）五福化毒丹　每次 3g，每日 2 次。3 岁以下服 1/2 量，1 岁以下服 1/3 量。用于热毒炽盛证。

（3）小儿化毒散　每次 0.6g，每日 1～2 次。3 岁以下酌减。用于痰热流注证。

（4）安宫牛黄丸　每次 1～3g，每日 2～3 次。用于热陷心肝证，高热神昏者。

（5）紫雪丹　周岁小儿每次 0.3g，1～3 岁 0.3～0.5g，3～6 岁 0.5～1g，7～12 岁 1.5～3g，每日 2 次。用于热陷心肝证抽搐频繁者。

（6）生脉饮口服液　每次 5～10mL，每日 2～3 次。用于恢复期气阴两虚证。

2. 药物外治

（1）锡类散或冰硼散　适量，喷吹于咽喉部位。适用于咽喉红肿溃烂者。

（2）三黄二香散　黄连、黄柏、生大黄、乳香、没药各适量，共研末。先用浓茶汁调匀湿敷肿大的淋巴结，干后换贴，后用香油调敷，每日 2 次，直至淋巴结消失。适用于淋巴结肿大。

3. 西医治疗

（1）抗病毒治疗　无环鸟苷和丙氧鸟苷早期应用可缓解症状，可用 7 天。也可应用 EBV 特异性免疫球蛋白。

（2）对症治疗　高热者可予物理降温，亦可用退热剂。注意口腔清洁和水、电解质平衡。继发细菌性咽峡炎、肺炎者，应进行咽拭子培养，给予敏感抗生素（一般不用易致皮疹的氨苄青霉素）。对持续高热、重症肝炎伴黄疸、心肌炎、咽喉水肿、血小板减少、溶血性贫血以及中枢系统严重合并症者，可用肾上腺皮质激素治疗。

【预防与调护】

一、预防

1. 急性期患儿应予隔离，鼻咽分泌物及其污染物要严格消毒。集体机构若发生本病流行，应就地隔离检疫。

2. 恢复期病毒血症仍可存在，必须在发病后 6 个月才能献血。

二、调护

1. 急性期患儿应卧床休息 2～3 周，减少体力消耗。

2. 高热期间多饮水，进清淡易消化的食物，保证营养及足够热量。

3. 注意口腔清洁卫生，防止口腔、咽部并发感染。

4. 出现并发症如肺炎、肝炎、心包炎、心肌炎、神经系统疾病，按各疾病常规进行护理。

［1］《诸病源候论·小儿杂病诸候·天行病发黄候》云："四时之间，忽有非节之气伤人，谓之天行。大体似伤寒，亦头痛壮热，其热入于脾胃，停滞则发黄也。脾与胃合俱象土，其色黄，而候于肌肉，热气蕴积，其色蒸发于外，故发黄也。"

［2］《幼幼集成》云："若胸膈郁积热毒，致生风疾，壅滞不散，发于咽喉，病名虽多，无非热毒，速宜清解。缓则有难救之患。轻则甘桔汤，重则化毒汤。"

第十节 奶 癣

奶癣是婴幼儿时期常见的皮肤病之一。常对称出现在面颊、额部及头皮处，以后可蔓延至颌、颈、肩、臂，甚至扩大到腹、臀、四肢及全身。初起为痱子样的红色小丘疹，分布密集，随后融合成片状红斑，上有灰白色皮屑。也可以在红斑上发生丘疹、水疱、渗液、糜烂，结成淡黄色脂性皮痂，常覆盖在头皮、眉端，以瘙痒及反复发作为临床特点。本病西医学称为婴儿湿疹。

奶癣常见于1个月至1岁以内的哺乳婴儿，尤以百日之内的婴儿更为多见。婴儿常有家族过敏史，多见于人工哺乳的婴儿。一般在2～3岁渐渐减轻而自愈，少数可延至成人。

本病的最早记载见于《诸病源候论·小儿杂病诸候·癣候》，指出："癣病，由风邪与血气相搏于皮肤之间不散……小儿面上癣，皮如甲错起，干燥，谓之奶癣。"古代医家认为湿疹的发病与先天禀赋关系密切。《外科正宗·奶癣》认为奶癣的发生与"母食五辛，父餐炙煿，遗热与儿，生后头面遍身为奶癣，睡卧不安，瘙痒不绝"。

【病因病机】

一、病因

父母多食肥甘辛辣，导致胎蕴热毒，乳母嗜食肥甘厚腻或素体禀赋脾虚湿盛，复感秽毒、接触异物所致。

二、病机

1. 基本病机 湿热蕴结。

2. 常证病机

（1）湿热俱盛 父母多食肥甘辛辣，遗热于胎儿，脾失健运，湿热内蕴所致。

（2）脾虚湿盛 胎儿素禀脾胃不足，或后天调护失宜，致脾虚不运，湿聚外泛肌肤而致病。

（3）血虚风燥 久病湿郁化火，耗伤津血，以致血虚风燥，肌肤失养。

【诊断与鉴别诊断】

一、诊断要点

1. 多在婴儿出生 1~6 个月发病，2 岁以内皮疹逐渐减轻，有些可自愈，少数可迁延不愈。

2. 皮肤表现多样，形态不一，常可对称分布于面颊、额部及头皮，可见到红斑、丘疹、水疱、糜烂、渗液、结痂、脱屑等多型损害。在头皮、眉部可有黄色脂性痂皮覆盖。

3. 久病可见鳞屑、薄痂、苔藓样改变、皮肤干燥，皮肤肥厚明显。

4. 严重的瘙痒感，病情反复。

二、鉴别诊断

1. **急性奶癣与接触性皮炎、药物性皮炎**　接触性皮炎有接触致敏物质和刺激物质的病史，皮损仅限于接触的部位，皮损多单一形态。药物性皮炎，发病前有明确的用药史，瘙痒剧烈，皮损为全身性、广泛性、对称性，可伴有发热、皮肤黏膜受损。

2. **慢性奶癣与神经性皮炎**　神经性皮炎，多先瘙痒后起疹，皮疹多发在身体易受摩擦的颈、肘、腰骶部，苔藓样扁平小丘疹，瘙痒严重。

【辨证施治】

一、辨证要点

1. **辨皮疹形态**　皮疹以干燥、脱屑为主的多由脾虚风燥所致，多见于形体消瘦，营养不良的小儿。若皮疹以水疱、糜烂、渗出为主，多见于湿盛蕴热的肥胖婴儿。

2. **辨湿热偏盛**　湿盛的皮疹以水疱、糜烂、渗液为主，多由脾虚所致。湿热俱盛多见于湿疹伴有继发感染，发热、红斑、糜烂、小便短赤、大便干结。

二、治疗原则

1. **基本治则**　化湿祛风。

2. **具体治法**　本病临证应辨别湿、热、风邪与血虚之不同，分别予以清热利湿、健脾除湿、养血润燥、祛风止痒等治法。

三、分证论治

1. **湿热俱盛**

证候表现：皮疹见红斑、水疱、糜烂，滋水淋漓，味腥而黏，或有结痂，瘙痒难忍，皮疹发于头面部及躯干、四肢的屈侧面，伴有小便短赤，大便干结，舌红，苔黄腻，脉滑，指纹青紫。

证候分析：此型相当于急性湿疹发作或伴有感染。由于素体蕴热，外感风热之邪，湿热俱盛，搏结于皮肤则皮疹出现红斑、水疱、糜烂渗出的湿热表现，并兼小便短赤、大便干结的里热内蕴表现；舌红，苔黄腻，脉滑，指纹青紫为湿热俱盛之象。

治法：化湿祛风，清热止痒。

方药：五味消毒饮（《医宗金鉴》）加味。

方解：方中野菊花、金银花清热解毒为君；蒲公英、地丁凉血利湿为臣；天葵为佐使之药。

加减：湿重加车前子、黄柏清热利湿；瘙痒剧烈加白鲜皮、苦参祛湿止痒；烦躁、哭闹不安加栀子、灯心草清热除烦；伴发热，加生石膏、黄芩清热解毒。

2. 脾虚湿盛

证候表现：皮疹颜色暗红不鲜，表面有水疱、渗液和结痂，伴有纳差，大便稀溏，腹胀，吐乳，舌淡，苔白腻，脉濡缓，指纹淡红。

证候分析：本证多见于素禀不足、体质差的儿童。脾虚不运，水湿内停而见纳呆、便溏、腹胀吐乳；湿泛肌肤见皮疹色暗淡，以水疱、渗出、糜烂为主；苔白腻，脉濡，指纹淡为脾虚湿盛之象。

治法：健脾化湿，祛风止痒。

方药：胃苓汤（《丹溪心法》）加味。

方解：方中茯苓、猪苓、白术、苍术健脾燥湿为君；陈皮、厚朴、甘草和中益胃为臣；泽泻利湿为佐。

加减：大便稀溏，加炮姜、葛根温中祛湿；瘙痒加白鲜皮、六一散祛湿止痒。

3. 血虚风燥

证候表现：皮疹干燥、脱屑，色素沉着，苔藓样改变，瘙痒剧烈；皮肤肥厚粗糙，抓破有少量渗液；口干，夜寐不安，大便干结；舌淡，苔薄白或少苔，脉细数。

证候分析：本型多见于长期不愈，病情反复发作的患儿。皮疹分布局限或以四肢弯曲部位为主。由于病久，湿郁化火，耗伤津血，肌肤失养而致生风化燥，见到皮疹干燥、脱屑，皮损肥厚，呈苔藓样改变；舌、脉均为血虚风燥之象。

治法：化湿祛风，润燥止痒。

方药：养血定风汤（《外科证治全书》）加味。

方解：方中当归、川芎、生地、赤芍养血为君；僵蚕祛风止痒为臣；丹皮、鲜首乌、天冬凉血润燥为佐。

加减：瘙痒剧烈，加蜈蚣、乌梢蛇疏风止痒；口渴咽干，大便干结，加天花粉、玄参、麦冬滋阴润燥。

四、其他疗法

1. 单方验方　小儿化湿汤：苍术、陈皮、泽泻、六一散、炒麦芽，每日 1 剂，水煎服，每日 3 次，每次 30mL。

2. 中成药

（1）赛金化毒散　1岁以内小儿每次1/3支，1岁以上每次1/2支，每日2次，冲服。清热解毒，用于湿热俱盛型。

（2）导赤丹　1岁以内小儿每次1/2丸，1岁以上每次1丸，每日2次，用于湿热俱盛型。

3. 外治法

（1）湿敷　用于红肿渗出明显者，选用生地榆9g，黄柏9g，马齿苋15g，煎水100mL，以多层纱布浸湿，敷于患处，每次30分钟，每日3次。

（2）外搽　无渗液时，可用三黄洗剂外搽。若皮肤浸润肥厚、苔藓样改变，用黑豆馏油膏外搽。

【预防与调护】

一、预防

1. 乳母及患儿忌食辛辣、鱼腥海鲜发物。
2. 喂养应有节制，注意调护小儿脾胃。

二、调护

1. 消除皮肤刺激因素，如皮毛、化纤衣物。
2. 忌用热水烫和使用肥皂及碱性大的洗浴液洗澡。
3. 避免搔抓，预防感染。
4. 避免居处潮湿，保持空气、衣着干燥清洁。

【古籍选录】

《医宗金鉴·外科心法要诀·婴儿部·胎瘢疮》云："此证生婴儿头顶，或生眉端，又名奶癣，痒起白屑，形如癣疥，由胎中血热，落草受风缠绵，此系干瘢，有误用烫洗，皮肤起粟，瘙痒无度，黄水浸淫，延及遍身，即成湿瘢。"

□ 第十二章 □

小儿急证

第一节　惊　风

　　小儿惊风，又名惊厥、发痉、发搐，俗称小儿抽风。可由多种病因及疾病引起，临床出现四肢抽搐，颈项强直，甚至角弓反张，或意识障碍，统谓之抽搐，为儿科常见危急证候之一。任何季节均可发生，任何年龄段的儿童都可发病。一般以1~5岁的小儿最为多见，7岁以上则逐渐减少，年龄越小，发病率越高，往往凶吉反掌，变生瞬息，可迅即夺去小儿宝贵的生命。有些患儿，纵即侥幸获生，每后遗癫痫、瘫痪、失语、痴呆等证。如《幼科释迷》云："小儿之病，最重惟惊。"

　　惊风一般分急惊风和慢惊风。凡起病急骤、属阳属实者，称之为急惊风；凡病久中虚、属阴属虚者，称之为慢惊风；慢惊风中若出现纯阴无阳的危重证候，则称为慢脾风。

　　历代医家对小儿惊风的认识及其理论阐述比较完备，并成体系。然在宋以前惊证与痫证混淆，并所论颇为简单，如《颅囟经》惊痫并称，《幼幼新书》《玉诀》等述及惊风、急惊、慢惊阐述简单。至宋代《太平圣惠方》才将惊与风两者结合起来，首创了"惊风"的病名。至北宋钱乙《小儿药证直诀》从心主惊、肝主风立论，依据五脏证治，将惊风分为急慢两大类，并提出"急惊合凉泻、慢惊合温补"的治疗原则，后世医家均寻此立论。

　　由于惊风是发生于多种疾病过程中的一种临床证候，病情复杂，范围广泛，往往涉及外感高热、小儿暑温、疫毒痢、肺炎喘嗽等病证。该病多见于现代医学的小儿高热惊厥、脑炎、脑膜炎、血钙过低、脑发育不全、癫痫等疾病。

【病因病机】

一、病因

急惊风常由外感时邪、湿热内蕴、暴受惊恐三种病因引起，且多见于外感热病，所以外感时邪为其主要病因，其中又以风邪、暑邪、疫疠之邪为多见。慢惊风多出现于大病或久病之后，或因急惊风经治不愈耗伤阴液气血而来。

二、病机

本病的病位主要在于心肝二脏，亦可波及其他脏腑。病机复杂，病初多实，多与痰、热、惊、风密切相关，风痰鼓动为主，此与小儿"心常有余""肝常有余""神气怯弱"的生理特点密切相关。迁延日久易虚，又有阴虚、气血两虚之不同。正合前人所云："小儿纯阳之体，真阴未充，柔不济刚，故肝邪易动，化生风火，风热相搏，则为痉，为掉眩，反张，搐搦，强直之候。"

1. 基本病机　惊搐风动。

2. 常证病机

（1）外感生风　外风由外感六淫之邪引起。小儿体禀少阳，六气多从火化。如当春夏之交，寒暖不调，风邪侵于肌表后，郁而化热。盖风为阳邪，化热最速，小儿质薄娇柔，既不堪时邪之稽留，又难耐高热之燔灼，以致一时热甚生风而抽搐。又如盛夏酷暑，感受暑热之邪，归心化火，心火炽盛，热极生风，也能形成抽搐。

（2）郁热生风　肝风内动因饮食积滞而致者，乃饮食不节，以致脾失健运，饮食郁结胃肠，生痰化热，痰热壅闭，窍道不通，因而陡然惊搐、抽掣。

（3）惊恐生风　肝风内动有因暴受惊恐而致。由于婴儿元气未充，精神怯弱，偶见异物，或偶闻异声等各种外来强烈刺激，因过度惊恐而致神散气乱，精神失守，猝然惊厥抽搐。

（4）阴虚生风　久病伤阴而致虚风内动者，是为温邪留恋，正气渐伤，热灼津液，血不荣筋，以致真阴销烁，水不涵木，肝阳亢动，虚风内盛，筋脉拘急，手足抽掣。

（5）气血大虚生风　气血虚弱而致虚风扰动者，是由于小儿先天不足，加之饮食调摄失护，以致营养不良，脾胃困惫，气血大虚，内风陡起，也能出现震颤抽搐。

【临床表现】

一、先兆表现

惊风虽来势急骤，但惊风之前，常有发热，呕吐，烦躁，摇头吐舌，时发惊啼，或嗜睡昏迷等先兆表现。《幼科全书》云："凡乳儿欲发惊风者，先神智不定，恍惚惧人，左顾右盼，伸手握拳，闭郁怒气，情态不如寻常，皆惊风先兆也。"先兆症状表现轻微，时间短暂，常不易察觉，易被忽略，临床需要仔细观察，及时察知。

二、主要证候

1. 四证　指痰证、热证、惊证和风证。

（1）痰证　症见咳嗽气促，痰涎壅盛，喉中痰鸣，声如拽锯，神志不清或昏迷。

（2）热证　症见高热目赤，唇颊焮红，烦躁饮冷，便秘溲赤，甚则神昏谵语。

（3）惊证　症见昏谵惊叫或恐惧不安。

（4）风证　症见牙关紧闭，口角牵引，两目窜视，四肢抽搐，项背强直，甚则角弓反张。

2. 八候　指搐、搦、颤、掣、反、引、窜、视。搐：肘臂伸缩。搦：十指开合。颤：手足头身动摇。掣：势如相搏。反：颈项强直，角弓反张。引：手如挽弓形状。窜：目珠斜视或偏左偏右。视：直视如怒，睛露不活。

【诊断与鉴别诊断】

一、诊断要点

1. 急惊风

（1）多发生于 5 岁以下的小儿，3 岁以下婴幼儿更多见。

（2）发病急骤，出现痰、热、惊、风四证，或伴有八候中的某些证候。

（3）可伴有头痛、呕吐，或腹泻、脓血便等症状。

2. 慢惊风

（1）多有暴吐暴泻、久吐久泻或发热迁延不愈等病史。

（2）肢体颤动，或仅表现为局部肌肉抽动。

（3）伴有面色苍白，嗜卧无神。

二、鉴别诊断

1. 痫证　惊风与痫证都有抽搐的症状，但痫证往往反复发作，醒后一如常人，多不发热，常见于学龄儿童。然惊风治疗护理不当，迁延不愈，可进一步发展转变为痫证，所谓"惊风三发便为痫"。

2. 闭证　急惊风发作时大多抽搐，牙关紧闭，神昏不清，与小儿闭证有其内涵与外延的关系，临床上若见抽搐并有神昏则为惊闭；若单见神昏窍闭而无抽搐则为闭证。

3. 惊脱　急惊风与脱证是两种不同的证候，急惊风邪势壮盛，正气不支，或持续不已，阳气衰败，可导致内闭外脱成为惊脱之候。

【辨证论治】

一、辨证要点

1. 辨实证与虚实夹杂

（1）实证　起病急骤，病程较短，临床多表现为壮热不已，眼睛直视，唇口撮动，牙关紧闭，痰鸣气促，颈项强直，角弓反张，瞳孔散大或缩小，四肢搐搦颤动，阵阵发作或持续不已。

（2）虚实夹杂 起病缓慢，病程较长，或由实证转来，临床多表现为面色苍白，嗜卧无神，睡时露睛，抽搐无力，时作时止，或昏睡瘛疭，头目动摇或微热肢冷，或无热瘛厥。

2. 辨惊风性质 由于惊风发病有急有慢，证候表现有虚有实，有寒有热，依据"阳动静缓"，惊风分为急惊风和慢惊风。

急惊风：病势急骤，形证有余，八候表现急速强劲有力，属热证、实证、阳证。

慢惊风：病势缓慢，形证不足，八候表现迟缓震颤无力，属寒证、虚证、阴证。

如果慢惊风进一步发展，严重损伤小儿阳气，出现阳气衰败，有阴无阳的危象，则称为"慢脾风"，但仍属于慢惊风的范畴。

3. 辨四证 惊风发作时，往往痰、热、惊、风四证并现，难以截然分开，故需详辨痰、热、惊、风的主次。

4. 辨八候 八候的出现，表示惊风已在发作，但是惊风发作之时不一定八候全部出现，发作时的急、慢、强、弱的程度亦不尽相同。

5. 辨轻重程度 轻证则见惊搐势缓，频少，时间短暂，随抽随醒；重证则见惊搐势急，频多，时间较长，或伴有神志昏迷。

6. 辨预后转归 小儿惊风，由于发病因素各有不同，病情轻重深浅有别，故发作时间短则数秒，长则数分，甚则反复发作，呈持续状态。一般只要把痰热解除，惊搐即可缓解，神志亦即恢复正常，其预后良好，即所谓"随惊随醒者易疗"。如果高热不退，反复惊搐，神志不清者，则预后较差，即所谓"惊而不醒者难治"。

二、治疗原则

1. 基本治则 镇惊息风。

2. 具体治法 急惊风发作之时，急则治标，首当采取有效措施，运用针灸、按摩、外治等法，镇惊息风，促使神志苏醒。当抽搐停止，神志稍苏之际，依据"治病必求其本"的原则，宗"疗惊必先豁痰，豁痰必先祛风，祛风必先解热，解热必先祛邪"而确立的清热、豁痰、镇惊、息风四大基本方法。痰盛者急先化痰，热盛者急先清热，风盛则祛风，惊急者镇惊。同时在治疗上不能侧重于某一症状，而应视全身情况区分主次缓急，按其主因辨证施治。慢惊风是因虚风动，正虚为本，风动为标，则需速培元气，温补脾肾，补土抑木，治本即治标，尤其是在"清热无热可清、化痰无痰可化、镇惊无惊可镇、疗风无风可疗"的情况下，更应澄本求源。

三、分证论治

(一) 急惊风

1. 风热发搐

证候表现：发热骤起，头痛身痛，咳嗽流涕，咽红，神昏烦躁，四肢拘急，目睛上视，牙关紧闭，舌红，苔薄黄，脉浮数或弦数。

证候分析：风热发搐多见于冬春季节，风热之邪郁于肌表，正邪相争则发热身痛；风邪上扰清空则头痛；风邪犯肺则咳嗽流涕；风热之邪扰于心包则神昏烦躁；热盛扰动肝风则四肢拘急，目睛上视，牙关紧闭。风热在表则舌红，苔薄黄，脉浮数；犯于心肝则脉弦数。

治法：疏风清热，镇惊息风。

方药：银翘散（《温病条辨》）加减合服五粒回春丹（《全国中药成药处方集》）。

方解：金银花、连翘、薄荷疏风清热；防风、蝉蜕、菊花祛风解痉；僵蚕、钩藤祛风定惊。另加服小儿五粒回春丹以清热定惊。

加减：喉间痰鸣者，加天竺黄、瓜蒌皮清化痰热；高热、便秘、乳蛾红肿者，加大黄或凉膈散釜底抽薪。以往有高热惊厥史的患儿，在感冒发热初起，宜加服紫雪丹以防惊厥发作。

2. 暑热发搐

证候表现：多见于盛夏炎热季节，证有轻重之分。轻证者恶风发热无汗，头项强痛，烦躁神昏，惊搐，舌苔薄白，脉浮数。重证者壮热多汗，头痛项强，恶心呕吐，烦躁昏睡，四肢抽搐，惊厥不已，舌苔黄腻，脉洪数。

证候分析：病之初起，暑遏肌表故恶风发热；表闭则无汗；上扰清窍，经气壅滞不舒故头痛项强；内扰心神则烦躁神昏；暑热之邪熏灼筋脉，以致热极惊搐；舌苔薄白，脉浮数为暑犯肌表之证。如果暑邪直入阳明，充斥表里，则壮热；热邪郁蒸，迫液外泄则多汗；上扰清阳则头痛项强；蒸迫胃气，胃失和降则恶心呕吐；暑热扰心，神明无主则烦躁昏睡；热盛伤筋，脉失濡润以致肝风内动，则四肢抽搐，惊厥不已。舌苔黄腻，脉洪数乃暑热炽盛之象。

治法：清热祛暑，镇惊息风。

方药：轻证用新加香薷饮（《温病条辨》）加减，重证用清瘟败毒饮（《疫疹一得》）加减。

方解：新加香薷饮中香薷辛温香窜，发汗散邪，渗湿止呕；厚朴燥湿行气；白扁豆甘缓和中化湿；金银花、连翘清热解毒。

清瘟败毒饮中生石膏、知母、连翘、黄芩、黄连、栀子清气透热；生地、水牛角、玄参、赤芍、丹皮清营凉血；羚羊角、石决明、僵蚕息风定惊。

加减：神志昏迷加石菖蒲、郁金，或用至宝丹、紫雪丹息风开窍；大便秘结加生大黄、芒硝通腑泄热；呕吐加半夏、玉枢丹降逆止呕。

3. 疫疬发搐

证候表现：起病急骤，突然壮热，烦躁谵妄，神志昏迷，反复惊厥，呕吐腹痛，大便腥臭，或夹脓血，舌质红，苔黄腻，脉滑数。

证候分析：饮食不洁，湿热疫毒蕴结肠腑，则见壮热烦躁，呕吐腹痛，大便脓血；邪毒深入营血，直犯心肝，则神明无主，肝风内动，可见谵妄神昏，反复惊厥。舌红苔黄，脉滑数为湿热疫毒炽盛之象。

治法：清热解毒，镇惊息风。

方药：黄连解毒汤（《外台秘要》）加味。

方解：黄芩泻上焦之火，黄连泻中焦之火，黄柏泻下焦之火，栀子通泻三焦之火，导火下行，四药合用，苦寒直折，泻火解毒。白头翁、秦皮清肠化湿，钩藤、石决明平肝息风。

加减：舌苔厚腻，大便黏腻不爽加生大黄、厚朴清肠导滞，泻热化湿；窍闭神昏加安宫牛黄丸清心开窍；频繁抽风加紫雪丹平肝息风；呕吐加玉枢丹辟秽解毒止吐。

4. 邪陷心肝

证候表现：外感发热，数日壮热不退，神昏烦躁，手足躁动，反复抽搐，项背强直，四肢拘急，目睛上视，舌质红绛，脉弦滑。

证候分析：邪热炽盛，故高热不退；热扰心神则烦躁不安；内陷心包则神识昏迷；邪陷肝经，肝风内动则项背强直，四肢拘急，口眼相引。舌质红绛，脉弦滑为邪热内陷心肝之象。

治法：清心平肝，镇惊息风。

方药：羚角钩藤汤（《通俗伤寒论》）加减。

方解：羚羊角、钩藤、僵蚕、菊花平肝息风；白芍、甘草酸甘化阴，养阴柔筋；黄连、川贝母、竹茹清热化痰；茯神安神镇惊。

加减：热盛加生石膏、知母清热泻火；便干加生大黄、玄明粉泻热通便；口干舌红加生地、玄参养阴生津。神志昏迷可另服安宫牛黄丸清心开窍。

5. 惊恐惊风

证候表现：暴受惊恐后突然抽搐，面色时青时赤，惊惕频作，神志不清，大便色青，舌苔薄白，脉乱不齐。

证候分析：小儿神怯胆虚，易受惊吓。惊则气乱，恐则气下，气机逆乱，引动肝风，则神昏抽搐，面色时青时赤，脉乱不齐。

治法：平肝安神，镇惊息风。

方药：琥珀抱龙丸（《活幼心书》）加减。

方解：琥珀、朱砂、金箔镇惊安神；胆南星、天竺黄清化痰热；人参、茯苓、山药、甘草益气扶正；石菖蒲、钩藤、石决明平肝息风开窍。

加减：抽搐频作加止痉散息风止痉；腹痛便青加煨木香、白芍、甘草；睡眠不安加夜交藤、酸枣仁养心安神。

（二）慢惊风

慢惊风一般属于虚证，多见于大病久病之后，气血阴阳俱伤；或因急惊未愈，正虚邪恋，虚风内动；或先天不足，后天失调，脾肾两虚，筋脉失养，风邪入络。因虚生风，故慢惊风多起病缓慢，时抽时止，有时仅表现为摇头或面部肌肉抽动或某一肢体痉挛，患儿面色苍白或萎黄，精神疲惫，嗜睡或昏迷，体温不高，甚则四肢发冷，肌肉消瘦，似搐非搐，不思饮食等征象。总之，慢惊风病位在肝、脾、肾，病理性质以虚为主。多系脾胃受损，土虚木旺化风；或脾肾阳虚，虚极生风；或肝肾阴虚，筋脉失养生风。

1. 土虚木亢

证候表现：形神疲惫，面色萎黄，不思饮食，嗜睡露睛，四肢不温，足跗及面部轻度浮肿，神志不清，阵阵抽搐，大便稀薄，色带青绿，时有腹痛肠鸣，舌淡苔白，脉细弱。

证候分析：久泻伤阳，脾阳伤则形神疲惫，面色萎黄；阳衰则寒湿内生，故大便稀薄，色带青绿，腹中鸣响，甚则肢冷浮肿；土弱木乘，木旺化风，故时作抽搐，嗜睡露睛。舌淡苔白，脉细弱为脾阳虚弱之象。

治法：扶土抑木，镇惊息风。

方药：缓肝理脾汤（《医宗金鉴》）加减。

方解：党参、白术、茯苓、山药、扁豆补土填虚以固其本；煨姜、桂枝温运脾阳以散寒；白芍、钩藤平肝息风。

加减：四肢逆冷，阴寒内盛，去桂枝加肉桂；大便完谷不化去煨姜，加炮姜、木香、补骨脂；抽搐加天麻、钩藤。

2. 脾肾阳虚

证候表现：面色苍白或晦暗，囟门低陷，精神极度萎靡，沉睡昏迷，口鼻气冷，额汗涔涔，抚之不温，四肢厥冷，手足蠕蠕震颤，大便澄澈清冷，舌质淡，苔白滑，脉沉细无力。

证候分析：脾肾阳虚，寒水上泛，则面色苍白或灰滞，囟门低陷，精神极度萎靡；阳气不运，阴寒内盛，故口鼻气冷，四肢厥冷，额汗涔涔，大便澄澈清冷，甚至沉睡昏迷；阳气衰微，虚极生风，则手足蠕蠕震颤。舌淡苔白滑，脉沉细无力为脾肾阳衰之象。此证即所谓"纯阴无阳"的慢脾风证。其实质是阴盛阳衰，属于慢惊风后期，气阳衰竭的危重阶段。

治法：温补脾肾，镇惊息风。

方药：固真汤（《证治准绳》）合逐寒荡惊汤（《福幼编》）加减。

方解：党参、黄芪、白术、茯苓、炙甘草温补脾气；炮附子、肉桂、炮姜、川椒、灶心土温阳救逆。

加减：抽搐频频加龙齿、钩藤平肝息风；汗多加牡蛎、五味子、白芍。

3. 阴虚风动

证候表现：虚烦疲惫，面色潮红，低热消瘦，震颤瘛疭，或肢体拘挛，手足心热，大便干结，舌光无苔，质绛少津，脉细数。

证候分析：肝肾之阴亏损，阴虚生内热，则虚烦疲惫，面色潮红，低热消瘦，手足心热，大便干结；水不涵木，筋脉失养，则震颤瘛疭，肢体拘挛。舌红绛，无苔少津，脉细数为肝肾阴虚之象。

治法：滋水涵木，镇惊息风。

方药：大定风珠（《温病条辨》）加减。

方解：阿胶、鸡子黄、生地、麦冬滋阴填精增液；白芍、甘草、五味子酸甘化阴；鳖甲、牡蛎平肝潜阳。

加减：阴虚潮热加银柴胡、青蒿、地骨皮清虚热；口干欲饮加石斛、玉竹；搐搦不止者，吞服止痉散息风止痉。

四、其他疗法

1. 中成药

（1）小儿牛黄散　1岁以下每次0.3~0.5g，2~3岁每次0.9g，每日2次。乳汁或糖水送服。用于风热惊风。

（2）小儿回春丹　1岁以内每次1~2粒，1~3岁每次3~5粒。2小时后可重复使用。用于风热惊风。

（3）紫雪散（丹）　每次1.5~3.0g，每日1~3次。用于急惊风抽搐较甚者。

（4）安宫牛黄丸　每次1/2~1丸，每日1~2次。用于急惊风高热抽搐者。

2. 外治法

（1）用50%酒精或温水擦浴降温。

（2）神昏窍闭者用搐鼻散或通关散吹鼻取嚏以止惊开窍。

（3）鲜地龙捣烂为泥，加适量蜂蜜摊于纱布上，盖贴囟门以解痉定惊。用于婴儿急惊风诸证。

（4）党参、黄芪、白术、甘草、白芍、陈皮、半夏、天麻、川乌、全蝎、天南星、丁香各6g，朱砂1g，生姜3g，红枣5枚。炒热，熨脐部，每日1次。用于土虚木亢证。

（5）全蝎5个，蜈蚣1条，僵蚕5条，蝉蜕7个。研为细末，敷脐，每日1次。用于慢惊风强直性瘫痪者。

3. 针灸疗法

（1）急惊风

①体针：惊厥取人中、合谷、内关、太冲、涌泉、百会、印堂。高热取曲池、大椎、十宣放血。痰鸣取丰隆，牙关紧闭取下关、颊车。均采用中强刺激手法。

②耳针：取神门、皮质下。强刺激。

（2）慢惊风

①针刺：内关、曲池、合谷、承山、太冲，牙关紧闭取下关、颊车。

②灸治：大椎、脾俞、命门、关元、气海、百会、足三里，适用于脾阳虚弱，或脾肾阳虚患儿。

4. 推拿疗法 高热：推三关，透六腑，清天河水；昏迷：捻耳垂，掐委中；抽痉：掐天庭，掐人中，拿曲池，拿肩井。急惊风欲作：拿大敦穴，拿鞋带穴。惊厥：身向前曲，掐委中穴；身向后仰，掐膝眼穴。牙关紧闭，神昏窍闭：掐合谷穴。

5. 西医处理

（1）退热 物理降温可用头枕冰袋，温湿毛巾擦身，40%～50% 酒精擦浴。药物降温可用安乃近滴鼻或肌肉注射。

（2）止惊 首选安定，0.3～0.5mg/kg，最大量不超过10mg，稀释后缓慢静脉注射。亦可用苯巴比妥8～10mg/kg 肌内注射或5% 水合氯醛50mg/kg 保留灌肠。

（3）降低颅内压 抽搐时间持续15分钟以上或反复惊厥患儿，可发生脑水肿。常用20% 甘露醇0.5～1.0g/kg，于20～30分钟内快速静脉滴注或静脉注射。6～8小时重复1次。

【预防护理】

一、预防

1. 积极治疗原发疾病。

2. 做好小儿保健工作，平时加强体育锻炼，提高抗病能力，避免时邪感染。注意饮食卫生，不吃腐败及变质食物。

3. 按时预防接种，避免跌仆惊骇。

4. 有高热惊厥史的患儿，在外感发热初起时，要及时降温，服用止痉药物。

二、调护

1. 保持病室安静，减少刺激，保证患儿安静休息。

2. 抽搐时，切忌强行牵拉，以免拉伤筋骨。

3. 对长期卧床的患儿，要经常改变体位，必要时可垫海绵垫褥或气垫褥等，经常用温水擦背或用温热毛巾行局部按摩，避免发生褥疮。

4. 昏迷、抽搐、痰多的患儿，应注意保持呼吸道通畅，防止窒息。

5. 注意加强营养，不会吞咽者给予鼻饲。

【古籍选录】

[1]《小儿药证直诀·急惊证治》云："小儿急惊者，本因热生于心；身热面赤引饮，口中气热，大小便黄赤，剧则搐也，盖热甚则风生，风属肝，此阳盛阴虚也……慢惊因病后或吐泻，脾胃虚损遍身冷，口鼻气出亦冷，手足时瘛疭，昏睡，睡露睛，此无阳也……

急惊合凉泻，慢惊合温补。"

[2]《幼幼新编》云："风搐频者，风在表也，易治，易发之。搐稀者，风在脏也，难治，宜补脾。"

[3]《景岳全书·小儿则·惊风》云："惊风之要领有二，一曰实证一曰虚证而尽之矣。盖急惊者阳证也，实证也，乃肝邪有余而风生热，热生痰，痰生客于心膈间则风火相搏，故其形证急暴而痰火壮热者是为急惊，此当先治其标，后治其本。慢惊者阴证也，虚证也，此脾肺俱虚，肝邪无制，因而侮脾生风，无阳之证也，故其形气病气俱不足者是为慢惊，此当专顾脾胃以救元气。虽二者俱名惊风而虚实之有不同，所以急慢之名亦异。凡治此者不可不顾其名以思其义。"

第二节　闭　证

小儿闭证亦称"昏迷"，是指小儿意识丧失，神志不清而言，为临床四大危急证候（抽、闭、厥、脱）之一。

小儿闭证多为突然发作，如小儿急惊风在惊搐抽掣，牙关紧闭，颈项强直，角弓反张时，常伴昏迷症状；小儿湿温病，由于湿热熏蒸胸中，在发病期间，亦常出现昏迷；小儿瘴疟在发作时，也极易出现昏迷；小儿痫病，亦常发生昏倒，伴口流涎沫等，可见于外感疾病、内伤杂病。外感出现闭证一般多从传变而来，内伤杂病出现昏迷多为突然发作。总之，闭证是小儿多种疾病在病变过程的一种危急证候，也是临床上极为严重的一个征象，必须严密观察，细心护理，积极治疗，以免影响预后。

本证包括西医学中各种脑炎、脑肿瘤、低血糖、尿毒症等疾病，以及各种中毒、电击、溺水、颅脑外伤等出现昏迷者。

【病因病机】

一、病因

外感温热疫毒或燥热时邪，炼津为痰，痰热搏结，或湿热之邪蒙蔽神窍所致。此外，各种外伤而致血瘀或痰热致瘀也可导致瘀血阻窍而发病。

二、病机

1. 基本病机　邪阻清窍。

2. 常证病机

（1）热陷心包　热毒炽盛，燔灼营血，邪热内陷心包，神明被扰，发为神昏。

（2）痰蒙清窍　是由痰浊阻遏心神，出现神昏不醒，每因夹风热而起，造成风痰上窜，或痰热内闭。

（3）湿热上蒸　《温热论》云："湿与温合，蒸郁而蒙蔽于上。"是指温热病中湿热相夹而酿成的一种闭证，因湿为阴邪，热则津伤，湿热熏蒸，炼液成痰则蒙蔽心窍，出现神志病变。

（4）瘀阻心络 血瘀留于体内在一定条件下也可闭阻清窍，出现昏迷不醒。

心包为心之外卫，神明出入之所。热邪内陷则窍道闭阻，痰火鼓动则上扰神明，湿热上蒸则蒙蔽清窍，瘀血内阻常致清窍闭塞而出现神昏窍闭。本病病因病理错综复杂多变，在临床上既可单独出现，也可混合出现，必须高度重视，详加分析。

【临床表现】

轻者烦躁不安，谵语神乱，手足舞动；重者神昏谵语，不省人事，大小便失禁；甚则伴有面色灰白，呼吸气浅，肢冷汗出。

【诊断与鉴别诊断】

一、诊断要点

1. 轻度 意识模糊，对刺激有反应，但答话缓慢，吞咽、咳嗽反射存在，瞳孔对光反射存在。

2. 中度 神志不清，对强刺激可出现简单的防御反应，二便失禁，瞳孔对光反射迟钝。

3. 重度 对外界刺激无反应，全身肌肉松弛，二便失禁，瞳孔对光反射消失。

二、鉴别诊断

昏迷与昏厥 昏厥即晕倒，是指一种短暂的意识丧失状态，容易发作，且很快恢复。昏迷则表现为意识丧失持久，不易迅速恢复。昏迷早期的患者可有精神错乱和手足舞动的表现，进入深度昏迷时，各种知觉和许多神经反射消失。

【辨证论治】

一、辨证要点

1. 辨轻重、深浅程度

（1）辨先兆 在病变过程中，临床如见烦躁不安、神乱谵语、手足舞动等常为昏迷的先兆，是病情趋向危重的标志。

（2）辨轻重 神窍闭塞是指相对神志不清、不能用普通刺激方法来唤醒的情况。根据其轻重程度的不同，可分为意识模糊、昏睡和昏迷。昏迷实际是一种重度的意识障碍。

（3）辨深浅 浅昏迷或称半昏迷时，患者对周围光、声等反应消失，一般刺激不能唤醒，有时可有无目的的四肢舞动或谵语，腱反射亢进。深昏迷虽有维持生命的呼吸、心跳、脉搏，但意识完全丧失，深浅反射、结膜反射、角膜反射、瞳孔对光反射均消失，吞咽反射亦不存在，肢体动作消失，往往四肢松弛，二便失禁。

2. 辨昏迷性质

（1）热闭 热闭为温邪逆传心营，主要表现为高热，神昏谵语，甚则昏迷不醒，舌绛脉数。

（2）痰闭 痰闭是指痰浊阻遏心神引起的意识障碍，主要表现为神志模糊，喉中痰鸣，胸闷，甚则昏迷不醒，苔白腻，脉滑。

（3）湿闭 湿闭是由湿热郁蒸，蒙蔽于上引起的意识障碍，主要表现为神昏嗜睡，半明半寐，面黄目闭，苔腻脉濡。

（4）瘀闭 瘀闭是由瘀血阻滞心络引起的意识障碍，主要表现为一时神昏窍闭，舌有瘀斑，脉涩不利。

二、治疗原则

1. 基本治则 开闭醒神。

2. 具体治法 神昏窍闭意味着患者处于生死存亡的紧要关头，其治疗原则，首先采用芳香开窍，宣通启闭的紧急措施，并配合针灸疗法积极抢救，使其神志清醒，然后寻求导致昏闭的病因，分别使用清热解毒、豁痰清火、芳香辟秽、活血通络等法。

三、分证论治

1. 热闭昏迷

证候表现：高热面赤，气粗不平，神昏谵语，甚至神昏不知人事，舌质红绛，脉细数。

证候分析：感受温热病邪，内传心包，或感受夏令暑邪，而见高热面赤，气粗不平；"暑喜归心"，最易内闭，出现神昏谵语，甚或昏沉不语，不知人事；舌质红绛，脉细数为内热津伤之象。

治法：清热解毒，开闭醒神。

方剂：清营汤（《温病条辨》）合至宝丹（《太平惠民和剂局方》）。

方解：犀角、生地清营凉血；金银花、连翘、黄连、竹叶清热解毒，并透热于外，使入营之邪透出气分而解；丹参活血消瘀以散热；麦冬、玄参养阴生津。麝香、冰片、安息香开窍醒神，辟秽化浊；牛黄、雄黄豁痰解毒；朱砂、琥珀、金箔、银箔镇心安神。

加减：窍闭不开者，可加石菖蒲、远志、郁金；如高热，神烦不安者，用清宫汤、安宫牛黄丸。针灸可取少商、中冲、间使、大椎、涌泉、解溪，针刺20分钟。

2. 痰闭昏迷

证候表现：神昏烦躁，时有谵语，高热不退，日晡更剧，痰多色黄而黏，甚则腹胀便秘，舌苔黄燥或黑，脉弦滑。

证候分析：此证型不仅在温热病中出现，而且在内伤杂病和癫、狂、痫中亦属常见。痰火上扰清窍，神明无主，致神昏狂乱，窍闭不开，意识丧失。痰火内郁，故高热不退，日晡更剧，痰多色黄而黏；痰火内扰中焦气机，致使胃失和降，甚可见腹胀便秘。舌苔黄燥或黑，脉弦滑，为痰火内实之象。

治法：清火豁痰，开闭醒神。

方剂：温胆汤（《难病奇方系列丛书》）合清宫汤（《温病条辨》）加减。

方解：犀角、玄参清心解毒养阴；连翘、竹叶清心经热毒；莲子心、麦冬补养心肾之阴；半夏、竹茹、枳实、陈皮、茯苓燥湿化痰除痞，理气和胃降逆；石菖蒲开窍豁痰，醒神益智；生姜、大枣、甘草调和脾胃，益气和中。

加减：腹胀便秘者，可用礞石滚痰丸加丹参、远志、石菖蒲、郁金以清火涤痰，通窍开闭。针灸可取合谷、内关、尺泽、丰隆、肺俞，强刺激手法，针刺15分钟。

3. 湿闭昏迷

证候表现：神昏不语，有时昏睡，似清似昧，或时清时昧，发热大多不高，烦躁不甚，面带垢滞，呼吸有鼾声，舌苔白腻或灰厚而润，脉濡缓而滑。

证候分析：湿浊内弥，抑遏阳气，蒙蔽清窍则神昏不语；因昏迷程度较浅，故有时昏睡，似清似昧，或时清时昧；湿与热合，故发热大多不高，烦躁不甚；面带垢滞，呼吸有鼾声，舌苔白腻或灰厚而润，脉濡缓而滑，为湿痰壅遏之象。

治法：芳香化湿，开闭醒神。

方药：先以苏合香丸（《太平惠民和剂局方》）以通窍启闭，后用菖蒲郁金汤（《温病条辨》）加减。

方解：苏合香、麝香、安息香、冰片开窍辟秽；木香、檀香、沉香、丁香、乳香、香附行气解郁，散寒化浊；荜茇散寒开郁；水牛角解毒辟秽；朱砂镇心安神；白术补气健脾祛湿；诃子温涩敛气，防止辛香耗气。

菖蒲郁金汤方用石菖蒲、竹叶、山栀子清热化湿以通心窍；郁金、竹沥、玉枢丹、藿香、佩兰芳香辟秽化浊；丹皮、连翘、木通、灯心草清热宁心，利水化湿。

加减：恶心呕吐者，可用辟瘟丹或玉枢丹加竹茹、枳壳、橘皮、郁金、半夏以豁痰开窍，行气止呕。针灸可取人中、印堂、合谷、足三里、间使、神门针刺20分钟后加灸。

4. 瘀闭昏迷

证候表现：突然神昏窍闭，不省人事，面赤唇紫，大便秘结，舌有瘀点，脉涩不利。

证候分析：由于跌仆损伤，血随气乱，瘀阻心络，故突然神昏窍闭，不省人事，面赤唇紫；大便秘结，舌有瘀斑，脉涩不利是气逆血瘀之象。

治法：活血化瘀，开闭醒神。

方剂：通瘀煎（《景岳全书》）加减。

方解：当归尾、红花、生山楂活血散瘀；青皮、木香、香附、乌药行气开郁；石菖蒲通窍开闭。

加减：血瘀重者可加丹参、川芎活血化瘀；气虚者加黄芪、人参补气行血。

5. 昏迷外脱

证候表现：神昏窍闭，面色灰白，呼吸气浅，肢冷汗出，脉细数。

证候分析：昏迷为心包功能失灵，神气失守，实邪内闭之证。一旦正不胜邪，则邪盛正衰，即可在实邪内闭的同时，伴见虚脱现象，为"昏迷外脱"（亦称内闭外脱），症见神志昏迷，面色灰白，呼吸气浅，肢冷汗出。阴脱者还可见口干，舌红，脉细数；若阴损及阳，可见脉细，汗出肢厥。

治法：固脱通窍，开闭醒神。

方剂：阴脱方剂选用生脉散（《医学启源》）加味；阴损及阳者选用参附龙牡汤（《正体类要》）加减。

方药：人参补肺气生津液，为君；麦冬养阴清肺而生津，为臣；五味子敛肺生津止汗，为佐。三药合用，共奏补肺益气，养阴生津之功。

参附龙牡汤方用人参大补元气为君；附子回阳救逆为臣；龙骨、牡蛎潜阳敛汗为佐。四药合用，共奏扶正固脱、敛汗潜阳之功。

加减：若邪热已去，脱证已固，元气仍虚，神衰舌淡者，用可保立苏汤加减以调治之，而善其后；亦可配合针灸疗法，在选用治疗闭证穴位的同时，加取关元、气海、足三里等，针后加灸。

四、其他疗法

1. 中成药

（1）至宝丹　每次 1 丸，每日 2 次。豁痰开窍，辟秽解毒，用于痰热内闭，烦躁不安，神昏痰鸣，口唇干燥等。

（2）牛黄清心丸　早、晚各服半丸。清心泻火，开窍醒神，用于温邪内陷，高热烦躁，神昏谵语等症。

（3）苏合香丸　每次半丸，每日 2 次。温中行气，开窍醒神，用于湿闭昏迷，不省人事。

2. 外治法

（1）药末热熨法　艾叶、石菖蒲、生姜、葱头适量，一起捣烂，用酒调匀，炒热，用布包紧，在患者头部、颈部、胸部等处，趁热由上往下熨。开窍豁痰，理气活血，用于小儿喉中痰声如拽锯，昏迷不醒者。

（2）药液外治法　大黄 5g，浸泡于 30mL 水中一夜，取液，患儿日服一半，余液涂于囟门及头顶上。泻热毒，破积滞，用于小儿神昏。

（3）鼻腔吹入法　蜈蚣 1 条，全蝎 1 个，丹皮 9g，茯苓 9g。上药研细末，将药末吹入患儿鼻孔。通络开窍醒神，用于昏迷不醒者。

3. 针灸疗法

（1）热闭昏迷　取人中、合谷、内关、太冲、涌泉、百会、印堂，均采用中强刺激手法。高热取曲池、大椎、十宣放血。

（2）痰闭昏迷　取合谷、内关、尺泽、丰隆、肺俞，强刺激手法，针刺15分钟。

（3）湿闭昏迷　取人中、印堂、合谷、足三里、间使、神门，针刺20分钟加灸。

（4）瘀阻心窍　取人中、涌泉、印堂、合谷、三阴交，针刺20分钟。

（5）内闭外脱　取关元、气海、足三里，针后加灸。

【预防与调护】

一、预防

1. 增加体育锻炼，增强体质，防止疾病的发生。

2. 在公共场所，加强保护，预防感染各种传染病，避免意外伤害。

3. 注意饮食卫生，防止中毒。

4. 出现昏迷先兆时，迅速采用清心涤痰或清化湿热药物预防传变。针刺人中、涌泉、少商，或用手掐，通窍开闭，使其神清，防止内陷。

二、调护

1. 保持室内空气流通。

2. 保持呼吸道通畅，经常清除痰涎，舌已内缩者，将其拉出。

3. 保持四肢温暖，防止厥脱。

4. 密切观察病情变化。

【古籍选录】

[1]《医宗必读》云："凡中风昏倒……最要分闭与脱二证明白。如牙关紧闭，两手握固，即是闭证。"

[2]《证治汇补》云："闭者，邪气闭塞于外，元气犹然在内，但与开关利气，则邪自散。"

[3]《冷庐医话》云："闭证口噤目张，两手握固，痰气壅塞，语言謇涩，宜用开窍通络、清火豁痰之剂，如稀涎散、至宝丹之类。"

[4]《幼幼集成》云："凡小儿风痰闭塞，昏沉不醒，药不能入，甚至用艾火灸之亦不知痛者，盖痰塞其脾之大络，截其阴阳升降之隧道也，原非死证，用生菖蒲、生艾叶、生姜、生葱各一握，其入石臼内捣如泥，以麻油、醋同前四味炒热，布包之，从项背、胸、四肢，乘热往下熨之。其痰一豁，悠然而醒。此方不特小儿，凡闭证皆效。"

第三节　厥　证

厥证是以突然昏倒，不省人事，面色苍白，四肢厥冷的为主症的一种病证，亦称"厥逆""昏厥"，为儿科常见的一种危急证候。病情轻者，可在短时间内苏醒，但病情重者，则昏厥时间较长，严重者甚至一厥不复，导致死亡。

厥逆一证前人论述很多，含义、范围广泛。概括起来可以分为两类表现，一是指突然晕倒，不省人事；二是指肢体和手足逆冷。所谓"逆"，是逆而不温的意思。一般手足冷称为冷，腕踝冷称为厥冷，过膝、肘称为逆。故轻者为"厥冷"，重者称"厥逆"。《内经》中对表现为突然昏仆或暴死的有薄厥、煎厥、血厥、火厥的论述；有以气血逆乱为厥，有以病情严重为厥。《伤寒论》《金匮要略》论厥，继承《内经》，并重在以感受外因为主。《伤寒论》中有寒厥、热厥、气厥、痰厥、脏厥、蛔厥等。《诸病源候论》中有尸厥的记载。明代张景岳《景岳全书·厥逆》总结了明代以前对厥证的认识，提出以虚实论治厥证。以后历代医家对厥证的理论不断充实，提出了气、血、痰、食、暑、酒、风、蛔等厥，临床似嫌繁琐。本篇仅介绍寒厥、热厥、气厥、血厥、痰厥五种厥证。

西医学中各种休克、中暑、低血糖、高血压、脑病、精神神经疾病等，出现厥证证候表现者均可参照本节内容进行辨证论治。

【病因病机】

一、病因

小儿厥证的病因有寒邪直中脏腑，重伤阳气；或感受暑邪，或痰热（湿）搏结，蒙蔽心神而致；或小儿暴受惊恐，气机逆乱而成；或大汗吐下，或久病体虚，气血大伤；或创伤失血过多，气随血脱而发病。

二、病机

1. 基本病机 阴阳不相顺接。

2. 常证病机 无论是四肢厥冷，或昏晕厥逆，均为阴阳失调，气血不能正常运行所致。《伤寒论·辨厥阴病脉证并治》指出："凡厥者，阴阳气不相顺接便为厥。厥者，手足逆冷者是也。"厥逆的形成极为复杂，有因素体阳虚，误汗误下，或吐泻过度，以致阴寒内盛，阳气不足不能达于四末而出现厥逆者；有因感受温热之邪，伤津灼液，而阴气不足，或热邪阻遏，气血不得宣通，不能通达四末而四肢厥逆者；有因肝气亢盛，气机逆乱，上壅心胸，蒙闭窍隧而神昏发为气厥者；亦有因元气素弱，气虚下陷而不上承，清阳不得舒展，而突发昏厥者；有因血随气逆，气血上壅，清窍为之阻塞而昏倒无知者。若失血过多，气随血脱，也能发生晕厥；或因痰阻中焦，蒙蔽清窍，忽然眩仆而厥；或因积滞内停，失于转运，上下痞隔，气机受阻，窒闷致厥；或因脏气寒冷，蛔虫上扰入膈，以致烦闷不安，手足厥冷者。

总之，厥逆是气机失调的一种疾患，凡外感、内伤以及痰食蛔虫等，影响到机体的阴阳偏胜，都可以导致本病的发生。

【临床表现】

突然昏仆，不省人事，四肢逆冷，或伴有恶心、汗出、口干、头晕、倦怠等症状。

【诊断与鉴别诊断】

一、诊断要点

1. 发病之前，常有先兆症状，如头晕、视力模糊、面色苍白、出汗等，而后突然发生昏仆，不知人事，呈一时性，或移时苏醒。发病时常伴有恶心、汗出，或伴有四肢逆冷，醒后感头晕、疲乏、口干，但无失语、瘫痪等后遗症，缓解后一如常人。

2. 发病前常有明显惊吓、精神刺激，或有大失血，或有暴吐暴泻史。

二、鉴别诊断

1. **痫证** 痫证常有先天因素，以青少年为多见。痫之重者亦可见突然昏仆，不知人事，发作时间短暂，但发作时常伴有四肢抽搐，口吐涎沫，或发作异常叫声，醒后一如常人。厥证在昏迷时多见面色苍白，四肢厥冷，而无四肢抽搐等症。

2. **中风** 中风突然昏仆，并伴有口舌歪斜、半身不遂等症，神昏时间较长，苏醒后有瘫痪、失语等后遗症。厥证昏倒时间较短，而无后遗症。

3. **痉厥** 在温病的严重阶段，往往痉厥并作，头项强直，四肢抽搐，厥冷神昏，与突然发作的厥证不同。

【辨证论治】

1. **辨病因** 厥证的发生常有诱因可循，如气厥虚证多平素体质虚弱，厥前有过度疲劳、睡眠不足、饥饿受寒等诱因；血厥虚证与失血有关；气厥、血厥实证多形体壮实，发作多与精神刺激密切相关；痰厥好发于恣食肥甘，体丰痰盛之人。

2. **辨虚实** 实证者表现为突然昏仆，面红气粗，声高息促，口噤握拳，或夹痰涎壅盛，或身热谵妄，舌红苔黄腻，脉洪大有力。虚证者表现眩晕昏厥，面色苍白，声低息微，口开手撒，或汗出肢冷，舌胖或淡，脉细弱无力。

3. **辨气血** 厥证以气厥、血厥为主，其中尤以气厥、血厥之实证多见，应当注意鉴别。气厥实者，多表现为突然昏仆，呼吸气粗，口噤握拳，头晕头痛，舌红苔黄，脉沉而弦；血厥实者，多表现为突然昏仆，牙关紧闭，四肢厥冷，面赤唇紫，或鼻衄，舌质暗红，脉弦有力。

二、治疗原则

1. **基本治则** 救逆止厥。

2. **具体治法** 厥证乃急危之候，急则治其标。临证应分清虚实，实证以祛邪为主，以辛香走窜的药物为主，可先用搐鼻散取嚏，后用苏合香丸，通过开泄痰浊闭阻，温通辟秽化浊，宣窍通利气机而达到苏醒神志的目的；虚证以补正为要，急用参附汤回阳救逆，或以生脉散以益气救阴。并可配合针灸或其他疗法。

三、分证论治

1. 寒厥（阴厥）

证候表现：四肢逆冷，伴见形寒面青，安静困倦嗜卧，唇白，口不渴，小便清长，大便泄泻，苔白而润，舌质色淡，脉沉弱或微迟。

证候分析：寒厥（阴厥）主要由于内脏虚寒，阳气不能布达四肢，故四肢逆冷，形寒唇白；阳主动，阴主静，阳气不足故安静困倦；口不渴，小便清长，大便泄泻，苔润色淡，脉沉微属虚寒之证，严重者可发展为脱证。

治法：温经散寒，救逆止厥。

方剂：附子理中丸（《太平惠民和剂局方》）或四逆汤（《伤寒论》）加减。

方解：方中附子回阳之力甚强，得干姜辛温之助，温中散寒，为回阳救厥之要药；人参补中益气合白术更能健脾益胃。脾阳得振，健运复常，则厥逆自解。

加减：气虚者，可加人参、炙黄芪以补中益气；肢冷甚者，可加桂枝温经散寒；泄泻甚者，可加煨木香、砂仁、肉豆蔻等宽中止泻；腹痛者，可加延胡索、天台乌药、川楝子、白芍等止痛；腹胀者，可加炒苍术、炒厚朴等燥湿除胀。

2. 热厥（阳厥）

证候表现：手足厥冷，但一般肢冷不过肘膝，伴见身热面赤，畏热喜冷，口渴喜冷饮，烦躁不眠，气粗喘闷，大便秘结，或泻利下重，小便短赤，呕吐酸臭，或有谵妄，舌苔黄糙，脉滑数。

证候分析：内热郁结，阳气郁而不伸，不能外达四末，故手足厥冷，不过肘膝；身热面赤，渴喜冷饮，烦躁不眠，或有谵妄，为邪热炽盛，灼伤津液；邪毒炽盛，气机被阻，故气粗喘闷；清阳不升，浊阴不降，故呕吐酸臭，小便短赤，大便秘结，或泻利下重；舌苔黄糙，脉滑数为热毒炽盛之象。

治法：清热通腑，救逆止厥。

方剂：四逆散（《伤寒论》）合大承气汤（《伤寒论》）加减。

方解：方中柴胡、白芍、甘草、枳壳宣通郁阳，使阳气外达于四末，则手足自温而热退；大黄、芒硝、枳实、厚朴峻下热结则邪热随便而解。

加减：可酌加水牛角、黄连清心开窍；泻下甚者加葛根、黄芩、黄连清泄肠道湿热。

3. 气厥

（1）实证

证候表现：常在大哭烦吵之后发生，突然昏倒，不省人事，四肢厥冷，口唇发绀，胸膈喘满，苔薄白，脉沉弦。

证候分析：此为气逆而厥，肝气亢逆上壅心胸，蒙蔽神识，故突然昏倒，不省人事，胸膈喘满；阳气被郁，不能外达，故四肢厥冷；气逆则血菀，故口唇发绀，脉沉弦。

治法：顺气调肝，救逆止厥。

方剂：五磨饮子（《医方考》）合木香调气散（《医宗必读》）加减。

方解：初宜行气开郁，用沉香、乌药、木香、香附等顺气解郁；檀香、藿香等芳香开窍。在急救之时，亦可先用沉香和乌药水磨灌服。

加减：发绀明显者，可加当归、赤芍、丹参、红花、郁金以行气活血；善后则宜疏肝理气，调和脾胃，可用逍遥散加减。

（2）虚证

证候表现：突然眩晕昏仆，面色苍白，汗出肢厥，气息微弱，脉沉细。

证候分析：此为元气素虚，突受惊恐，一时气机逆乱，中气下陷，清阳不振，卫外不固所致，严重者往往形成厥逆。

治法：益气补虚，救逆止厥。

方剂：六君子汤（《医学正传》）加减。

方解：方中人参、茯苓、炒白术、炙甘草健脾补气为主；陈皮、半夏理气化痰；生姜、大枣调和营卫。

加减：如汗多肢厥甚者，可加附子、黄芪温阳固表；如心悸不宁，可加熟地、丹参、远志、酸枣仁等，以养血宁神。

4. 血厥

（1）实证

证候表现：突然昏厥，不省人事，牙关紧闭，面赤唇紫，舌红苔薄，脉多沉弦。

证候分析：多由肝气上逆，血随气升，蒙蔽清窍，因而突然昏厥，不省人事，牙关紧闭；面赤，舌红，脉沉弦皆为气逆血郁之象。

治法：活血顺气，救逆止厥。

方剂：通瘀煎（《景岳全书》）加减。

方解：方中当归尾、红花、山楂活血散瘀通窍；青皮、木香、香附芳香行气开窍。

加减：神志不醒者加石菖蒲、郁金以通窍启闭，促其神清；四肢不温者加桂枝以温经回厥；醒后如眩晕头痛，属于肝阳未平，可加用菊花、川牛膝、川芎、赤芍、生石决明、钩藤等以平肝亢。

（2）虚证

证候表现：突然晕厥，面色苍白，四肢震颤而冷，舌淡苔白，脉细无力。

证候分析：由于失血过多，血虚不能上荣，故突然晕厥，面色苍白；营气内衰，气血不能达于四末，筋失所养，则四肢震颤而冷；舌淡，脉细无力，为血去过多，正气耗伤之象。严重时元气虚衰，可出现汗出口张等血脱危殆之候。

治法：补益气血，救逆止厥。

方剂：人参养荣汤（《太平惠民和剂局方》）加减。

方解：气有生血之功，血无益气之理，故方中黄芪、人参、白术、炙甘草、茯苓等大补元气；当归、白芍、熟地、五味子等滋阴补血。

加减：舌红苔剥，脉细数者可加麦冬、玉竹滋补阴液。

5. 痰厥

证候表现：忽然气闷痰鸣，不省人事，呕吐涎沫，四肢厥冷，舌苔厚腻，脉多沉滑。

证候分析：平素脾虚湿盛，痰浊内壅，复因外邪化热或恼怒气逆，痰随气升，上闭清窍，则忽然气闷而厥，不省人事；痰阻气道，故喉间痰鸣或呕吐痰涎；舌苔厚腻，脉沉滑，是痰浊内蕴之象。

治法：豁痰开窍，救逆止厥。

方剂：导痰汤（《校注妇人良方》）加减。

方解：方中半夏、陈皮、茯苓、炙甘草健脾化痰；胆南星、枳实豁痰顺气开窍。

加减：痰壅气盛者可加用白芥子、苏子、莱菔子以化痰降气；如窍闭不醒者可加石菖蒲、郁金以开窍涤痰；如舌苔黄腻，口干尿黄，痰热内蕴者可加山栀子、黄芩之类以清化热痰。

四、其他疗法

1. 中成药

（1）理中丸　温中散寒回厥，适用于寒厥证。早晚各服 1 丸，温开水化服。

（2）栀子金花丸　清热解毒，适用于热深厥深之证。早晚各 3g，温开水送服。

（3）抱龙丸　化痰镇惊，通窍安神，适用于小儿痰热内壅，昏睡惊惕，四肢厥逆之实证。早晚各服 1 丸，温开水化服。

2. 针灸疗法

（1）针刺　①昏迷不醒者：取百会、人中、涌泉穴，强刺激手法。②实证：取人中、内关、少冲、中冲、涌泉，强刺激手法。③虚证：取百会、涌泉、关元、气海、足三里、合谷，针刺 20 分钟，针后加灸。

（2）耳针　取皮质下、肾上腺、内分泌、交感、心、肺。

（3）电针　取足三里、涌泉。

（4）艾灸法　灸神厥、气海、关元各 20 壮。先用鲜薄生姜片放穴位上，再将艾绒搓成拇指头大小，上尖下大，平置于姜片上，待燃成灰烬再换。如无鲜生姜垫艾，可用精装细盐铺盖于穴位上作艾垫。也可用葱根作艾垫，灸至脉搏恢复，手足温暖即暂停。适用于寒厥之证。

【预防与调护】

一、预防

1. 根据"四季脾旺不受邪"的原理，平时注意调节饮食，增强脾胃运化功能，提高抗病能力，预防各种疾病的发生。

2. 谨避风寒，随时注意气候变化，增减衣服。

3. 小儿神怯气弱，注意避免惊恐，少去危险、刺激场所。

4. 防止气道堵塞，尤其要注意蛔虫上窜及呕吐物引起的窒息。

5. 预防褥疮，受压部位每日用 30% ~50% 的酒精按摩 2 次。

二、调护

1. 保持室内安静，室内应保持一定的温度和湿度。

2. 可取平卧位，头部稍垫高，两下肢稍抬高，注意变换体位。

3. 注意保持呼吸道通畅，注意清除呼吸道的分泌物，防止堵塞气道。

4. 注意皮肤清洁。

【古籍选录】

[1]《灵枢·五乱》云："乱于臂胫，则为四厥；乱于头，则为厥逆，头重眩仆。"

[2]《丹溪心法·厥》云："厥，逆也，手足因气血逆而冷也。因气虚为主，有因血虚。气虚脉细，血虚脉大，热厥脉数，外感脉沉实，有痰脉弦。"

[3]《景岳全书·厥逆》云："逆者，四肢不温，或甚至于冷也。四肢为诸阳之本，故常宜和暖，若至厥逆，则其阳虚可知。如指尖微寒者，亦阳气衰也。足心冷者，乃阴邪胜也。其有疮头焦黑，烦渴闷顿，大便热结而厥逆者，此阳毒内陷，火极似水，所谓热深厥亦深也。"

[4]《证治汇补·厥》云："世以卒然昏冒、不省人事为厥，方书以手足厥冷为厥。厥者，气逆也。凡移热移寒，或伏热深而战栗，或虚寒甚而发躁，皆谓之厥，不独手足厥冷而已也。"

第四节　脱　证

脱证是因邪毒侵扰，脏腑败伤，气血受损，阴阳互不维系而致，以突然汗出，目合口开，二便自遗，甚则神昏为主要临床表现的急危病证。

《难经》中即有脱阴、脱阳的记载，如《第二十难》云："脱阴者目盲也……脱阳者，视其暗中见鬼。"脱阴是指肝肾阴精过度损耗，可致视力严重减弱或丧失，可见于急性热病后期、慢性发热及虚损等。脱阳者是指阴寒内盛，阳气耗伤太过，以致神气不藏，而出现幻觉幻视、神志异常、呢喃乱语或大汗淋漓等症状，有虚脱倾向的病变。《金匮要略·血痹虚劳脉证并治》有"脉沉小迟，名脱气，其人疾行则喘喝，手足逆寒，腹满，甚则溏泄，食不化也"的记载，是指虚劳病出现阳气虚衰的证候。后世医家对脱证做了进一步的发挥，既有上脱、下脱、阴脱、阳脱、气脱、血脱、精脱等证之分，也有暴脱、外脱之别，有的由于久病，元气耗伤，精气逐渐消亡，阴阳上下相离，导致虚衰而脱；有的则来势凶猛，能使精气急骤耗损，迅即导致阴阳离决。故《灵枢·通天论》云："阴阳皆脱者，暴死不知人也。"指出脱证往往产生严重的不良后果。此外，有用"脱"来定病名的，如脱肛、脱疽、脱囊等，不属本证的讨论范围。

本病相当于现代医学的休克和循环衰竭。

【病因病机】

一、病因

多见小儿暴吐暴泻，或大失血等阴液大伤之后；或久病、重病，耗伤阳气，突然出现阴损及阳，或阳气虚脱之危重证候。

二、病机

1. 基本病机 阳气虚脱。

2. 常证病机

（1）营阴耗伤，阳无以附 小儿大吐大泻，气衰津伤；或大失血之后，精血消亡，营阴大量丢失，则阳无以附而外越，阴阳失守，因而形成阴竭阳脱的病理变化。

（2）邪气过盛，正气内溃 可发生于时行疾病的重证，或热性病的极期，往往因邪盛正虚，正不胜邪，一旦正气内溃，阳气突然脱失，导致周身衰竭，因而骤然产生虚脱。

（3）闭证、厥证发展转变形成 闭、厥、脱三者的病理变化，有着极其密切的内在联系。在临床上都有神志改变，或昏迷、四肢发凉的现象，均属危重之证。一般来讲，闭证属实，脱证属虚，厥证则有虚有实。"邪气盛则实，精气夺则虚"，脏腑虚实的转变，是根据邪正消长的条件来决定的。闭、厥、脱三者之间的转变，也是依据正气溃败的程度而转移的。寒厥与热厥相比，寒厥属虚，在正气不支的情况下即可发展成为脱证；热厥属于实证，在邪毒炽盛，正气未衰的情况下，则可发展成为闭证，出现昏迷窍闭，若正气衰竭，则可由实转虚成为厥脱。闭证的病机属于邪毒嚣张，蒙蔽清窍，如果一旦正气耗尽，阴阳气血衰竭，即可由闭转脱，加速死亡。因此，小儿脱证也可由厥证、闭证进一步转变而成。

【临床表现】

冷汗淋漓或汗出如油，四肢厥冷，二便自遗，目合口开，脉微细欲绝。

【诊断与鉴别诊断】

一、诊断要点

1. 起病急骤，每见于久病体虚，亡血脱液，暴吐暴泻，热毒内陷，严重烧伤者等。

2. 神情淡漠或烦躁，面色苍白或灰白，大汗出，语声低微，四肢不温，舌淡苔白，脉微细欲绝。

二、鉴别诊断

1. 神昏 神昏以神志不清为特征，可突然出现，常在慢性疾病过程中渐次出现；脱证多见于内科杂病危重阶段，发病前可有头昏、恶心、呕吐、心慌、气急、肢麻、偏瘫、尿少、浮肿等症状。

2. 厥证 厥证以突然昏仆，不省人事，四肢厥冷，面色苍白，但短期内可逐渐苏醒为特征，实证居多。脱证常有大汗淋漓，目合口开，二便失禁，脉微或伏，不一定有昏仆、四肢厥冷。此外，厥脱二证可同时出现。

3. 闭证 脱证以突然大汗、四肢发冷、二便自遗、脉微欲绝等为特征。但是"大实有羸状，至虚有盛候"，临床上应仔细审察，不得将脱证误为闭证，闭证也不能误为脱证，两者虚实不同，性质各异，前人早有"误补益疾，反泻含冤"之戒。脱证与闭证的鉴别如下（见表5）。

表5 闭证与脱证的鉴别

鉴别要点	闭证	脱证
意识	不省人事	神志淡漠
精神	烦躁闷乱	萎靡不振
面色	潮红或青紫	发灰
口齿	牙关紧闭	一般多见张口
舌苔	苔黄质绛	苔白质淡
体温	升高	降低
脉象	滑数有力或伏	微细欲绝
呼吸	气粗急促	气息微弱，似断似续
四肢	握拳或痉厥	撒开或蠕动
汗液	少或无汗	汗多黏冷
指纹	紫或青紫	淡或不显

【辨证论治】

一、辨证要点

1. 辨暴脱与外脱 凡大汗、大吐、大泻、大失血或中风等阴津急骤耗损导致阴阳离决者称为"暴脱"。若久病元气虚损，精神萎靡，表情淡漠，面色灰白，四肢厥冷，精气逐渐消亡，突然大汗，汗出不温，或汗出如珠，脉细微欲绝，严重的可以出现目合口开、手撒尿遗等精气外泄之特征者，则为"外脱"。

2. 辨亡阴与亡阳 《医学源流·亡阴亡阳论》云："其亡阴亡阳之辨法如何？亡阴之

汗，身畏热手足温，肌热汗亦热而味咸，口渴喜冷饮，气粗脉洪实，此其验也。亡阳之汗，身反恶寒，手足冷，肌冷汗冷而味淡微黏，口不渴而喜热饮，气微脉浮数而空，此其验也。"亡阴、亡阳比较如表6。

表6　阴脱与阳脱的比较

	亡阴（阴脱）	亡阳（阳脱）
病因	津伤之极	气脱之极
主症	发热烦躁，汗出颧稍红，气促，口渴，喜冷饮，手足冷而手心热，舌质红，苔黄而少，脉细数无力	无热萎靡，汗出如油，面苍白，气息微弱，口不渴，喜热饮，四肢厥冷，手足厥逆，舌质淡，苔白而润，脉细微欲绝
治则	滋阴增液，益气固脱	回阳益气，救逆固脱
方剂	生脉散	参附龙牡汤

二、治疗原则

1. 基本治则　益气固脱。

2. 具体治法　本病在临床辨证方面，必须首先分清虚实，判断阴阳。亡阳者宜回阳益气，救逆固脱；亡阴者宜滋阴增液，益气固脱。

三、分证论治

1. 阴液暴脱

证候表现：发热烦躁，两颧稍红，气粗，渴喜冷饮，手足稍冷而手足心热，汗出，舌质红赤，苔黄或少苔，脉细数无力。

证候分析：阴虚液脱又名"阴脱"或称"亡阴"。由于大吐大泻，高热大汗或大出血后以致津液大伤，故发热，口渴喜冷饮，汗出，手足心热；真阴虚竭于下，孤阳不守，故阴脱而肢厥，大汗出；舌质红赤，苔黄或少苔，脉细数无力亦为阴液大伤之象。

治法：滋阴养液，益气固脱。

方剂：人参养荣汤（《太平惠民和剂局方》）加减。

方解：方中人参、茯苓、炒白术、炙甘草、黄芪大补元气；当归、白芍、熟地养血滋阴；五味子合参、芪敛汗固表；远志、陈皮理气化痰宁神。

加减：汗多加龙骨、牡蛎潜阳敛阴；口渴甚加玄参、石斛养阴增液。

2. 阳气暴脱

证候表现：畏寒，身热不扬，面色苍白，唇色淡白，口鼻气冷，呼吸气微，囟门、目眶凹陷，睡则露睛，四肢厥冷，或有冷汗如珠，汗出如油，甚或二便失禁，神昏，舌质色淡，舌苔白润，脉沉细无力。

证候分析：阳气暴脱，又名"阳脱"或称"亡阳"，系虚寒之极，或气脱之甚者。由于患者体质素虚，正气大亏，虚极而阳脱，故出现身热不扬，畏寒，面唇苍白，口鼻气冷，四肢厥冷等症；阳气衰微不能固摄，则汗出如油，冷汗如珠；肌肤皱瘪，目凹神疲，睡则露睛，二便失禁，神昏等皆属元气衰微，阴阳两伤，阴阳离决之危象；舌质色淡，舌苔白润，脉沉细无力为阳气大亏之候。

治法：回阳救逆，益气固脱。

方剂：参附龙牡救逆汤（《正体类要》）加减。

方解：本方力专效速，运用时附子用量应大于人参，因阳脱乃虚寒之极，元气衰弱，阳也随之而亡，独参犹恐不及，必合气雄性烈之附子，方克有济；龙骨、牡蛎潜镇，收摄虚阳浮越。

加减：汗多者加黄芪、炒白术实腠固卫；四肢厥冷甚者可加肉桂温建中阳；因吐泻引起者可加乌梅、炮姜炭生津止泻。

3. 阴阳两脱

证候表现：神昏，或高热起伏，或额面苍白，汗出淋漓，四肢欠温，舌红而干，脉细数无力。

证候分析：久病真阴耗损，或暴病气阴两伤，阴竭阳微，致使阴血不能输布，脏腑失养，清窍失灵，出现阴阳两脱之证，实为阴脱与阳脱的混合，一方面表现出神昏，面色灰白或苍白，汗出身冷的阳脱证候；一方面又表现身热起伏不定，口燥咽干，肌肤干皱，尿少或无尿，舌红面干或光如镜面，脉细而数的阴脱征象，此为正不胜邪，阴阳告竭的征兆。

治法：阴阳双补，益气固脱。

方剂：参附汤（《校注妇人良方》）合生脉散（《医学启源》）或地黄饮子（《宣明论方》）加减。

方解：方中人参、附子大补元气，回阳救逆；麦冬、五味子酸甘养阴、敛阴；地黄饮子方中熟地、山茱萸、五味子填补真阴，石斛、麦冬滋阴增液，石菖蒲、远志豁痰开窍，佐以桂、附引火归原，以防骤脱生变。

加减：病久虚弱，汗多者加黄芪、白术益气敛汗；气虚阳脱甚者将人参改为红参另煎兑服，因其挽救阳脱之力较强；面色晦暗，唇甲发绀，四肢厥冷，汗出，舌质紫暗或有瘀斑瘀点，脉细涩者，可加用生化汤，方中当归、川芎、桃仁、炮姜、炙甘草可以通脉和营，活血化瘀。

4. 虚脱变证

证候表现：多有神昏，四肢厥逆，面色苍白，大汗，伴有惊厥、气促等，脉细数无力。

证候分析：在小儿疾病过程中，可因邪气亢盛，正气已衰，同时出现闭证和脱证；或者部分闭证中同时出现昏迷肢厥、汗出等虚脱征象；或脱证经及时回阳救逆后，阳回脱固，正气渐复，邪正相争加剧，在外脱的基础上又出现内闭征象，如昏迷、惊厥、呼吸急促等，称为"内闭外脱"，在脱证中则为"虚脱变证"，虽然病理变化复杂，但仍由邪正消长的因素所决定。

治法：回阳开闭，益气固脱。

方剂：参附龙牡汤（《正体类要》）合安宫牛黄丸（《温病条辨》）加减。

方解：参附龙牡汤大补元气，回阳固脱；安宫牛黄丸清心开窍。

加减：痰重者予豁痰开窍，可用菖蒲郁金汤加丹参、远志，并参照闭证进行辨治；回阳固脱可酌用四逆汤加减；气阴两补可用生脉散加味；伴有抽搐、惊厥，可用羚羊钩藤汤凉肝息风，或用大定风珠滋阴息风，并参照惊风进行辨证治疗。

四、其他疗法

1. 中成药　清开灵注射液：开窍化痰醒神，在阴脱或阴阳两脱及虚脱变证时可酌情应用。

2. 针灸疗法

（1）针刺　①阴脱：取人中、足三里、涌泉、三阴交、阴陵泉，针20分钟后加灸。②阳脱：取天枢、关元、气海、足三里、内关，温针加灸。

（2）耳针　取心、肾上腺等穴。

【预防与调护】

一、预防

1. 增强体质，防止病邪的侵入。

2. 早诊断，早治疗，防止病邪内传深陷。

二、调护

1. 保持室内安静及空气流通。

2. 注意四肢保暖，覆盖轻软织物，防止肢体受压影响气血流通。

3. 密切观察病情变化，如脉象是否沉伏、呼吸是否均匀、血压升降情况、汗量多少、尿量多少，以测知病情进退。

【古籍选录】

［1］《灵枢·决气》云："精脱者，耳聋；气脱者，目不明；津脱者，腠理开，汗大泄；液脱者，骨属屈伸不利，色夭，脑髓消，胫酸，耳数鸣；血脱者，色白，夭然不泽，其脉空虚，此其候也。"

［2］《灵枢·血络论》云："阴阳之气，其新相得而未合和，因而泻之，则阴阳俱脱，表里相离，故脱色而苍苍然，刺之血出多，色不变而烦悗者，刺络而虚经。虚经之属于阴者，阴脱故烦悗。"

［3］《景岳全书·杂证谟·厥逆》云："血脱者，如大崩大吐或产，血尽脱，则气亦

随之而脱，故致卒仆暴死。气并为血虚，血并为气虚，此阴阳之偏败也，今其气血并走于上。"

［4］《张氏医通·脱》云："上下俱脱者，良由上盛下虚，精华外脱，其必食肥甘，好酒色，而体肥痰盛，往往类中之虞……颠仆遗尿，喘鸣大汗者，此上下俱脱也。"

［5］《类证治裁·脱证》云："喘促不续，汗多亡阳，神气乱，魂魄离，即脱阳也……血崩不止，大下亡阴……即阴脱也。"

□ 第十三章 □

新生儿疾病

第一节 胎 黄

胎黄是指婴儿出生后，皮肤、面目及尿液出现黄色为特征的一种病证，因与胎禀有关，故称"胎黄"或"胎疸"。胎黄有生理性、病理性之分。生理性胎黄不需要治疗，病理性胎黄轻者预后较好，重者预后较差，遗留后遗症，甚则危及生命。

胎黄首见于《诸病源候论·胎疸候》，曰："小儿在胎，其母脏气有热，熏蒸于胎，致生下小儿体皆黄，谓之胎疸也。"指出了发黄的原因与孕母的体质、胎热及湿热等因素有关。

【病因病机】

一、病因

多种病因可引起胎黄，常见的有湿热熏蒸、寒湿阻滞、瘀积发黄、感受邪毒。

二、病机

1. 基本病机 肝胆郁结。

2. 常证病机 胎黄的出现主要与湿邪密切相关。无论是湿热还是寒湿内蕴，或外感邪毒，或肝胆经络不畅，凡影响肝胆正常疏泄，肝胆郁结，导致胆汁外溢，皆可发生胎黄。

（1）湿热熏蒸 由于孕母内蕴湿热，传与胎儿所致。小儿脏腑娇嫩，形气未充，感受湿热之邪未能疏化，蕴结脾胃，阻滞气机，脾不健运，肝失疏泄，胆汁外溢而致面目、皮肤发黄之症。湿与热交蒸，阳明热盛，热为阳邪，故黄色鲜明，属阳黄。

（2）寒湿阻滞　多由于婴儿禀赋不足，脾阳本虚或孕母内蕴之湿内传胎儿；或生后为湿邪所侵；或因阳黄失于治疗，迁延日久，脾阳受困，气机不畅，胆汁外溢，发为胎黄。寒湿为阴邪，故黄色晦暗，属阴黄之候。

（3）瘀积发黄　多由小儿禀赋虚弱，湿热内阻，气机不畅，肝胆疏泄失常，气血瘀滞，胆汁瘀积发黄。其黄色深而暗，肚腹胀满，胁肋下有积聚痞块，腹壁青筋暴露，属阴黄范畴。此外，还可由于先天缺陷，胆道不通或阻塞，胆汁不能循经疏泄，瘀积于里，横溢肌肤，导致胎黄。

（4）感受邪毒　小儿脏腑娇嫩，卫外不固，极易感受邪毒。在胎内或产后，邪毒或由皮肤黏膜，或由脐部入侵，感邪之后迅速蔓延，内蕴肝胆，外泄肌肤，或直入营血，耗血动血。若热毒炽盛，内陷厥阴，则猝然发黄，伴神昏抽搐等急黄危重证候。

（5）变证病机　热毒炽盛，黄疸可迅速加深。如湿热化火，邪陷厥阴，则会出现神昏、抽搐之险象。若正气不支，气阳虚衰，可成虚脱危证，易致死亡。

【临床表现】

婴儿出生后，皮肤、面目、小便呈现黄色，有生理性、病理性之分。

1. 生理性胎黄　大部分婴儿出生后 2~3 天出现黄疸，4~6 天最重，足月儿出生后 10~14 天消退，早产儿延迟至 21~28 天消退。食欲良好，睡眠正常，不伴有其他临床症状。

2. 病理性胎黄　黄疸出现时间或早或迟，发展快，程度较重，或持续时间长，或退而复现。伴有精神倦怠，嗜睡，或睡眠不安，不欲吮乳，大便或呈灰白色。

【诊断与鉴别诊断】

一、诊断要点

1. 病史　有不顺产史，临产前有感染用药史、输血史、家族史。

2. 典型的临床表现　皮肤、面目、小便呈现黄色。

3. 实验室检查　①血清胆红素、黄疸指数显著增高。②尿胆红素阳性，尿胆原试验阳性或阴性。③母子血型测定，检测 ABO 或 Rh 血型不合引起的溶血性黄疸。④肝炎综合征应做肝炎相关抗原抗体检查。

二、鉴别诊断

1. 生理性胎黄和病理性胎黄

（1）生理性胎黄　生后 2~3 天出现，4~5 天达高峰，5~7 天消退，最迟不超过 2 周；早产儿黄疸多于生后 3~5 天出现，5~7 天达高峰，7~9 天消退，最长可延迟到 3~4 周；每日血清胆红素升高 <85μmol/L（5mg/dl）。一般情况良好，不伴其他临床症状。

（2）病理性胎黄 生后 24 小时内即可出现，黄疸持续时间足月儿超过 2 周，早产儿超过 4 周，或者黄疸退后复现，每日血清胆红素升高 >85μmol/L（5mg/dl），足月儿血清总胆红素超过 221μmol/L（12.9mg/dl），早产儿超过 257μmol/L（15mg/dl）。足月儿血清总胆红素超过 342～427.5μmol/L（20～25mg/dl）时发生胆红素脑病（核黄疸）的几率逐渐增加。本病损害中枢神经系统，易危及生命或遗留脑瘫、抽搐、智障等后遗症。

2. 溶血性黄疸 生后 24 小时即出现黄疸，并迅速加重，可有贫血及肝脾肿大，重者可见水肿及心力衰竭。严重者合并胆红素脑病，早产儿更易发生。见于 ABO 血型不合和 Rh 血型不合溶血病、葡萄糖－6－磷酸脱氢酶缺乏症、遗传性球形红细胞增多症、地中海贫血等。

3. 阻塞性黄疸 黄疸持续不退，大便呈陶土色，肝脾肿大。见于先天性胆道闭锁、先天性胆总管囊肿、胆汁黏稠综合征等。

4. 肝细胞性黄疸 由于肝细胞受到损害，对胆红素的摄取、结合、运转、排泄均不良，起病相对缓慢，可有厌食、体重不增等表现，肝脏轻度或中度肿大。见于各种病毒感染引起的肝炎，如乙型肝炎病毒、巨细胞病毒、EB 病毒、风疹病毒、柯萨奇病毒等；感染中毒性肝炎；半乳糖血症等。

【辨证论治】

一、辨证要点

1. 辨生理性和病理性黄疸 从黄疸出现时间、持续时间、消退时间、黄疸程度、伴随症状等方面进行分析。

2. 辨阴阳

（1）阳黄 若病程短，黄疸色泽鲜明，尿黄，烦躁多啼，口渴喜饮，舌红苔黄腻者，辨为阳黄，证属湿热。

（2）阴黄 若黄疸色泽晦暗，日久不退，精神萎靡，四肢欠温，大便溏薄，舌淡苔腻者，为阴黄，证属寒湿。

3. 辨虚实

（1）虚证 寒湿阻滞者多病程较长，为脾阳虚弱，属虚证。

（2）实证 湿热郁蒸所致者，病程较短，为实证；瘀积发黄者，黄疸逐渐加深，伴肚腹胀满，腹壁青筋显露，属虚中夹实之证。

4. 辨胎黄动风和胎黄虚脱

（1）胎黄动风 起病急骤，黄疸急剧加重，伴神昏抽搐，为胎黄动风证。

（2）胎黄虚脱 若黄疸迅速加深，伴四肢厥冷，神昏气促，脉微欲绝，为胎黄虚脱证，皆为胎黄变证。

二、治疗原则

1. 基本原则 利胆退黄。

2. 具体治法 生理性黄疸能自行消退，不需治疗。病理性黄疸的治疗，根据阳黄与阴黄的不同，分别予以清热利湿退黄和温中化湿退黄，瘀积发黄以化瘀消积为主。胎黄动风治以平肝息风，胎黄虚脱急予回阳固脱。由于初生儿脾胃薄弱，故治疗过程中尚须顾护后天脾胃之气，不可过用久用苦寒之剂，以防苦寒败胃，克伐正气。

3. 刘弼臣教授治疗胎黄的临床经验 刘弼臣教授认为"阳黄"的治疗大法以清热利湿为主。用药以黄柏为主，伍以栀子、茵陈。另外，治疗黄疸热郁，必须注意通利小便，适当伍以猪苓、茯苓、泽泻、车前子等渗湿之药，是非常重要的一环。

三、分证论治

（一）常证

1. 湿热郁蒸

证候表现：面目皮肤发黄，色泽鲜明如橘，哭声响亮，不欲吮乳，口渴唇干，或有发热，大便秘结，小便深黄，舌质红，苔黄腻。

证候分析：此为阳黄证，为湿热蕴阻脾胃，肝胆疏泄失常所致。起病急，全身症状及舌象均表现出湿热之象是其特征。新生儿溶血性黄疸、肝细胞性黄疸多表现为此证型。本证重证易发生黄疸动风证和黄疸虚脱证之变证。

治法：清热祛湿，利胆退黄。

方剂：茵陈蒿汤（《伤寒论》）加减。

方解：方中茵陈为君，清利湿热，退黄疸；栀子为臣，通利三焦，导湿热下行，引湿热从小便而下；大黄为佐，泻热逐瘀，通利大便。三药合用，共奏清热利湿，利胆退黄功效，为治疗湿热黄疸的要方。

加减：热重加黄芩、金钱草清热泻火；湿重酌加茯苓、滑石、泽泻、车前子利水化湿；呕吐加半夏、竹茹和中止呕；腹胀加厚朴、枳实行气消痞。

2. 寒湿阻滞

证候表现：面目皮肤发黄，色泽晦暗，持久不退，精神萎靡，四肢欠温，纳呆，大便溏薄色灰白，小便短少，舌质淡，苔白腻。

证候分析：本证多由孕母体弱多病，气血素亏，胎儿禀赋不足而致，脾阳虚弱，湿自内生或湿从寒化所致；或因湿热熏蒸日久不愈转化而成。起病缓，病程长，预后较差。临床表现为阴黄，虚寒之象明显。

治法：温中化湿，利胆退黄。

方剂：茵陈理中汤（《张氏医通》）加减。

方解：茵陈蒿利湿退黄为君药；干姜、白术、甘草温中燥湿，党参益气健脾，均为臣药。

加减：寒盛加附片温阳；湿盛加茯苓、薏苡仁健脾渗湿；肝脾肿大，络脉瘀阻加三棱、莪术活血化瘀；食少纳呆加神曲、砂仁行气醒脾；大便溏薄加白术、山药；四肢不温加桂枝。

3. 瘀积发黄

证候表现：面目皮肤发黄，颜色逐渐加深且晦暗无华，右胁下痞块质硬，肚腹膨胀，青筋显露，或见瘀斑、衄血，唇色暗红，舌见瘀点，苔黄，指纹青紫。

证候分析：此证病程较长，逐渐加重。多由湿热阻遏气机，或先天胆道阻滞，气滞血瘀而致。湿瘀交阻，肝胆疏泄不畅，故黄色深而暗；瘀血内阻，血不循经而妄行，故见衄血、瘀斑。辨证关键除皮肤黄疸色泽晦暗外，还具备有形瘀积的特征表现。

治法：化瘀消积，利胆退黄。

方剂：血府逐瘀汤（《医林改错》）加减。

方解：本方由桃红四物汤合四逆散加桔梗、牛膝而成。桃红四物汤活血化瘀而养血；四逆散行气和血而疏肝；桔梗开肺气，载药上行，合枳壳升降上焦之气；牛膝通利血脉，引血下行。诸药合用，气行血活，瘀化热消，肝郁亦解。

加减：瘀血明显，加红花、赤芍、丹参活血化瘀；大便干结加大黄通腑；皮肤瘀斑、便血加牡丹皮、仙鹤草活血止血；腹胀加木香、香橼皮理气；胁下痞块质硬加穿山甲、水蛭活血化瘀。

（二）变证

1. 胎黄动风

证候表现：黄疸迅速加重，嗜睡，神昏，抽搐，舌质红，苔黄腻。

证候分析：此证为肝胆热盛，内陷厥阴而致。病情危重，来势急骤，极低出生体重儿容易发生此证。临床以面目深黄，伴神昏、抽搐为主症。

治法：平肝息风，利胆退黄。

方剂：羚角钩藤汤（《通俗伤寒论》）加减。

方解：羚羊角、钩藤为君，凉肝息风，清热解痉；桑叶、菊花为臣，加强息风之效；白芍、生地养阴增液以柔肝舒筋；贝母、竹茹清热化痰；茯神平肝宁心安神；生甘草调和诸药。

加减：神昏，加天麻平肝息风；黄疸湿重，加茵陈、生大黄、车前子利湿退黄；热重，加石决明、川牛膝、僵蚕、栀子、黄芩清热镇惊。

2. 胎黄虚脱

证候表现：黄疸迅速加重，伴面色苍黄，浮肿，气促，神昏，四肢厥冷，胸腹欠温，舌淡苔白。

证候分析：本证为黄疸危证，邪盛正衰，正不胜邪，出现阳气暴脱。关键在于阳气虚衰，而不是邪气亢盛。临床表现为阳气虚衰欲脱的危候。

治法：温阳固脱，利胆退黄。

方药：参附汤（《正体类要》）合生脉散（《内外伤辨惑论》）加减。

方解：参附汤回阳固脱；生脉散益气生津，敛阴止汗。

加减：可加茵陈、金钱草利胆退黄。

四、其他疗法

1. 中成药

（1）茵陈五苓丸　清热利湿，健脾消肿。用于黄疸湿热郁蒸证。每次 3g，每日 1～2 次。

（2）茵栀黄口服液　清热解毒，利湿退黄。用于黄疸湿热郁蒸证。每次 2～3mL，每日 2～3 次。

2. 外治法

（1）中药外洗　黄柏 30g，煎水去渣，水温适宜时，让患儿浸浴，反复擦洗 10 分钟，每日 1～2 次。

（2）中药灌肠　茵陈 20g，栀子 10g，大黄 2g，生甘草 3g。煎汤 20mL，保留灌肠。每日或隔日 1 次。

3. 推拿疗法　胆红素脑病后遗症见肢体瘫痪，肌肉萎缩者，可用推拿疗法，每日或隔日 1 次。方法：在瘫痪肢体上以擦法来回擦 5～10 分钟，按揉松弛关节 3～5 分钟，局部可用搓法搓热，并在相应的脊柱部位搓擦 5～10 分钟。

4. 针灸疗法　胆红素脑病后遗症患儿可配合针刺疗法，每日 1 次，补法为主，捻转提插后不留针。3 个月为 1 个疗程。取穴如下：智力低下，取百会、风池、四神聪、通里；语言障碍，取哑门、廉泉、涌泉、神门；上肢瘫痪，取肩髃、曲池、外关、合谷；下肢瘫痪，取环跳、足三里、解溪、昆仑；肘关节拘急，取手三里、支正；指关节屈伸不利，取合谷透后溪；手足抽动，取大椎、间使、手三里、阳陵泉。

【预防与调护】

一、预防

1. 妊娠期注意饮食卫生，忌酒和辛热之品。不可滥用药物。如孕母有肝炎病史，或曾产育病理性黄疸婴儿者，产前宜测定血中抗体及其动态变化，并采取相应预防性服药措施。

2. 注意保护新生儿脐部、臀部和皮肤，避免损伤，防止感染。

二、调护

1. 婴儿出生后密切观察皮肤颜色的变化，及时了解黄疸的出现时间及消退时间。

2. 新生儿注意保暖，早期开奶。

3. 注意观察胎黄患儿的全身证候，有无精神萎靡、嗜睡、吸吮困难、惊惕不安、两目直视、四肢强直或抽搐，以便对重症患儿及早发现和治疗。

【古籍选录】

[1]《诸病源候论·胎疸候》云："小儿在胎，其母脏气有热，熏蒸于胎，致生下小儿体皆黄，谓之胎疸也。"

[2]《临证指南医案·疸》云："阴黄之作，湿从寒水，脾阳不能化热，胆液为湿所阻，渍于脾，浸淫肌肉，溢于皮肤，色如熏黄。"

[3]《张氏医通·黄疸》云："诸黄虽多湿热，然经脉久病，不无瘀血阻滞也。"

[4]《幼科全书·胎疾》云："凡小儿生下遍身面目皆黄，状如金色，身上壮热，大便不通，小便如栀子汁，乳食不思，此胎黄也。因孕母受热而传于胎，以地黄汤治之。"

[5]《婴童百问·黄疸》云："又有初生而面身黄者，胎疸也。诸疸皆热，色深黄者是也。若淡黄兼白者，胃怯不和也。茵陈汤、栀子柏皮汤、犀黄散、连翘赤小豆汤主之。通治黄疸，茵陈五苓散尤为稳也。"

[6]《幼幼集成·胎病论》云："胎黄者，儿生下面目浑身皆如黄色，或目闭，身上壮热，大便不通，小便如栀子汁。皮肤生疮，不思乳食，啼哭不止，此胎中受湿热也。宜茵陈地黄汤，母子同服，以黄退为度。"

第二节　硬肿症

硬肿症是新生儿期的一种特有疾病，因先天禀赋不足、后天遇寒发病，临床以全身或局部皮肤肌肉发凉发硬、体温不升、兼有水肿为特征，常见于出生1周以内的新生儿。其中早产、体弱及合并感染的婴儿易罹患，寒冷地区和季节发病率高。若硬肿面积大，全身症状重，有感染、肺出血者，预后较差，死亡率高。

本病属中医古籍中的"胎寒""五硬""血瘀"等范畴。《保婴撮要》中描述为："五硬者，仰头取气，难以动摇，气壅作痛，连于胸膈，脚手心冷而硬。此阳气不营于四末也。经曰：脾主四肢。又曰：脾主诸阴。今手、足冷而硬者，独阴无阳也。"陈复正在《幼幼集成》中明确指出，五硬即手硬、脚硬、腰硬、肉硬、颈硬。临床上硬肿症初起局部发病，逐渐涉及其他部位。治疗上古代医家多以温阳救逆、活血化瘀为原则。

【病因病机】

一、病因

本病发生有内外两种因素。内因为先天不足，气血未充，元阳不振，这在早产儿、低体重儿中尤为明显。外因为护理、保暖不当，感受外邪而发病。感邪以寒邪为主。

二、病机

1. 基本病机　寒凝经脉。

2. 常证病机　寒为阴邪，最易伤及人的阳气，寒邪直中脏腑，伤及脾肾之阳气，阳气不能温煦肌肤四末，故身冷肢厥，体温不升。脾阳不振，运化失调，水湿停滞则水肿。寒凝则气滞血凝，故肌肤僵硬，颜色紫暗，口唇肢端发青。

3. 变证病机 严重血瘀者可导致血不循经而外溢，而出现肺出血。阳气极衰，正气不支可见气息微弱、全身冰冷、脉微欲绝的危象。

【临床表现】

主要发生在寒冷季节或重症感染时。多于出生后1周内发病，早产儿多见。低体温和皮肤硬肿是本病的主要表现。

1. 一般表现 反应低下，吮乳差或拒乳，哭声低弱或不哭，活动减少，也可出现呼吸暂停等。

2. 低体温 新生儿低体温指体温<35℃。轻症为30℃～35℃，重症<30℃，可出现四肢甚至全身冰冷。低体温时常伴有心率减慢。

3. 皮肤硬肿 皮肤紧贴皮下组织，不能移动，按之似橡皮样感，呈暗红色或青紫色。伴水肿者有指压性凹陷。硬肿常呈对称性，其发生顺序依次为：下肢→臀部→面颊→上肢→全身。硬肿面积可按头颈部20%、双上肢18%、前胸及腹部14%、背部及腰骶部14%、臀部8%及双下肢26%计算。严重硬肿可妨碍关节活动，胸部受累可致呼吸困难。

4. 多器官功能损害 重症可出现休克、DIC、急性肾功能衰竭和肺出血等多器官衰竭。

【诊断与鉴别诊断】

一、诊断要点

1. 病史 发病处于寒冷季节，有环境温度过低或保暖不当史；有严重感染史；窒息、产伤等致摄入不足或能量供给低下。

2. 典型的临床表现 低体温，皮肤硬肿。

3. 实验室检查 血白细胞总数升高或减少，中性粒细胞增高，血小板减少。由于缺氧与酸中毒，血气分析可有血 pH 降低、PaO_2 降低、$PaCO_2$ 增高。由于心肌损害，心电图可表现 Q-T 延长、低电压、T 波低平或 S-T 段下移。有 DIC 表现者，血 DIC 指标阳性。

4. 病情分度 见表7。

表7 新生儿硬肿症分度标准

程度	体温	硬肿范围	休克、肺出血、DIC	全身一般情况
轻度	>34℃	<30%	无	稍差
中度	30℃～34℃	30%～50%	无或轻	较差
重度	<30℃	>50%	有	极差

二、鉴别诊断

1. 新生儿水肿 全身或局部水肿，但不硬，皮肤不红，无体温下降。引起全身水肿的原因可有先天性心脏病、心功能不全、新生儿溶血、低蛋白血症、肾功能障碍、维生素B_1缺乏等。局部水肿有时见于产道挤压，可自愈。

2. 新生儿皮下坏疽 常有难产或使用产钳分娩史。由金黄色葡萄球菌感染所致，多发生于身体受压部位（枕、背、臀）或受损部位。病变局部皮肤发硬，略红肿，边界不清，迅速蔓延。病变中央转为软化，呈暗红色。逐渐坏死，形成溃疡，可融合成大片坏疽。

【辨证论治】

一、辨证要点

1. 辨虚实

（1）实证 以外感寒邪为主，有保温不当病史，体温下降较少，硬肿范围较小。

（2）虚证 以阳气虚衰为主，常伴胎怯，体温常不升高，硬肿范围大。

2. 辨寒瘀

（1）寒证 全身欠温，僵卧少动，肌肤硬肿。

（2）血瘀证 肌肤质硬色紫暗。

硬肿症患儿多具有寒证、瘀证的特点。

3. 辨轻重

（1）轻证 多属寒凝血涩证。

（2）重证 多为阳气虚衰证。

二、治疗原则

1. 基本原则 温阳化瘀。

2. 具体治法 阳虚者应温补脾肾，寒甚者宜散寒通阳，血瘀者宜行气活血，治疗中可采取多种途径给药，内服、外敷兼施。复温疗法必用。

三、分证论治

1. 寒凝血涩

证候表现：全身欠温，四肢发凉，反应尚可，哭声较低，肌肤硬肿，难以捏起，硬肿多局限于臀、小腿、臂、面颊等部位，色暗红、青紫，或红肿如冻伤，指纹紫滞。

证候分析：本证为轻证，多系体弱小儿中寒而致，先天不足，阳气薄弱，复感外寒。临床表现以全身寒冷、气滞血瘀为主，硬肿部位比较局限。

治法：温阳化瘀，散寒通络。

方剂：当归四逆汤（《伤寒论》）加减。

方解：方中桂枝、细辛为君，温经散寒；当归、芍药为臣，调畅气血；甘草、大枣为佐使，调和诸药。

加减：血瘀严重，加红花、川芎、桃仁、丹参活血化瘀；硬肿甚，加郁金、鸡血藤活血行瘀；虚甚，加人参、黄芪补气；寒甚，加制附子、干姜温阳散寒。

2. 阳气虚衰

证候表现：全身冰冷，僵卧少动，反应极差，气息微弱，哭声低怯，吸吮困难，面色苍白，肌肤板硬而肿，范围波及全身，皮肤暗红，尿少或无，唇舌色淡，指纹淡红不显。

证候分析：本证病情危重，多发生在早产儿、低出生体重儿。阳气虚衰，血脉瘀滞，硬肿范围大，全身症状重。

治法：温阳化瘀，益气通经。

方剂：参附汤（《正体类要》）加减。

方解：方中人参为君，大补元气；附子为臣，回阳救逆，助人参温中逐寒。

加减：肾阳衰，加鹿茸0.3g（另吞服）补肾壮阳；口吐白沫，呼吸不匀，加僵蚕、石菖蒲、胆南星化痰开窍；血瘀明显者，加桃仁、红花、赤芍活血化瘀；小便不利，加茯苓、猪苓、生姜皮利水消肿。

四、其他疗法

1. 中成药

（1）复方丹参注射液　活血化瘀。用于血瘀证，肤色紫暗。每次2mL，加入10%葡萄糖注射液20mL中静脉滴注。每日1次，7~15日为1个疗程。

（2）盐酸川芎嗪注射液　活血行气。用于血瘀证。每日6~10mg/kg，最大不超过20mg，加入10%葡萄糖注射液80~100mL中，静脉滴注。每日1次，10日为1个疗程。

（3）生脉注射液　益气养阴复脉。用于气阴亏虚证。每次5mL，加入10%葡萄糖注射液50mL中，静脉滴注，每日1次。

2. 贴敷疗法

（1）生葱30g，生姜30g，淡豆豉30g。捣碎混匀，酒炒，热敷于局部。用于寒凝血涩证。

（2）当归15g，红花15g，川芎15g，赤芍15g，透骨草15g，丁香9g，川乌7.5g，草乌7.5g，乳香7.5g，没药7.5g，肉桂6g。研末，加羊毛脂100g，凡士林900g，拌匀成膏。油膏均匀涂于纱布上，加温后，敷于患处。每日1次。用于阳气虚衰证。

3. 针灸疗法

（1）温灸　局部用艾条温灸。

（2）针刺　取关元、气海、足三里。针后加灸。

4. 推拿疗法（万花油推拿法）　万花油含红花、独活、三棱等20味药，功可消肿散瘀，舒筋活络。抚法、摩法、搓法可理气和中，舒筋活血，散寒化瘀，兴奋皮肤末梢神经，扩张毛细血管，使血液向周身回流，改善皮肤温度。其中，双下肢硬肿明显者用抚法、摩法；双下肢似硬橡皮状伴有水肿者，用抚法、搓法。

【预防与调护】

一、预防

1. 做好孕妇保健，尽量避免早产，减少低体重儿的出生，同时防止产伤、窒息、感受寒冷。

2. 严冬季节出生的新生儿要做好保暖，调节产房内温度为20℃左右，尤其注意早产儿及低体重儿的保暖工作。

3. 出生后1周内的新生儿，应经常检查皮肤及皮下脂肪的软硬情况。加强消毒隔离，防止或减少新生儿感染的发生。

二、调护

1. 注意消毒隔离，防止交叉感染。

2. 患儿衣被、尿布应清洁柔软干燥，睡卧姿势须勤更换，防止发生并发症。

3. 应给足够热量，促进疾病恢复，对吸吮能力差的新生儿，可用滴管喂奶，必要时鼻饲，或静脉点滴葡萄糖注射液、血浆等。

【古籍选录】

[1]《诸病源候论·小儿杂病诸候·胎寒候》云："儿在胎之时，母取冷过度，冷气入胞，令儿着冷。至儿生出，则喜腹痛，不肯饮乳，此则胎寒。"

[2]《医林改错·膈下逐瘀汤所致之症目》云："血受寒则凝结成块，血受热则煎熬成块。"

[3]《保婴撮要·五硬》云："五硬者，仰头取气，难以动摇，气壅作痛，连于胸膈，脚手心冷而硬。此阳气不营于四末也。经曰：脾主四肢。又曰：脾主诸阴。今手、足冷而硬者，独阴无阳也，故难治。"

第三节　赤游丹

赤游丹又名赤游肿、赤游风，是初生儿急性皮肤感染性疾病，以皮肤色赤如丹，形如云片，游走不定为特征。一般多由皮肤感染、护理不善引发。一年四季都可发生，夏秋季节较为多见。初生婴儿发病率高。一般预后良好，少数可出现高热、神昏、抽搐等邪毒内攻的凶险变化。

古代医籍对本病早有记载，《诸病源候论·小儿杂病诸候》指出："小儿有肌肉虚者，为风毒热气所乘，热毒搏于血气，则皮肤赤而肿起，其风随气行游不定，故名赤游肿也。"《疮疡经验书》分立"赤游丹"及"小儿十种丹毒"，并指出其病因为"蕴热所致"。

【病因病机】

一、病因

赤游丹发生的病因多由于外感风热邪毒，局部皮肤损伤，如脐部疾患、臀部湿疹、虫咬等引发。另外孕母热毒蕴结于内，搏于气血，化为胎毒外发也是病因之一。

二、病机

1. 基本病机 邪毒内侵。

2. 常证病机 邪毒侵袭，入于经络，随气血游走全身，发于肌表。新生儿肌肤娇嫩，毒热客于血脉，外发肌肤，而见皮肤斑片红肿、灼热肿痛等风热毒火证候。若毒邪内陷厥阴，则见神昏、抽搐等肝风内动的证候。

【临床表现】

1. 局部症状 局部皮肤红肿、发硬，形如云片，边界隆起。

2. 全身症状 发热，烦躁，呕吐，腹泻，惊厥。

【诊断与鉴别诊断】

一、诊断要点

1. 病史 可有皮肤黏膜的破损。

2. 症状 可见皮肤红肿，形如云片，游走不定，边缘清楚隆起，压之退色。全身症状可见壮热烦躁，恶寒，呕吐，腹泻，头痛，惊厥等。

3. 实验室检查 血白细胞增高，一般在 $20 \times 10^9/L$ 以上，中性粒细胞增高，血培养及局部化脓灶培养发现链球菌阳性。

二、鉴别诊断

1. 急性蜂窝组织炎 局部皮肤红肿，边缘不清，中心皮肤出现溃烂成脓，以手背、足背、臀部多见。

2. 急性淋巴管炎 以手足疔疮或皮肤破溃处开始，可见一条或数条红丝向近心端蔓延，发于肢端的屈侧面。

【辨证论治】

一、辨证要点

1. 辨皮肤特征 局部皮肤红肿硬结，疼痛，游走不定，形如云片，边缘隆起，界线清楚。

2. 辨轻重　本病发于四肢的较轻，发于腹背部的较重。由四肢流入腹背部的较重，先起于腹背部后流于四肢的较轻。轻证患儿精神尚可，重证患儿精神烦躁或萎靡不振，壮热不退，甚至昏迷抽搐。

二、治疗原则

1. 基本原则　解毒化瘀。

2. 具体治法　病在肌表者，佐以疏风散邪；内入营血，兼以凉血；若内陷心肝者，兼以开窍息风。

三、分证论治

1. 邪在皮肤

证候表现：局部皮肤红肿，形如云片，焮热肿痛，游走不定，发热恶寒，烦躁多啼，口唇干燥，舌红，苔白或黄，指纹紫。

证候分析：此证为风热邪毒侵袭，入于经脉，搏于气血，外发肌肤，故皮肤红肿焮热；风火热毒随气血流行，故游走不定，发无定出；邪正交争则发热恶寒；热扰心神则烦躁多啼；唇干口渴为热盛伤津；舌红苔黄为风热邪毒内蕴之象。

治法：疏风散邪，解毒化瘀。

方剂：犀角解毒饮（《医宗金鉴》）加减。

方解：方中水牛角、黄连、金银花、连翘清热疏风泻火；赤芍、生地凉血解毒；防风、荆芥、牛蒡子疏风散邪。

加减：高热烦躁者，加生石膏、知母清热泻火；大便秘结加生大黄、玄明粉清热解毒；皮肤色暗加紫草、玄参、牡丹皮清热凉血；舌苔黄腻者加栀子、黄芩。另可用大青叶煎水调如意金黄散敷患处。

2. 邪毒入营

证候表现：局部皮肤红肿焮痛，壮热，烦躁不安，甚则神昏、抽搐，舌绛苔少，指纹紫滞。

证候分析：本证为赤游丹的重证，热毒炽盛，邪陷营血，故见红肿焮痛，壮热；心窍被蒙，引动肝风，而见烦躁，神昏抽搐；舌绛苔少，指纹紫滞为邪毒炽盛，内陷厥阴的危象。

治法：解毒化瘀，开窍息风。

方剂：清瘟败毒饮（《疫疹一得》）加减。

方解：方中栀子、黄连、连翘、生甘草清热解毒；水牛角、生地黄、生石膏、牡丹皮、赤芍清热凉营；淡竹叶、玄参、芦根清热生津；钩藤、僵蚕平肝息风。

加减：神昏者可加服安宫牛黄丸清心开窍，紫雪丹凉血解毒；抽搐者加羚羊角、钩藤、牡丹皮凉血息风止痉。舌绛少苔可加石斛、天花粉、麦冬。

四、其他疗法

1. 中成药

（1）七味新消丸　清热解毒，消肿止痛。用于毒在肌肤证。每次 0.3 ~ 0.5g，每日 3 次。

（2）紫雪丹　清热解毒，镇痉息风，开窍定惊。用于邪毒入营证。每次 0.2 ~ 0.3g，每日 2 次。

（3）安宫牛黄丸　清热解毒，豁痰开窍。用于邪毒入营，高热神昏者。每次 1/4 粒，每日 2 次。

2. 外治法

（1）丝瓜叶适量捣烂，取纱布沾丝瓜汁涂赤肿处，每日 3 次，用于毒在肌肤证。

（2）金黄散适量，用大青叶煎水调敷患处，每日 1 次。

【预防与调护】

一、预防

1. 保持皮肤清洁干燥，注意臀部的清洁。
2. 如有皮肤黏膜破损，应及时治疗，防止感染毒邪。
3. 如敷药的皮肤出现糜烂，应改用冷湿敷疗法。

二、调护

1. 注意观察赤游丹面积及游走情况，防止出现并发症。
2. 高热患儿应注意补充水分及维生素。

【古籍选录】

[1]《外科正宗·小儿赤游丹》云："欲发之时，必先发热，啼叫惊搐，次生红肿，光亮发热，瞬息游走，发无定位……换如意金黄散，用水芭蕉根捣汁调敷，甚者日换二次；内以大连翘饮、消毒犀角饮、五福化毒丹。毒气入里腹胀坚硬不乳者，紫雪散下之。"

[2]《丹溪治法心要·卷八》云："赤游丹毒赤游在上，凉膈；在身，用蚕沙研细，以剪刀草根捣自然汁，调匀，先涂腹上，却涂患处，须留一分出处，患处移动为效。"

第四节　脐部疾患（脐湿、脐疮、脐血、脐突）

脐部疾患是指婴儿出生后，由于断脐结扎不善，或脐部护理不当，或先天脐部发育缺陷而发生的脐部病证。其中脐部湿润不干者为脐湿；脐部红肿热痛、流出脓水者为脐疮；血从脐中溢出者为脐血；脐部突起者为脐突。

中医古籍很早就有脐部疾患的记载。《诸病源候论·小儿杂病候·脐疮候》指出："脐疮由初生断脐，洗浴不即拭燥，湿气在脐中，因解脱遇风，风湿相搏，故脐疮久不瘥也，脐疮不瘥，风气入，伤经脉，则变为痫也。"《医宗金鉴·幼科心法要诀》曰："脐湿、脐疮，儿生洗浴，不可久在水中，任意洗濯，既包裹毕，宜时常留意，勿令尿湿浸脐，如不知慎，遂致肚脐浸渍不干，名曰脐湿，须以渗脐散敷之。甚则焮赤成疮，须以金黄散敷之。"又曰："婴儿热在胎中，无所发泄，故频频伸引，睡卧不宁努张，其气冲入脐间，所以脐忽肿赤，虚大光浮，名曰脐突。"其对婴儿脐部疾患的病因、症状、治疗进行了详细阐述。

脐部疾患发生在新生儿期，一般预后良好。但是脐疮处置不当亦可内陷厥阴，攻心动风，而致神昏抽搐；若脐血与全身出血性疾病有关，则病情较重；脐突患儿多数预后良好，可治愈。

【病因病机】

一、病因

脐湿、脐疮的病因主要是断脐后护理不当，感受外邪所致；脐血的病因可为断脐结扎失宜所致，亦有因胎热内盛或中气不足所致；脐突主要是先天脐部发育缺陷所致。

二、病机

1. 基本病机　脐薄邪干。

2. 常证病机

（1）脐湿　婴儿洗浴时，脐部为水湿所侵，或为尿液浸渍，或脐带未干脱落过早，或为衣服摩擦损伤等，致湿浊浸淫皮肤，久而不干，则为脐湿。

（2）脐疮　湿郁化热，或污秽化毒，湿热之邪蕴郁，致营卫失和，气滞血瘀，脐部出现红、肿、热、痛，如湿热酿毒化火，毒聚成疮，致脐部溃烂化腐，则为脐疮。

（3）脐血　断脐时，脐带结扎过松，可致血渗于外；结扎过紧，伤及血脉，亦可致血渗于外。或因胎热内盛，迫血妄行，以致断脐不久，血从脐溢。部分患儿先天禀赋不足，中气虚弱，脾不统血，亦可致脐血不止。

（4）脐突　婴儿先天发育不全，脐孔未全闭合，留有脐环，或腹壁部分缺损，腹壁肌肉嫩薄松弛，出生之后啼哭叫扰，或咳嗽过多，或努张有力，腹压增高，脐空开放，致使小肠脂膜突入脐中，脐部光浮胀突，形成脐突。

【临床表现】

1. 脐湿　脐带脱落后，脐部创面渗出脂水，浸渍不干，或微见红肿。

2. 脐疮　脐部红肿热痛，甚则糜烂，脓水流溢，或见恶寒发热，啼哭烦躁，口干欲饮，唇红舌燥等全身症状，严重者还可出现神昏抽搐等症。

3. 脐血　断脐后，脐部有血渗出，经久不止。或见发热，面赤唇焦，舌红口干，甚则咯血、衄血、便血，肌肤紫斑。或见精神萎靡，手足欠温。

4. 脐突　脐部呈半球状或囊状突起，虚大光浮，大如胡桃，以指压之，肿物可推回腹内，咳嗽、啼哭叫扰时肿物又突出，脐部皮色如常。

【诊断与鉴别诊断】

一、诊断要点

1. 有脐带处理不洁、尿液及水湿浸渍脐部或脐带根痂撕伤等病史。

2. 脐带根部或脱落后的根部轻微发红，肿胀、渗液为脐湿；有脓性分泌物渗出，气味臭秽者为脐疮。

3. 断脐后，血从脐孔渗出为脐血。

4. 脐部呈半球状或半囊状突出，虚大光亮，大小不一，以手按之，肿块可以回纳为脐突。

二、鉴别诊断

脐肉芽肿（脐茸）　因出生时断脐后脐部创面受感染或异常刺激，局部组织异常增生，形成肉芽组织。表面有少许黏液或脓性分泌物。

【辨证论治】

一、辨证要点

1. 脐湿、脐疮辨常证与变证

（1）常证　仅见脐部发红，创面肿胀，有脓水渗出，一般情况尚好。

（2）变证　若脐部红肿，有脓性或血性渗出，伴烦躁不宁，甚则昏迷抽风为变证。

2. 脐血辨轻证、重证

（1）轻证　出血量少，患儿精神、吮乳俱佳，无明显全身不适症状。

（2）重证　出血量较多，烦躁不安或萎靡不振，拒乳，甚则同时吐血、便血。

3. 脐突辨脐疝与脐膨出

（1）脐疝　肠管自脐部凸出至皮下，形成球形软囊，易于压回。

（2）脐膨出　部分腹腔脏器通过前腹壁正中的先天性皮肤缺损，突入脐带的基部，上覆薄而透明的囊膜，为较少见的先天性畸形。

二、治疗原则

1. 基本原则　祛邪护脐。

2. 具体治法　脐湿以祛湿清热为治疗原则。脐疮以解毒清疮为基本大法，轻证单用外治法便有效，重证需用内治并配合外治法治疗。脐血若因脐带结扎失宜所致者，应重新结扎；因胎热内蕴，迫血妄行者宜凉血止血；气不摄血者应益气摄血。脐突采用外治疗法为主，或采用手术治疗。

三、分证论治

1. 脐湿

证候表现：脐带脱落以后，脐部创面渗出脂水，浸渍不干，或微见发红。

证候分析：本病为脐部疾患的轻证，以脐部渗出脂水，浸淫不干为主要表现，无明显全身症状。

治法：祛湿清热，祛邪护脐。

方剂：龙骨散（经验方）。

方解：龙骨、枯矾收敛燥湿生肌。外用，干撒脐部。

加减：若局部红肿热痛者，按脐疮处理。

2. 脐疮

证候表现：脐部红肿热痛，甚则糜烂，脓水流溢，恶寒发热，啼哭烦躁，口干欲饮，唇红舌燥，舌质红，苔黄腻，指纹紫。

证候分析：本症为脐湿的进一步发展，局部红、肿、热、痛，渐为糜烂化脓，溃则脓血流溢，可伴全身症状。

治法：清疮消肿，祛邪护脐。

方剂：犀角消毒饮（《医宗金鉴》）加减，局部外用如意金黄散。

方解：金银花、水牛角清解热毒为君；防风、荆芥、牛蒡子疏风散邪为臣；甘草为佐使，调和诸药。

加减：大便秘结，舌苔黄燥，加大黄通腑泄热；脐部渗出混有血液，加红景天、三七、紫草凉血止血；伴神昏、抽搐，加安宫牛黄丸或紫雪丹清心开窍，平肝息风。

3. 脐血

证候表现：断脐后，脐部有血渗出，经久不止。或见发热，面赤唇焦，舌红口干，甚则吐衄、便血、肌肤紫斑。或见精神萎靡，手足欠温，舌淡苔薄，指纹淡。

证候分析：断脐后，如脐带结扎过松，可致血溢外出，啼哭时出血加重，静止时稍止。如胎热内蕴，迫血妄行，血循脐带创口外溢，可见脐血鲜红。若脾虚气不摄血，可见脐血色淡，缓渗不止。

治法：保脐止血，祛邪护脐。胎热内甚者凉血止血，气不摄血者益气摄血。

方剂：胎热内盛者用茜根散（《景岳全书》）加减；气不摄血者用归脾汤（《正体类药》）加减。

方解：茜根散方中茜草根为君，凉血止血；黄芩、侧柏叶清热凉血为臣；生地黄、阿胶凉血滋阴为佐；甘草调和诸药，并清热解毒为使。

归脾汤方中黄芪、四君子汤为君，健脾益气；当归、酸枣仁、龙眼肉、远志为臣，养血补血；木香为佐，理气醒脾助运化；生姜、大枣为使，调和诸药。

加减：热重，出血明显，可加用水牛角、丹皮清热凉血，赤芍、紫草、仙鹤草活血止血；尿血加大蓟、小蓟；便血加槐花、地榆；形寒肢冷加炮姜炭。

4. 脐突

证候表现：脐部呈半球状或囊状突起，虚大光浮，大如胡桃，以指按之，肿物可推回腹内，啼哭叫闹时，又可重复突出。一般脐部皮色如常，精神、食欲无明显改变，亦无其他症状表现。但脐膨出可并发其他先天性畸形，如肛门闭锁、膀胱外翻等。

证候分析：临床以局部表现为主，精神、食欲无明显改变。

治法：压脐法外治。先将突出脐部的小肠脂膜推回腹内，再以纱布棉花包裹光滑质硬的薄片，垫压脐部，外用纱布扎紧。

若脂膜突出过大，或不能回纳，并见哭闹不安，或年龄已逾2岁仍未痊愈者，应考虑手术治疗。脐膨出的囊膜薄而透明，应及早手术治疗。

四、其他疗法

1. 中成药

（1）小儿化毒散　清热解毒，活血消肿。用于脐疮。每次0.3～0.5g，每日2次。

（2）云南白药　止血活血，消肿止痛。用于脐血。每次0.5g，每日2次。

（3）三七片　活血止血，散瘀消肿。用于脐血。每次1～2片，每日2次。

2. 单方验方

（1）马齿苋5g。水煎，每日分3～4次服。用于脐疮。

（2）鱼腥草5g，野菊花5g。水煎，每日分3～4次服。用于脐疮。

3. 外治疗法

（1）金黄散　取药粉适量以水或醋调成糊状，敷于脐部，每日1次。用于脐疮。

（2）冰硼散　取少许搽于脐部，每日2～3次，用于脐湿、脐疮。

（3）三七片　海螵蛸10g，研细末，用香油调匀，涂患处。用于脐疮。

4. 针灸疗法　主穴：天枢、气海、关元，配穴：中极、足三里、百会、水道。每日1次，2周为1个疗程。用于脐突。

【预防与调护】

一、预防

1. 新生儿断脐后，应注意脐部残端的保护，防止尿便及洗浴浸渍，保持清洁干燥。

2. 脐部残端让其自然脱落。保持内衣和尿布的清洁、干燥、柔软，如有污染，及时更换。

二、调护

1. 脐部换药时要注意局部的消毒，若有干痂形成，切不可强剥，以免发生出血和伤及肉芽。防止脐疮脓液外溢污染健康皮肤，造成其他感染。

2. 减少婴儿啼哭叫扰。若啼哭频频，可加重脐突，应注意检查其啼哭的原因，及时做出相应处理。

【古籍选录】

[1]《太平圣惠方·八十二卷·治小儿脐湿诸方》云："夫小儿脐湿者，亦由断脐之后，洗浴伤于湿气，水入脐口，致令肿湿，经久不干也。凡断脐后，便久著热艾厚裹，不得令儿尿湿着脐，且须慎之。"

[2]《诸病源候论·小儿杂病候·脐疮候》云："脐疮由初生断脐，洗浴不即拭燥，湿气在脐中，因解脱遇风，风湿相搏，故脐疮久不瘥也，脐疮不瘥，风气入，伤经脉，则变为痫也。"

[3]《丹溪治法心要·小儿科》云："小儿初生多啼哭，脐中忽出血，白石脂细末贴之，未愈，炒过再贴，不得揭剥冷贴。"

[4]《万氏家传幼科指南心法·卷上·胎疾》云："生下忽然肿胀，脐间血水淋漓。断脐将息大失宜，客水邪风侵入。外用枯矾粘贴，速令干燥为奇。"

[5]《幼幼集成·胎病论》云："脐突者，小儿多啼所致也。脐之下为气海，啼哭不止，则触动气海，气动于中，则脐突于外，其状突出光浮，如吹起者，捏之则微有声。用乱发烧灰，枯矾等份为细末，敷突脐上，以膏药贴之自消。"

[6]《幼幼新书·脐风撮口》云："有脐突一症，又非脐风……产后旬日，外脐忽光浮如吹，捻动微响，间或惊悸作啼。"

附　　录

一、小儿推拿疗法

小儿推拿疗法属于中医传统疗法，具有疗效显著、无副作用的特点，深受广大基层群众的欢迎和爱戴。推拿，又称为按摩，历史悠久，早在两千年前，春秋战国时期就已被广泛应用于医疗活动中。《黄帝内经》中有多处应用按摩防治疾病的记载。隋唐时期，太医院设有按摩科，到了明代按摩治疗小儿疾病已积累了丰富的经验，形成了小儿推拿按摩的独立体系，并有不少专著问世，如《小儿按摩经》《小儿推拿秘诀》《小儿推拿方脉活婴秘旨全书》，"小儿推拿"一名正是从这一时期开始出现的。其中《小儿推拿秘诀》一书较系统地论述了推拿的治疗方法。由于推拿治病是用手直接接触病人肌肤，而被清朝封建统治者视为"有伤大雅""医家小道"而被太医院弃置，但因其疗效显著，受到民众的欢迎而流传于民间，保存于民间，没有失传，这正说明了其生命力旺盛和疗效确切。

（一）小儿推拿疗法的适应证和禁忌证

1. 适应证　小儿推拿疗法适用于婴幼儿，年龄越小，疗效越好。可以治疗发热、咳嗽、惊风、厌食、呕吐、腹痛、腹泻、小儿斜颈等。

2. 禁忌证　有皮肤病、创伤出血、骨折等疾病者，不适宜推拿治疗；急危重症者，不宜单独应用推拿治疗，应及早综合治疗。

（二）小儿推拿疗法的特点

小儿推拿疗法疗效好、取穴方便、手法简单易学，患者易于接受。

1. 穴位特点　小儿推拿疗法的穴位可分两种。一种是与针灸的穴位相同，如十四经穴、经外奇穴等。另一种为小儿推拿疗法的特有穴位。其特有穴位有线状穴和面状穴。线状穴有手臂的三关穴、六腑穴、天河水穴，头面的天门穴、坎宫穴，腰背的脊柱穴、七节骨穴。小儿推拿疗法的面状穴有手五指的心肝脾肺肾经穴、板门穴、内八方穴、腹穴等。

2. 治疗特点　为方便起见，对小儿手及上肢穴位，仅推拿左手及左上肢，一般不推拿右手、右上肢，男女患者均如此。

3. 手法应用特点　小儿推拿的常用手法有推、拿、按、摩、揉、捏、掐、运等。在临床应用之时，宜先使用轻手法，如推、摩；后使用重手法，如拿、掐、捏等。在用重手法后，应以揉法缓之。

4. 操作时间的特点　推、摩等轻手法，一般以 100～500 次为宜；掐、拿等重手法则应快而少，一般 1～3 下为好。

5. 介质　在治疗时，由于小儿皮肤娇嫩，医者以手直接应用于小儿皮肤上，易受损伤，所以医者在应用手法时，常配合使用一些介质起润滑作用，防止小儿皮肤损伤。常用介质如滑石、水、蛋清等。还有一些介质是为了提高疗效而设，如薄荷水、葱汁、姜汁等用于小儿感冒等；水作为介质则适用于小儿发热。

（三）小儿推拿的常用手法

1. 推法　分直推法和分推法，常用于线状穴。推法是小儿推拿的常用手法。推时要有节律，宜柔和均匀。

（1）直推法　用拇指桡侧或指面，或用示中二指指面在穴位上作直线运动。

（2）分推法　用双手拇指桡侧或指面，向两旁分向推之。

2. 拿法　用拇指和示指二指指端，或用拇指指端与其余四指指端相对用力提捏筋腱。本法为小儿推拿的常用手法之一。

3. 运法　以拇指或中指指端在一定穴位上，由此及彼，作弧形或环形推动。本法宜轻不宜重，宜缓不宜急。

4. 按法　常用于点状穴。用拇指或掌根，在一定的部位及穴位上，逐渐向下垂直用力压之。

5. 摩法　常用于面状穴。以手掌面，或示、中、无名指指面附着于一定部位或穴位上，以腕关节连同前臂，作顺时针或逆时针方向的圆周移动摩擦。本法为小儿推拿的常用手法，多用于胸腹部。操作时，手法宜轻柔，又要保持一定的压力，速度宜均匀、协调。

6. 捏法

（1）用拇指指面顶住皮肤，示、中指在对面，将皮肤捏起，捻动向前进。

（2）将示指弯曲，顶住皮肤，拇指前按，拇、示指同时用力捏起皮肤，双手交替，捻动向前。操作时，捏起皮肤多少及用力大小应适当，以皮肤顺利向前捻动为宜。

7. 掐法　即用指甲重刺穴位。本法属重手法，掐时要逐渐用力，力达深透为止。切不可掐破皮肤。操作后应轻轻揉之，以缓解不适感。

8. 揉法　用中指或拇指指端、或掌、或大鱼际，在一个部位或穴位，作顺时针或逆时针方向旋转揉动。本法为小儿推拿的常用手法，操作时，压力轻柔，用力均匀。其用力应大于摩法，使该处的皮下组织随手的揉动而动，不要在皮肤上摩擦。

（四）小儿推拿的常用穴位

1. 手及上肢

（1）脾经穴　在拇指末节罗纹面。操作时，将患儿拇指屈曲，循拇指桡侧边缘向掌跟方向直推，称补脾经；由指跟向指端方向直推，称清脾经。主治脾虚腹泻、便秘、食欲不振等。

（2）肝经穴　在示指末节罗纹面。操作时，由指跟向指端方向直推，称清肝经。主治烦躁不安、惊风、目赤、五心烦热、口苦咽干等。

（3）心经穴　在中指末节罗纹面。操作时，由指跟向指端方向直推，称清心经。主治高热神昏、五心烦热、口舌生疮、小便赤涩等。

（4）肺经穴　在无名指末节罗纹面。操作时，由指跟向指端方向直推，称清肺经；旋推称补肺经。主治感冒、发热、咳嗽等。

（5）肾经穴　在小指末节罗纹面。操作时，由指尖向指端方向直推，称补肾经。主治先天不足、久病体虚、肾虚腹泻、遗尿、虚喘等。

（6）大肠经穴　在示指桡侧缘，从示指尖至虎口成一直线，操作时，从示指尖直推至虎口，称补大肠经；从虎口直推至示指尖，称清大肠经。主治腹泻、脱肛、痢疾、便秘。

（7）小肠经穴　在小指尺侧缘，从指尖至指跟成一直线，操作时，从指尖直推至指跟，称补小肠经；从指跟推向指尖，称清小肠经。主治小便赤涩、水泻、遗尿、尿闭等。

（8）内八方穴　在手掌面，以手掌心为圆心，以圆心到中指跟横纹约2/3处为半径，作圆周运动。操作时，按顺时针方向作环形运动，称运内八方。主治咳嗽、痰喘、胸闷、纳呆、腹胀、呕吐等。

（9）板门穴　在手掌大鱼际平面。操作时，用指端揉，称揉板门。主治食积腹胀、纳呆、腹泻、呕吐等。

（10）一窝风穴　在手背腕横纹正中凹陷处。操作时，用指端揉，称揉一窝风。主治腹痛肠鸣、伤风感冒等。

（11）三关穴　在前臂桡侧阳池到曲池成一直线，操作时，用拇指桡侧，或示、中二指指面自腕推向肘，称推三关。主治感冒风寒、病后体虚、气血不足、腹痛腹泻等。

（12）天河水穴　在前臂正中，总筋至曲泽成一直线。操作时，用示、中二指指面自腕推向肘，称清推天河水。主治外感发热、烦躁不安、口渴、惊风等。

（13）六腑穴　在前臂尺侧阴池至肘成一直线。操作时，用拇指面，或示、中二指指面自肘推向腕，称推六腑，或退六腑。主治一切实热证、高热、烦渴、惊风、咽痛、大便干燥等。

2. 头面部穴位

（1）天门穴　在两眉中间到前发际成一直线，操作时，用拇指面，自下而上，交替直推，称推天门，或开天门。主治发热、头痛、感冒等。

（2）眉弓穴　自眉头起，沿眉向眉梢成一横线，操作时，用两拇指自眉头向眉梢做分推，称推眉弓。主治外感发热、头痛、惊风等。

（3）太阳穴　在眉后凹陷处。操作时，用两拇指桡侧自前向后推，称推太阳；用中指端揉，称揉太阳。主治发热、头痛、惊风等。

（4）风池穴　在颈后枕骨下大筋外侧凹陷处。操作时，用拿法，称拿风池。主治感冒、头痛、发热、目眩、颈项强痛等。

（5）天柱骨穴　在颈后发际正中至大椎穴成一直线。操作时，用拇指面，或示、中二指自上而下推，称推天柱骨。主治发热、惊风、咽痛、项强、呕恶等。

（6）膻中穴　在胸骨正中，两乳连线中点。操作时，用中指端揉，称揉膻中。主治胸闭、咳喘等。

（7）乳旁穴　在乳旁开2分。操作时，用中指端揉，称揉乳旁。主治胸闷、咳嗽、痰鸣、呕吐等。

（8）乳根穴　在乳下2分。操作时，用中指端揉，称揉乳根。主治咳喘、胸闷。

3. 胸腹部穴位

（1）中脘穴　在肚脐正中，直上四寸处，操作时，用指端或掌根按揉，称揉中脘；用掌心或四指摩之，称摩中脘；自中脘向上直推至喉下，或自喉往下推至中脘，称推中脘。主治腹胀、呕吐、食积、腹泻、食欲不振。

（2）腹穴　在腹部，操作时，沿肋弓角边缘，或自中脘至脐，向两旁分推，称分推腹阴阳；用掌或四指摩，称摩腹。主治腹痛、腹胀、消化不良、呕吐、恶心等。

（3）肚角穴　在脐下2寸，旁开2寸。操作时，用拇指和中指做拿法，称拿肚角。主治腹痛、腹泻。

4. 腰背部穴位

（1）大椎穴　在第一胸椎下凹陷处。操作时，用指端揉，称揉大椎。主治发热、项强、咳嗽等。

（2）风门穴　在第二胸椎下，旁开1.5寸处。操作时，用示、中指端揉，称揉风门。主治感冒、咳嗽、气喘等。

（3）肺俞穴　在第三胸椎下，旁开1.5寸处。操作时，用两拇指，或示、中指端揉，称揉肺俞。主治咳喘、痰鸣、发热、胸闷等。

（4）脾俞穴　在第十一胸椎下，旁开1.5寸处。操作时，用两拇指，或示、中指端揉，称揉脾俞。主治呕吐、腹泻、食欲不振、四肢乏力等。

（5）脊柱穴　从大椎至长强穴成一直线，操作时，用示、中二指自上而下，称推脊；用捏法自下而上，称捏脊。主治发热、惊风、夜啼、疳积、呕吐、腹泻、便秘等。

（6）七节骨穴　第四腰椎至尾椎骨端成一直线，操作时，用拇指桡侧，或示、中二指指面自下而上，或自上而下作直推，分别称为推上七节骨和推下七节骨，主治腹泻、便秘、脱肛等。

5. 下肢穴位

（1）足三里穴　在外膝眼下3寸，胫骨旁1寸。操作时，用拇指端作按揉，称按揉足三里。主治胃痛、呕吐、腹泻、腹胀、水肿等。

（2）丰隆穴　在外踝上8寸，胫骨前缘外侧1寸半，胫腓骨之间。操作时，用拇指端，或中指端作按揉，称按揉丰隆。主治咳嗽、痰鸣、气喘。

（3）涌泉穴　在足掌心前正中凹陷处。操作时，用拇指面向足趾推，称推涌泉；用指端揉，称揉涌泉。主治发热、呕吐、腹泻、五心烦热等。

（五）常见病的治疗

1. 婴儿腹泻

（1）脾虚泻　补脾经，补大肠，推三关，摩腹，推上七节骨，捏脊。

（2）伤食泻　补脾经，清大肠，揉板门，运内八方，摩腹。

（3）湿热泻　清大肠，清小肠，退六腑，清脾经。

2. 呕吐

（1）寒吐　补脾经，揉板门，推三关，推天柱骨，揉中脘。

（2）热吐　清脾经，清大肠，退六腑，运内八方，揉板门，推天柱骨，推下七节骨。

（2）伤食吐　补脾经，揉板门，运内八方，揉中脘，分推腹阴阳，按揉足三里。

3. 腹痛

（1）寒痛　补脾经，推三关，摩腹，掐揉一窝风，拿肚角。

（2）伤食痛　补脾经，清大肠，揉板门，运内八方，揉中脘，分推腹阴阳，拿肚角。

4. 发热

（1）外感发热　推天门，推眉弓，揉太阳，清肺经，清天河水。风寒者，加推三关，拿风池；风热者，推脊。

（2）阴虚内热　补脾经，补肺经，清天河水，推涌泉，按揉足三里。

（3）肺胃实热　清脾经，清大肠，揉板门，运内八方，清天河水，退六腑。

5. 咳嗽

（1）外感咳嗽　推天门，推眉弓，揉太阳，清肺经，运内八方，揉膻中，揉乳旁，揉乳根，揉肺俞。

（2）内伤咳嗽　补脾经，补肺经，运内八方，推揉膻中，揉乳旁，揉乳根，揉中脘，揉肺俞，按揉足三里。

（六）小儿保健要穴

为增强小儿的体质，平日可以经常给小儿进行如下推拿按摩，以起到保健作用：补脾经，摩腹，按揉足三里，捏脊，揉涌泉。

二、捏脊疗法

（一）捏脊疗法简述

捏脊疗法属中医学推拿疗法范畴，晋代葛洪《肘后备急方》中记载有"拈取其脊骨皮，深取痛行之，从龟尾至顶乃止，未愈更为之"的文献，与近代捏脊疗法的施术部位及手法十分相近。捏脊疗法是以中医学的阴阳五行、卫气营血、经络学说为理论，并以中医学的辨证施治为原则，通过捏拿小儿的脊背，来达到治疗小儿疳证等脾胃疾病的治疗方法。中医学认为腹为阴，背为阳。而脊又在背部的中央，督脉循脊而过，督脉的特定循行路线决定了它具有统领全身阳气的功能，同时它与阴经任脉相连，此外，足太阳膀胱经位于督脉的两旁，在这条经脉上分布着与人体内部脏腑相邻近的脏腑腧穴，这些脏腑腧穴通称背俞，通过捏拿小儿的脊背，使背俞穴得到相应的刺激，以调整小儿的脏腑功能，促进机体的机能活动，并达到治疗小儿脏腑疾病的目的。捏脊疗法对小儿机体具有调阴阳、理气血、和脏腑、通经络的治疗作用。

（二）施术的步骤及疗程

术者用双手的中指、无名指和小指握成空拳状，示指半屈，拇指伸直并对准示指的前半段。施术从长强穴开始，术者用双手的示指与拇指合作，在示指向前轻推患儿皮肤的基础上与拇指一起将长强穴的皮肤捏拿起来，然后沿督脉，自下而上，左右两手交替合作，按照推、捏、捻、放、提的前后顺序，自长强穴向上捏拿至脊背上端的大椎穴，为捏一遍，如此循环，根据病情及体质可捏拿 4~6 遍。从第二遍开始的任何一遍中，术者可根据不同脏腑出现的症状，采用"重提"的手法，有针对性地刺激背部的脏腑腧穴，以加强疗效，最后一遍结束后，术者用双手的拇指指腹，采用揉、按并作的手法，对腰部的肾俞穴揉按 10 次，至此，施术结束。每天清晨空腹施术 1 次，连续 6 天为 1 个疗程。

（三）手法介绍

1. 推法 术者用双手示指第二、三节背侧紧贴患儿施术部位的皮肤，自下而上向前推，推时，力量宜均匀轻快，不可过猛。

2. 捏法 在上述推法基础上，双侧拇指与示指合作，将患儿施术部位的皮肤捏拿起来。

3. 捻法 在上述捏法的基础上，拇指与示指合作，向前捻动患儿的皮肤，向上移动施术部位，左右两手交替进行，施行捻法时注意不要偏离督脉，从长强穴一直施术到大椎穴。

4. 放法 放法是捏脊疗法中的第 4 个手法，也就是在上述推、捏、捻 3 个手法的综合施术后，随着捏拿部位的向前推进，皮肤自然恢复到原状的一种必然结果。

5. 提法　术者从捏拿患儿脊背的第二遍开始的任何一遍中，在患儿督脉两旁的脏腑腧穴处用双手的拇指与示指合作分别将脏腑腧穴的皮肤用较重的力量在捏拿的基础上，向后上方用力牵拉一下，目的是通过这个手法，加强对某些背部脏腑俞穴的刺激，用以治疗或调整小儿脏腑的功能。

6. 揉法和按法　揉法和按法是捏脊疗法中的第 6 和第 7 个手法，这两个手法同时使用。将双手的拇指指腹放在后背的肾俞穴处，在揉动该穴的过程中，用拇指适当地向下施以一定的压力，做到揉中有按，按中有揉。

以上七法为捏脊的常规手法，手法的补泻主要通过手法的轻重来体现，其原则是实证用重法，虚证用轻法；病情轻浅用轻法，病情深重用重法。

（四）治疗

捏脊疗法治疗范围比较广泛，主要以治疗疳积为主，除施以常规捏脊手法外，还要根据不同的病证及症状选取不同的背俞穴进行"重提"，用以加强治疗，其治疗选穴如下：

1. 厌食　选胃俞、脾俞、大肠俞穴。

2. 腹泻　选脾俞、三焦俞、大肠俞穴。

3. 呕吐　选胃俞、肝俞、膈俞穴。

4. 便秘　选大肠俞、胃俞、肝俞穴。

5. 烦躁　选肝俞、厥阴俞、心俞穴。

6. 夜啼　选胃俞、肝俞、厥阴俞穴。

7. 多汗　选肺俞、厥阴俞、肾俞穴。

8. 尿频　选肺俞、肾俞、膀胱俞穴。

（五）捏脊疗法的禁忌证

1. 小儿后背有疖肿。

2. 小儿患有严重的心脏病。

3. 小儿患有神经系统发育不全的病证。

4. 小儿患有出血性疾病。

5. 小儿患某些急性热性病的过程中。

三、儿科古代主要著作简表

名称	成书时间（年）	作者
颅囟经	晋、隋以前	巫方
诸病源候论	616	巢元方
备急千金要方	682	孙思邈
小儿斑疹备急方论	1093	董汲
小儿药证直诀	1119	钱乙（阎季忠编辑）
幼幼新书	1132	刘昉
小儿卫生总微论方	1156	佚名
小儿痘疹方论	1241	陈文中
小儿病源方论	1254	陈文中
活幼心书	1294	曾世荣
袖珍小儿方	1413	徐用宣
全幼心鉴	1468	寇平
婴童百问	1506	鲁伯嗣
活幼便览	1510	刘锡
小儿痘疹袖金方论	1518	蔡维藩
保婴撮要	1555	薛铠撰、薛己增补
博集稀痘方论	1577	郭子章
育婴家秘	1579	万全
幼科发挥	1579	万全
小儿按摩经	1604	四明陈氏
小儿推拿秘诀	1604	四明陈氏
证治准绳·幼科	1607	王肯堂
景岳全书·小儿则	1624	张介宾
活幼心法	1616	聂尚恒
儿科方要	1638	吴元溟

名称	成书时间（年）	作者
慈幼筏	1644	程云鹏
仁端录	1644	徐谦
痧疹心法	1644	殷仲春
幼科指南	1661	周震
幼科铁镜	1695	夏鼎
种痘新书	1741	张琰
医宗金鉴·幼科心法要诀	1742	吴谦
麻科活人全书	1748	谢玉琼
幼科要略	1764	叶天士
幼幼集成	1750	陈复正
幼科释谜	1773	沈金鳌
温病条辨·解儿难	1811	吴瑭
保赤汇编	1879	金玉相
麻疹全书	1905	汤烜
保赤新书	1936	恽铁樵

四、常用方剂名录

一　画

一贯煎（《柳州医话》）：沙参　麦门冬　当归　生地黄　枸杞子　川楝子

一捻金（《古今医鉴》）：大黄　槟榔　黑牵牛子　白牵牛子　人参

一阴煎（《景岳全书》）：生地黄　熟地黄　白芍　麦门冬　甘草　牛膝　丹参

二　画

二至丸（《证治准绳》）：旱莲草　女贞子

二黄散（《吴氏集验方》）：雄黄　大黄　五灵脂

二陈汤（《太平惠民和剂局方》）：陈皮　半夏　茯苓　甘草　生姜　乌梅

二阴煎（《景岳全书》）：生地黄　麦门冬　酸枣仁　甘草　玄参　茯苓　黄连　木通　灯心草或竹叶

二冬膏（《张氏医通》）：天门冬　麦门冬

二冬汤（《医学心悟》）：天门冬　麦门冬　天花粉　黄芩　知母　甘草　人参　荷叶

十味温胆汤（《世医得效方》）：人参　熟地黄　酸枣仁　远志　五味子　茯苓　半夏　枳实　陈皮　甘草

十四味建中汤（《太平惠民和剂局方》）：当归　白芍　白术　麦门冬　黄芪　茯苓　熟地黄　人参　炙甘草　肉桂　附子　半夏　川芎　肉苁蓉　生姜　大枣

十灰散（丸）（《十药神书》）：大蓟　小蓟　侧柏叶　荷叶　茜根　栀子　茅根　大黄　牡丹皮　棕榈皮

十全大补汤（《太平惠民和剂局方》）：人参　当归　川芎　白芍　白术　熟地黄　茯苓　炙甘草　黄芪　肉桂

十补丸（《济生方》）：炮附子　五味子　山茱萸　炒山药　牡丹皮　鹿茸　肉桂　茯苓　泽泻　熟地黄

丁萸理中汤（《医宗金鉴》）：丁香　吴茱萸　党参　白术　干姜　炙甘草

丁氏清络饮（《丁甘仁方》）：生地黄　赤芍　石斛　白薇　秦艽　威灵仙　松节　丝瓜络　地龙　地骨皮　忍冬花

七味白术散（《小儿药证直诀》）：人参　茯苓　炒白术　木香　藿香　葛根　甘草

八正散（《太平惠民和剂局方》）：车前子　瞿麦　萹蓄　滑石　栀子　甘草　木通　大黄　灯心草

八珍汤（《正体类要》）：当归　川芎　白芍　白术　人参　茯苓　炙甘草　熟地黄

八味地黄丸（《傅青主女科》）：山茱萸　山药　牡丹皮　茯苓　熟地黄　泽泻　五味

子 炙黄芪

人参养营汤（《温疫论补注》）：人参 麦门冬 五味子 地黄 当归 白芍 知母 陈皮 甘草

人参养荣汤（《太平惠民和剂局方》）：白芍 当归 陈皮 黄芪 桂心 人参 白术 甘草 熟地黄 五味子 茯苓 远志 生姜 大枣

人参五味子汤（《幼幼集成》）：人参 白术 五味子 茯苓 麦门冬 炙甘草 生姜 大枣

人参归脾丸（《济生方》）：人参 白术 黄芪 龙眼肉 茯神 酸枣仁 当归 远志 木香 炙甘草 生姜 大枣

人参败毒散（《太平惠民和剂局方》）：柴胡 前胡 川芎 枳壳 羌活 独活 茯苓 桔梗 人参 甘草

人参固本丸（《类证治裁》）：人参 天门冬 麦门冬 生地黄 熟地黄

人参竹叶汤（《证治准绳》）：人参 竹叶 甘草 半夏 小麦 麦门冬 生姜 粳米

人参乌梅汤（《温病条辨》）：人参 莲子肉 炙甘草 乌梅 木瓜 山药

九味羌活汤（《此事难知》）：羌活 防风 川芎 细辛 甘草 苍术 白芷 黄芩 生地黄

三　画

三拗汤（《太平惠民和剂局方》）：麻黄 杏仁 甘草

三黄石膏汤（《外台秘要》）：石膏 黄芩 黄连 黄柏 淡豆豉 栀子 麻黄

三仁汤（《温病条辨》）：杏仁 白豆蔻 薏苡仁 滑石 通草 竹叶 厚朴 半夏

三甲复脉汤（《温病条辨》）：鳖甲 龟板 牡蛎 炙甘草 生地黄 白芍 麦门冬 阿胶 麻仁

三子养亲汤（《韩氏医通》）：苏子 莱菔子 白芥子

三痹汤（《妇人良方》）：熟地黄 白芍 当归 川芎 人参 黄芪 茯苓 甘草 防风 独活 杜仲 牛膝 续断 桂心 细辛 秦艽 生姜

三妙丸（《医学正传》）：苍术 黄柏 牛膝

下虫丸（《直指小儿方》）：苦楝根皮 芜荑 使君子 鹤虱 槟榔 当归 大黄

万氏肥儿丸（《幼科发挥》）：人参 白术 茯苓 山药 莲子肉 连翘 砂仁 麦芽 陈皮 炙甘草 粳米 薏苡仁 芡实 山楂 黄连 泽泻 芍药

门冬清肺饮（《内外伤辨惑论》）：紫菀 黄芪 白芍 甘草 人参 麦门冬 当归身 五味子

大黄附子汤（《金匮要略》）：大黄 附子 细辛

大黄硝石汤（《金匮要略》）：大黄 硝石 黄柏 栀子

大黄黄连泻心汤（《伤寒论》）：大黄 黄连

大黄䗪虫丸（《金匮要略》）：地鳖虫　干漆　生地黄　甘草　水蛭　白芍　杏仁　黄芩　桃仁　虻虫　蛴螬虫　大黄

大秦艽汤（《素问病机气宜保命集》）：秦艽　石膏　羌活　独活　防风　川芎　白芷　黄芩　生地黄　熟地黄　当归　白芍　茯苓　白术　甘草　细辛

大柴胡汤（《伤寒论》）：柴胡　黄芩　半夏　枳实　白芍　大黄　生姜　大枣

大补阴丸（《丹溪心法》）：熟地黄　龟板　黄柏　知母　猪脊髓

大补元煎（《景岳全书》）：人参　熟地黄　当归　山药　杜仲　枸杞子　山茱萸　甘草

大定风珠（《温病条辨》）：白芍　阿胶　龟板　生地黄　麻仁　五味子　牡蛎　麦门冬　鸡子黄　鳖甲　炙甘草

大活络丸（丹）（《经验良方》）：人参　牛黄　羌活　乌梢蛇　全蝎　防风　麝香　豆蔻　乳香　葛根等

大承气汤（《伤寒论》）：大黄　芒硝　枳实　厚朴

川芎茶调散（《太平惠民和剂局方》）：川芎　荆芥　薄荷　细辛　白芷　甘草　防风　羌活　清茶

小青龙汤（《伤寒论》）：麻黄　桂枝　芍药　细辛　半夏　干姜　五味子　甘草

小蓟饮子（《丹溪心法》）：生地黄　小蓟　滑石　通草　炒蒲黄　淡竹叶　藕节　当归　栀子　甘草

小柴胡汤（《伤寒论》）：柴胡　黄芩　半夏　人参　甘草　生姜　大枣

小承气汤（《伤寒论》）：大黄　枳实　厚朴

小建中汤（《伤寒论》）：桂枝　白芍　甘草　生姜　大枣　饴糖

小续命饮（《千金要方》）：人参　麻黄　川芎　黄芩　白芍　炙甘草　防风　肉桂　炮附子　杏仁　汉防己　生姜　大枣

小活络丹（《太平惠民和剂局方》）：胆南星　川乌　草乌　地龙　乳香　没药

千金苇茎汤（《千金要方》）：芦根　桃仁　薏苡仁　冬瓜仁

己椒苈黄丸（《金匮要略》）：防己　椒目　葶苈子　大黄

四　画

天王补心丹（《世医得效方》）：人参　玄参　丹参　茯神　茯苓　五味子　远志　桔梗　当归　天门冬　麦门冬　柏子仁　酸枣仁　熟地黄　石菖蒲　炙甘草　百部　杜仲

天麻钩藤饮（《杂病证治新义》）：天麻　钩藤　石决明　栀子　黄芩　川牛膝　杜仲　益母草　桑寄生　夜交藤　朱茯神

无比山药丸（《太平惠民和剂局方》）：山药　肉苁蓉　熟地黄　山茱萸　茯神　菟丝子　五味子　赤石脂　巴戟天　泽泻　杜仲　牛膝

木香大安丸（《证治准绳》）：木香　黄连　陈皮　白术　枳实　山楂　炒莱菔子　连

翘　炒神曲　炒麦芽　砂仁

木香槟榔丸（《医方集解》）：木香　槟榔　青皮　陈皮　枳壳　黄连　三棱　莪术　大黄　黄柏　香附　玄明粉　黑丑

木香调气散（《医宗必读》）：白豆蔻　丁香　檀香　木香　藿香　炙甘草　砂仁

木瓜汤（《仁斋直指方论》）：木瓜　炒茴香　炙甘草　吴茱萸　生姜　苏叶

不换金正气散（《太平惠民和剂局方》）：藿香　厚朴　甘草　半夏　苍术　陈皮　生姜　大枣

太无神术丸（《时病论》）：藿香　石菖蒲　苍术　厚朴　陈皮　甘草　生姜　大枣

太平丸（《十药神书》）：天门冬　麦门冬　知母　贝母　款冬花　杏仁　当归　熟地黄　生地黄　黄连　阿胶珠　蒲黄　京墨　桔梗　薄荷　麝香　白蜜

五苓散（《伤寒论》）：白术　桂枝　猪苓　泽泻　茯苓

五味消毒饮（《医宗金鉴》）：金银花　野菊花　蒲公英　紫花地丁　紫背天葵子

五仁橘皮汤（《重订通俗伤寒论》）：桃仁　杏仁　柏子仁　松子仁　炒郁李仁　陈皮

五仁润肠丸（《全国中药成药处方集》）　生地黄　陈皮　桃仁　大麻仁　肉苁蓉　熟大黄　当归　郁李仁　松子仁　柏子仁

五皮饮（《中藏经》）：桑白皮　陈皮　生姜皮　大腹皮　茯苓皮

五虎汤（《片玉心书》）：麻黄　杏仁　石膏　甘草　细茶

五虎追风散（史全恩家传方）：天南星　天麻　全蝎　僵蚕

五粒回春丹（《全国中药成药处方集》）：橘红　胆南星　防风　竹叶　茯苓　僵蚕　甘草　金银花　桑叶　连翘　麻黄　薄荷　蝉蜕　西河柳　赤芍　川贝母　杏仁　牛蒡子　羌活　牛黄　冰片　麝香

五磨饮子（《医方考》）：沉香　乌药　槟榔　木香　枳壳

五淋散（《太平惠民和剂局方》）：赤茯苓　木通　淡竹叶　滑石　栀子　赤芍　甘草　茵陈

贝母瓜蒌散（《医学心悟》）：贝母　瓜蒌　天花粉　茯苓　橘红　桔梗

月华丸（《医学心悟》）：天门冬　麦门冬　生地黄　熟地黄　山药　百部　沙参　川贝母　茯苓　阿胶　三七　獭肝　白菊花　桑叶

丹参饮（《时方歌诀》）：丹参　檀香　砂仁

丹栀逍遥散（《校注妇人良方》）：炙甘草　炒当归　芍药　茯苓　炒白术　柴胡　牡丹皮　炒栀子

止痉散（验方）：全蝎　蜈蚣　天麻　僵蚕

内消瘰疬丸（《疡医大全》）：夏枯草　玄参　青盐　海藻　贝母　薄荷　天花粉　海蛤粉　白蔹　连翘　熟大黄　生甘草　生地黄　桔梗　当归　硝石　枳壳

车前子散（《证治准绳》）：车前子　淡竹叶　赤茯苓　荆芥穗　灯心草

牛黄抱龙丸（《明医杂著》）：天竺黄　胆南星　朱砂　麝香　雄黄　牛黄　甘草

生姜

牛黄镇惊丸（《中药制剂手册》）：天麻　白附子　僵蚕　薄荷　防风　全蝎　钩藤　天竺黄　法半夏　朱砂　胆南星　珍珠母　雄黄　甘草　牛黄　琥珀　麝香　冰片

牛黄清心丸（《痘疹世医心法》）：牛黄　黄连　黄芩　栀子　郁金　朱砂

牛黄夺命散（《证治准绳》）：黑牵牛　白牵牛　川大黄　槟榔

牛黄承气汤（《温病条辨》）：安宫牛黄丸　生大黄

牛蒡甘桔汤（《麻症集成》）：牛蒡子　连翘　玄参　桔梗　射干　山豆根　黄芩　黄连　栀子　甘草

牛蒡解肌汤（《疡科心得集》）：牛蒡子　薄荷　荆芥　连翘　栀子　石斛　牡丹皮　玄参　夏枯草

化斑汤（《温病条辨》）：石膏　知母　甘草　玄参　犀角　白粳米

化斑解毒汤（《医宗金鉴》）：升麻　石膏　连翘　牛蒡子　人中黄　黄连　知母　玄参

化虫丸（《太平惠民和剂局方》）：鹤虱　槟榔　苦楝根　枯矾　铅粉

匀气散（《医宗金鉴》）：陈皮　桔梗　炮姜　砂仁　木香　炙甘草　红枣

升陷汤（《医学衷中参西录》）：黄芪　升麻　柴胡　桔梗　知母

升阳除湿汤（《兰室秘藏》）：苍术　柴胡　羌活　防风　升麻　神曲　泽泻　猪苓　炙甘草　陈皮　麦芽

乌药散（《校注妇人良方》）：乌药　莪术　桂心　当归　桃仁　青皮　木香

乌药顺气散（《太平惠民和剂局方》）：麻黄　陈皮　乌药　干姜　白僵蚕　川芎　枳壳　桔梗　白芷　甘草

乌梅丸（《伤寒论》）：乌梅　黄连　黄柏　人参　当归　附子　桂枝　干姜　细辛　蜀椒

乌头汤（《金匮要略》）：麻黄　白芍　黄芪　制川乌　甘草　蜂蜜

六一散（《伤寒标本》）：滑石　甘草

六味地黄丸（《小儿药证直诀》）：熟地黄　山茱萸　干山药　泽泻　茯苓　牡丹皮

六味汤（《喉科秘旨》）：桔梗　生甘草　薄荷　荆芥　防风　僵蚕

六君子汤（《妇人良方》《医学正传》《世医得效方》）：人参　炙甘草　茯苓　白术　陈皮　制半夏

六神丸（《景岳全书》）：神曲　炒麦芽　茯苓　枳壳　煨木香　炒黄连

六神丸（验方）：麝香　牛黄　冰片　珍珠　蟾酥　雄黄

六磨汤（《世医得效方》）：沉香　木香　槟榔　乌药　枳壳　大黄

水木华滋汤（《医醇賸义》）：生地黄　当归　白芍　牡丹皮　栀子　羚羊角　木瓜　党参　茯苓　白术　人乳　桑枝

少腹逐瘀汤（《医林改错》）：小茴香　干姜　延胡索　没药　当归　川芎　官桂　赤

芍　蒲黄　五灵脂

五　画

玉屏风散（《医方类聚》）：黄芪　白术　防风

玉真散（《外科正宗》）：防风　天南星　白芷　天麻　羌活　白附子

玉枢丹（《百一选方》）：山慈菇　续随子　大戟　麝香　雄黄　朱砂　五倍子

玉女煎（《景岳全书》）：石膏　熟地黄　麦门冬　知母　牛膝

石斛夜光丸（《原机启微》）：天门冬　人参　茯苓　麦门冬　熟地黄　生地黄　菟丝子　甘菊花　草决明　杏仁　干山药　枸杞　牛膝　五味子　白蒺藜　石斛　肉苁蓉　川芎　炙甘草　枳壳　青葙子　防风　川黄连　水牛角　羚羊角

可保立苏汤（《医林改错》）：黄芪　党参　炒酸枣仁　甘草　白术　当归　白芍　枸杞子　山茱萸　补骨脂　核桃

左归丸（《景岳全书》）：熟地黄　山药　枸杞子　川牛膝　山茱萸　菟丝子　鹿角胶　龟甲胶　附片　肉桂

左归饮（《景岳全书》）：熟地黄　山药　枸杞子　炙甘草　茯苓　山茱萸

左金丸（《丹溪心法》）：黄连　吴茱萸

右归丸（《景岳全书》）：熟地黄　山药　山茱萸　枸杞子　杜仲　菟丝子　附子　肉桂　当归　鹿角胶

右归饮（《景岳全书》）：熟地黄　山药　山茱萸　枸杞子　甘草　杜仲　肉桂　制附子

龙胆泻肝汤（《医方集解》）：龙胆草　黄芩　栀子　泽泻　木通　车前子　当归　生地黄　柴胡　甘草

瓜蒌薤白半夏汤（《金匮要略》）：瓜蒌实　薤白　半夏　白酒

龙骨散（验方）：龙骨　枯矾

甘露消毒丹（《温热经纬》）：滑石　茵陈　石菖蒲　黄芩　川贝母　连翘　藿香　射干　木通　白豆蔻　薄荷

甘麦大枣汤（《金匮要略》）：甘草　小麦　大枣

四苓散（《丹溪心法》）：茯苓　猪苓　泽泻　白术

四生丸（《妇人良方》）：生荷叶　生艾叶　生柏叶　生地黄

四兽饮（《景岳全书》）：人参　白术　茯苓　炙甘草　陈皮　制半夏　草果　乌梅　生姜　大枣

四逆散（《伤寒论》）：柴胡　炙甘草　枳实　白芍

四逆汤（《伤寒论》）：附子　干姜　甘草

四逆加人参汤（《伤寒论》）：人参　附子　干姜　甘草

四物汤（《太平惠民和剂局方》）：川芎　当归　白芍　熟地黄

四君子汤（《太平惠民和剂局方》）：人参　白术　茯苓　甘草

四神丸（《证治准绳》）：补骨脂　肉豆蔻　吴茱萸　五味子　生姜　大枣

四妙丸（《成方便读》）：苍术　黄柏　牛膝　薏苡仁

四阴煎（《景岳全书》）：生地黄　麦门冬　白芍　百合　沙参　甘草　茯苓

归芍地黄汤（《症因脉治》）：当归　白芍　生地黄　牡丹皮　茯苓　山药　山茱萸　泽泻

归脾汤（《济生方》）：白术　黄芪　龙眼肉　茯神　酸枣仁　党参　当归　木香　远志　炙甘草　生姜　大枣

加味导赤散（验方）：生地黄　木通　淡竹叶　甘草　黄连　黄芩　金银花　连翘　牛蒡子　玄参　桔梗　薄荷

加味温胆汤（《医宗金鉴》）：陈皮　半夏　麦门冬　茯苓　枳实　竹茹　黄连　灯心草　甘草

加味金刚丸（《素问病机气宜保命集》）：萆薢　牛膝　木瓜　巴戟天　菟丝子　蜈蚣　僵蚕　全蝎　肉苁蓉　杜仲　天麻　乌贼骨　红钱子

加味六味地黄丸（《医宗金鉴》）：熟地黄　山茱萸　怀山药　茯苓　泽泻　牡丹皮　鹿茸　五加皮　麝香

加减正气散（《温病条辨》）：大腹皮　藿香　厚朴　茯苓　陈皮　杏仁　麦芽　神曲　茵陈

加减复脉汤（《温病条辨》）：生地黄　阿胶　麦门冬　白芍　火麻仁　炙甘草

生肌散（《医宗金鉴》）：血竭　乳香　没药　儿茶

生脉散（《医学启源》）：人参　麦门冬　五味子

生铁落饮（《医学心悟》）：天门冬　麦门冬　贝母　胆南星　橘红　远志　石菖蒲　连翘　茯苓　茯神　玄参　钩藤　丹参　朱砂　生铁落

《冬温条辨》第一条方（《冬温条辨》）：薄荷　牛蒡子　荆芥　连翘　桑叶　淡豆豉　瓜蒌皮　杏仁　葛根　枇杷叶

《冬温条辨》第三条方（《冬温条辨》）：沙参　杏仁　天花粉　连翘　桑白皮　栀子　郁金　枇杷叶

《冬温条辨》第六条方（《冬温条辨》）：羚羊角　连翘　玄参　北沙参　鲜生地黄　鲜石斛　鲜石菖蒲　郁金　石膏　竹叶

代抵当丸（《证治准绳》）：大黄　当归尾　生地黄　穿山甲　芒硝　桃仁　肉桂

白虎汤（《伤寒论》）：石膏　知母　粳米　甘草

白虎加人参汤（《伤寒论》）：石膏　知母　粳米　甘草　人参

白虎加桂枝汤（《金匮要略》）：石膏　知母　粳米　甘草　桂枝

白虎加苍术汤（《类证活人书》）：石膏　知母　粳米　甘草　苍术

白虎承气汤（《重订通俗伤寒论》）：石膏　知母　陈仓米　甘草　芒硝　大黄

白虎地黄汤（《增订医方易简》）：石膏　知母　生地黄　连翘　牡丹皮　赤芍　甘草　粳米

白头翁汤（《伤寒论》）：白头翁　黄连　黄柏　秦皮

白术芍药散（《丹溪心法》）：白术　芍药　防风　陈皮

仙方活命饮（《外科发挥》）：穿山甲　天花粉　甘草　乳香　白芷　赤芍　贝母　防风　没药　炒皂角刺　当归尾　陈皮　金银花

半夏泻心汤（《伤寒论》）：半夏　黄芩　干姜　人参　炙甘草　黄连　大枣

半夏白术天麻汤（《医学心悟》）：半夏　白术　天麻　陈皮　茯苓　甘草　生姜　大枣　蔓荆子

玄参升麻汤（《医宗金鉴》）：荆芥　防风　升麻　牛蒡子　玄参　甘草

圣愈汤（《兰室秘藏》《医宗金鉴》）：白芍　熟地黄　川芎　人参　当归　黄芪

六　画

百合固金汤（《医方集解》《温病条辨》）：熟地黄　生地黄　麦门冬　贝母　百合　当归　炒芍药　甘草　玄参　桔梗

至宝丹（《太平惠民和剂局方》）：人参　朱砂　麝香　犀角　冰片　牛黄　琥珀　雄黄　玳瑁　金箔　银箔　安息香

巩堤丸（《景岳全书》）：熟地黄　菟丝子　白术　五味子　益智仁　补骨脂　制附子　茯苓　韭子　山药

地黄汤（《圣济总录》）：熟地黄　黄芪　肉桂　甘草　当归　白芍　黄精　黄芩　麦门冬

地黄饮子（《宣明论方》）：熟地黄　巴戟天　山茱萸　石斛　肉苁蓉　炮附子　五味子　官桂　茯苓　麦门冬　石菖蒲　远志

地骨皮散（《证治准绳》）：地骨皮　银柴胡　人参　半夏　甘草　茯苓　知母

地榆散（《仁斋直指方论》）：地榆　茜草根　黄芩　黄连　栀子　茯神

芍药汤（《素问病机气宜保命集》）：黄芩　芍药　甘草　黄连　大黄　槟榔　当归　木香　肉桂

芍药甘草附子汤（《金匮要略》）：芍药　甘草　附子　生姜　大枣

回阳救急汤（《伤寒六书》）：附子　干姜　肉桂　白术　茯苓　陈皮　甘草　五味子　半夏　人参　生姜　麝香

导赤散（《小儿药证直诀》）：木通　生地黄　生甘草梢　竹叶

导痰汤（《校注妇人良方》）：制半夏　陈皮　茯苓　甘草　枳实　南星　生姜

异功散（《小儿药证直诀》）：人参　白术　茯苓　甘草　陈皮

曲麦二陈汤（《医宗金鉴》）：陈皮　半夏　茯苓　甘草　麦芽　枳实　黄连　山楂　神曲　瓜蒌仁

曲麦枳术丸（《医学正传》）：神曲　麦芽　枳实　白术

托里透脓汤（《医宗金鉴》）：人参　白术　穿山甲　白芷　升麻　甘草节　生黄芪　皂角刺　当归　青皮

伐木丸（《广温热论》）：制苍术　黄酒曲　皂矾

竹叶石膏汤（《伤寒论》）：淡竹叶　石膏　半夏　麦门冬　人参　甘草　粳米

竹沥达痰丸（《医方集解》）：大黄　黄芩　半夏　橘红　青礞石　甘草　竹沥　姜汁

华盖散（《太平惠民和剂局方》）：麻黄　杏仁　甘草　桑白皮　紫苏子　赤茯苓　陈皮

血府逐瘀汤（《医林改错》）：生地黄　当归　牛膝　红花　桃仁　柴胡　枳壳　赤芍　川芎　桔梗　甘草

当归芍药汤（《中医耳鼻喉科学》）：当归　白术　赤芍　茯苓　泽泻　黄芩　辛夷花　白菊花　干地龙　甘草　薄荷　川芎

当归四逆汤（《伤寒论》）：桂枝　细辛　白芍　当归　炙甘草　木通　大枣

当归饮子（《医宗金鉴》）：当归　生地黄　白芍　川乌　首乌　荆芥　防风　白蒺藜　黄芪　生甘草

当归龙荟汤（《丹溪心法》）：当归　龙胆草　栀子　黄连　黄芩　黄柏　大黄　青黛　芦荟　木香　麝香

当归六黄汤（《兰室秘藏》）：当归　生地黄　熟地黄　黄芪　黄芩　黄柏　黄连

当归补血汤（《兰室秘藏》）：黄芪　当归

安神散（《普济方》）：人参　白术　茯苓　甘草　朱砂　天麻　茯神　全蝎　荆芥穗

安神丸（又名朱砂安神丸，《内外伤辨惑论》）：朱砂　黄连　炙甘草　生地黄　当归

安神丸（《小儿药证直诀》）：芒硝　白茯苓　麦门冬　干山药　甘草　寒水石　龙脑　朱砂

安宫牛黄丸（《温病条辨》）：牛黄　郁金　犀角　黄连　朱砂　冰片　麝香　珍珠　栀子　雄黄　黄芩　金箔衣

达原饮（《温疫论》）：槟榔　厚朴　草果　知母　芍药　黄芩　甘草

阳和汤（《外科全生集》）：熟地黄　白芥子　鹿角胶　麻黄　姜炭　肉桂　生甘草

防风汤（《宣明论方》）：当归　防风　赤茯苓　杏仁　黄芩　秦艽　葛根　麻黄　肉桂　生姜　甘草　大枣

防风通圣散（《宣明论方》）：防风　荆芥　连翘　麻黄　川芎　薄荷　白芍　白术　栀子　大黄　芒硝　石膏　黄芩　桔梗　甘草　滑石　生姜　当归

防己黄芪汤（《金匮要略》）：防己　黄芪　白术　甘草　生姜　大枣

如意金黄散（《外科正宗》）：天花粉　黄柏　姜黄　白芷　大黄　紫厚朴　陈皮　甘草　苍术　天南星　凡士林

芎蝎散（《小儿病源方论》）：川芎　全蝎　细辛　荜茇　半夏

交泰丸（《韩氏医通》）：黄连　肉桂

七　画

杏苏散（《温病条辨》）：苏叶　半夏　茯苓　前胡　桔梗　枳壳　甘草　生姜　大枣　橘皮　杏仁

杏仁滑石汤（《温病条辨》）：杏仁　半夏　滑石　黄芩　郁金　厚朴　橘红　黄连　通草

赤小豆当归散（《金匮要略》）：赤小豆　当归

麦味地黄丸（《医级》）：麦门冬　五味子　熟地黄　山茱萸　山药　泽泻　牡丹皮　茯苓

麦门冬汤（《金匮要略》）：麦门冬　半夏　人参　甘草　粳米　大枣

苍耳子散（《三因极一病证方论》）：苍耳子　薄荷　辛夷花　白芷

苏葶丸（《医宗金鉴》）：炒苏子　炒葶苈子

苏合香丸（《太平惠民和剂局方》）：朱砂　青木香　苏合香　诃子肉　荜茇　沉香　犀角　檀香　丁香　冰片　白术　安息香　熏陆香　香附子　麝香

杞菊地黄丸（《医级》）：枸杞子　菊花　熟地黄　山茱萸　山药　泽泻　牡丹皮　茯苓

吴茱萸汤（《伤寒论》）：吴茱萸　人参　生姜　大枣

肝炎经验方1（关幼波经验方）：党参　白术　草豆蔻　藿香　酒芩　当归　赤白芍　香附　泽兰　山楂　焦槟榔　草河车

肝炎经验方2（关幼波经验方）：醋柴胡　木瓜　香附　当归　白芍　泽兰　丹参　党参　白术　砂仁

身痛逐瘀汤（《医林改错》）：桃仁　红花　当归　甘草　香附　地龙　五灵脂　秦艽　羌活　牛膝　川芎　没药

何人饮（《景岳全书》）：何首乌　人参　当归　陈皮　生姜

牡蛎散（《太平惠民和剂局方》）：煅牡蛎　黄芪　麻黄根　浮小麦

龟鹿二仙胶（《兰台轨范》）：鹿角　龟板　枸杞子　人参

龟鹿补肾丸（验方）：龟板胶　鹿角胶　生地黄　熟地黄　山药　泽泻　茯苓　制首乌　黄精　玉竹　天门冬　当归　川芎　龙眼肉　鹿角　肉苁蓉　锁阳　巴戟天　狗脊　牛膝　续断　大青盐　芡实　菟丝子　覆盆子　沉香　五味子　党参　白术　木香　陈皮　炙甘草

皂刺大黄汤（《医宗金鉴》）：皂角刺　生大黄

良附丸（《良方集解》）：高良姜　香附

羌活胜湿汤（《内外伤辨惑论》）：羌活　独活　炙甘草　藁本　川芎　防风　蔓荆子

沙参麦门冬汤（《温病条辨》）：沙参　麦门冬　玉竹　甘草　桑叶　白扁豆　天花粉

沙参泻白散（刘弼臣经验方）：南沙参　桑白皮　地骨皮　粳米　甘草

沆瀣丹（《幼幼集成》）：川芎　大黄　黄芩　黄柏　黑牵牛子　薄荷　滑石　槟榔　枳壳　连翘　赤芍

补天大造丸（《医学心悟》）：人参　白术　当归　酸枣仁　炙黄芪　远志　白芍　山药　茯苓　杞子　紫河车　龟板　鹿角　熟地黄

补中益气汤（《脾胃论》）：黄芪　甘草　人参　当归　橘皮　升麻　柴胡　白术

补肾地黄丸（《医宗金鉴》）：熟地黄　泽泻　牡丹皮　山茱萸　牛膝　山药　鹿茸　茯苓

补肾益脾散（验方）：珍珠母　太子参　苍术　熟地黄　五味子　女贞子

补肺汤（《永类钤方》）：人参　黄芪　熟地黄　五味子　紫菀　桑白皮

补肺阿胶汤（《小儿药证直诀》）：阿胶　马兜铃　牛蒡子　杏仁　炙甘草　糯米

补肝散（《证治准绳》）：山茱萸　当归　五味子　山药　炒黄芪　川芎　木瓜　熟地黄　炒白术　独活　炒酸枣仁　大枣

补气黄芪汤（《圣济总录》）：黄芪　人参　茯神　麦门冬　白术　五味子　桂心　熟地黄　陈皮　阿胶　当归　白芍　牛膝　炙甘草　生姜　大枣

补益资生丸（《研制方》）：黄芪　党参　延胡索　赤石脂　当归　白芍　白术　砂仁　广木香　防风

补阳汤（《兰室秘藏》）：肉桂　炒知母　当归身　生地黄　茯苓　泽泻　陈皮　白芍药　防风　黄芪　人参　白术　羌活　独活　熟地黄　甘草　柴胡

补阳还五汤（《医林改错》）：黄芪　当归　赤芍　川芎　地龙干　桃仁　红花

远志丸（《张氏医通》《济生方》）：远志　石菖蒲　茯神　茯苓　人参　龙齿　朱砂

连理汤（《张氏医通》）：人参　白术　干姜　炙甘草　黄连　茯苓

连朴饮（《霍乱论》）：黄连　厚朴　淡豆豉　焦栀子　半夏　石菖蒲　芦根

连梅汤（《温病条辨》）：黄连　乌梅　麦门冬　生地黄　阿胶

连翘败毒散（《伤寒全生集》）：防风　连翘　柴胡　川芎　桔梗　薄荷　羌活　栀子　玄参　升麻　当归　黄芩　芍药　牛蒡子　红花

附子汤（《伤寒论》）：熟附子　茯苓　人参　白术　芍药

附子理中丸（《太平惠民和剂局方》）：炮附子　人参　白术　炮姜　炙甘草

附子泻心汤（《伤寒论》）：大黄　黄连　黄芩　附子

附子麻黄汤（《三因极一病证方论》）：附子　麻黄　白术　干姜　甘草　人参

阿胶鸡子黄汤（《通俗伤寒论》）：阿胶　白芍　钩藤　生地黄　牡蛎　茯神　鸡子黄　石决明　络石藤　炙甘草

驱虫粉（蛲虫散，验方）：使君子肉　生大黄

驱蛔承气汤（验方）：大黄　芒硝　枳实　厚朴　乌梅　蜀椒　使君子　苦楝皮

槟榔

驱绦汤（验方）：南瓜子　槟榔

八　画

青蒿鳖甲汤（《温病条辨》）：青蒿　鳖甲　生地黄　知母　牡丹皮

青黛散（验方）：青黛　黄柏　石膏　滑石

苓桂术甘汤（《金匮要略》）：茯苓　桂枝　白术　甘草

枕中丹（《千金要方》）：龟板　龙骨　远志　石菖蒲

坤顺汤（《医醇賸义》）：党参　白术　茯苓　甘草　山药　天花粉　石斛　料豆　川断　牛膝　红枣　莲子

虎潜丸（《丹溪心法》）：知母　黄柏　龟板　熟地黄　陈皮　白芍　干姜　虎骨锁阳

肾气丸（《金匮要略》）：干地黄　山药　山茱萸　泽泻　茯苓　牡丹皮　桂枝　炮附子

肥儿丸（《医宗金鉴》）：人参　茯苓　白术　黄连　胡黄连　使君子　神曲　麦芽山楂　芦荟　甘草

固真汤（《兰室秘藏》）：升麻　羌活　柴胡　炙甘草　龙胆草　泽泻　黄柏　知母

固真汤（《证治准绳》）：人参　白术　茯苓　炙甘草　黄芪　炮附子　肉桂　山药

固肠散（《仁斋直指方论》）：罂粟壳　炒陈皮　炮姜　炙甘草　肉豆蔻　木香　生姜大枣

抱龙丸（《卫生宝鉴》）：胆南星　雄黄　朱砂　天竺黄　麝香

知柏地黄汤（丸）（《医宗金鉴》《医方考》）：熟地黄　山茱萸　山药　泽泻　茯苓牡丹皮　知母　黄柏

使君子散（《医宗金鉴》）：使君子　苦楝子　白芜荑　甘草

金匮肾气丸（《金匮要略》）：干地黄　山茱萸　山药　茯苓　泽泻　牡丹皮　桂枝炮附子

金灯山根汤（验方）：挂金灯　山豆根　马勃　桔梗　天竺黄　甘草

金沸草散（《南阳活人书》）：金沸草　前胡　荆芥　细辛　半夏　茯苓　甘草　生姜大枣

金水六君煎（《景岳全书》）：当归　熟地黄　陈皮　半夏　茯苓　炙甘草

炙甘草汤（《伤寒论》）：炙甘草　人参　干地黄　桂枝　阿胶　麦门冬　麻仁　生姜大枣

实脾饮（《济生方》）：白术　茯苓　大腹皮　木瓜　厚朴　木香　草豆蔻　附子　干姜　甘草　生姜　大枣

定志丸（《千金要方》）：人参　茯苓　石菖蒲　远志

定吐丸（《医宗金鉴》）：丁香　蝎尾　半夏　枣肉

定喘汤（《摄生众妙方》）：麻黄　款冬花　银杏　半夏　桑白皮　黄芩　杏仁　甘草　苏子

定痫丸（《医学心悟》）：天麻　川贝　胆南星　半夏　陈皮　茯苓　茯神　丹参　麦门冬　石菖蒲　远志　全蝎　僵蚕　琥珀　朱砂　竹沥　姜汁　甘草

河车大造丸（《医方集解》）：紫河车　龟板　熟地黄　人参　天门冬　麦门冬　牛膝　杜仲　黄柏　砂仁　茯苓

河车八味丸（《幼幼集成》）：紫河车　地黄　牡丹皮　大枣　茯苓　泽泻　山药　麦门冬　五味子　肉桂　熟附片　鹿茸

泻黄散（《小儿药证直诀》）：石膏　栀子　防风　藿香　甘草

泻青丸（《小儿药证直诀》）：当归　冰片　川芎　栀子　熟大黄　羌活　防风

泻白散（《小儿药证直诀》）：桑白皮　地骨皮　甘草　粳米

泻心汤（《金匮要略》）：大黄　黄芩　黄连

泻心导赤汤（《小儿药证直诀》）：木通　生地黄　黄连　灯心草　甘草

泻肝散（《医宗金鉴》）：生地黄　当归　芍药　川芎　龙胆草　连翘　栀子　大黄　生甘草　灯心草　羌活　防风

治痢散（《医学心悟》）：葛根　苦参　陈皮　陈松萝茶　赤芍　炒麦芽　炒山楂

参苓白术散（《太平惠民和剂局方》）：人参　白术　茯苓　桔梗　山药　甘草　白扁豆　莲子肉　砂仁　薏苡仁　大枣

参芪补肺汤（《类证治裁》）：人参　黄芪　五味子　紫菀　熟地黄　桑白皮　白蜜

参附汤（《校注妇人良方》）：人参　附子　生姜　大枣

参附龙牡汤（《正体类要》）：人参　附子　龙骨　牡蛎

参附龙牡救逆汤（验方）：人参　附子　龙骨　牡蛎　白芍　炙甘草

参连开噤散（《医学心悟》）：人参　黄连　石菖蒲　丹参　石莲子　茯苓　陈皮　陈米　冬瓜仁　荷蒂

驻车丸（《千金要方》）：黄连　阿胶　当归　干姜

贯众汤（验方）：贯众　苦楝根皮　山紫苏　土荆芥

九　画

退赤散（《银海精微》）：黄芩　黄连　白芷　当归　赤芍　栀子　桑白皮　木通　桔梗　连翘

砒枣散（走马疳散，验方）：红信石　红枣　冰片

砂半理中汤（验方）：砂仁　半夏　人参　白术　干姜　甘草

茵陈蒿汤（《伤寒论》）：茵陈　栀子　大黄

茵陈五苓散（《金匮要略》）：茵陈　猪苓　茯苓　白术　泽泻　桂枝

茵陈理中汤（《张氏医通》）：茵陈　党参　干姜　白术　甘草

茵陈四逆汤（《玉机微义》）：附片　干姜　炙甘草　茵陈

茵陈术附汤（《医学心悟》）：茵陈　白术　附子　干姜　炙甘草　肉桂

茜根散（《景岳全书》）：茜草根　黄芩　阿胶　侧柏叶　生地黄　甘草

荆防败毒饮（《摄生众妙方》）：荆芥　防风　羌活　独活　柴胡　川芎　枳壳　茯苓　桔梗　前胡　甘草

枳实导滞丸（《内外伤辨惑论》）：大黄　枳实　黄芩　黄连　神曲　白术　茯苓　泽泻

栀子豉汤（《伤寒论》）：栀子　淡豆豉

栀子金花汤（《医方集解》）：栀子　黄芩　黄连　黄柏　大黄

栀子柏皮汤（《伤寒论》）：栀子　炙甘草　黄柏

柏子养心丸（《景岳全书》）：柏子仁　远志　酸枣仁　五味子　肉桂　人参　茯苓　川芎　黄芪　当归　半夏曲　甘草　朱砂

拯阴理劳汤（《医宗必读》）：牡丹皮　当归身　麦门冬　橘红　炙甘草　薏苡仁　莲子　白芍　五味子　人参　生地黄　大枣

牵正散（《杨氏家藏方》）：白附子　僵蚕　全蝎

春泽汤（《证治要诀类方》）：人参　猪苓　泽泻　茯苓　桂枝　白术

顺气导痰汤（《类证治裁》）：半夏　陈皮　茯苓　甘草　生姜　胆南星　枳实　木香　香附

顺气和中汤（《证治准绳》）：黄芪　人参　白术　白芍　当归　陈皮　甘草　柴胡　升麻　蔓荆子　川芎　细辛

胃苓汤（《丹溪心法》）：苍术　厚朴　陈皮　甘草　生姜　大枣　桂枝　白术　泽泻　茯苓　猪苓

香薷饮（《太平惠民和剂局方》）：香薷　白扁豆　川厚朴

香砂平胃散（《医宗金鉴》）：香附　苍术　陈皮　厚朴　砂仁　山楂　神曲　麦芽　枳壳　白芍　甘草

香砂六君子汤（《医方集解》）：人参　白术　茯苓　甘草　陈皮　半夏　木香　砂仁　生姜　大枣

香贝养荣汤（《医宗金鉴》）：熟地黄　白芍　当归　川芎　人参　白术　茯苓　甘草　香附　桔梗　陈皮　贝母　生姜　大枣

香连化滞丸（《沈氏尊生书》）：青皮　陈皮　厚朴　枳实　黄芩　黄连　当归　白芍

保真汤（《十药神书》）：人参　黄芪　白术　甘草　赤茯苓　白茯苓　五味子　当归　生地黄　熟地黄　天门冬　麦门冬　赤芍　白芍　柴胡　厚朴　地骨皮　黄柏　知母　陈皮　生姜　大枣

保元汤（《博爱心鉴》）：黄芪　人参　甘草　肉桂　生姜

保和丸（《丹溪心法》）：山楂　六曲　半夏　茯苓　陈皮　连翘　莱菔子　麦芽

保肺饮（《丹台玉案》）：人参　茯苓　旋覆花　麦门冬　五味子　阿胶　紫菀

秋梨膏（《医学从众录》）：秋梨　鲜藕　麦门冬　青萝卜　浙贝母　生姜

复萎汤（验方）：党参　黄芪　山药　甘草　当归　熟地黄　桑寄生　制马钱子等

钩藤散（《婴童百问》）：钩藤　蝉蜕　天麻　防风　蝎尾　人参　麻黄　炒僵蚕　炙甘草　川芎　麝香

钩藤饮（《证治准绳》）：钩藤　犀角　天麻　木香　甘草　全蝎　生姜

钩藤异功散（验方）：钩藤　人参　茯苓　白术　甘草　陈皮

独参汤（《十药神书》）：人参

独活寄生汤（《千金要方》）：独活　桑寄生　杜仲　细辛　秦艽　茯苓　肉桂　防风　川芎　人参　甘草　当归　芍药　干地黄　牛膝

宣毒发表汤（《医宗金鉴》）：升麻　葛根　枳壳　防风　荆芥　薄荷　木通　连翘　牛蒡子　竹叶　甘草　前胡　桔梗　芫荽

宣肺利水汤（验方）：麻黄　葶苈子　鱼腥草　细辛　泽泻　附子　桂枝　党参

宣畅三焦汤（验方）：麻黄　杏仁　桔梗　苍术　厚朴　大腹皮　猪苓　泽泻　陈皮　生大黄

宣白承气汤（《温病条辨》）：石膏　大黄　杏仁粉　瓜蒌皮

宣痹汤（《温病条辨》）：防己　杏仁　滑石　连翘　栀子　薏苡仁　半夏　蚕沙　赤小豆

济生肾气丸（《济生方》）：干地黄　山药　山茱萸　泽泻　茯苓　牡丹皮　肉桂　炮附子　川牛膝　车前子

活血化瘀方（验方）：川芎　丹参　赤芍　鸡血藤　益母草

神犀丹（《温热经纬》）：犀角　石菖蒲　黄芩　生地黄　金银花　连翘　板蓝根　淡豆豉　玄参　天花粉　紫草　人中黄

神术散（《医学心悟》）：苍术　陈皮　厚朴　甘草　藿香　砂仁

神效黄芪汤（《兰室秘藏》）：黄芪　甘草　人参　白芍　陈皮　蔓荆子

养正汤（《时疫白喉捷要》）：炒山药　制何首乌　熟地黄　生地黄　玉竹　麦门冬　女贞子　茯苓　白芍　天花粉

养胃增液汤（验方）：石斛　乌梅　北沙参　玉竹　白芍　甘草

养脏汤（散）（《医宗金鉴》）：当归　沉香　木香　丁香　肉桂　川芎

养心汤（《证治准绳》）：黄芪　茯苓　茯神　当归　川芎　炙甘草　半夏曲　柏子仁　远志　五味子　人参　肉桂　酸枣仁

养阴清肺汤（《重楼玉钥》）：生地黄　麦门冬　玄参　牡丹皮　白芍　贝母　甘草　薄荷

养阴生肌散（北京口腔医院方）：牛黄　黄柏　龙胆草　雄黄　青黛　甘草　冰片

养血定风汤（《外科证治全书》）：生地黄　当归　赤芍　川芎　麦门冬　天门冬　僵蚕　首乌　牡丹皮　桑枝

举元煎（《景岳全书》）：人参　黄芪　炙甘草　炒升麻　炒白术

除湿胃苓汤（《丹溪心法》）：苍术　厚朴　陈皮　猪苓　茯苓　泽泻　白术　滑石　防风　栀子　木通　甘草

除瘟化毒散（《时疫白喉捷要》）：葛根　浙贝母　僵蚕　山豆根　桑叶　木通　蝉蜕　黄芩　栀子　生地黄　甘草

十　画

蚕矢汤（《霍乱论》）：蚕沙　木瓜　薏苡仁　豆卷　黄连　制半夏　黄芩　通草　吴茱萸　栀子

真武汤（《伤寒论》）：熟附子　白术　茯苓　白芍　生姜

真人养脏汤（《证治准绳》）：诃子　罂粟壳　肉豆蔻　白术　人参　木香　肉桂　炙甘草　大枣

桃花汤（《伤寒论》）：赤石脂　干姜　粳米

桃核承气汤（《伤寒论》）：桃仁　大黄　桂枝　芒硝　炙甘草

桃红四物汤（《医宗金鉴》）：当归　川芎　芍药　熟地黄　桃仁　红花

桂枝汤（《伤寒论》）：桂枝　芍药　生姜　大枣　炙甘草

桂枝芍药知母汤（《金匮要略》）：桂枝　知母　防风　白术　生姜　芍药　麻黄　炮附子　炙甘草

桂附地黄丸（《金匮要略》）：桂枝　附子　熟地黄　山茱萸　山药　牡丹皮　泽泻　茯苓

桂枝甘草龙骨牡蛎汤（《伤寒论》）：桂枝　甘草　牡蛎　龙骨

脏连丸（《外科正宗》）：黄连末　猪大肠

珠黄散（验方）：珍珠　牛黄

柴平汤（《景岳全书》）：人参　柴胡　半夏　黄芩　甘草　陈皮　厚朴　苍术　生姜　大枣

柴葛解肌汤（《伤寒六书》）：柴胡　葛根　黄芩　石膏　芍药　羌活　白芷　桔梗　生甘草　生姜　大枣

柴胡疏肝散（《景岳全书》）：柴胡　枳壳　芍药　甘草　香附　川芎　陈皮

柴胡姜桂汤（《伤寒论》）：柴胡　桂枝　干姜　黄芩　瓜蒌根　牡蛎　炙甘草

柴胡白虎汤（《重订通俗伤寒论》）：柴胡　石膏　天花粉　粳米　黄芩　知母　甘草　荷叶

柴胡清肝汤（《医宗金鉴》）：生地黄　当归　赤芍　防风　牛蒡子　连翘　甘草　川芎　柴胡　黄芩　栀子　天花粉

　　健步虎潜丸（《丹溪心法》）：知母　黄柏　龟板　熟地黄　陈皮　白芍　干姜　锁阳　虎骨

　　健脾丸（《医方集解》）：人参　白术　陈皮　麦芽　山楂　枳实　神曲

　　射干消毒饮（《张氏医通》）：射干　玄参　连翘　荆芥　牛蒡子　甘草

　　射干麻黄汤（《金匮要略》）：射干　麻黄　细辛　紫菀　款冬花　半夏　五味子　生姜　大枣

　　凉膈散（《太平惠民和剂局方》）：大黄　芒硝　栀子　黄芩　连翘　薄荷　甘草　竹叶　白蜜

　　凉营清气汤（《喉痧证治概要》）：犀角尖　鲜石斛　石膏　鲜生地黄　薄荷叶　生甘草　黄连　焦栀子　牡丹皮　赤芍　玄参　连翘　鲜竹叶　茅根　芦根　金汁

　　凉心利水汤（验方）：麦门冬　莲子心　茯神　车前子

　　资生健脾丸（《先醒斋医学广笔记》）：韭子　鹿茸　肉苁蓉　牛膝　熟地黄　当归　菟丝子　巴戟肉　杜仲　石斛　桂心　干姜

　　益黄散（《小儿药证直诀》）：陈皮　丁香　诃子　青皮　炙甘草

　　益胃汤（《温病条辨》）：沙参　麦门冬　玉竹　生地黄　冰糖

　　益脾镇惊散（《医宗金鉴》）：人参　白术　茯苓　朱砂　钩藤　炙甘草　灯心草

　　益气养营汤（《保婴撮要》）：人参　茯苓　陈皮　贝母　桔梗　香附　当归　川芎　黄芪　熟地黄　白芍　甘草　柴胡

　　益气活血化瘀汤（刘弼臣经验方）：黄芪　川芎　炒白术　茯苓　丹参　赤芍　红花　土鳖虫

　　消疳理脾汤（《医宗金鉴》）：神曲　麦芽　槟榔　青皮　三棱　莪术　甘草　黄连　胡黄连　芦荟　芜荑　使君子

　　消乳丸（《证治准绳》）：香附　神曲　麦芽　陈皮　砂仁　炙甘草

　　消风散（《医宗金鉴》）：荆芥　防风　当归　生地黄　苦参　苍术　蝉蜕　胡麻仁　牛蒡子　知母　石膏　甘草　木通

　　消风导赤汤（《医宗金鉴》）：生地黄　赤茯苓　牛蒡子　白鲜皮　金银花　薄荷叶　木通　黄连　甘草　灯心草

　　消渴方（《丹溪心法》）：黄连末　天花粉末　生地黄汁　藕汁　人乳　姜汁　蜂蜜

　　消瘰丸（《医学心悟》）：浙贝母　玄参　牡蛎

　　润肠丸（《沈氏尊生书》）：当归　生地黄　火麻仁　桃仁　枳壳

　　涤痰汤（《严氏易简归一方》）：半夏　陈皮　茯苓　甘草　竹茹　枳实　生姜　胆南星　人参　石菖蒲

　　调元散（《活幼心书》）：人参　茯苓　茯神　白术　白芍　熟地黄　当归　黄芪　川芎　甘草　山药　石菖蒲

　　调胃承气汤（《伤寒论》）：甘草　芒硝　大黄

调营通脉汤（《医醇賸义》）：天门冬　生地黄　丹参　柏子仁　党参　茯神　白术　黄连　当归　川断　牛膝　红枣　桑枝

透脓散（《外科正宗》）：生黄芪　当归　炮山甲　皂角刺　川芎

透疹汤（验方）：荆芥　升麻　黄芩　木通　葛根　蝉蜕　垂丝柳　牛蒡子　紫草　金银花　连翘

透疹凉解汤（验方）：桑叶　菊花　薄荷　连翘　牛蒡子　赤芍　蝉蜕　紫花地丁　黄连　红花

逐寒荡惊汤（《福幼编》）：胡椒　炮姜　肉桂　丁香　灶心土

逐瘀汤（验方）：当归　红花　桃仁　赤芍　五灵脂　鸡血藤　丝瓜络　乌药　制香附　延胡索　枳壳

逍遥散（《太平惠民和剂局方》）：当归　白芍　白术　柴胡　茯苓　甘草　薄荷　生姜

通脉四逆汤（《伤寒论》）：生附子　干姜　炙甘草

通窍活血汤（《医林改错》）：赤芍　川芎　桃仁　红花　老葱　麝香　黄酒　生姜　大枣

通瘀煎（《景岳全书》）：当归尾　山楂　香附　炒红花　乌药　青皮　泽泻　木香

疳积散（验方）：五谷虫　神曲　槟榔　胡黄连　麦芽　香附　苍术　肉果

桑杏汤（《温病条辨》）：桑叶　杏仁　沙参　浙贝母　淡豆豉　栀子　梨皮

桑菊饮（《温病条辨》）：桑叶　菊花　杏仁　连翘　薄荷　甘草　桔梗　芦根

桑白皮汤（《景岳全书》）：桑白皮　半夏　苏子　杏仁　贝母　黄芩　黄连　栀子　生姜

桑螵蛸散（《本草衍义》）：桑螵蛸　远志　石菖蒲　龙骨　人参　茯神　当归　龟板

都气丸（《金匮要略》）：五味子　熟地黄　山药　牡丹皮　茯苓　泽泻　山茱萸

十一画

理中丸（《伤寒论》）：人参　干姜　白术　甘草

理中安蛔汤（《类证治裁》）：人参　白术　茯苓　干姜　炒川椒　乌梅

黄土汤（《金匮要略》）：甘草　干地黄　白术　附子　阿胶　黄芩　灶心黄土

黄柏芍药汤（《阎氏小儿方论》）：黄柏　芍药

黄芪汤（《金匮翼》）：黄芪　陈皮　火麻仁　白蜜

黄芪益气汤（《医宗金鉴》）：人参　甘草　黄芪　当归　陈皮　白术　升麻　柴胡　红花　黄柏

黄芪鳖甲散（《太平惠民和剂局方》）：人参　肉桂　桔梗　半夏　紫菀　知母　赤芍　黄芪　甘草　桑白皮　天门冬　炙鳖甲　秦艽　茯苓　地骨皮　干地黄　柴胡

黄芪桂枝五物汤（《金匮要略》）：黄芪　桂枝　白芍　大枣　生姜

黄芪建中汤（《伤寒论》）：黄芪　桂枝　甘草　大枣　芍药　生姜　饴糖

黄芩汤（《伤寒论》）：黄芩　芍药　炙甘草　大枣

黄芩汤加淡豆豉玄参方（《温热逢源》）：黄芩　芍药　炙甘草　大枣　淡豆豉　玄参

黄芩射干汤（《圣济总录》）：黄芩　射干　枳实　半夏　甘草　升麻　肉桂

黄芩滑石汤（《温病条辨》）：黄芩　滑石　猪苓　茯苓　通草　白豆蔻　大腹皮

黄连上清丸（《古今医方集成》）：黄芩　黄连　黄柏　栀子　菊花　当归　桔梗　葛根　薄荷　玄参　天花粉　川芎　姜黄　连翘　大黄

黄连香薷饮（《类证活人书》）：黄连　香薷　厚朴

黄连解毒汤（《外台秘要》）：黄连　黄柏　黄芩　栀子

黄连阿胶汤（《伤寒论》）：黄芩　黄连　芍药　阿胶　鸡子黄

黄连温胆汤（《六因条辨》）：黄连　半夏　陈皮　茯苓　甘草　生姜　竹茹　枳实

黄连石膏汤（刘弼臣验方）：黄连　石膏　黄柏　葛根　薄荷

黄鹤丹（《韩氏医通》）：香附　黄连

石菖蒲丸（《保婴撮要》）：石菖蒲　丹参　赤石脂　人参　天门冬

菖蒲郁金汤（《温病条辨》）：石菖蒲　郁金　栀子　竹叶　竹沥　牡丹皮　连翘　灯心草　木通

菟丝子散（《太平圣惠方》）：菟丝子　鸡内金　肉苁蓉　牡蛎　附子　五味子

银翘白虎汤（《温病条辨》）：金银花　连翘　石膏　知母　粳米　甘草

银花解毒汤（《疡科心得集》）：金银花　紫花地丁　连翘　牡丹皮　川黄连　犀角　夏枯草　赤茯苓

银翘散（《温病条辨》）：金银花　连翘　淡豆豉　牛蒡子　薄荷　荆芥　桔梗　甘草　竹叶　芦根

银翘马勃散（《温病条辨》）：金银花　连翘　马勃　射干　牛蒡子

常山饮（《太平惠民和剂局方》）：高良姜　乌梅　知母　常山　草果　甘草　生姜　大枣

羚角钩藤汤（《通俗伤寒论》）：羚羊角　桑叶　川贝母　生地黄　钩藤　菊花　生白芍　生甘草　竹茹　茯神

麻黄汤（《伤寒论》）：麻黄　桂枝　杏仁　甘草

麻黄加术汤（《金匮要略》）：麻黄　桂枝　杏仁　甘草　白术

麻黄连翘赤小豆汤（《伤寒论》）：麻黄　杏仁　生梓白皮　连翘　赤小豆　甘草　生姜　大枣

麻黄附子细辛汤（《伤寒论》）：麻黄　附子　细辛

麻杏石甘汤（《伤寒论》）：麻黄　杏仁　石膏　甘草

麻杏薏甘汤（《金匮要略》）：麻黄　甘草　薏苡仁　杏仁

麻子仁丸（《伤寒论》）：麻子仁　芍药　炙枳实　大黄　炙厚朴　杏仁

旋覆代赭汤（《伤寒论》）：旋覆花　代赭石　人参　生姜　炙甘草　半夏　大枣

清上温下汤（验方）：附子　黄连　龙齿　磁石　蛤粉　天花粉　补骨脂　覆盆子　菟丝子　桑螵蛸　白莲须

清营汤（《温病条辨》）：犀角　生地黄　玄参　竹叶心　连翘　金银花　黄连　丹参　麦门冬

清骨散（《证治准绳》）：银柴胡　胡黄连　秦艽　炙鳖甲　地骨皮　青蒿　知母　甘草

清胃散（《医宗金鉴》）：生地黄　牡丹皮　黄连　当归　升麻　石膏　灯心草

清胃解毒汤（《痘疹传心录》）：当归　黄连　生地黄　天花粉　连翘　升麻　牡丹皮　赤芍

清暑益气汤（《温热经纬》）：西洋参　石斛　麦门冬　黄连　竹叶　荷梗　甘草　知母　粳米　西瓜翠衣

清暑益气汤（《脾胃论》）：黄芪　苍术　升麻　人参　泽泻　橘皮　白术　麦门冬　当归身　炙甘草　青皮　黄柏　葛根　五味子

清咽下痰汤（验方）：玄参　桔梗　甘草　牛蒡子　贝母　瓜蒌　射干　荆芥　马兜铃

清咽利膈汤（《喉科紫珍集》）：连翘　栀子　黄芩　薄荷　牛蒡子　防风　荆芥　玄明粉　金银花　玄参　大黄　甘草　桔梗　黄连

清肝化痰丸（《医门补要》）：生地黄　牡丹皮　海藻　贝母　柴胡　昆布　海带　夏枯草　僵蚕　当归　连翘　栀子

清肺饮（《证治准绳》）：柴胡　杏仁　炒桔梗　赤芍药　荆芥　枳壳　炒桑白皮　五味子　麻黄　半夏　旋覆花　人参　甘草

清肺饮（《证治汇补》）：茯苓　黄芩　桑白皮　麦门冬　车前子　栀子　木通　泽泻

清肺饮子（《兰室秘藏》）：灯心草　通草　泽泻　瞿麦　琥珀　萹蓄　木通　车前子　茯苓　猪苓

清脾饮（《妇人良方》）：青皮　厚朴　草果　白术　柴胡　黄芩　制半夏　茯苓　炙甘草　生姜

清热泻脾散（《医宗金鉴》）：栀子　石膏　黄连　黄芩　生地黄　赤茯苓　灯心草

清热消毒散（《证治准绳》）：黄连　栀子　连翘　当归　赤芍　生地黄　金银花　川芎　甘草

清热退翳汤（《医宗金鉴》）：栀子　胡黄连　木贼草　赤芍　生地黄　羚羊角　龙胆草　银柴胡　蝉蜕　生甘草　菊花　蒺藜　灯心草

清金百合汤（验方）：百合　桔梗　甘草　杏仁　川贝母　麦门冬　桑白皮　茯苓　天花粉　广橘红

清气化痰丸（《医方考》）：瓜蒌仁　陈皮　黄芩　杏仁　枳实　茯苓　胆南星　半夏

　　清气化痰汤（《玉案》）：人参　沉香　青皮　甘草　知母　桑白皮　地骨皮　五味子　苏子　半夏　麦门冬

　　清痢荡积方（《时病论》）：广木香　黄连　生大黄　枳壳　黄芩　白芍　甘草　葛根

　　清瘴汤（验方）：青蒿　柴胡　茯苓　知母　陈皮　半夏　黄芩　黄连　枳实　常山　竹茹　益元散

　　清瘟败毒饮（《疫疹一得》）：石膏　生地黄　犀角　黄连　栀子　桔梗　黄芩　知母　赤芍　玄参　连翘　甘草　牡丹皮　竹叶

　　清宫汤（《温病条辨》）：犀角　玄参　麦门冬　竹叶　连翘　莲子心

　　清宁散（《幼幼集成》）：桑白皮　葶苈子　赤茯苓　车前子　炙甘草　大枣　生姜

　　清心涤痰汤（《医宗金鉴》）：橘红　半夏　茯苓　甘草　竹茹　枳实　麦门冬　酸枣仁　人参　石菖蒲　南星　黄连　生姜

　　清心莲子饮（《太平惠民和剂局方》）：黄芩　麦门冬　地骨皮　车前子　炙甘草　石莲肉　茯苓　炙黄芪　人参

　　清解透表汤（验方）：西河柳　蝉蜕　葛根　升麻　紫草根　桑叶　菊花　甘草　牛蒡子　金银花　连翘

　　清燥救肺汤（《医门法律》）：桑叶　石膏　人参　甘草　炒胡麻仁　阿胶　麦门冬　蜜炙杷叶　杏仁

　　清络饮（《温病条辨》）：鲜荷叶　鲜银花　西瓜翠衣　丝瓜络　鲜竹叶心　鲜扁豆花

　　猪苓汤（《伤寒论》）：猪苓　茯苓　泽泻　滑石　阿胶

　　猪肝散（验方）：党参　白术　肉桂　肉豆蔻　砂仁　高良姜　术香　炮姜　丁香　猪肝

　　鹿茸丸（《沈氏尊生书》）：鹿茸　麦门冬　熟地黄　黄芪　五味子　肉苁蓉　鸡内金　山茱萸　补骨脂　人参　牛膝　玄参　茯苓　地骨皮

　　鹿角胶丸（《类证治裁》）：鹿角胶　鹿角霜　熟地黄　人参　当归　茯苓　白术　杜仲　菟丝子　虎骨　龟板

<h2 style="text-align:center">十二画</h2>

　　葛根汤（《疫痧草》）：葛根　牛蒡子　荆芥　蝉蜕　连翘　郁金　甘草　桔梗

　　葛根芩连汤（《伤寒论》）：葛根　黄芩　黄连　甘草

　　葶苈大枣泻肺汤（《金匮要略》）：葶苈子　大枣

　　葱豉汤（《肘后备急方》）：葱白　淡豆豉

　　葱豉桔梗汤（《通俗伤寒论》）：葱白　桔梗　栀子　淡豆豉　薄荷　甘草　连翘　竹叶

　　疏风清热汤（验方）：荆芥　防风　牛蒡子　甘草　金银花　连翘　桑白皮　赤芍　桔梗　黄芩　天花粉　玄参　浙贝母

疏凿饮子（《世医得效方》）：商陆　泽泻　赤小豆　椒目　木通　茯苓皮　大腹皮　槟榔　羌活　秦艽　生姜

琥珀养心丹（《杂病源流犀烛》）：琥珀　龙齿　石菖蒲　远志　人参　茯神　酸枣仁　当归　柏子仁　黄连　生地黄　朱砂　牛黄

琥珀抱龙丸（《活幼心书》）：琥珀　朱砂　天竺黄　胆南星　檀香　人参　白茯苓　甘草　枳壳　枳实　山药　金箔

越婢汤（《金匮要略》）：麻黄　石膏　生姜　大枣　炙甘草

越婢加术汤（《金匮要略》）：麻黄　石膏　甘草　大枣　白术　生姜

犀角汤（《千金要方》）：犀角　赤芍　甘菊花　玄参　木通　赤小豆　石菖蒲　生甘草

犀角地黄汤（《备急千金要方》）：犀角　牡丹皮　生地黄　芍药

犀角解毒饮（《医宗金鉴》）：犀角　牛蒡子　荆芥穗　防风　连翘　金银花　赤芍　生甘草　川黄连　生地黄　灯心草

犀角消毒饮（《医宗金鉴》）：金银花　犀角　防风　荆芥　牛蒡子　甘草

犀地清络饮（《重订通俗伤寒论》）：犀角　生地黄　连翘　牡丹皮　赤芍　桃仁　竹沥　生姜　石菖蒲　灯心草　鲜茅根

紫雪丹（《太平惠民和剂局方》）：羚羊角　犀角　麝香　玄参　升麻　甘草　滑石　石膏　磁石　寒水石　玄明粉　木香　沉香　丁香　朴硝　金箔　朱砂

紫草散（《小儿药证直诀》）：紫草　钩藤

紫金锭（《百一选方》）：山慈菇　红芽大戟　千金子霜　文蛤　麝香　朱砂　雄黄

普济消毒饮（《东垣试效方》）：黄芩　黄连　连翘　玄参　板蓝根　马勃　牛蒡子　僵蚕　升麻　柴胡　陈皮　桔梗　甘草　薄荷

温脾丹（《张涣方》）：半夏　丁香　木香　干姜　白术　青皮　陈皮

温脾汤（《备急千金要方》）：附子　人参　大黄　甘草

温胆汤（《备急千金要方》）：半夏　橘皮　甘草　枳实　竹茹　生姜

滋阴补髓汤（《医醇賸义》）：生地黄　龟板　黄柏　知母　虎胫骨　当归　党参　枸杞子　白术　金毛狗脊　茯苓　牛膝　川断　猪脊髓

滋阴降火汤（《幼幼集成》）：生地黄　归身　白芍　知母　莲肉　玄参　麦门冬　川黄连　天花粉　炙甘草

缓肝理脾汤（《医宗金鉴》）：桂枝　人参　茯苓　白术　白芍　陈皮　山药　白扁豆　炙甘草　煨姜　大枣

十三画

雷榧丸（验方）：雷丸　煅绿丸　榧子肉　苍术　厚朴　陈皮　槟榔

雷氏芳香化浊法方（《时病论》）：藿香叶　佩兰　陈皮　半夏　大腹皮　厚朴　鲜

荷叶

蒿芩清胆汤（《重订通俗伤寒论》）：青蒿　竹茹　制半夏　赤茯苓　黄芩　枳壳　陈皮　碧玉散

椿皮丸（《证治准绳》）：椿根白皮

解毒内托汤（《医宗金鉴》）：生黄芪　荆芥　防风　连翘　当归　赤芍　金银花　甘草节　木通

解毒活血汤（《医林改错》）：连翘　葛根　当归　甘草　柴胡　赤芍　生地黄　红花　桃仁　枳壳

解肌透痧汤（《丁氏医案》）：荆芥　蝉蜕　射干　牛蒡子　葛根　马勃　桔梗　前胡　浮萍　连翘　僵蚕　淡豆豉　竹茹　甘草

解肝煎（《景岳全书》）：荷叶　白芍　陈皮　半夏　厚朴　茯苓　砂仁　生姜

新加黄龙汤（《温病条辨》）：大黄　芒硝　甘草　当归　人参　生姜　麦门冬　生地黄　玄参　海参

新加香薷饮（《温病条辨》）：香薷　金银花　扁豆花　厚朴　连翘

锡类散（《金匮翼》）：冰片　人指甲　珍珠　壁钱　牛黄　象牙屑　青黛

十四画

酸枣仁汤（《金匮要略》）：酸枣仁　知母　川芎　茯苓　甘草

静灵丹（张永华经验方）：熟地黄　龟板　黄柏　龙齿　远志　石菖蒲　山茱萸　山药　茯苓

槐花散（《普济本事方》）：槐花　侧柏叶　荆芥穗　枳壳

槐花散（《医宗金鉴》）：槐花　侧柏叶　枳壳　川黄连　荆芥穗

榧子散（验方）：榧子　槟榔　芜荑

榧子杀虫丸（验方）：榧子　槟榔　红藤　百部　苦楝根皮　雄黄　大蒜汁

槟榔汤（验方）：槟榔　榧子　大黄　木香

截疟七宝饮（《杨氏家藏方》）：常山　草果　厚朴　槟榔　青皮　陈皮　炙甘草

截疟饮（《景岳全书》）：常山　槟榔　丁香　乌梅

膈下逐瘀汤（《医林改错》）：五灵脂　当归　川芎　桃仁　赤芍　牡丹皮　乌药　延胡索　香附　枳壳　红花　甘草

蝉花散（《小儿药证直诀》）：蝉花（和壳）　僵蚕　炙甘草　延胡索

漱口方（验方）：防风　甘草　金银花　连翘　薄荷　荆芥

缩泉丸（《朱氏集验方》）：山药　乌药　薏苡仁

十五画以上

礞石滚痰丸（《丹溪心法》）：礞石　沉香　大黄　黄芩

藿香正气散（《太平惠民和剂局方》）：藿香　紫苏　白芷　桔梗　白术　厚朴　半夏曲　大腹皮　茯苓　橘皮　甘草　大枣　生姜

藿朴夏苓汤（《医原》）：藿香　半夏　杏仁　赤茯苓　薏苡仁　白豆蔻　猪苓　泽泻　淡豆豉　厚朴

薏苡仁汤（《类证治裁》）：薏苡仁　川芎　当归　麻黄　桂枝　羌活　独活　防风　川乌　苍术　甘草　生姜

薏苡竹叶散（《温病条辨》）：薏苡仁　滑石　茯苓　竹叶　连翘　白豆蔻　通草

薛氏五叶芦根汤（《温热经纬》）：藿香叶　薄荷叶　鲜荷叶　枇杷叶　佩兰叶　芦根　冬瓜仁

薯蓣丸（《金匮要略》）：薯蓣　人参　白术　茯苓　甘草　当归　芍药　川芎　干地黄　阿胶　麦门冬　杏仁　桔梗　大豆黄卷　防风　柴胡　桂枝　神曲　干姜　白蔹　大枣

增液汤（《温病条辨》）：玄参　麦门冬　生地黄

增液承气汤（《温病条辨》）：大黄　芒硝　玄参　麦门冬　生地黄

撮风散（《证治准绳》）：蜈蚣　钩藤　蝎尾　朱砂　麝香　僵蚕　竹沥

镇惊丸（《证治准绳》）：茯神　麦门冬　朱砂　远志　石菖蒲　酸枣仁　牛黄　川黄连　珍珠　胆南星　钩藤　天竺黄　犀角　甘草

鳖甲煎丸（《金匮要略》）：鳖甲　乌扇　黄芩　柴胡　鼠妇　干姜　大黄　芍药　桂枝　葶苈子　石韦　厚朴　牡丹皮　瞿麦　紫葳　半夏　人参　阿胶　蜂房　赤硝　蜣螂　桃仁　土鳖虫

癫狂梦醒汤（《医林改错》）：桃仁　柴胡　香附　木通　赤芍　半夏　大腹皮　青皮　陈皮　桑白皮　苏子　甘草

蠲痹汤（《医学心悟》）：羌活　秦艽　独活　桑枝　当归　川芎　炙甘草　桂心　海风藤　乳香　木香

囊虫丸（验方）：雷丸　干漆炭　桃仁　水蛭　五灵脂　牡丹皮　大黄　芫花　白僵蚕　茯苓　橘红　生川乌　黄连

鹭鸶咯丸（验方）：杏仁　石膏　青黛　苏子　栀子　射干　瓜蒌皮　牛蒡子